普通高等教育医学类专业应用型教材

供护理学、康复治疗学等专业用

人体机能学

主　编　李　楠

副主编　薛盟举　赵　冰

编　委（按姓氏笔画排序）

马怀芬　西安培华学院

刘　静　西安交通大学城市学院

李　楠　西安交通大学城市学院

李晓明　西安培华学院

张　婷　西安交通大学第二附属医院

张敏娜　西安外事学院

张道为　西安交通大学城市学院

孟婷婷　西安培华学院

赵　冰　西安交通大学城市学院

薛盟举　西安外事学院

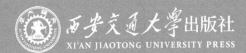

西安交通大学出版社
XI'AN JIAOTONG UNIVERSITY PRESS

图书在版编目（CIP）数据

人体机能学 / 李楠主编. —西安：西安交通大学
出版社，2024.5

普通高等教育医学类专业应用型教材

ISBN 978 - 7 - 5693 - 3782 - 2

Ⅰ. ①人⋯ Ⅱ. ①李⋯ Ⅲ. ①人体生理学—高等
学校—教材 Ⅳ. ①R33

中国国家版本馆 CIP 数据核字（2024）第 096819 号

书　　名	人体机能学	
主　　编	李　楠	
责任编辑	张永利	
责任校对	郭泉泉	

出版发行　西安交通大学出版社

　　　　　　（西安市兴庆南路 1 号　邮政编码 710048）

网　　址　http://www.xjtupress.com

电　　话　（029）82668357　82667874（市场营销中心）

　　　　　　（029）82668315（总编办）

传　　真　（029）82668280

印　　刷　西安五星印刷有限公司

开　　本　787mm×1092mm　1/16　**印张**　27.75　**字数**　610 千字

版次印次　2024 年 5 月第 1 版　　2024 年 5 月第 1 次印刷

书　　号　ISBN 978 - 7 - 5693 - 3782 - 2

定　　价　98.00 元

前　言

为积极推进应用型本科护理学、康复治疗学等专业医学基础课程建设与教学改革，按照培养高素质护理学、康复治疗学技能人才的要求，我们将生理学、病理生理学两门课程的内容进行了优化与整合，重组优化而成为一门新的医学基础课程，即人体机能学。

本教材的编写遵循两个原则：一是坚持"三基五性"原则，力求做到概念简明清晰、论述科学合理、表达准确、逻辑条理清晰、知识的连贯、内容深入浅出，以便有利于教学实践和学生自学；二是突出专业特色，对接临床知识，为后续学习专业课程、解决临床问题服务，培养学生批判性思维能力。

本教材具有以下特点：①注重应用。围绕应用型人才培养的要求，紧扣国家护士执业资格考试大纲和康复医学治疗技术资格考试大纲，注重学生对知识的运用能力，为重点章节设置案例型习题，以帮助学生更好地理解和掌握教学内容。②淡化学科界限。全书对原课程体系进行了优化与整合，精选教学内容，在保持知识连贯性的同时，密切联系临床知识，拓宽学生视野；对术语的解释精炼简洁，在阐述原理时引入实例，使学生更容易理解。③基于信息化教学，以二维码的形式，将课件、拓展阅读、自测习题等数字资源融入纸质教材，以方便教师教学和学生课后学习。

本教材参考了《生理学》和《病理生理学》的相关内容及框架，以器官系统为结构进行编排，在内容上做了合理的删减和增补，以适应应用型人才培养的需求。整合后的《人体机能学》教材内容包括 12 章，分别是绪论、细胞的基本功能、血液、血液循环、呼吸、肾的排泄功能和体液平衡、消化和吸收、能量代谢与体温、感觉器官的功能、神经系统的功能、内分泌、生殖。以附录的形式，将机能实验学内容编排在书后，以方便学生在实验课前预习。

本教材在编写过程中参考了许多同行的研究成果和文献资料，得到了西安交通大学医学部杜剑青教授和王唯析教授的悉心指导，还得到了西安交通大学出版社张永利老师的全程指导和大力支持，在此一并表示衷心的感谢，并恳切地希望广大读者对本教材的问题和不足之处进行指正，以便再版时修改完善。

《人体机能学》编写组

2023 年 12 月

目　　录

第1章 绪 论

学习目标

识记：
(1) 人体机能学的研究内容、三个认知层次及其相互关系。
(2) 体液的分布，内环境的组成，稳态的特点。
(3) 健康、疾病、脑死亡的概念，脑死亡的标准。

理解：
(1) 机体功能活动的完整统一性及其与环境的关系。
(2) 机体功能活动的 3 种调节方式和各自的特点。
(3) 负反馈、正反馈和前馈控制系统的工作原理、特点和生理意义。
(4) 疾病的发生、发展规律，疾病的经过和转归。

运用：
能运用辩证唯物主义的观点解释生命活动的规律。

1.1 人体机能学的研究内容和方法

1.1.1 人体机能学的研究内容

人体机能学是研究机体生命活动现象和规律的学科。它是以传统的人体生理学（physiology）和病理生理学（pathophysiology）内容进行优化和整合而形成的一门重要的基础医学课程，主要任务是阐明机体及其各组成系统、器官、细胞在正常状态和疾病情况下所表现出的各种功能，以及作为一个整体各部分之间的相互协调并与外界环境相适应过程的规律和机制，从而认识和掌握生命活动、疾病发生和发展的规律，为防病治病、增进人类健康、延长人类寿命提供理论依据。

1.1.2 人体机能学与医学的关系

人体机能学的发展和医学的发展密切相关。人们在寻求疾病医治的过程中必然要对正常的人体功能活动进行探索，而人体机能学的知识正是随着人类社会的发展，尤其是在医学实践、科学研究和技术发展的过程中不断积累起来的。

医学的主要目的是防治疾病，促进人类健康。医学类专业学生只有全面、系统地掌握机体各系统、各器官的正常生命活动的过程和规律，才能正确认识、预防和治疗各种疾病。人体机能学是解答正常人体功能、代谢与患病机体的生命活动过程和规律的学科，是医学类专业学生必修的专业基础课，对医务人员来说，只有掌握了人体机能学的基本知识，才能正确认识和掌握疾病发生和发展规律以及防治疾病的原理和措施，才能更好地指导实践，并在实践中不断创新和发展。

1.1.3 人体机能学的研究方法

基础医学学科多是实验性学科，其知识的积累主要是来自生活实践、实验研究和临床实践。研究生命活动的规律必然要以活着的机体、器官或组织细胞进行实验。某些研究可在不损害人体健康的前提下直接在人体上进行观察，但大多数情况需要利用活体动物实验进行研究，以获得人体功能的相关知识。人体机能学实验分为动物实验和人体实验两类。

1.1.3.1 动物实验

动物实验可分为急性实验和慢性实验两大类。

（1）急性实验：可分为在体（in vivo）实验和离体（in vitro）实验。

在体实验是在完整动物身上进行的，大多数是在麻醉条件下观察某一器官、系统的功能活动。例如，在家兔颈动脉插入套管测定动脉血压，刺激减压神经、静脉注射某些药物时观察动脉血压的变化。其优点是保存了被研究器官与其他器官的自然联系和相互作用，便于分析各器官之间的相互影响。但由于实验是在研究对象有创伤或麻醉的状态下进行的，因此所得的实验结果不能完全反映正常情况下的生理功能活动。

离体实验是指从活着的或刚处死的动物身上取出所需要观察的器官、组织或细胞，将它们置于一个类似于体内的人工环境中，使它们在一定时间内保持其生理功能，以进行实验研究。例如，电刺激坐骨神经-腓肠肌标本，观察刺激强度与肌肉收缩反应的关系；灌流离体蛙心，观察理化因素对心脏活动的影响等。这种方法的优点是排除了无关因素的影响，实验条件易于控制，结果便于分析，但是所获得的结果不能等同于或类推到体内的真实情况。

（2）慢性实验：以完整、清醒的动物为研究对象，在机体保持内、外环境处于相对稳定的条件下，进行各种生理实验的方法。例如，给实验动物实施外科无菌手术，制备各种器官的瘘管，以及摘除、破坏或移植某些器官，用来研究该器官的生理功能等。由于在这类实验中动物存活时间较长，因此称之为慢性实验。其优点是保存了各器官的自然联系和相互作用，便于观察某一器官在正常情况下的生理功能及其与整体的关系，如巴甫洛夫在狗身上创造巴氏小胃用来研究神经系统对胃液的调节。其缺点是体内条件太复杂，对结果不易分析。

应当指出，人体机能学的知识大部分是从动物实验中获得的，在应用这些人体机能学知识时，务必要考虑到动物和人之间的差别，不可简单地将动物实验结果套用于人体；同时，也应当注意到急性实验和慢性实验所得的结果是有差别的，在解释实验结果时，不能将特定条件下所获得的资料推论为普遍规律，要用辩证唯物主义的理论来指导我们观察问题、分析问题，全面地分析综合所得出的实验结果，才能对人体的生理功能得出正确的认识。

1.1.3.2 人体实验

由于伦理学的限制，人体实验主要通过人群资料调查和记录，然后将获得的数据进行分析和统计处理。例如，在高温舱、低氧舱、失重舱等特殊实验室中，通过一些志愿者的人体实验，获得许多对高温、高原、宇宙、飞船等特殊环境下的资料。人体调查研究是以群体为对象进行，人的生理正常值(如身高、体重、心率、血压、呼吸频率、体温、尿量、血糖、血细胞数量等)就是通过对大量人群的调查、测量和统计所得到的。

1.1.4 人体机能学研究的 3 个水平

人体的基本结构和功能单位是细胞。不同细胞构成了不同的器官，各种器官又相互联系，组成了不同的系统。因此，人体机能学的研究是从细胞和分子、器官和系统、整体 3 个水平上进行的。

(1)细胞和分子水平：以细胞及其所含的物质分子为研究对象。细胞是构成机体结构和功能的基本单位，体内各个器官、系统的功能都是由构成该器官的所有细胞的特性来决定的。细胞的生理特性是由构成细胞的各个分子，特别是细胞中的大分子的理化特性决定的。例如，肌肉的功能与肌细胞的生理特性分不开，肌细胞发生收缩是由于在某些离子浓度改变及酶的作用下，肌细胞内特殊蛋白分子的排列方式发生变化的结果。

(2)器官和系统水平：以器官和系统为研究对象，研究各器官、系统的功能及其调节机制，从而阐明各器官、系统的活动规律和它们在整体生理功能中所起的作用，以及各种因素对它们活动的影响。例如，研究药物、离子对心脏生理功能的影响，就需要将实验动物的心脏完整取出后，离体进行观察。器官和系统水平的研究十分重要。在临床医疗实践中，医生对各种疾病的认识也是以器官和系统的正常生理知识为基础的，但需要结合细胞分子水平的研究才能更进一步理解机体的功能活动。

(3)整体水平：强调机体内各器官、系统之间的相互联系和相互影响。机体的各种功能活动相互协调，从而使机体形成一个完整的密不可分的整体。以整个机体为对象，分析研究在各种环境下各器官、系统如何相互协调、相互联系、相互影响的规律，称为整体水平的研究。例如，剧烈运动时，在神经、内分泌系统的调节下，心率加快，心输出量增加，循环系统中的血流量发生重新分配，骨骼肌血流量增多，内脏器官血流相对减少，消化、泌尿系统功能相对降低，呼吸系统活动增强，呼吸加深、加快，以满足耗氧量的增加和加快对二氧化碳的清除。整体水平研究应该考虑心理、环境等多方面因素的影响，而不能仅局限于生物体本身。

上述 3 个水平的研究不是孤立的，而是相互联系、相互补充的。当我们要阐明某一生理功能的机制时，一般需要用多种实验技术从以上 3 个水平进行研究，并对不同水平的研究结果进行综合分析，才能得出较正确的结论。因此，学习人体机能学时，要用发展的、辩证的观点来认识生命活动规律。

1.2 生命的基本特征

通过对各种生物体(包括单细胞生物体和高等动物)基本生命活动的观察和研究,人们发现生命活动的基本特征主要有新陈代谢、兴奋性、适应性和生殖等。

1.2.1 新陈代谢

新陈代谢(metabolism)是指机体与环境之间不断进行的物质和能量交换,以实现自我更新的过程。新陈代谢包括合成代谢(同化作用)和分解代谢(异化作用)两个方面。合成代谢是指机体不断地从外界摄取营养物质,经过改造,转化为自身成分,以实现生长、发育、更新、修复,并储存能量的过程。分解代谢是指机体不断将自身成分分解、转化为代谢产物排出体外,并释放能量的过程。在物质代谢过程中,同时伴随着能量代谢,如能量的产生、转化、贮存、释放和利用。

新陈代谢是有机体整个生命活动中最基本的特征,一旦新陈代谢终止,生命活动也随之终止。

1.2.2 兴奋性

当机体所处的内、外环境发生变化时,其功能活动会发生相应变化,例如刺激性气味引起打喷嚏或屏气,气温下降时皮肤血管收缩等。一切有生命活动的细胞、组织所具有对刺激产生反应的能力或特性,称为兴奋性。兴奋性是生物体生存的必要条件。

1.2.2.1 刺激与反应

能引起机体功能活动改变的内、外环境变化,称为刺激(stimulus)。机体接受刺激后功能活动的变化,称为反应(reaction)。刺激按其性质不同可分为:①物理性刺激,如声、光、电、机械、温度、射线等;②化学性刺激,如酸、碱、离子、药物等;③生物性刺激,如细菌、病毒、抗体等;④社会心理性刺激,如社会因素、心理因素、情绪波动等。

并非所有的刺激都能引起机体发生反应。实验证明,刺激能引起机体或组织发生反应,除了机体本身具有兴奋性外,还必须具备3个条件:足够的刺激强度、足够的刺激作用时间和适宜的强度-时间变化率。

(1)足够的刺激强度:任何性质的刺激必须要达到一定的强度,才能引起机体或组织发生反应。能引起机体或组织发生反应的最小刺激强度,称为阈强度,也称阈值(threshold)。刺激强度等于阈值的刺激,称为阈刺激;刺激强度大于阈值的刺激,称为阈上刺激;刺激强度小于阈值的刺激,称为阈下刺激。阈刺激和阈上刺激都能引起组织发生反应,所以称为有效刺激。一次阈下刺激不能引起机体发生反应,所以将阈下刺激称为无效刺激。

(2)足够的刺激作用时间:刺激必须持续一定的时间,才能引起组织反应。如果刺激持续时间太短，即使刺激强度足够，也不能引起组织发生反应。

（3）适宜的强度-时间变化率：单位时间内刺激强度增减的量，即强度变化速度，称为强度-时间变化率。强度-时间变化率越大，刺激作用越强，反之越弱。变化速率过慢或过快，都不能成为有效刺激。

机体在安静时无明显的功能活动表现，但其内部理化过程仍在不断进行，处于一种相对静息状态，称为生理静息状态。在静息状态下，机体接受有效刺激时，就会发生反应，如腺细胞的分泌、神经组织电冲动的形成和传导、肌细胞的收缩等。根据机体接受刺激后功能活动的变化，可将反应分为兴奋和抑制两种形式。机体接受刺激后，由生理静息状态转变为活动状态或功能活动由弱变强，称为兴奋（excitation）。例如，在运动或激动时，心跳加快、心肌收缩力加强，就是组织兴奋的表现。相反，机体接受刺激后由活动状态转变为生理静息状态或功能活动由强减弱，称为抑制（inhibition）。例如，睡眠时心迷走神经作用于心脏，引起心跳减慢、心肌收缩力减弱，就是抑制的表现。

1.2.2.2 组织的兴奋性

机体各组织的兴奋性高低不同，即使是同一组织，在不同生理状态下，其兴奋性也不相同。机体组织只需要很小的刺激即可引起明显的反应，称为可兴奋组织。机体中肌肉、神经、腺体三类组织兴奋性较高。不同组织或细胞在不同的状态下发生反应所需的阈强度不同，因此常以阈强度的大小作为衡量机体组织兴奋性高低的指标。阈强度与兴奋性的高低成反比，即阈强度越小，其兴奋性越高，对刺激反应越灵敏；反之，兴奋性越低的阈强度越大，对刺激反应越迟钝。

1.2.3 适应性

当动物或人长期生活在某一特定环境中时，在环境的影响下，本身可以逐渐形成一种特殊的、适合自身生存的反应方式。机体根据环境变化而调整体内各种活动的过程，称为适应。机体根据内、外环境变化而调整体内各部分活动并使之相协调的功能，称为适应性（adaptability）。适应性分为行为性适应和生理性适应两种类型。

行为性适应通常伴有躯体活动，即行为上的变化，例如人们通过增减衣着或使用发明的电器来抵御严寒或者酷暑。生理性适应是指机体内部的协调性反应，例如长期居住在高原地区的人，其红细胞数远超过平原地区的人，这样就增加了血液携氧的能力，从而能克服高原低氧引起的呼吸困难。

1.2.4 生殖

人的生命是指从受精卵到死亡的存在过程。在这个过程中，个体经历了生命的发生、生长和发育、衰老和死亡。因此，生命是一个单向发展和运动的过程。虽然个体的生命是有限的，但由于个体具有繁衍与自身相似的子代的能力，因此生命现象又是无限的。生物体发育成熟后，父本和母本的生殖细胞相互结合并产生与自己相似的子代个体以繁衍种族后代的过程，称为生殖（reproduction）。生殖是人类得以繁殖后代、延续种系的基本生命特征。

1.3 人体与环境

1.3.1 人体与外环境

人生存在自然界中，因此将自然界称为人体的外环境。外环境包括自然环境和社会环境，它们对人体的各种功能活动都具有重要意义。人与外环境存在两方面的关系：一方面是外环境的变化对人的作用，另一方面是人的活动对外环境的影响。只有这两方面关系达到良性平衡时，人才能保持正常的生理状态。

自然环境的影响因素按性质可分为物理因素、化学因素和生物因素。例如，自然气候的变化对人体的刺激可使人体发生相应的适应性反应。然而，人体对自然环境变化的适应能力是有限度的，如过高的温度和过低的温度人体都无法适应。人类创造的科学技术能够改造环境，使之适合于自己的需要，但随之而来的自然资源过度消耗、环境污染、生态平衡的失调等问题得不到解决，将日益威胁人类的健康和生存。

社会环境的影响因素包括社会因素和心理因素，两者是密切相关的，因此常将二者合称为社会心理因素。它们通过神经系统（特别是大脑皮质）影响人体的功能活动。例如，工作和生活压力引起心理状态失去平衡，可导致机体功能的变化。实际上，人体许多功能都受到社会心理因素的影响，心理障碍已成为临床上经常遇到的问题。目前对人类威胁很大的疾病，如心血管疾病、癌症、消化性溃疡等，都与社会心理因素有关。

1.3.2 体液与内环境稳态

1.3.2.1 体液

人体的绝大多数细胞并不直接与外环境接触，而是生活在体内的液体环境中。人体内的液体总称为体液（body fluid）。成人体液总量约占体重的60%，其中40%存在于细胞内，称为细胞内液；其余20%存在于细胞外，称为细胞外液。细胞外液包括血浆、组织液、淋巴液、脑脊液、房水、体腔液（如胸膜腔液、滑膜液、心包液）等。在细胞外液中，血浆约占5%，组织液约占15%。

体液的各部分彼此隔开，又互相沟通。细胞内液与细胞外液之间隔有细胞膜，而血浆或淋巴液与组织液之间则隔着毛细血管壁或毛细淋巴管壁。细胞膜、毛细血管壁和毛细淋巴管壁都具有一定的通透性，物质可在细胞内液、组织液和血浆之间进行交换。

1.3.2.2 内环境

人体内绝大多数细胞与外环境不直接接触，它们的直接生活环境是细胞外液。细胞外液是细胞在体内直接所处的环境，故称之为内环境（internal environment），以区别于整个机体所处的外环境。

内环境是细胞直接进行新陈代谢的场所。细胞代谢所需要的氧气和各种营养物质只能从内环境中摄取，而细胞代谢产生的二氧化碳和代谢终末产物也需要直接排到细胞外液中，然后通过血液循环运输，由呼吸和排泄器官排出体外。因此，内环境对于细胞的生存以及维持细胞的正常生理功能非常重要。

1.3.2.3　稳态

正常情况下，人体所处的外环境经常发生变化，而内环境的化学成分和理化特性，如 O_2 和 CO_2 的含量、离子的组成与浓度、温度、渗透压和酸碱度等，虽然会随外环境的变化而变动，但变动范围很小，这说明内环境具有相对稳定性。内环境的化学成分和理化特性保持相对稳定的状态，称为稳态(homeostasis)。

细胞的新陈代谢过程由很多复杂的酶促反应组成，而酶促反应只有在一定的理化条件下才能顺利进行。因此，内环境稳态是细胞进行正常生命活动的必要条件。机体的一切调节活动最终的生物学意义在于维持内环境的相对稳态，一旦内环境稳态遭到破坏，将引起内环境的平衡发生紊乱、细胞新陈代谢障碍，会导致疾病发生，甚至危及生命。

1.4　机体功能的调节与控制系统

1.4.1　机体功能的调节方式

人体是由多个系统、器官、组织和细胞按一定的形式组织起来，并且机体内部各组成部分之间相互协调、密切配合，形成的一个有序的整体。作为一个整体，人体与外环境相互接触，并能对外环境的变化做出适应性的反应，这一过程称为生理功能的调节。人体对各种功能活动调节的方式主要有神经调节、体液调节和自身调节3种。

1.4.1.1　神经调节

神经调节(nervous regulation)是机体最主要的调节方式，是指神经系统的活动通过神经纤维的联系，对机体各组织、器官和系统的生理功能发挥调节作用。神经调节的基本方式是反射(reflex)。反射是在中枢神经系统的参与下，机体对内、外环境的刺激发生的有规律的适应性反应。反射的结构基础是反射弧(reflex arc)。典型的反射弧包括感受器、传入神经、中枢神经、传出神经和效应器5个环节(图1-1)。反射活动的完成有赖于反射弧的完整。反射弧任何环节被破坏或功能障碍，反射活动都将消失。

反射的种类有很多，按其形成过程和条件的不同，可分为非条件反射和条件反射两大类。

（1）非条件反射(unconditioned reflex)是由遗传因素决定的，是人与动物共有的一种初级反射，如吸吮反射、食物进入口腔引起的唾液分泌反射、角膜反射等。非条件反射的中枢在大脑皮质以下，反射弧较固定，数量有限，多与维持生命的本能活动有关，

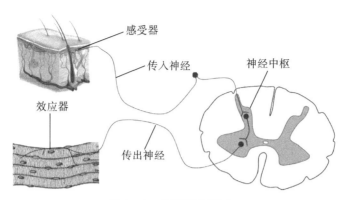

图 1 - 1　反射弧示意图

对个体生存及种族繁衍具有重要意义。

（2）条件反射（conditioned reflex）是在非条件反射的基础上经过后天学习而获得的，是一种高级的神经活动，如望梅止渴等。条件反射的中枢在大脑皮质，反射弧不固定，反射活动灵活多变，数量无限，并具有预见性。建立条件反射，可以使大量无关刺激成为预示某些环境变化即将来临的信号，从而极大地提高了人体对环境变化的生存与适应能力。

神经调节具有反应迅速且准确、作用时间短暂、作用范围较小等特点，如躯体运动和内脏活动的调节。

1.4.1.2　体液调节

体液调节（humoral regulation）是指体内产生的某些化学物质（如激素、神经递质等）通过体液运输对人体器官或组织的功能活动进行调节。例如，肾上腺髓质分泌的肾上腺素通过血液循环运输到心脏，可使心率加快、心肌收缩力增强、心输出量增多。这种激素经血液运至远处的组织器官并影响全身多种组织器官的功能活动，称为全身性体液调节。体内某些组织、细胞产生的一些化学物质或代谢产物（如组胺、5 -羟色胺、CO_2、H^+、乳酸、腺苷、激肽等）在局部的组织液内扩散，调节邻近组织的功能活动，称为局部性体液调节，如局部血管扩张、通透性增加等。局部性体液调节可使局部与全身的功能活动相互配合、协调一致。

体液调节与神经调节相比，反应比较缓慢，作用范围较广泛，作用持续时间较长，主要对机体新陈代谢、生长发育、水与电解质平衡等功能活动进行调节。

完整机体内的神经调节和体液调节密切相关，神经调节在多数情况下处于主导地位。神经系统与全身各器官有广泛的联系。大多数内分泌腺或内分泌细胞直接或间接地接受神经系统的支配，在这种情况下，体液调节就成为神经调节反射弧传出通路的一个延伸部分，这种调节称为神经-体液调节（neuro - humoral regulation）。例如，肾上腺髓质受交感神经支配，当交感神经兴奋时，可导致肾上腺髓质分泌肾上腺素和去甲肾上腺素增加，从而使神经与体液因素共同参与机体功能的调节活动。

1.4.1.3　自身调节

自身调节（autoregulation）是指内、外环境变化时组织或细胞不依赖于神经或体液调节，由其自身对刺激产生的一种适应性反应。这种调节只局限于少部分组织和器官，在心肌和平滑肌表现得较为明显。例如，在一定范围内，心肌纤维被伸展更长，其收缩力也随之增加。当体动脉压在一定范围内升高时，脑血管自动收缩，增大血流阻力，使脑的血流量不因血压增高而过度增多；反之，体动脉血压在一定范围内降低时，脑血管舒张，降低血流阻力，以保障脑血流量不因血压下降而减少过多。一般来说，自身调节的特点是稳定与局限、影响范围较小、灵敏度较低，虽对人体的调节作用不是很大，但对维持某些组织、细胞生理功能相对稳定具有重要意义。

对人体功能调节的 3 种方式进行比较，其特点及意义详见表 1-1。

表 1-1 人体功能调节的 3 种方式比较

项目	神经调节	体液调节	自身调节
特点	快、准、短	慢、广、长	局限，调节幅度小
意义	机体最主要的调节方式	调节生长发育、新陈代谢、生殖	辅助调节

1.4.2 机体功能活动的控制系统

从控制论的观点来分析，控制系统可分为非自动控制系统、自动控制系统和前馈控制系统。

人体调节系统如同一个由众多子系统构成的复杂的自动控制系统，又称反馈控制系统（feedback control system）。这个控制系统是一个闭合的通路，由控制部分和受控部分组成，存在着双向的信息联系。人体神经系统和内分泌系统是控制系统，其他系统或器官则为受控系统。通常将受控系统的状态或所产生的效应称为输出变量。控制部分发出的指令作为控制信息到达受控部分，改变其功能活动的同时，来自受控部分发出的反馈信息返回到控制部分，影响和调整控制部分的功能活动，从而实现自动精确的调节。这种由受控部分发出的反馈信息影响控制部分功能活动的过程，称为反馈（feedback）。

控制部分在反馈信息尚未到达前已受到纠正信息（前馈信息）的影响，及时纠正其指令可能出现的偏差，这种自动控制形式称为前馈（feed-forward）。例如，在寒冷环境中，当体温降低到一定程度时，便会刺激体温调节中枢，使机体代谢活动加强、产热增加，同时皮肤血管收缩，使体表散热减少，于是体温回升。实际上，正常人的体温的稳定除受上述反馈控制外，还有前馈控制的参与，人可根据气温降低的有关信息，通过视、听等感觉器官传递到脑，脑立即发出指令，增加产热活动和减少机体散热，这些产热和散热活动并不需要等到寒冷刺激使体温降低以后，而是在体温降低之前就已发生。因此，前馈使机体的反应具有一定的超前性和预见性。条件反射也是一种前馈控制。例如，进食前消化液的分泌、竞技比赛前呼吸活动的变化等条件反射都属于前馈控制。

人体的反馈方式包括负反馈与正反馈两种。

1.4.2.1 负反馈

负反馈(negative feedback)是指受控部分发出的反馈信息调整控制部分的活动,从而使输出变量向着与原来相反的方向变化。也就是说,当某种生理活动过强时,通过反馈调控作用,可使该生理活动减弱,而当某种生理活动过弱时,又可反过来引起该生理活动增强。动脉血压的压力感受性反射就是负反馈调节,当动脉血压升高时,压力感受器传入冲动,通过心血管中枢的整合作用,再由中枢发出指令到心脏和血管,调整心血管功能状态,使心跳减慢、减弱血管舒张,则动脉血压降至正常水平;相反,当动脉血压降低时,这种对心血管中枢的抑制作用减少,使心血管活动增加,血压得以回升,从而使动脉血压保持于某种相对稳定的水平。当机体功能偏离生理波动范围时,多是通过负反馈调节使各系统功能得以维持相对稳定状态。因此,负反馈调节是机体维持内环境稳态的最重要的一种调节方式。

1.4.2.2 正反馈

正反馈(positive feedback)是指受控部分发出的反馈信息促进控制部分的活动,从而使输出变量向着与原来相同的方向进一步加强。其生理意义在于促使某些生理功能一旦发动起来,就会在最短的时间内以较快的速度来完成,这种反馈在机体调节控制中常见于需要快速完成的一些生理过程,如血液凝固、排尿反射、排便反射、分娩等。

在病理情况下,机体会有许多正反馈的情况发生。例如,在大量失血时,心脏射出的血量减少,血压明显降低,冠状动脉的血流量减少,使心肌收缩力减弱,心脏射出的血量就更少,如此反复,最后可导致死亡。在这个过程中,心脏活动减弱经过反馈控制使心脏活动更弱,所以是正反馈。这类反馈控制过程常称为恶性循环(vicious circle)。

1.5 健康与疾病

1.5.1 健康与疾病的概念

世界卫生组织(WHO)提出的健康(health)的概念:健康不仅是没有疾病,而且是一种身体上、精神上和社会上的完全良好状态。人有自然和社会双重属性。健康除了各器官系统相互协调以及躯体与外界环境相互协调外,还需要具备良好的心理和行为方式,与社会环境保持相互协调。上述关于健康的概念隐含了医学模式的转变,受到了广泛认可。

疾病(disease)是指在一定条件下受病因的损害作用后,因机体自稳调节紊乱而发生的异常生命活动过程。临床上所述的症状(symptom)是指疾病所引起的患者主观感觉的异常,而体征(sign)是指通过各种检查方法在患病机体上发现的客观存在的异常。

通常将介于健康和疾病之间的生理功能低下的状态,称为亚健康。亚健康的表现较为复杂,可有下述多种形式。①躯体性亚健康状态:主要表现为疲乏无力、精神不振，严重时可伴有胃痛、心悸等。②心理性亚健康状态：主要表现为烦躁易怒、失眠焦虑等。这些表现持续存在，可诱发心血管疾病及肿瘤等的发生。③社会性亚健康状态：主要表现为与社会成员关系不稳定、孤独感等。导致亚健康的原因主要有工作、学习负荷过重，心理应激，生活习惯不良，环境污染等。亚健康状态处于变化之中，如加强自我保健，则可向健康状态转化；如长期忽视，则可向疾病状态转化，甚至可导致身体隐藏的疾病急速恶化而引起过劳死。因此，当代医务工作者应充分认识亚健康的危害性，重视疾病预防，促使亚健康向健康的转化。

1.5.2 病因学

病因学（etiology）研究疾病发生的原因与条件及其作用的规律。

1.5.2.1 疾病发生的原因

1）概念

能够引起某一疾病并决定疾病特异性的因素，称为致病因素，简称病因。简而言之，没有原因是不可能发生疾病的。

2）病因的分类

（1）生物性因素：指病原微生物和寄生虫。这类病因可引起各种感染性疾病，其致病性取决于病原体侵入的数量、毒力及侵袭力。侵袭力（invasiveness）是指致病因素侵入机体并在体内扩散和蔓延的能力。毒力（toxicity）是指致病因素产生内毒素和外毒素的能力。生物性因素作用于机体具有的特点：①有一定的入侵门户和定位；②病原体必须与机体相互作用才能致病；③病原体与机体相互作用，各自都可能发生改变。

（2）理化性因素：包括机械力、温度、气压、电流、电离辐射、噪声等。其致病特点：①只引起疾病发生，在疾病发展中不再起作用；②除紫外线和电离辐射外，潜伏期较短。

（3）化学性因素：包括无机物及有机物、动植物毒性物质。其致病特点：①对组织、器官有一定的选择性损伤作用；②此类因素在整个疾病过程中都发挥作用；③致病作用与毒物本身的性质、剂量有关，还与作用的部位和整体的状态有关；④除慢性中毒外，潜伏期一般较短。

（4）营养性因素：指各类机体必需的营养物质缺乏或过多，如脂肪、糖、蛋白质摄入不足可导致营养不良，而摄入过量又可导致肥胖及高脂血症；维生素 D 摄入不足可致佝偻病，而摄取过多又可导致中毒。

（5）遗传性因素：因染色体畸变或基因突变等遗传物质改变引起。①染色体的畸变：主要表现为染色体总数或结构的改变；②遗传易感性：具有易患某种疾病的遗传素质；③基因突变：主要是由基因的化学结构改变所引起的，如血友病。

（6）先天性因素：指能够损害胎儿生长发育的有害因素，例如母体在妊娠早期感染风疹病毒或使用某些致畸药物，可导致胎儿发生先天性心脏病或无脑儿等。

（7）免疫性因素：免疫反应过强、免疫缺陷或自身免疫反应等免疫因素均可致病。①变态反应或超敏反应：指机体免疫系统对一些抗原发生异常强烈的反应，致使组织细胞损伤和生理功能障碍，如机体对异种血清、青霉素等过敏可导致过敏性休克，对某些花粉或食物过敏可引起支气管哮喘；②免疫缺陷病（immunodeficiency disease）：指因体液免疫或细胞免疫缺陷所引起的疾病，如艾滋病（acquired immune deficiency，AIDS）等；③自身免疫病（autoimmune disease）：指对自身抗原发生免疫反应并引起自身组织的损害而造成的疾病，如系统性红斑狼疮（systemic lupus erythematosus，SLE）、类风湿关节炎、溃疡性结肠炎等。

（8）精神、心理和社会因素：随着医学模式的转变，精神、社会和心理因素在疾病的发生和发展中的作用越来越受到重视，这类因素包括超负荷的工作、不良的人际关系、自然灾害、生活事件等的突然打击引起的恐惧、焦虑、悲伤、愤怒等情绪反应以及机体功能、代谢和形态的变化。目前已知的高血压、冠心病、溃疡病、恶性肿瘤等许多疾病的发生和发展都与社会、心理因素密切相关。

1.5.2.2 疾病发生的条件

条件是指影响（促进或减缓）疾病发生的各种因素。

条件在疾病中的作用：①不是疾病发生所必需的因素；②作用于病因或/和机体，通过增强或削弱病因的致病力、增强或削弱机体的抵抗力来促进或阻碍疾病的发生。条件对疾病不是必不可少的，但其存在可影响病因对机体的作用。例如，结核分枝杆菌是结核病的病因，但不是与结核分枝杆菌接触的人都会患结核病，只有在营养不良、过度疲劳或其他疾病导致免疫功能低下时，才易患结核病。

在疾病条件中，如果某因素通过作用于病因或机体来促进疾病的发生和发展，则该因素称为诱因（precipitating factor）。某种疾病的诱因往往并非一种，如对于老年心力衰竭患者，肺部感染、过度劳累、情绪激动、输液过多或过快等均可成为其诱因。

原因或条件依具体疾病而异，有时原因和条件可互相转化。例如，营养不良是肺结核发生的条件，又是营养不良症的原因；寒冷是感冒、肺炎的条件，又是冻伤的原因。

1.5.3 发病学

发病学（pathogenesis）主要研究疾病发生、发展及转归的一般规律和共同机制。任何疾病的发生、发展和转归都有规律和机制，本节仅就其普遍规律及基本机制进行阐述。

1.5.3.1 疾病发生、发展的一般规律

（1）因果交替规律：在原始病因作用下，机体发生某些变化，则前者为因、后者为果；而这些变化又作为新的发病学原因，引起新的变化，如此因果不断交替、相互转化，推动疾病的发生与发展。

（2）损伤与抗损伤的斗争：在疾病发生、发展的过程中，机体需要动员各种抗损伤机制来帮助排除病原体，抑制各种损伤因子，促进创伤修复，增强机体对损伤的抵抗力等。在疾病过程中，损伤与抗损伤斗争是推动疾病发展的基本动力，两者的强弱决

定着疾病的发展方向和结局。

（3）局部和整体的关系：生物体无论在形态结构还是功能代谢方面，都是统一的整体。疾病可表现为局部变化、全身变化或两者兼而有之。一方面，局部的病变可引起全身性反应，如肺结核除表现为咳嗽、咯血等局部表现外，还可导致发热、盗汗、消瘦、乏力、红细胞沉降率加快等全身性反应。另一方面，全身性疾病亦可表现为局部变化。例如，糖尿病患者常出现足底溃疡，尿毒症患者可表现为病理性骨折等。医务工作者要善于分辨局部与整体的关系，能抓住主要矛盾，进行正确的处理。

1.5.3.2　疾病发生的基本机制

（1）神经机制：可维持和调控人体的生命活动。疾病的原因作用于机体后，往往直接或间接作用于神经系统，引起神经调节的改变，而神经调节的变化则可导致或促进机体稳态调节紊乱。例如，乙型脑炎病毒或狂犬病病毒感染可直接破坏中枢神经组织而致病；有机磷农药中毒可致乙酰胆碱酯酶失活，使大量乙酰胆碱堆积于神经突触及神经肌肉接头处，从而引起肌肉痉挛、出汗、流涎等胆碱能神经强烈兴奋的表现；休克时，由于动脉血压降低，可减少对颈动脉窦及主动脉弓处压力感受器的刺激，使抑制性传入冲动减少，致使交感神经系统强烈兴奋及组织缺血、缺氧。此外，各种社会、心理因素亦可通过影响中枢神经系统而导致躯体的功能、代谢发生紊乱。

（2）体液机制：指致病因素引起体液质和量的变化。体液调节的紊乱可造成内环境紊乱，以致疾病发生。体液性因子通过 3 种方式作用于靶细胞：内分泌、旁分泌、自分泌。例如。严重感染或创伤可激活单核巨噬细胞及中性粒细胞，致使大量炎症介质释放，从而导致全身炎症反应综合征的发生。

（3）细胞机制：致病因素可直接或间接作用于细胞，导致细胞的代谢、功能、形态变化，从而引起细胞的自稳调节紊乱。例如，各种病因所致的缺氧可使线粒体合成三磷酸腺苷（ATP）减少，细胞膜上钠泵失灵，不能将钠运出细胞外，引起细胞水肿，甚至细胞死亡；心肌缺血、病毒性心肌炎可直接损伤心肌细胞，导致心力衰竭的发生。

（4）分子机制：细胞的全部生命活动是由分子来完成的。因此，在疾病过程中，细胞的病变均涉及分子水平的变化。

由 DNA 变异引起的以蛋白质异常为特征的疾病，称为分子病（molecular disease）。分子病可分为四大类。①酶缺陷所致疾病：如 Ⅰ 型糖原沉积病，由编码 6 -磷酸-葡萄糖脱氢酶的基因发生突变所致。②血浆蛋白和细胞蛋白缺陷所致疾病：如镰刀细胞性贫血，由血红蛋白的珠蛋白分子异常所致。③受体病：分为遗传性受体病（如家族性高胆固醇血症）和自身免疫性疾病（如重症肌无力）两种。④膜转运障碍所致疾病：由基因突变导致特异性载体蛋白缺陷造成，如胱氨酸血症（该类患者的肾小管上皮细胞对胱氨酸、精氨酸、鸟氨酸和赖氨酸转运发生障碍）。

因基因本身突变、缺失或表达调控障碍而引起的疾病，称为基因病（gene disease）。例如癌症，目前认为其发生的主要机制是 DNA 修复途径受损，把正常基因转化成癌基因，抑癌基因的功能失常。

1.5.4 疾病的经过与转归

1.5.4.1 疾病的过程

（1）潜伏期（period of incubation）：指从病因侵入机体到该病最初症状出现之前的一段时间。潜伏期的长短可因病因的特异性、疾病的类型和机体本身的特征而不同。传染病的潜伏期较明显，短者仅数小时或数天，长者可达几年甚至数十年。

（2）前驱期（prodromal period）：指潜伏期后到出现明显症状之前的一段时期。患者会出现不适、倦怠、食欲不振、发热等一般症状。

（3）症状明显期（period of apparent mani‐festation）：指出现该疾病特征性临床表现的时期。典型的症状和体征是疾病诊断的重要依据。

（4）转归期（stage of termination）：指疾病发展的最后终结阶段。疾病的转归有康复和死亡两种结局，诊断和治疗是否及时与正确对疾病的转归起着非常重要的作用。

1.5.4.2 疾病的转归

1）康复

康复（rehabilitation）包括完全康复和不完全康复。

（1）完全康复（complete recovery）：亦称痊愈，指致病因素已经清除或不起作用，疾病时的损伤性变化完全消失，机体的自稳调节恢复正常。

（2）不完全康复（incomplete recovery）：指疾病的损伤性变化得到控制，主要的症状、体征和行为异常消失，但基本病理变化尚未完全消失，需通过机体的代偿来维持内环境的相对稳定。

2）死亡

死亡（death）是指机体作为一个整体的功能永久性停止。

（1）死亡的分类：死亡可分为生理性死亡和病理性死亡。①生理性死亡：指生命的自然终止，是因各器官的老化而发生的死亡。实际上，生理性死亡是极为罕见的，绝大多数人最终死亡是由于各种疾病的发展，即病理性死亡。②病理性死亡：指因为疾病而造成的死亡。

（2）死亡的过程：分为3期。①濒死期：亦称临终状态，特征是脑干以上的中枢神经处于深度抑制状态。②临床死亡期：其标志是心跳停止、呼吸停止和各种反射消失。③生物学死亡期：即死亡过程的最后阶段，从大脑皮质到各组织器官，均相继发生不可逆变化。

（3）脑死亡（brain death）：指全脑功能的永久性停止。一旦出现脑死亡，机体的整体功能将永久停止。临床上，脑死亡的判定标准如下。①不可逆性昏迷和大脑无反应性：指对外界刺激已完全没有反应，即不能逆转的意识丧失。②自主呼吸停止：此为判断脑死亡的首要指标，因为虽然脑干死亡后，心跳和呼吸都将停止，但是由于心脏有一定程度的自主收缩能力，仍可有微弱的心跳，而自主呼吸则完全停止。③脑干神经反射消失：如咳嗽反射、吞咽反射、角膜反射等均消失。④瞳孔散大或固定，对光反射消失。⑤脑电波消失。⑥脑部血液循环完全停止。

　　以脑死亡作为死亡标志的意义在于：①更科学地判定人的死亡。脑是人的思维载体，脑死亡后，作为人的本质特征的意识已经丧失，有意义的生命个体不复存在。②有利于器官移植。脑死亡的器官是最佳器官移植供体，在脑死亡后，心跳未停止之前，有血压的情况下，摘取移植器官是最理想的，成活率高。器官移植的发展极大程度上依赖于脑死亡患者提供器官。③减轻社会、家庭的负担。脑死亡后，安慰式的救治只会给家庭带来沉重的经济负担，也会造成大量的医疗资源浪费。

（李　楠）

课件　　　　　　　拓展阅读　　　　　　自测习题

第2章 细胞的基本功能

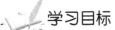 学习目标

识记：

（1）物质的跨膜转运方式（单纯扩散、易化扩散、主动转运、出胞和入胞）、特点及影响因素。

（2）静息电位和动作电位的概念、基本特点、影响因素、生理意义及形成机制。

（3）神经-骨骼肌接头处的兴奋传递过程、特点和影响因素。

（4）骨骼肌的收缩机制。

理解：

（1）细胞膜液态镶嵌模型学说。

（2）细胞跨膜信号转导的方式。

（3）骨骼肌兴奋-收缩耦联的发生部位、关键物质和基本过程。

（4）骨骼肌收缩效能的影响因素。

运用：

能运用静息电位和动作电位等知识解释生物电与生命活动的关系。

细胞（cell）是机体最基本的结构和功能单位。机体的各种生理活动和生化反应以及其他生命活动都是在细胞及其产物的基础上进行的，只有了解细胞的基本功能，才能对人体的功能及其发生机制有深入的理解和认识。

2.1 细胞膜的基本结构和物质转运功能

2.1.1 细胞膜的基本结构和化学组成

细胞膜（cell membrane）是包围细胞质的一层半透膜。它是一道屏障，把细胞内容物与细胞的外部环境分隔开来，保持细胞的化学成分相对恒定，使细胞成为一个相对独立的功能单位。细胞通过细胞膜与内环境进行物质、能量交换和信息传递。

细胞膜主要由脂质、蛋白质及少量的糖类组成，各种物质分子在细胞膜中的排列形式是决定膜的基本生物学特性的重要因素。细胞膜结构可用液态镶嵌模型学说来解

释(图 2-1)。其基本内容：液态的脂质双分子层构成细胞膜的基本骨架，其内镶嵌着不同结构和功能的蛋白质，统称为膜蛋白。糖链连于脂质或蛋白质分子之上，形成糖脂和糖蛋白。糖链绝大多数伸出细胞膜外，因其结构上的特异性，通常作为细胞或所结合蛋白质的特异性的标志。

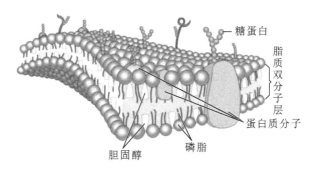

图 2-1　细胞膜结构示意图

2.1.2　细胞膜的跨膜物质转运功能

细胞要进行新陈代谢，就要摄取营养物质和及时排除代谢产物。物质经过细胞膜进出细胞的过程，称为细胞膜的跨膜物质转运功能。不同的物质通过不同方式进行转运。

2.1.2.1　被动转运

细胞膜本身不需直接消耗能量，顺电-化学梯度(浓度差或电位差)进行跨膜转运的过程，称为被动转运。在细胞膜上，被动转运的主要形式是扩散。根据扩散是否需要膜蛋白的帮助，可将扩散分为单纯扩散和易化扩散两种。

1)单纯扩散

单纯扩散(simple diffusion)是指脂溶性的小分子物质从高浓度侧向低浓度侧(顺浓度差)跨细胞膜转运的过程。单纯扩散不需要细胞代谢提供能量，也不需要膜蛋白的帮助，浓度差决定着物质能否扩散、扩散方向及扩散速率。细胞膜的基本组成是脂质双分子层，只有脂溶性小分子物质才能以单纯扩散的形式通过细胞膜。在人体内，以单纯扩散的方式进出细胞的物质很少，主要有 O_2、CO_2、NH_3、乙醇、尿素和 NO 等小分子物质。

水分子虽然是极性分子，但它的分子极小，又不带电荷，也能以单纯扩散的方式通过细胞膜，但膜脂质对水的通透性很低，故扩散速度很慢。水分子除了以单纯扩散透过细胞膜之外，还可通过水通道(water channel)跨膜转运。

2)易化扩散

易化扩散(facilitated diffusion)是指一些不溶于脂质或在脂质中溶解度很小的物质在细胞膜结构中特殊蛋白质的协助下，从膜的高浓度一侧向低浓度一侧扩散的过程。易化扩散不需要细胞提供能量，但必须要有膜蛋白的帮助。根据膜蛋白的不同，将易化扩散分为经通道的易化扩散和经载体的易化扩散。

(1)经通道的易化扩散：指借助镶嵌于细胞膜上的通道蛋白完成的易化扩散。通道蛋白是一类贯穿脂质双层的、中央带有亲水性孔道的膜蛋白。孔道开放时，物质顺浓度差或顺电位差经过通道转运；孔道关闭时，物质不能通过。各种离子主要通过这种方式进出细胞膜。细胞膜上有多种通道，如钠通道、钾通道、钙通道等，可分别让 Na^+、K^+、Ca^{2+} 等离子通过。这种能使离子跨过膜屏障进行转运的蛋白质孔道，称为离子通道(图 2 - 2)。

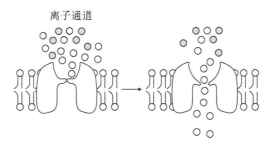

图 2 - 2 经通道易化扩散示意图

通道的开闭受控于不同的因素，在不同条件下，通道蛋白可处于不同的构型或功能状态，表现为开放或关闭。这种通道的开放或关闭现象，称为门控。根据通道门控的控制因素不同，可将通道分为 3 类：①电压门控通道(voltage - gated channel)，在膜去极化到一定电位时开放；②化学门控通道(chemically - gated channel)，受膜环境中某些化学物质的影响而开放，这类化学物质主要来自细胞外液，如激素、递质等；③机械门控通道(mechanically - gated channel)，当膜受牵拉变形时被激活，如触觉的神经末梢、听觉的毛细胞、血管壁上的内皮细胞等，都存在这类通道。

(2)经载体的易化扩散：指借助镶嵌于膜上的载体蛋白的帮助完成的扩散过程。细胞膜的载体蛋白在高浓度一侧与被转运物质结合，引起载体蛋白的构象改变，把物质转运到低浓度的一侧，然后与物质分离，载体蛋白再恢复原来的构型(图 2 - 3)。一些小分子亲水性物质(如葡萄糖、氨基酸等)就是依靠载体转运进入细胞内的。载体转运具有以下特点。①高度特异性：即载体的结合位点只能选择性地与具有特定化学结构的物质结合；②饱和性：由于载体是镶嵌于膜上的蛋白，其数量有限，因此所能结合

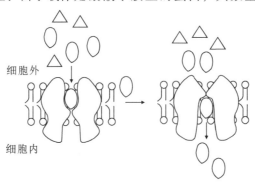

图 2 - 3 经载体易化扩散示意图

的物质的数量也就受到了限制；③竞争性抑制：如果一种载体可以同时转运两种物质，由于载体数量是一定的，因此一种物质的增多将会减弱对另一种物质的转运。

2.1.2.2 主动转运

细胞借助代谢提供的能量逆电-化学梯度，将某种物质分子或离子跨膜转运的过程，称为主动转运(active transport)。主动转运分为原发性主动转运和继发性主动转运两种。

(1)原发性主动转运：细胞直接利用代谢产生的能量将物质逆浓度差或逆电位差转运的过程，称为原发性主动转运(primary active transport)。介导这一过程的膜蛋白，称为离子泵(ion pump)。离子泵可将细胞内的 ATP 水解为 ADP，并利用高能磷酸键贮存的能量完成离子的跨膜转运。由于离子泵具有水解 ATP 的能力，因此也将其称作 ATP酶。离子泵种类很多，如转运 Na^+ 和 K^+ 的钠-钾泵、转运 Ca^{2+} 的钙泵等。在各种生物泵中，钠-钾泵(sodium - potassium pump)的作用最为重要。钠-钾泵简称钠泵，也称 $Na^+ - K^+$ 依赖式 ATP 酶($Na^+ - K^+ - ATPase$)。当细胞内 Na^+ 浓度升高或细胞外 K^+ 浓度升高时，钠泵即被激活，使 ATP 分解为 ADP，1 分子 ATP 分解释放的能量可以将 3 个 Na^+ 运到细胞外，同时将 2 个 K^+ 运入细胞内(图 2-4)。

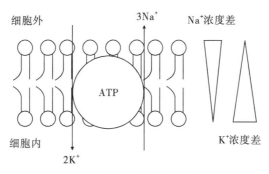

图 2-4 钠泵主动转运示意图

钠泵消耗的能量占人体细胞新陈代谢所释放能量的 20% ~ 30%，而在某些细胞甚至高达 70%，可见钠泵的活动对维持细胞功能的重要性。钠泵活动的生理意义：①钠泵活动造成的细胞内高 K^+ 是许多代谢过程的必需条件；②钠泵将 Na^+ 排出，细胞将减少水分子进入细胞内，对维持细胞的正常体积、渗透压和离子平衡有一定意义；③钠泵活动最重要的意义在于它能逆浓度差和电位差进行转运，因而建立起一种势能储备，这种势能是细胞内、外 Na^+ 和 K^+ 等顺浓度差和电位差移动的动力来源。

除钠泵外，目前了解较多的还有钙泵(calcium pump)、$H^+ - K^+$ 泵等，这些泵蛋白分子结构和钠泵类似，都以直接分解 ATP 为能量来源，将有关离子进行逆浓度差转运。

(2)继发性主动转运：许多物质在进行逆浓度差或电位差跨膜转运时所需能量并不直接来自 ATP 的分解，而是来自 Na^+ 在膜两侧的浓度势能差。这种间接利用 ATP 能量的主动转运过程，称为继发性主动转运或联合转运。继发性主动转运根据被转运物质与 Na^+ 转运的方向是否相同分为两种形式：①溶质与 Na^+ 转运的方向相同的，称为同向转运；②溶质与 Na^+ 转运方向相反的，称为逆向转运。例如，葡萄糖、氨基酸在小肠黏膜上皮细胞的吸收和在肾小管上皮细胞的重吸收都属于继发性主动转运（图 2-5）。由于 Na^+、葡萄糖、氨基酸是同向进入细胞，因此是同向转运。心肌细胞上的 Na^+ - Ca^{2+} 交换属于逆向转运。

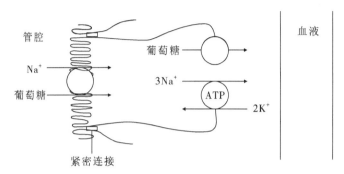

图 2-5 小肠黏膜上皮细胞和肾小管上皮细胞葡萄糖继发性主动转运示意图

2.1.2.3 入胞和出胞

大分子或团块状物质进出细胞是通过入胞和出胞进行的。

（1）入胞：细胞外的大分子物质或物质团块进入细胞的过程，称为入胞（endocytosis），如血浆中的脂蛋白、细菌、异物等进入细胞。入胞时，这些物质先被识别并接触，然后接触处的细胞膜向内凹陷或伸出伪足，把物质包裹起来，此后包裹的细胞膜融合、断裂，物质连同包裹它的细胞膜一起进入细胞，形成吞噬小泡，吞噬小泡与溶酶体融合，溶酶体中的蛋白水解酶将被吞入的物质消化分解。入胞分为两种方式：如果进入细胞的物质是固态的，称为吞噬（phagocytosis）；如果进入细胞的物质是液态的，则称为吞饮（pinocytosis）。

（2）出胞：细胞内的大分子物质被排出细胞的过程，称为出胞（exocytosis），主要见十细胞的分泌，如消化腺细胞分泌消化酶、内分泌细胞分泌激素、神经末梢释放递质等。大分子物质在细胞内形成后，被一层膜性物质包裹，形成囊泡，当分泌时，囊泡向细胞膜移动，囊泡膜与细胞膜融合、破裂，囊泡内贮存的物质被一次性地全部排出细胞。

2.2 细胞的跨膜信号转导功能

人体是由很多细胞组成的有机整体，由于它既要实现自身复杂的功能，又要适应环境的各种变化，因此细胞之间必须有完善的信息联系，即具有信号转导功能。能在细胞间传递信息的物质，称为信号分子。信号分子大约有几百种，如激素、神经递质、细胞因子、气体分子等。信号分子并不需要自身进入它们的靶细胞后才能起作用，它们大多数是选择性同靶细胞膜上具有特异性的受体相结合，再通过跨膜信号传递或跨膜信号转换过程，最后才间接地引起靶细胞的电变化或其他细胞内功能的改变。细胞外信号以信号形式传递到膜内，引起细胞相应的功能效应，这一过程称为跨膜信号转导（signal transduction）。

2.2.1 离子通道型受体介导的跨膜信号转导

离子通道型受体是一种兼具受体和离子通道功能的蛋白质分子，属于细胞膜上的化学门控通道。这类受体与某些特定的化学物质结合后，可引起通道的开放，导致细胞的膜电位变化，引发相应的生理效应，实现化学信号的跨膜转导。通过离子通道引导的信号转导途径，称为离子通道介导的信号转导。如神经-肌接头处骨骼肌细胞终板膜上的 N_2 型 ACh 受体，即是一种离子通道受体，它与运动神经末梢释放的乙酰胆碱结合后，使离子通道开放，引起 Na^+ 经通道内流，从而使肌细胞膜发生去极化，引起肌细胞的兴奋和收缩。

2.2.2 G 蛋白耦联受体介导的跨膜信号转导

神经递质、激素等信号分子作用于效应器细胞时，大多先与细胞膜表面的特异性受体结合，再通过 G 蛋白发挥作用，故将这类受体称为 G 蛋白耦联受体。G 蛋白耦联受体是最大的细胞表面受体家族，与信号分子结合后，可激活细胞膜上的 G 蛋白（鸟苷酸调节蛋白），激活的 G 蛋白进而激活 G 蛋白效应器酶（如腺苷酸环化酶），G 蛋白效应器酶再催化某些物质（如 ATP）产生第二信使（如 cAMP），第二信使通过蛋白激酶或离子通道发挥信号转导作用。这种通过 G 蛋白耦联受体进行的信号转导，称为 G 蛋白耦联受体介导的信号转导（图 2-6）。

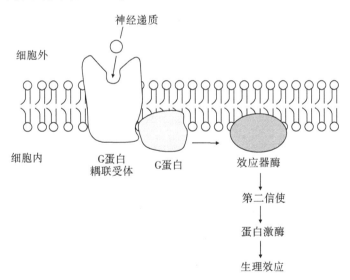

图 2-6 G 蛋白耦联受体介导的信号转导过程示意图

2.2.3 酶偶联受体介导的跨膜信号转导

酶偶联受体也是一种膜蛋白，本身具有与信号分子结合的位点，既有受体的作用，又有酶的催化作用。通过酶偶联受体的受体和酶的催化双重作用完成的信号转导，称为酶偶联受体介导的信号转导。体内大部分生长因子和一部分肽类激素（如胰岛素）就是通过这种方式进行信号转导的。酶偶联受体分为两类：一类是受体分子，具有酶的活性，即受体与酶是同一蛋白分子（如酪氨酸激酶受体）；另一类是受体本身没有酶的活性，当它被配体激活时，立即与酪氨酸酶结合并使之激活，如酪氨酸激酶偶联受体。

2.3 细胞的生物电现象

生物体内的电现象是非常普遍和重要的生命活动。一切活细胞无论处于静息状态还是活动状态，都存在电现象，称为生物电（bioelectricity）。由于生物电发生在细胞膜的两侧，因此称为跨膜电位（transmembrane potential），简称膜电位（membrane potential）。跨膜电位主要包括静息电位和动作电位两种表现形式。

2.3.1 静息电位

2.3.1.1 静息电位的概念与意义

静息电位（resting potential，RP）是指细胞处于静息状态时存在于细胞膜两侧的电位差。可用玻璃微电极测量细胞的静息电位，习惯上以细胞膜外电位为0，当参考电极和测量电极均置于细胞膜外表面时，不存在电位差，但是如果把参考电极置于细胞膜外表面，而把微电极插入细胞内时，显示膜电位为负值。由此可见，细胞内、外之间存在着电位差，而且表现为外正内负（图2-7）。不同组织细胞的静息电位不同，大都在−100～−10mV。例如，骨骼肌细胞的静息电位约为−90mV，神经细胞的静息电位约为−70mV，平滑肌细胞的静息电位约为−55mV，人红细胞的静息电位约为−10mV。

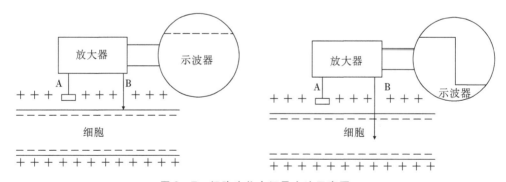

图2-7 细胞生物电记录方法示意图

在静息状态下，细胞膜两侧所保持的内负外正的状态，称为膜的极化（polarization）。在静息电位的基础上，若膜内电位向负值增大（绝对值变大，如由−80mV到−90mV），表明膜内外电位差增大，极化状态增强，称为超极化（hyperpolarization）。反之，如果膜内电位向负值减小（绝对值减小，如从−80mV到−70mV），表明膜内外电位差减小，极化状态减弱，称为去极化（depolarization）。细胞发生去极化后膜电位再向静息电位方向恢复的过程，称为复极化（repolarization）。

2.3.1.2 静息电位的产生机制

静息电位的产生与细胞膜内、外带电离子的跨细胞膜转运有关。静息电位产生的基础主要有两个：①细胞内、外各种离子的浓度分布不均，即存在浓度差。所有正常生物细胞内的 K^+ 浓度约为细胞外 K^+ 浓度的 30 倍，而细胞外 Na^+ 浓度约为细胞内 Na^+ 浓度的 12 倍，在这种情况下，K^+ 必然会有向膜外扩散的趋势，而 Na^+ 有向膜内扩散的趋势。②不同状态细胞膜对各种离子的通透性不同，细胞处于静息状态时，细胞膜对 K^+ 的通透性较大，而对 Na^+ 的通透性很小，因此细胞静息时 K^+ 顺浓度差外流，K^+ 外流使正电荷向外转移，这样就形成了细胞膜外侧带正电荷，膜内侧带负电荷。随着 K^+ 顺浓度差外流，形成的外正内负的电场力会阻止带正电荷的 K^+ 继续外流，当浓度差形成的促使 K^+ 外流的力量与电场力形成的阻止 K^+ 外流的力量达到平衡时，将不再有 K^+ 的净移动，此时细胞膜两侧就形成了一个相对稳定的电位差，也就是静息电位。因为静息电位主要是 K^+ 外流达到平衡时的电位，所以又称为 K^+ 平衡电位。

2.3.2 动作电位

2.3.2.1 动作电位的概念与意义

动作电位（action potential，AP）是指细胞受刺激时在静息电位的基础上产生的迅速而短暂的、可向周围扩布的电位变化。动作电位是细胞兴奋的标志。例如，哺乳类动物的神经纤维，其静息电位为 -70mV，当受刺激兴奋时，膜内电位升高，即由 -70mV 到 +30mV，构成了动作电位的上升支（图 2-8），膜内电位由 -70mV 升高到 0mV 为去极化；膜内电位由 0mV 升高到 +30mV，膜电位表现为内正外负，称为反极化，又称为超射（overshoot）。可见，上升支是细胞膜的带电状态由极化经过去极化到反极化的过程，也是膜内电位由负到零再到正的变化过程。动作电位的上升支达到

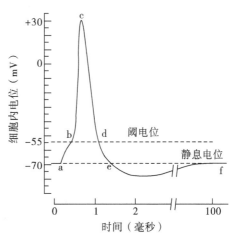

ac 为锋电位上升支；cd 为锋电位下降支；
de 为负后电位；ef 为正后电位。

图 2-8 神经纤维动作电位示意图

+30mV 后，立即快速下降，膜内电位由正又回到负，直到接近静息电位水平，构成动作电位的下降支。膜内电位迅速下降的过程，即为复极化。动作电位形成的尖锋样电位变化，称为锋电位（spike potential）。锋电位后，膜内电位下降较缓慢，最后回到静息电位水平。锋电位后膜电位经历的这段微小而缓慢的过程，称为后电位（after potential），包括负后电位和正后电位。前者指膜电位复极到静息电位水平前维持一段

较长时间的去极化，持续 5～30 毫秒；后者是紧随其后的一段超过静息电位水平的超极化状态，最后才恢复到刺激前的静息电位水平。

2.3.2.2 动作电位的产生机制

安静时，细胞膜上的钠通道多数处于关闭（备用）状态。当细胞受刺激后，受刺激部位细胞膜上少量的钠通道开放，少量 Na^+ 顺浓度差流入细胞内，使膜电位减小。当膜电位减小到一定水平（阈电位）时，膜上大量钠通道开放，在 Na^+ 浓度差和电位差（外正内负）的作用下，细胞外的 Na^+ 快速、大量内流，导致膜内电位急剧上升，形成膜的去极化和反极化，构成动作电位的上升支。内流的 Na^+ 造成膜内正电位对 Na^+ 内流的阻力，当电位差导致的阻力和浓度差导致的动力达到平衡时，膜电位达到了 Na^+ 的平衡电位，形成锋电位。随后，大量钠通道失活而关闭，导致 Na^+ 内流停止，此时钾通道被激活而开放，并产生 K^+ 的快速外流，使膜内电位迅速下降，直至恢复到静息电位水平，形成动作电位的下降支，也就是复极化。这时，膜电位虽已基本恢复，但离子分布状态并未恢复，这就需要通过钠泵的活动恢复细胞膜两侧原本的 Na^+、K^+ 不均衡分布状态。

简而言之，动作电位的上升支主要是由于 Na^+ 大量、快速内流形成，下降支主要是由于 K^+ 快速外流形成；膜电位基本恢复后，钠泵工作，恢复膜内外离子的不均衡分布。目前有大量的离子通道阻断剂和激动剂应用于临床，如普鲁卡因等局部麻醉剂，是钠通道阻断剂，通过阻断 Na^+ 内流来阻止动作电位的产生和传导；河豚毒素可阻断钠通道，四乙胺可阻断钾通道，它们可以用作工具药来研究钠通道、钾通道对动作电位产生的影响。

2.3.2.3 动作电位产生的条件与阈电位

刺激作用于细胞可以引起动作电位，但不是任何刺激都能触发动作电位。只有当膜内负电位去极化达到某一临界值时，引起细胞中大量钠通道开放，才能引发一次动作电位，这个能触发动作电位的临界膜电位，称为阈电位（throchold potential，TP）。静息电位去极化达到阈电位是产生动作电位的必要条件。阈电位比静息电位小10～20mV。

细胞兴奋性的高低一般与细胞的静息电位和阈电位的差距呈反变关系，即差距愈大，细胞的兴奋性愈低；差距愈小，细胞的兴奋性愈高。刺激引起膜去极化只是使膜电位从静息电位达到阈电位水平，而动作电位的爆发则是膜电位达到阈电位后其本身进一步去极化的结果，与刺激的强度没有关系。

2.3.2.4 动作电位的特点

（1）"全或无"现象：动作电位一旦产生，其幅度变化就会达到它的最大值，不会因刺激的加强而增大。

（2）不衰减性传导：动作电位一旦在细胞膜的某一部位产生，就会立即向整个细胞膜传导，幅度不会因为传导距离的增加而减小，可迅速扩布到整个细胞膜，直到整个细胞都经历相同的电位变化。在此传导过程中，动作电位的波形和幅度始终保持不变。

（3）脉冲式发放：由于绝对不应期的存在，动作电位之间总有一定间隔，从而形成脉冲样图形。

2.3.2.5 细胞兴奋性的周期性变化

各种可兴奋细胞在接受一次刺激而出现兴奋的当时和以后的短时间内，兴奋性会经历一系列的变化，然后才恢复正常。

（1）绝对不应期：在兴奋发生后的最初一段时间内，无论施加多大的刺激，都不能使细胞再次兴奋，这段时间称为绝对不应期（absolute refractory period，ARP）。此期的细胞兴奋性为 0，其原因是大部分钠通道进入失活状态，不可能再次接受刺激而被激活。

（2）相对不应期：在绝对不应期之后，细胞的兴奋性逐渐恢复，受刺激后，可发生兴奋，但刺激强度必须大于阈强度，这段时间称为相对不应期（relative refractory period，RRP）。相对不应期是细胞兴奋性从无到有，直至接近正常的一个恢复期。此期兴奋性较低的原因是复活的钠通道较少。在神经纤维，相对不应期的持续时间相当于动作电位负后电位的前半段。

（3）超常期：在相对不应期之后，有的细胞可出现兴奋性轻度增高的时期，这段时期称为超常期（supernormal period，SNP）。在神经纤维，超常期相当于动作电位负后电位的后半段。此时，钠通道已基本复活，膜电位却尚未完全回到静息电位，由于距离阈电位水平较近，因而只需阈下刺激，即能使膜去极化达到阈电位，从而再次兴奋。

（4）低常期：在超常期后，有的细胞还会出现兴奋性轻度降低的时期，这段时期称为低常期（subnormal period，SNP）。低常期相当于动作电位的正后电位时段。此期钠通道虽已完全复活，但膜电位处于轻度的超极化状态，与阈电位水平的距离加大，因此需要阈上刺激才能引起细胞再次兴奋。

2.3.3 局部电位

细胞受到一个阈下刺激时，膜上被激活的钠通道较少，受刺激的局部去极化微弱，达不到阈电位水平，不能产生动作电位。这种达不到阈电位的去极化，称为局部反应或局部电位（local potential）。局部电位有以下基本特点。①非"全或无"：其电位幅度随着刺激强度的增大而增大；②只在局部形成向周围逐步衰减的传导；③总和效应：多个阈下刺激引起的局部反应在时间上（在同一部位给予多个刺激）或空间上（同时在邻近的部位给予多个刺激）叠加后，可使膜去极化，达到阈电位，引发动作电位。体内很多部位的电信号都具有上述局部反应的特征，如神经元突触处的突触后电位、肌细胞的终板电位和感受器细胞的感受器电位等。

2.3.4 动作电位的传导

动作电位一旦在细胞膜的某一点产生，就会迅速向细胞膜周围进行传播，直至整个细胞，这一过程称为传导。在神经纤维上传导的动作电位又称为神经冲动。动作电位的传导原理可用局部电流学说来解释，下面以神经细胞为例加以阐述。当轴突膜的某一区域受刺激达到阈电位时，出现内正外负的反极化状态，但与它相邻的未兴奋点仍处于外正内负的极化状态，这样在膜两侧兴奋点与未兴奋点之间就有了电位差，因此会产生电流流动。其流动的方向：在膜外，电流由未兴奋点流向兴奋点；在膜内，电流则由兴奋点流向未兴奋点。这种在兴奋点与未兴奋点之间产生的电流，称为局部电流(local current)。局部电流的流动，会造成与兴奋点相邻的未兴奋点的膜内电位上升、膜外电位下降，从而使膜产生去极化。去极化达到阈电位时，即爆发动作电位，使它转变为新的兴奋点。这样的过程在膜上连续进行下去，就表现为动作电位在整个细胞膜上的传导(图2-9)。

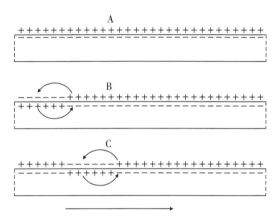

图2-9 兴奋在无髓神经纤维上的传导示意图

上述兴奋的传导过程和机制发生于无髓神经纤维和肌纤维等细胞。有髓神经纤维的髓鞘是绝缘体，无导电作用，其动作电位的传导只能在没有髓鞘的郎飞结处进行，称为跳跃式传导(salutatory conduction)。因有髓神经纤维动作电位呈跳跃式传导，故其传导速度比无髓神经纤维快得多(无髓纤维动作电位的传导是从兴奋点依次传遍整个细胞的，因此传导的速度较慢)。

由于细胞之间的电阻很大，无法形成有效的局部电流，因此动作电位通常只在同一细胞范围内传播。但在某些组织，如神经组织、心肌组织、肝组织和晶状体上皮细胞，细胞间普遍存在一种特殊的连接方式(即缝隙连接)，缝隙连接处的电阻低，带电荷的离子可自由通过，使兴奋得以在细胞之间直接传播，传导速度快而精确，以便于这些组织的细胞进行同步活动。

2.4 肌细胞的收缩功能

人体各种形式的运动主要靠肌细胞的收缩活动来完成。肌肉按部位、结构及功能主要分为骨骼肌、心肌和平滑肌三类。不同肌组织在功能和结构上各有特点，但从分子水平来看，各种收缩活动都与细胞内所含的收缩蛋白有关，而且其收缩和舒张过程的控制也有相似之处。骨骼肌是体内最多的组织，约占体重的40%，在骨和关节的配合下，通过骨骼肌的收缩和舒张来完成各种躯体运动。

2.4.1 神经-肌接头处的兴奋传递

2.4.1.1 神经-肌接头处的结构

神经-肌接头(neuromuscular junction)是运动神经末梢与骨骼肌细胞膜接触形成的,由接头前膜、接头间隙和接头后膜(终板膜)三部分构成(图 2 - 10)。运动神经末梢接近骨骼肌细胞时,失去髓鞘,末梢部位膨大,在神经末梢中含有许多囊泡,称为接头小泡,一个小泡内含有一定量的乙酰胆碱(acetylcholine,ACh)分子。接头前膜是运动神经末梢嵌入肌细胞膜的部位。接头后膜是与接头前膜相对应的肌细胞膜,又称运动终板或终板膜(endplate membrane),是肌细胞膜增厚并向细胞内凹陷形成的。在接头后膜(终板膜)上有能与 ACh 特异结合的 N_2 受体,接头前膜和接头后膜之间有接头间隙,与细胞外液相通。

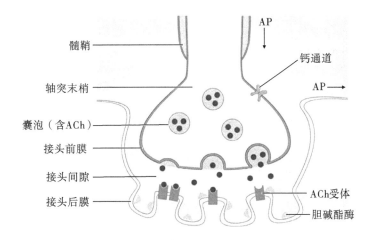

图 2 - 10　骨骼肌神经-肌接头处的结构及其传递过程示意图

2.4.1.2 神经-肌接头处兴奋的传递过程

神经-肌接头将运动神经的兴奋(动作电位)传递给骨骼肌细胞,引起骨骼肌细胞的兴奋,是兴奋在不同细胞间传递的典型例子。

当神经冲动沿神经纤维传到轴突末梢时,可引起接头前膜上的钙通道开放,Ca^{2+} 从细胞外液顺电-化学梯度进入轴突末梢,触发囊泡向接头前膜方向移动,囊泡膜与接头前膜融合,破裂,以出胞的方式使 ACh 分子释放进入接头间隙。一次动作电位能使 200 ~ 300 个囊泡的内容物(近 10^7 个 ACh 分子)释放,ACh 扩散到达终板膜,立即与终板膜上的 ACh 受体结合,使钠通道、钾通道开放,允许 Na^+、K^+ 通过,但以 Na^+ 内流为主,产生终板膜的去极化,称为终板电位(endplate potential,EPP)。终板电位为局部电位,当终板电位总和达到阈电位时,可使肌膜上的钠通道大量开放,从而爆发动作电位,引起骨骼肌细胞的兴奋。

接头前膜释放到接头间隙中的 ACh 并没有进入肌细胞,它只起到传递信息的作用,在短暂时间内就会被存在于接头间隙和终板膜上的胆碱酯酶分解为胆碱和乙酸而失去作用，这样就保证了一次神经冲动仅引起肌细胞兴奋一次，否则释放的乙酰胆碱在接头间隙中积聚起来，会使骨骼肌细胞持续地兴奋和收缩，从而发生痉挛。

骨骼肌神经-肌接头处的兴奋传递过程与动作电位在神经纤维上的传导不同，它有以下特点：①单向传递，即兴奋只能由接头前膜传向接头后膜，而不能反传；②时间延搁，这一过程属于电—化学—电的传递过程，非常复杂，约需耗时 1 毫秒，比神经冲动传导慢得多；③易受内环境变化的影响。

接头间隙属于细胞外液的一部分，细胞外液的离子成分、pH、药物等较易影响神经-肌接头处的兴奋传递，因此骨骼肌神经-肌接头是许多疾病的发病环节和药物作用的靶点。

2.4.2 骨骼肌的收缩过程

2.4.2.1 骨骼肌细胞的微细结构

骨骼肌细胞的主要结构特点是含有大量的肌原纤维和丰富的肌管系统，且其排列高度规则有序（图 2 - 11）。

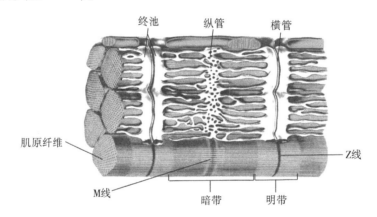

图 2 - 11　骨骼肌细胞的肌原纤维和肌管系统微细结构模式图

（1）肌原纤维与肌节：每个肌细胞内含有纵贯肌细胞全长呈平行排列的肌原纤维。在光学显微镜下，每条肌原纤维呈现规则的明暗交替，分别称为明带和暗带。明带的中央有一条横线，称为 Z 线。暗带的中央有一相对透明的区域，称为 H 带，其长度随肌肉的状态不同而有变化。H 带的中央有一条横线，称为 M 线。肌原纤维上位于两条相邻 Z 线之间的区域，称为肌节，它包括一个中间的暗带和两侧各 1/2 个明带，是肌肉收缩和舒张的基本单位。肌节的明带和暗带包含有不同的肌丝。粗肌丝位于暗带，直径约为 10nm，长度约 1.6μm。细肌丝直径约为 5nm，长度为 1.0μm，由 Z 线向两侧明带伸出，有一段要伸入暗带的粗肌丝间，所以在 H 带的两侧各有一粗、细肌丝重叠区，而明带只有细肌丝。

（2）肌管系统：骨骼肌细胞有两套来源和功能都不相同的管道系统。一部分肌管的走行方向和肌原纤维垂直，称为横管或 T 管。横管是肌细胞膜在 Z 线位置向内凹陷形成的，管中充满了细胞外液。肌原纤维周围还有走行方向与其平行的纵管或 L 管，也称肌质网，在接近横管时管腔出现膨大，称为终池。终池内的 Ca^{2+} 浓度比肌质网中的 Ca^{2+} 浓度高数千倍，其膜上有钙释放通道，与其相对的横管膜上有 L 型钙通道。每一横管和来自两侧的终池构成三联管结构，是发生兴奋-收缩耦联的关键部位。

2.4.2.2　骨骼肌的兴奋-收缩耦联

肌细胞的兴奋不能直接引起收缩，两者之间存在一个耦联过程。将肌细胞的电兴奋和机械收缩联系起来的中介过程，称为兴奋－收缩耦联（excitation － contraction coupling）。兴奋-收缩耦联的结构基础是三联管，耦联的关键因素是 Ca^{2+}。

当肌细胞兴奋时，动作电位沿肌膜和横管到达三联管结构，使终池内高浓度的 Ca^{2+} 经钙通道扩散进入细胞质，细胞质 Ca^{2+} 浓度可升高 100 倍以上，引起肌肉收缩。此后，细胞质内 Ca^{2+} 浓度升高，激活终池膜上的钙泵，钙泵将细胞质中的 Ca^{2+} 转运回终池，细胞质内 Ca^{2+} 浓度降低，肌细胞舒张。

2.4.2.3　骨骼肌的收缩机制

实验研究发现，肌肉收缩时暗带长度不变，而明带缩短，H 带也相应变窄。目前公认的肌肉收缩机制是肌丝滑行理论（myofilament sliding theory），其主要内容是骨骼肌的肌原纤维由两组相互平行的粗蛋白丝、细蛋白丝构成，肌肉的舒张和收缩均通过粗、细肌丝在肌节内的相互滑动而发生，粗肌丝、细肌丝本身长度不变（图 2－12）。

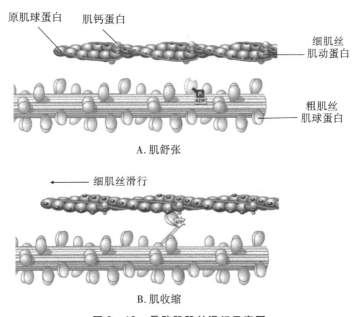

图 2－12　骨骼肌肌丝滑行示意图

（1）肌丝的分子组成：粗肌丝主要由肌球蛋白（或称肌凝蛋白）构成。肌球蛋白分子呈长杆状，分为杆状部和球形头部。杆状部朝 M 线聚合成束，形成粗肌丝的主干。头部则规律地分布在粗肌丝表面，形成横桥（cross bridge）。横桥的主要特性：①横桥在一定条件下可以和细肌丝上的肌动蛋白分子呈可逆性地结合，引起横桥向 M 线方向扭动；②横桥具有 ATP 酶的活性，可以分解 ATP 而获得能量，作为横桥扭动的能量来源。

细肌丝由 3 种蛋白质分子组成，即肌动蛋白（或称肌纤蛋白）、原肌球蛋白（或称原肌凝蛋白）和肌钙蛋白。球形的肌动蛋白聚合为双螺旋状，构成细肌丝的主干。原肌球蛋白也呈双螺旋结构，缠绕在肌动蛋白上，遮盖与横桥结合的位点，从而阻碍二者的结合。肌钙蛋白呈球形，含有 3 个亚单位，以一定的间隔结合在原肌凝蛋白双螺旋上，其作用是与 Ca^{2+} 结合后引发肌肉的收缩。

（2）肌丝滑行的过程：当肌细胞上的动作电位引起细胞质中 Ca^{2+} 浓度升高时，肌钙蛋白与 Ca^{2+} 结合，并将此信息传递给原肌球蛋白，使原肌球蛋白的双螺旋结构发生变构，暴露肌动蛋白上和横桥的结合位点，导致两者结合。通过激活横桥 ATP 酶的活性来分解 ATP 释放能量，供横桥向 M 线方向摆动，把细肌丝拉向 M 线的方向，肌节缩短。继而出现横桥同细肌丝上新位点的再结合及再摆动，如此反复进行，肌纤维缩短。上述横桥与肌动蛋白的结合、摆动、解离、复位和再结合的过程，称为横桥周期（cross bridge cycling），周期的长短决定肌肉的缩短速度。

当细胞质中的 Ca^{2+} 被钙泵转运回终池后，细胞质中 Ca^{2+} 浓度降低，Ca^{2+} 和肌钙蛋白解离，原肌球蛋白复位，又遮盖与横桥结合的位点，导致横桥与肌动蛋白分离，横桥复位，细肌丝滑回到收缩前的位置，肌肉进入舒张状态。

2.4.3 骨骼肌的收缩形式

骨骼肌的收缩可表现为长度的缩短或张力的增加。在不同情况下，肌肉收缩有不同的表现形式。

2.4.3.1 等长收缩和等张收缩

肌肉缩短时，只有张力增加而无长度缩短，称为等长收缩（isometric contraction）。由于没有肌肉长度的改变，纵然产生了很大的张力，被肌肉作用的物体也不会发生位移，因此等长收缩做功为零。等长收缩的作用主要是维持人体的姿势，如维持站立姿势的肌肉活动（颈后部肌肉、比目鱼肌等），以及用手去提一个提不动的重物时上肢肌肉的活动就是等长收缩。肌肉收缩时，只有长度的缩短而无肌张力的变化，称为等张收缩（isotonic contraction）。此时，肌肉缩短使负荷发生位移而张力不再增加，因此等张收缩是做了功的。例如，肢体的自由屈伸主要是等张收缩，用手去提一个能提动的重物时上肢肌肉的活动也是等张收缩。

人体骨骼肌的收缩大多数情况下是混合式的，既有张力的增加，又有长度的缩短，而且总是张力增加在前而长度缩短在后。当肌肉开始收缩时，一般只有肌张力的增加。当肌张力等于或超过负荷时，肌肉才会出现缩短。例如，举重运动员要举起 50kg 的杠铃时，肌肉收缩首先表现为张力增加，当张力等于或超过 50kg 时，肌肉才会开始缩短，牵拉关节运动，使所举杠铃发生位移。

2.4.3.2 单收缩和强直收缩

当骨骼肌受到不同频率的刺激时，骨骼肌收缩的形式和强度将会受到影响。当骨骼肌受到一次短促刺激时，将出现一次机械收缩，这种形式的收缩称为单收缩（twitch）。在一次单收缩中，动作电位时程（相当于绝对不应期）仅 2 毫秒左右，而收缩过程可达几十甚至数百毫秒，因此有可能在上次收缩尚未结束的基础上与接受新的刺激所引起的收缩发生总和，从而出现强而持续的收缩，称为强直收缩（tetanus）。如果骨骼肌受到较低频率的连续刺激时，总和过程发生于舒张期，就会出现不完全强直收缩（incomplete tetanus）。提高刺激频率，使总和过程发生于收缩期，就会出现完全强直收缩（complete tetanus）。在生理条件下，因为支配骨骼肌的传出神经总是发生连续的冲动，所以骨骼肌的收缩都是强直收缩。

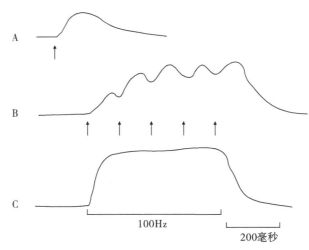

A. 单收缩；B. 不完全强直收缩；C. 完全强直收缩。

图 2-13　单收缩和强直收缩示意图

2.4.4　影响肌肉收缩效能的因素

影响肌肉收缩的因素有 3 个：前负荷、后负荷和肌肉收缩能力。前负荷和后负荷是外部作用于骨骼肌的力，而肌肉收缩能力则是骨骼肌自身内在的功能状态。

（1）前负荷：肌肉收缩前所加在肌肉上的负荷，称为前负荷（preload）。前负荷使肌肉在收缩前就处于被拉长的状态，使它具有一定的长度，称为初长度。测定肌肉在不同前负荷时进行收缩所能产生的张力，可得到长度-张力曲线。在一定范围内，肌肉的初长度与肌张力之间呈正相关。当肌肉初长度增加到某一程度时，肌肉收缩的张力最大，此时的初长度为最适初长度（optimal initial length）。当肌肉初长度超过最适初长度后，肌肉的初长度与肌张力之间呈负相关。以上这种肌肉初长度和肌张力之间关系的变化，主要原因是在不同初长度时粗肌丝的横桥与细肌丝结合位点的数目有所不同。

当肌肉处于最适前负荷或最适初长度时，肌小节的长度为 2.0~2.2μm，肌节长度再减小，细肌丝可穿过 M 线或两侧肌丝相互重合和卷曲，因而会造成收缩张力下降。反之，如果前负荷过大，超过最适前负荷，收缩前肌节长度将大于 2.2μm，细肌丝和粗肌丝相互重合的程度降低，会造成所产生的张力下降。当前负荷使肌节长度增加到 3.5μm 时，细肌丝将全部由暗带拉出，这时肌肉受刺激，将不再产生主动张力（图2-14）。

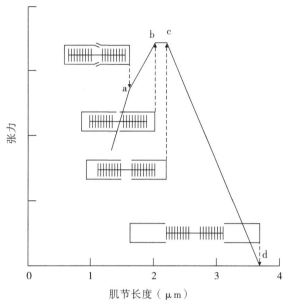

a点为初长度，每个肌节中两侧细肌丝伸入暗带过多，互相重叠或发生卷曲，不利于横桥间的相互作用；在b点和c点，肌节中全部横桥都可与细肌丝相互作用，产生最大的张力；在d点，细肌丝全部由暗带中拉出，失去了产生张力的条件。

图2-14 不同初长度时粗、细肌丝重合程度和产生张力的关系示意图

（2）后负荷：肌肉开始收缩时所遇到的负荷或阻力，称为后负荷（afterload）。在前负荷不变的条件下，测定在不同后负荷情况下骨骼肌收缩产生的张力和缩短速度，可得到张力-速度曲线。肌肉收缩产生的张力和缩短速度之间大致呈反比关系。当后负荷为零时，可得到理论上的最大缩短速度（V_{max}），但此时因无张力，肌肉不做功，故无功率输出。随着后负荷的增加，肌肉产生的张力也增大，而肌肉缩短的速度则减慢；当后负荷增加到某一程度时，肌肉产生的张力最大，而缩短速度为零，不利于做功。因此，在其他因素不变时，只有后负荷相当于最大张力的30%左右时，肌肉的输出功率最大。

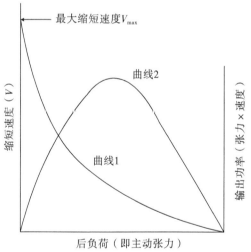

曲线1为张力-速度曲线；

曲线2为不同后负荷时的输出功率。

图2-15 张力-速度关系曲线

（3）肌肉收缩能力：与负荷无关的、决定肌肉收缩效能的内在特性，称为肌肉收缩能力（contractility）。它主要与兴奋-收缩耦联期间细胞质内 Ca^{2+} 浓度的高低、肌钙蛋白与 Ca^{2+} 的亲和力以及横桥ATP酶的活性等因素有关。缺氧、酸中毒、肌肉中ATP缺乏、蛋白质和横桥功能特性的改变，都能降低肌肉收缩能力；Ca^{2+}、咖啡因和肾上腺素等体液因素可增强肌肉的收缩能力。

（李　楠　张　婷）

课件　　　　　　　拓展阅读　　　　　　自测习题

第3章 血 液

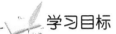学习目标

识记：

(1)熟记血液的组成及理化特性。

(2)熟记血细胞比容、血量、血浆渗透压的概念及正常值。

(3)熟记ABO血型系统的分型依据及临床输血的基本原则。

(4)简述血浆渗透压的形成和意义。

(5)简述红细胞的功能。

(6)简述血液凝固的概念及基本步骤。

(7)简述交叉配血试验及血型鉴定的过程。

(8)熟记DIC、裂体细胞、微血管病性溶血性贫血的概念。

(9)阐述DIC的病因和发病机制、影响DIC发生与发展的因素、DIC的分期和分型。

理解：

(1)说出白细胞与血小板的数量及功能。

(2)概述纤维蛋白溶解的概念。

(3)说出Rh血型的分型及临床意义。

(4)描述DIC功能代谢变化(出血、休克、器官功能障碍、贫血)。

运用：

(1)通过对红细胞生成与破坏的学习，了解贫血的定义及类型。

(2)通过对ABO血型系统的学习，概述输血时所需要注意的要点。

(3)判断患者是否发生了DIC，熟练运用其防治原则。

血液(blood)是一种在心脏和血管腔内循环流动的液体组织，占体重的7%~8%，由血浆和血细胞组成。血液在心血管系统中周而复始地循环流动，以保证组织细胞的正常供血。血液中含有多种成分，其理化特性的稳态是维持机体正常生命活动的必要条件。当血液总量或组织器官的血流量不足以及血液成分、性质发生改变时，均可造成器官功能紊乱、机体代谢失调，严重时甚至会危及生命。

血液在人体生命活动中主要具有以下生理功能。

(1)运输功能：此为血液的基本功能。血液能将从肺脏获取的O_2和从肠道吸收的

营养物质运送到各组织、器官和细胞，将内分泌腺分泌的激素运送到相应的靶细胞，将机体在代谢过程中产生的代谢产物和 CO_2 运送到排泄器官而排出体外。

（2）维持内环境稳态：内环境即细胞外液，血液是其重要的组成部分。血液作为一种缓冲溶液，其中含有多种缓冲对，能缓冲酸碱变化，保持血液的 pH 值相对稳定。血液中的溶质，如电解质、血浆蛋白含量和水含量的稳定，可调节渗透压平衡和血容量稳定。此外，血液在维持体温的相对恒定以及组织细胞的正常功能等方面也起到一定的作用。

（3）防御和保护功能：血液中含有免疫球蛋白、补体、细胞因子和酶等，以上物质是机体进行特异性免疫和非特异性免疫的主要成分，能抵抗细菌、病毒和毒素等对机体的损害。血液中的白细胞也能防御细菌、病毒等病原生物，清除衰老坏死的组织细胞。

（4）参与生理性止血：血浆中含有多种凝血因子、抗凝物质以及血小板，在机体凝血、抗凝和纤维蛋白溶解过程中具有重要作用，既能有效防止机体失血，又可以保持血管的畅通和血流的稳定。它们之间的动态平衡维持了血流的正常状态。

此外，药物的吸收、转运、代谢和排泄也需要血液来发挥作用。由于很多疾病的临床表现为血液的成分或性质发生了特征性的改变，因此血液检查结果是临床医学诊断的重要依据之一。

3.1　血液的组成和理化特性

3.1.1　血液的组成

血液由液态的血浆（blood plasma）和悬浮于其中的血细胞（blood cell）组成。血浆和血细胞合在一起，称为全血。

将血液经抗凝处理后，置于离心管中，以 3000r/min 的速度离心 30 分钟后，可见离心管中的血液分为 3 层：上层为淡黄色的液体，即血浆；中层是灰白色的白细胞和血小板，下层是深红色的红细胞。

血细胞在全血中所占的容积百分比，称为血细胞比容（hematocrit value）（图 3-1）。由于血液中的有形成分主要是红细胞，因此也称血细胞比容为红细胞比容。血细胞比容在正常成人男性为 40%~50%，在正常成人女性为 37%~48%，在新生儿约为 55%。当血浆量或红细胞数量发生改变时，可使血细胞比容发生改变，如严重腹泻或

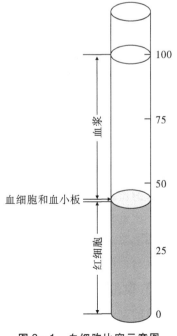

图 3-1　血细胞比容示意图

大面积烧伤时，由于体液中水分丧失，导致血浆量减少，则血细胞比容升高；贫血患者由于红细胞数量减少，则血细胞比容降低。

血浆是一种溶液，其溶剂为水，占血浆总量的91%～92%；溶质占血浆总量的8%～9%。溶质中的小分子物质包括多种电解质和小分子有机物（如激素、营养物质、代谢产物等）。血浆蛋白（plasma protein）是血浆中蛋白质的总称，用盐析法可将血浆蛋白分为白蛋白（albumin）、球蛋白（globulin）和纤维蛋白原（fibrinogen）三类；用醋酸纤维薄膜电泳法又可将其分为白蛋白、α_1球蛋白、α_2球蛋白、β球蛋白、γ球蛋白等5条区带，其中γ球蛋白来自于浆细胞，几乎都是抗体，所以又将γ球蛋白称为免疫球蛋白。正常成人的血浆蛋白含量为65～85g/L，其中白蛋白含量为40～50g/L（含量最多、分子量最小的血浆蛋白），球蛋白为20～30g/L，纤维蛋白原仅为2～4g/L（含量最少、分子量最大的血浆蛋白，主要功能是参与凝血）。白蛋白和大多数球蛋白主要由肝脏合成，少数球蛋白由淋巴系统产生，故肝脏疾病时，常致白蛋白/球蛋白比值（正常值为1.5∶1～2.5∶1）下降，甚至倒置。

血浆蛋白的主要功能：①运输功能，协助运输激素、脂质、离子、维生素等低分子物质；②参与形成血浆胶体渗透压，调节血管内、外水的分布；③参与凝血、抗凝血以及纤溶功能；④免疫功能，抵抗病原微生物；⑤营养功能；⑥缓冲功能，血浆蛋白及其钠盐组成的缓冲对具有缓冲作用。

从静脉中抽取的血液在不加抗凝剂的情况下，经血液凝固后所析出的淡黄色液体，称为血清（serum）。血清与血浆的主要区别在于，血清中缺乏参与血液凝固过程的纤维蛋白原和其他凝血因子，但增加了少量在凝血过程中血小板释放的物质。在临床上，血清常常被用来进行生化检验、血型鉴定和免疫测定等实验室项目的检测。

3.1.2 血液的理化特性

3.1.2.1 血液的颜色

血液的颜色取决于红细胞内血红蛋白的颜色。动脉血中红细胞含氧合血红蛋白较多，呈鲜红色；静脉血中红细胞含去氧血红蛋白较多，呈暗红色。空腹时，血浆清澈透明；进餐后，尤其是摄入较多的脂类食物后，血浆中因悬浮的脂蛋白微滴增多而变得混浊，因此临床进行血液检验时要求空腹采血，以避免食物对检测结果产生影响。

3.1.2.2 血液的比重

全血的比重为1.050～1.060，其高低主要取决于红细胞数量的多少。血液中红细胞越多，比重越大。血浆的比重为1.025～1.030，其主要取决于血浆蛋白的含量。测定全血或血浆的比重可间接估算红细胞或血浆蛋白的含量，利用红细胞和血浆比重的差异，可进行血细胞比容测定以及红细胞与血浆的分离。

3.1.2.3 血液的黏度

血液的黏度（viscosity）来源于液体内部的分子或颗粒之间的摩擦力。血液含有血细胞和一些大分子物质，因此血液在血管内流动时有较大的阻滞特性，称为血液或血浆的黏度。血液的黏度通常用与水相比的相对黏度来表示，若水的黏度为 1，则全血的黏度为水的 4~5 倍，血浆为 16~24（温度为 37℃）。当温度不变时，全血的黏度主要取决于血细胞比容的高低。血液的黏度是形成血流阻力的重要因素之一。当血液因浓缩而黏度升高时，血流阻力增大，血流速度减慢，易引起血管内凝血和血压升高，从而影响血液循环，如大面积烧伤的患者，血液中水分大量渗出血管，血液浓缩，黏度增高。

3.1.2.4 血浆酸碱度

正常人血浆 pH 值为 7.35~7.45，低于 7.35 为酸中毒，高于 7.45 为碱中毒。酸中毒或碱中毒都会影响机体的正常功能活动。血浆 pH 值低于 6.9 或高于 7.8 时将危及生命。血浆 pH 的相对恒定有赖于血浆和血细胞中含有对酸碱物质具有缓冲功能的缓冲对，以及肺和肾功能的不断调节。血浆中主要的缓冲对有 $NaHCO_3/H_2CO_3$。当酸性或碱性物质进入血液时，血液中的缓冲物质可有效地缓冲血浆 pH 改变，具有正常功能的肺和肾也可排出体内过多的酸或碱，使血浆 pH 波动范围极小，从而维持细胞的正常功能。

3.1.2.5 血浆渗透压

（1）渗透压的概念：将不同浓度的溶液用半透膜隔开，由于半透膜只允许溶剂分子通过，不允许溶质分子通过，会发现浓度高的溶液越来越多，而浓度低的溶液越来越少。这种水分子通过半透膜向较高浓度溶液扩散的现象，称为渗透现象。导致渗透现象发生的力量，称为渗透压。渗透压（osmotic pressure）是指溶液中的溶质对水分子的吸引和保留能力。渗透压的大小取决于溶质颗粒（分子或离子）数目的多少，而与其种类和大小无关。溶液浓度越高，单位容积中所含溶质颗粒就越多，其渗透压也越高。通常以压强（mmHg）或浓度（mmol/L）作为渗透压的单位。

（2）血浆渗透压的组成与数值：血浆渗透压（plasma osmotic pressure）指血浆中的溶质对水分子的吸引和保留能力，由溶解于血浆中的晶体物质和胶体物质所形成。血浆渗透压包括血浆晶体渗透压和血浆胶体渗透压。血浆晶体渗透压（crystal osmotic pressure）是由血浆中的晶体物质（特别是电解质，主要是 Na^+、Cl^-）所产生的渗透压。血浆胶体渗透压（colloid osmotic pressure）是由血浆中的胶体物质（主要是白蛋白）所形成的渗透压。人体正常血浆渗透压约为 300mmol/L，相当于 5800mmHg，其中胶体渗透压仅为 25mmHg。

（3）血浆渗透压的生理意义：血浆晶体渗透压的作用是维持细胞内、外水的正常交换和分布，保持红细胞的正常形态和功能（图 3-2）。当血浆晶体渗透压降低时，进入红细胞的水分增多，导致红细胞肿胀甚至破裂，红细胞破裂后，血红蛋白逸出，这种现象称为溶血。反之，当血浆晶体渗透压增高时，红细胞就会发生脱水，使红细胞发生皱缩。

血浆胶体渗透压的作用是维持毛细血管内、外水分的正常交换，维持血浆和组织液的正常容量（图 3-2）。临床上，如肾病综合征、肝硬化等疾病可使血浆蛋白减少，尤其是白蛋白减少时，血浆胶体渗透压降低，过多的水分将从毛细血管进入组织间隙，从而形成水肿。

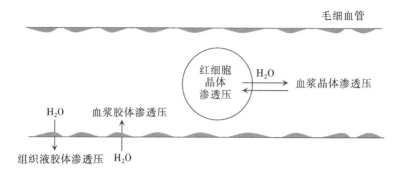

图 3-2 血浆晶体渗透压与胶体渗透压作用示意图

在临床输液或人体机能学实验中，通常以血浆的正常渗透压为标准。凡与血浆渗透压相等的溶液，称为等渗溶液（isosmotic solution），如 0.9% 氯化钠溶液（生理盐水）、5% 葡萄糖溶液和 1.9% 尿素溶液等。凡高于血浆渗透压的溶液，称为高渗溶液；反之，则称为低渗溶液。临床上，一般输液用的是等渗溶液；在某些特殊情况下，可少量输入低渗或高渗溶液。能使悬浮于溶液中的红细胞保持正常形态和大小的溶液，称为等张溶液，如 0.9% 氯化钠溶液和 5% 葡萄糖溶液既是等渗溶液，又是等张溶液；而 1.9% 尿素溶液是等渗溶液，但不是等张溶液（因为尿素分子可以自由通过红细胞膜，借助浓度梯度进入红细胞内，导致红细胞内渗透压增高，水进入细胞，使红细胞肿胀、破裂，发生溶血现象）。

3.2 血细胞

血细胞包括红细胞、白细胞和血小板，它们均起源于造血干细胞。在个体发育的过程中，造血中心不断迁移，逐渐由胚胎早期的卵黄囊造血转移到肝、脾，并过渡到骨髓造血。出生后，骨髓成为人体的主要造血器官。成人具有造血功能的红骨髓主要分布在颅骨、椎骨、肋骨、骨盆、长骨的近端等部位。肝、脾在出生后的造血功能基本消失，但在某些病理状况下，如严重贫血等，仍能产生红细胞和粒细胞，这种现象叫作髓外造血。

血细胞在造血器官或组织中产生，发育成熟或接近成熟时才释放到血液中。造血细胞在形态和功能上不同阶段的变化过程与造血微环境及各种因素的影响和调节密切相关。

3.2.1 红细胞

3.2.1.1 红细胞的形态与数量

人类正常成熟的红细胞（red blood cell，RBC）无核，呈双凹圆碟形，直径为 7～

$8\mu m$，周边最厚处约 $25\mu m$，中央最薄处约 $1\mu m$，因其含有大量的血红蛋白（hemoglobin，Hb）而呈红色。我国成年男性红细胞正常值为$(4.0 \sim 5.5) \times 10^{12}/L$，平均为$5.0 \times 10^{12}/L$；成年女性红细胞正常值为$(3.5 \sim 5.0) \times 10^{12}/L$，平均为$4.2 \times 10^{12}/L$；新生儿的红细胞数可达$(6.0 \sim 7.0) \times 10^{12}/L$，出生后数周逐渐下降，在儿童期低于成人，青春期后逐渐增加而接近成人水平。红细胞内的蛋白质主要是血红蛋白。我国成年男性血红蛋白含量为 $120 \sim 160g/L$，成年女性血红蛋白含量为 $110 \sim 150g/L$，新生儿血红蛋白含量为 $170 \sim 200g/L$。

生理情况下，红细胞数量和血红蛋白的含量可随年龄、性别、体质条件、生活环境不同而有一定差异，还可因生活环境和机体功能状态不同而有差异，如儿童低于成人，但新生儿高于成人；高原地区居民红细胞数量和血红蛋白含量均高于低海平面居民。若红细胞数量和血红蛋白浓度低于正常或其中一项明显低于正常，称为贫血（anemia）。贫血的病理生理基础是血液携氧能力的降低，导致组织器官缺氧。疲乏困倦和活动耐力减退是贫血患者最早出现的症状。红细胞生成减少、破坏过多或失血过多都可引起贫血。

由于成熟红细胞无线粒体，缺乏有氧氧化所需的酶类，因此糖酵解是其获得能量的唯一途径。红细胞从血浆中摄取葡萄糖，通过糖酵解产生 ATP，维持细胞膜上钠泵的功能，从而保持红细胞的正常形态和离子分布，以完成其正常功能。在临床上，使用血库中存放的血液时应加入葡萄糖，以满足红细胞能力代谢的需要；另外，存放时间较长的血液由于糖酵解产生 ATP 减少，钠泵活性降低，可使细胞外液中的 K^+ 浓度升高，因此血液检查时常会有血 K^+ 浓度升高。

3.2.1.2 红细胞的生理功能

红细胞的主要功能是运输 O_2 和 CO_2。红细胞通过血红蛋白结合而携带 O_2 和 CO_2，比溶解于血浆中的 O_2 和 CO_2 分别多 65 倍和 18 倍。血红蛋白只有存在于红细胞内，才具有携带 O_2 和 CO_2 的功能。当红细胞发生破裂时，血红蛋白逸出，导致功能丧失，称为溶血（hemolysis）。另外，当血红蛋白与 CO 结合或其分子中所含 Fe^{2+} 被氧化为 Fe^{3+} 时，其携带 O_2 的功能也会丧失。红细胞内含有多种缓冲对，对酸、碱物质具有一定的缓冲作用，因此在调节血液的酸碱平衡中发挥着重要的作用。

红细胞的生理功能对于维持机体的正常生命活动极为重要。如果红细胞的数量、形态和功能等出现异常，就会出现红细胞相关疾病。①红细胞生成减少：造血细胞、骨髓造血微环境和造血原料的异常均会影响红细胞生成，可形成红细胞生成减少性贫血；②红细胞破坏过多：遗传等各种原因可导致红细胞结构和功能上的缺陷，均可引起红细胞破坏增多，导致溶血；③红细胞丢失增加：急性失血性贫血是因为外伤或疾病致血管破裂或凝血、止血障碍等原因使大量血液在短期内丢失，引起急性失血后的贫血。慢性失血性贫血往往合并缺铁性贫血，可分为出凝血性疾病（如特发性血小板减少性紫癜和血友病等所致）及非凝血性疾病（如外伤、肿瘤和结核等所致）。

3.2.1.3 红细胞的生理特性

（1）可塑变形性：红细胞在血管中循环运行，经常需要挤过口径比它小的毛细血管和血窦孔隙(如脾窦内皮细胞的裂隙仅 0.5μm),这时红细胞将发生变形,在通过后又恢复原来的形状,这种变形称为红细胞的可塑变形性(plastic deformation)。这主要与红细胞的双凹圆碟形具有较大的表面积与体积之比有关。球形红细胞由于表面积与体积之比降低,其变形能力降低;衰老的红细胞膜的弹性降低,其变形能力也降低。另外,当血红蛋白变性或浓度过高时,可因红细胞内的黏度增加而降低其变形能力。

(2)悬浮稳定性:虽然红细胞的比重大于血浆的比重,但将抗凝血液置于有刻度的玻璃管(沉降管)中静置,可观察到红细胞能稳定地悬浮于血浆中,下沉的速度十分缓慢,这种特性叫作悬浮稳定性(suspension stability)。通常以红细胞在 1 小时末下沉的距离来表示红细胞沉降的速率,称为红细胞沉降率(erythrocyte sedimentation rate,ESR),简称血沉。用魏氏法测定 ESR,其正常值:成年男性为 0~15mm/h,成年女性为 0~20mm/h。

红细胞在血浆中具有悬浮稳定性,主要是由于红细胞与血浆之间的摩擦力阻碍了红细胞下沉,双凹圆碟形的红细胞的表面积与容积之比值较大,所产生的摩擦力也较大,因此红细胞下沉缓慢。在某些疾病时(如活动性肺结核、风湿热等),由于多个红细胞彼此以凹面相贴形成红细胞的叠连,其表面积与容积的比值减小,与血浆的摩擦也就减小,血沉加快。

红细胞的叠连形成的快慢主要取决于血浆成分的变化,而不在红细胞本身。若将血沉快的患者的红细胞置于正常人的血浆中,红细胞沉降的速度并不加快;反之,若将正常人的红细胞置于血沉快的患者的血浆中,则血沉加快,这就说明使红细胞发生叠连的因素存在于血浆中。通常,血浆中球蛋白、纤维蛋白原及胆固醇含量增多时,可加速红细胞的叠连,使血沉加快;血浆中白蛋白、卵磷脂含量增多时,可减慢红细胞的叠连,使血沉减慢。

(3)渗透脆性(osmotic fragility):简称脆性,指红细胞的细胞膜对低渗溶液具有一定的抵抗力。临床上,将红细胞置于一系列渗透压不同的低渗溶液中,观察红细胞对低渗溶液抵抗力的大小,称为脆性试验。其抵抗力的大小与脆性呈负相关,即红细胞膜的弹性越大,其抵抗力越大,脆性越小;反之,则脆性越大。正常红细胞在 0.45% NaCl 溶液中开始出现部分红细胞破裂;在 0.30%~0.35% NaCl 溶液中,全部红细胞都破裂溶血。由以上实验可见,红细胞细胞膜对低渗溶液具有一定的抵抗能力,一般说来,初成熟红细胞的脆性小,不易破裂;而衰老红细胞的脆性大,易破裂。某些疾病(如先天性溶血性贫血)患者,红细胞的脆性特别大;巨幼红细胞贫血时,红细胞的脆性显著减小。因此,脆性试验有助于某些临床疾病的诊断。

3.2.1.4 红细胞的生成与破坏

1)红细胞生成的部位

红细胞不断生成和破坏,以维持血液中红细胞数量的相对稳定。在胚胎时期,红细胞的生成部位为肝、脾和骨髓;出生后,红骨髓是生成红细胞的唯一场所。当骨髓造血功能受到放射线、某些药物(如氯霉素、抗癌药物)等的理化因素抑制时,不仅红细胞及其血红蛋白含量减少,而且白细胞及血小板也明显减少,临床称之为再生障碍性贫血(aplastic anemia)。

2）红细胞生成的原料

红细胞内的主要成分是血红蛋白。合成血红蛋白的主要原料是铁和蛋白质。叶酸和维生素 B_{12} 是红细胞成熟所必需的辅酶物质。此外，红细胞生成还需要氨基酸、维生素 B_6、维生素 B_2、维生素 C、维生素 E 以及微量元素铜、锰、钴等。蛋白质和铁（Fe^{2+}）是血红蛋白合成的主要原料，通常饮食中的蛋白质供应量能满足机体需要。由于红细胞可优先利用体内的氨基酸来合成血红蛋白，因此单纯因缺乏蛋白质而发生贫血较为罕见。正常人每日需从食物中吸收补充铁仅 1～2mg，不易发生铁的缺乏，但在特殊时期（如妊娠期、哺乳期和生长发育期），铁的需要量增多，或因各种慢性失血（如月经量过多和痔疮出血等），可造成体内铁贮存减少，导致红细胞生成减少，这类贫血称为缺铁性贫血。

3）红细胞的成熟因子

红细胞在分裂和成熟过程中，存在于细胞核内的 DNA 起着重要的作用。叶酸和维生素 B_{12} 是 DNA 合成所不可缺少的辅酶，如果叶酸或维生素 B_{12} 不足，则 DNA 的合成减少，致使红细胞的分裂和成熟发生障碍，结果使红细胞数量减少而体积增大，称之为巨幼红细胞性贫血（megaloblastic anemia）。维生素 B_{12} 吸收需要内因子参与，内因子是由胃黏膜的壁细胞产生的糖蛋白，能与维生素 B_{12} 结合形成内因子-维生素 B_{12} 复合物，从而避免维生素 B_{12} 被消化液破坏并促进维生素 B_{12} 在回肠远端的吸收。吸收入血的维生素 B_{12} 部分贮存于肝脏，部分与运输蛋白结合，参与叶酸的活化。

4）红细胞生成的调节

（1）促红细胞生成素：血中氧分压降低可引起肾释放一种糖蛋白——促红细胞生成素（erythropoietin，EPO）。EPO 能促进骨髓造血，使血中成熟红细胞增加。当红细胞数量增加、机体缺氧缓解时，肾释放的促红细胞生成素也随之减少，由于严重的肾疾患使其释放的促红细胞生成素产生减少，可引起红细胞生成减少，临床上称之为肾性贫血。

（2）雄激素：一方面能直接刺激骨髓造血组织，使红细胞生成增多；另一方面也能促进肾分泌促红细胞生成素，使骨髓的造血功能增强，从而使外周血的红细胞数量增多。因此，青春期后，男性血液中的红细胞含量多于女性。

5）红细胞的破坏

红细胞的平均寿命约为 120 天。当红细胞衰老时，其可塑变形性减弱而渗透脆性增加，因此在经过小血管或血窦孔隙时，或在血流加速而出现机械冲撞时，均会使红细胞破损。人体内每天均有约 0.8% 的衰老红细胞被破坏，其中 90% 破损或衰老的红细胞被肝和脾中的巨噬细胞吞噬，称为血管外破坏。红细胞破坏后释放出的铁和氨基酸可被再利用，而脱铁血红素会转变为胆色素，随粪便和尿液排出体外。另外 10% 的衰老红细胞会在血管中受机械冲击而破碎，称为血管内破坏。这种在血管内破坏的红细胞释放的血红蛋白与血浆中的触珠蛋白结合，可被肝脏摄取，血红蛋白中的血红素经代谢释放出铁，铁以铁黄素形式沉着于肝细胞，脱铁血红素被转变为胆色素，经胆汁排出。

3.2.2 白细胞

3.2.2.1 白细胞的形态、分类和数量

白细胞(white blood cell, WBC)是不均一的有核细胞群，呈球形，直径为7～25μm。正常成人白细胞计数约为(4.0～10.0)×10⁹/L，新生儿高达20.0×10⁹/L。当白细胞数量超过10.0×10⁹/L时，称为白细胞增多；少于4.0×10⁹/L时，称为白细胞减少。白细胞总数存在着明显的生理性波动，进食、疼痛、情绪激动、妊娠等都可使白细胞总数升高。白细胞可根据其细胞质中有无特殊嗜色颗粒分为粒细胞和无粒细胞两大类。粒细胞又可根据其嗜色特性的不同分为中性粒细胞(neutrophil)、嗜碱性粒细胞(basophil)和嗜酸性粒细胞(eosinophil)；无粒细胞包括单核细胞(monocyte)和淋巴细胞(lymphocyte)。具体如表3-1所示。

表3-1 我国健康成人血液白细胞正常值及主要功能

项目	均值	百分比	主要功能
粒细胞			
中性粒细胞	4.5×10⁹/L	50%～70%	吞噬细菌与坏死细胞
嗜酸性粒细胞	0.1×10⁹/L	0.5%～5%	限制肥大细胞和嗜碱性粒细胞引起的速发型过敏反应
嗜碱性粒细胞	0.025×10⁹/L	0～1%	释放组胺与肝素、过敏性慢反应物质
无粒细胞			
淋巴细胞	1.8×10⁹/L	20%～40%	参与特异性免疫
单核细胞	0.45×10⁹/L	3%～8%	吞噬细菌与衰老的红细胞
总数	6.875×10⁹/L	100%	——

3.2.2.2 白细胞的功能

白细胞主要参与机体的防御功能。白细胞所具有的变形、游走、趋化和吞噬等特性是执行防御功能的基础。除淋巴细胞外，所有的白细胞都能伸出伪足做变形运动，穿过毛细血管壁到达血管外，称为白细胞渗出。渗出到血管外的白细胞可借助变形运动在组织内游走，在某些化学物质吸引下，可迁移到炎症或病灶区进行吞噬等生理作用。白细胞向某些化学物质迁移、游走的过程，称为趋化性(chemotaxis)。

(1)中性粒细胞：又称多形核白细胞，为白细胞的主要组成部分。血液中的中性粒细胞约有一半随血液流动而循环，称为循环池，循环6～8小时后，很快进入组织并不再返回血液中；另一半则附着在小血管壁上，称为边缘池。这两部分可以相互交换，保持动态平衡。中性粒细胞是机体发生急性炎症时的主要反应细胞。中性粒细胞的变形、游走和吞噬能力都很强。当细菌入侵时，中性粒细胞在炎症趋化因子的作用下，渗出血管并游走集中到病灶部位，吞噬细菌。中性粒细胞含有大量的溶酶体及多种酶类，能将吞噬入细胞的细菌进行水解消化，使入侵的细菌被包围在局部，防止病原菌

的扩散；当中性粒细胞吞噬数十个细菌后，其自身可解体、破裂，其胞内的酶逸出，对正常组织细胞产生溶解作用，释放的各种溶酶体与溶解的组织碎片以及细菌一起形成脓液。中性粒细胞增多常见于各种急性细菌感染，如肺炎、阑尾炎、扁桃体炎以及急性出血、溶血等，在这些情况下，中性粒细胞增多是机体的一种防御反应。

(2)嗜碱性粒细胞：成熟的嗜碱性粒细胞存在于血液中，只有在炎症时受趋化因子的诱导才迁移到组织中去。血液中嗜碱性粒细胞的平均循环时间是 12 小时。嗜碱性粒细胞的细胞质中有较大的碱性染色颗粒，颗粒内有肝素、组胺、过敏性慢反应物质和嗜酸性粒细胞趋化因子等多种活性因子。肝素具有抗凝血作用，有利于保持血管通畅；组胺和过敏性慢反应物质可使小血管扩张、毛细血管和微静脉的通透性增加、支气管和肠道平滑肌收缩，引起哮喘、荨麻疹等各种过敏反应。

(3)嗜酸性粒细胞：血液中的嗜酸性粒细胞数目有明显的昼夜周期性波动，清晨细胞数目减少，午夜时细胞数目增多，这可能与血液中肾上腺皮质激素含量的周期性波动有关。当血液中糖皮质激素含量增加时，嗜酸性粒细胞数目减少；反之则增加。嗜酸性粒细胞因缺乏溶菌酶，故吞噬能力很弱。它的功能主要有：①限制肥大细胞和嗜碱性粒细胞在过敏反应中的作用；②在蠕虫引起的免疫反应中，嗜酸性粒细胞黏着于蠕虫体上，借助溶酶体内所含的某些酶对血吸虫、蛔虫、钩虫等蠕虫产生一定的杀伤作用；③嗜酸性粒细胞可释放多种炎症介质，对支气管上皮细胞具有毒性作用，诱发支气管痉挛，引发哮喘。由于嗜酸性粒细胞的上述作用，因此患过敏性疾病和某些寄生虫病时，患者血液中的嗜酸性粒细胞会增多。

(4)单核细胞：生成后立即进入血液，在血液中停留 2 ~ 3 天后穿过毛细血管，迁移进入肝、脾和淋巴结等组织器官，在其中转变为体积大、溶酶体颗粒多、吞噬能力强的巨噬细胞。单核细胞的主要功能有：①在组织中转变为巨噬细胞后，吞噬能力大大增强，能吞噬并杀灭入侵的微生物，如病毒、疟原虫、结核分枝杆菌以及衰老和损伤的红细胞、血小板等；②参与免疫反应，在免疫反应的初级阶段和淋巴细胞相互作用，激活淋巴细胞的特异性免疫功能，并能识别和杀伤肿瘤细胞；③激活的单核巨噬细胞能产生集落刺激因子，调节粒系造血祖细胞的增殖和分化，还分泌一种白细胞介素，对细胞分化、干扰素及抗体的产生均有调节作用。

(5)淋巴细胞：在免疫应答反应中起核心作用，按其发生和功能可分为 T 淋巴细胞、B 淋巴细胞和自然杀伤细胞。T 淋巴细胞占淋巴细胞总数的 70% ~ 80%，由造血干细胞在骨髓中生成，其成熟有赖于胸腺的存在，主要参与机体的细胞免疫；B 淋巴细胞由骨髓生成后，不直接依赖胸腺，而是在骨髓或肠道淋巴组织中发育成熟，主要执行体液免疫功能；自然杀伤细胞参与机体天然免疫过程。

3.2.2.3 白细胞的生成和破坏

白细胞是由骨髓造血干细胞分化形成。白细胞的生成与稳定受许多因素的调节。能促进白细胞分裂、分化和成熟的一系列因子，称为造血生长因子(hematopoietic growth factor)。这些因子能在体外刺激造血细胞形成集落，也称集落刺激因子(colony stimulating factor，CSF)，分别由淋巴细胞、巨噬细胞、内皮细胞及间质细胞等释放产生。

白细胞在血液中停留时间很短，主要在组织中发挥作用。中性粒细胞4~8小时即进入组织，4~5天后即衰老死亡，或经胃肠道排出。如有细菌入侵，中性粒细胞在吞噬过量细菌后，发生自我溶解，与破坏的细菌和组织碎片共同形成脓液。单核细胞在血液中停留2~3天，进入组织并发育成为巨噬细胞，在组织中可停留3个月。淋巴细胞可往返于血液、组织液及淋巴液之间，并能增殖分化，其存活时间较难判断。

3.2.3　血小板

3.2.3.1　血小板的形态和数量

血小板(platelet，Plt)是巨核细胞分离出来的小块细胞质，体积小，呈双面微凸的圆盘状，少数呈梭形或不规则形，无细胞核。我国健康成人血液中血小板的正常值为$(100\sim300)\times10^9$/L。血小板可随机体状态改变而发生波动，如妇女月经期血小板减少，妊娠、进食、运动及缺氧可使血小板增多。血小板数量超过1000×10^9/L时称为血小板过多，易发生血栓；血小板数量低于50×10^9/L时称为血小板减少，易发生出血。

3.2.3.2　血小板的生理特性

(1)黏附：血小板可附着在损伤血管内膜下暴露的胶原组织上，称为血小板黏附(platelet adhesion)。血小板黏附是生理性止血过程中十分重要的起始步骤。

(2)聚集：血小板彼此之间相互黏附、聚合在一起的现象，称为血小板聚集(platelet aggregation)。血小板聚集时，由圆盘形变成球形，伸出一些小的伪足，并释放出活性物质。引起血小板聚集的因素称为致聚剂。生理性致聚剂主要有腺苷二磷酸(ADP)、肾上腺素、5-羟色胺(5-HT)、胶原、凝血酶等；病理性致聚剂包括细菌、病毒、免疫复合物、药物等。血小板聚集通常出现两个时相，即第一聚集时相和第二聚集时相。第一聚集时相发生迅速，为可逆聚集；第二聚集时相发生缓慢，为不可逆聚集。血小板聚集是形成血小板栓子的基础。

(3)释放：血小板受到刺激后，可将其储存颗粒中的物质向外排出，这一过程称为血小板释放(platelet release)。血小板释放出来的生物活性物质，如5-羟色胺和儿茶酚胺等，可使小动脉收缩，有助于止血，释放的血小板因子，尤其是血小板因子Ⅲ，可参与凝血过程。

(4)吸附：血管破裂受损时，血小板黏附与聚集可吸附大量凝血因子，使破损部位凝血因子浓度增高，可加速凝血过程的进行。

(5)收缩：血小板因含有血小板收缩蛋白，可在Ca^{2+}的触发下发生收缩，使血凝块回缩变硬，形成坚实的血小板血栓，牢固地堵住伤口处，可使出血停止。

3.2.3.3　血小板的生理功能

(1)参与生理性止血过程：血小板释放的5-羟色胺和儿茶酚胺可收缩血管，血小板形成的血小板栓能堵塞伤口，最后在血小板的参与下，形成凝血块，两个过程相互作用，形成牢固的止血栓，可见血小板在促进止血方面起重要作用。

（2）促进血液凝固：血小板表面能吸附纤维蛋白原、凝血酶原等多种凝血因子。它本身也含有与凝血有关的多种血小板因子，所以血小板参与凝血过程。

（3）维持毛细血管内皮细胞的完整性：血小板可随时沉着于血管壁，以填补内皮细胞脱落时留下的空隙，维持毛细血管内皮完整并修复受损的内皮细胞，防止红细胞逸出，有人将此功能称为血小板的"修补"作用。如果血小板减少到 $50 \times 10^9/L$ 以下时，毛细血管的脆性增加，红细胞易逸出血管形成自发性出血，称为血小板减少性紫癜（idiopathic thrombocytopenic purpura）。

3.2.3.4　血小板的生成与破坏

血小板是由骨髓造血干细胞分化而来的，由在骨髓中形成的成熟巨核细胞的细胞质脱落而形成。一个巨核细胞可形成 200～7700 个血小板，从原始巨核细胞到释放血小板入血，需要 8～10 天。进入血液的血小板，一半以上在血液中循环，其余的贮存于脾脏。骨髓中巨核细胞的增殖与分化、血小板的生成受促血小板生成素等一系列造血生长因子的调节。

血小板进入血液后，只在开始的两天具有生理功能，但其平均寿命可达 7～14 天，衰老的血小板在脾、肝和肺组织中被吞噬。此外，血小板在生理性止血过程中可发生解体，从而被消耗。

3.3　生理性止血

3.3.1　生理性止血的基本过程

生理性止血主要包括血管收缩、血小板血栓的形成和血液凝固 3 个过程。

（1）血管收缩：生理性止血首先表现为受损血管局部和附近的小血管收缩，使局部血流减少。若血管破损不大，可使血管破口封闭，从而制止出血。引起血管收缩的原因有以下 3 个方面：①损伤性刺激反射性地使血管收缩；②血管壁的损伤引起局部血管肌源性收缩；③黏附于损伤处的血小板释放 5-HT、血栓素 A_2（TXA_2）等缩血管物质，引起血管收缩。

（2）血小板止血栓的形成：血管损伤后，由于内皮下胶原的暴露，1～2 秒内即有少量的血小板黏附于内皮下的胶原上，这是形成止血栓的第一步。借助血小板的黏附，可"识别"损伤部位，使止血栓能正确定位。局部受损红细胞释放的 ADP 和局部凝血过程中生成的凝血酶均可使血小板活化，从而释放内源性 ADP 和 TXA_2，进而促使血小板发生不可逆聚集，使血流中的血小板不断地聚集、黏着在已黏附固定于内皮下胶原的血小板上，形成血小板止血栓，从而将伤口堵塞，达到初步的止血目的。此外，受损血管内皮的前列环素（PGI_2）生成减少，也有利于血小板的聚集。

（3）血液凝固：血管受损也可启动凝血系统，在局部迅速发生血液凝固，使血浆中可溶性的纤维蛋白原转变成不溶性的纤维蛋白，并交织成网（图 3-3），以加固止血栓，称为二期止血。最后，局部纤维组织增生，并长入血凝块，达到永久性止血。

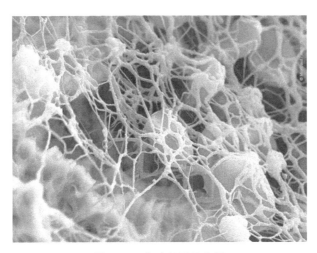

图 3 - 3　血液凝固示意图

　　生理性止血虽然分为血管收缩、血小板血栓形成和血液凝固 3 个过程，但这 3 个过程相继发生并相互重叠，彼此密切相关。只有在血管收缩使血流减慢时，血小板黏附才易于实现。血小板激活后释放的 5 - HT、TXA_2 又可促进血管收缩。活化的血小板可为血液凝固过程中凝血因子的激活提供磷脂表面，血小板表面结合有多种凝血因子，血小板还可释放纤维蛋白原等凝血因子，从而大大加速凝血过程；而血液凝固过程中产生的凝血酶又可加强血小板的活化。此外，血凝块中血小板的收缩可引起血块回缩，挤出其中的血清，而使血凝块变得更为坚实，牢固地封住血管的破口。因此，生理性止血的 3 个过程彼此相互促进，使生理性止血能及时而快速地进行。由于血小板与生理性止血过程的 3 个环节均有密切关系，因此血小板在生理性止血过程中居于中心地位。当血小板减少或功能降低时，出血时间就会延长。

3.3.2　血液凝固

　　将正常人体内血管中的血液抽出后，如果不加抗凝剂，血液会由流动的液体状态转变为不流动的凝胶状态，这个过程称为血液凝固（blood coagulation），简称凝血。血液凝固是一系列凝血因子参与的酶促连锁反应过程，其实质是血浆中的可溶性纤维蛋白原转变为不溶性的纤维蛋白的过程。这种纤维蛋白呈丝状并相互交织成网，将血细胞网罗于其内，然后纤维蛋白丝收缩，形成凝血块，挤出血清。正常人血凝块形成的时间为 5 ~ 15 分钟（玻管法），称为凝血时间（blood coagulation time）。在血液凝固后，静止 1 ~ 2 小时，可见血凝块回缩，有淡黄色的液体析出，这种液体称为血清。由于在凝血过程中一些凝血因子被消耗，因此血清与血浆的成分相比，其主要差别是血清中不含纤维蛋白原和被消耗的一些凝血因子，但增加了少量凝血过程中由血小板释放的物质。

3.3.2.1　凝血因子

　　血浆与组织中直接参与血液凝固过程的物质总称为凝血因子（blood factor），国际上依照各因子被发现的顺序,用罗马数字来命名。国际公认的凝血因子共有 12 种(表 3 - 2)。

表 3 - 2 按国际命名法编号的凝血因子

因子	同义名	合成部位	因子	同义名	合成部位
I	纤维蛋白原	肝细胞	VIII	抗血友病因子	肝细胞
II	凝血酶原	肝细胞(需要维生素 K)	IX	血浆凝血激酶	肝细胞(需要维生素 K)
III	组织因子	内皮细胞和其他细胞	X	Stuart - Prower 因子	肝细胞(需要维生素 K)
IV	Ca^{2+}	—	XI	血浆凝血激酶前质	肝细胞
V	前加速素	内皮细胞和血小板	XII	接触因子	肝细胞
VII	前转变素	肝细胞(需要维生素 K)	XIII	纤维蛋白稳定因子	肝细胞和血小板

在这些凝血因子中,除因子 IV(Ca^{2+})外,全部属于蛋白质,而且大多数具有蛋白水解酶的作用。除了因子 III 来自组织,其余均存在于新鲜血浆中,其中因子 II、VII、IX 和 X 的合成需要有维生素 K 的参与,故将它们称为维生素 K 依赖因子。当体内维生素 K 缺乏时,可引起凝血功能障碍。

3.3.2.2 血液凝固的基本过程

凝血过程是一系列凝血因子相继酶解激活的级联反应,最终结果是纤维蛋白凝块的形成,而且每步反应均有放大效应。血液凝固包括 3 个基本步骤:第一步为凝血酶原激活物的形成,第二步为凝血酶的形成,第三步为纤维蛋白的形成,从而形成凝血块。

凝血酶原激活物可通过内源性凝血途径和外源性凝血途径生成(图 3 - 4)。两条途径的主要区别在于启动方式和参与的凝血因子有所不同,但两条途径中的某些凝血因子可以相互激活,故两者间相互密切联系,并不各自完全独立。两条途径的实现关键是因子 X 的激活。

(1)内源性凝血途径:参与的凝血因子全部来自血液,由因子 XII 启动。当血液接触到受损血管内皮的胶原纤维后,因子 XII 被激活,变为活化型的因子 XIIa(a 表示具有活性);XIIa 又激活因子 XI,成为 XIa;XIa 再激活因子 IX,变为活化的 IXa。IXa 与 VIII 因子、血小板第 III 因子(PF_3)及 Ca^{2+} 组成因子 VIII 复合物,该复合物能激活因子 X。当因子 Xa 生成后,与血浆中的因子 V、PF_3 及 Ca^{2+} 可形成凝血酶原激活物。

VIII 因子是一个辅助因子,本身虽不能激活因子 X,但可使因子 X 的激活速度快几百倍。若机体缺乏因子 VIII 时,会导致血友病,凝血过程非常缓慢,若稍有创伤,便会出血难止。

(2)外源性凝血途径:指由来自血液之外的组织因子(因子 III)进入血液而启动的凝血过程。当组织损伤、血管破裂时,组织释放因子 III 到血液中,与血浆中的 Ca^{2+}、因子 VII 形成复合物,激活因子 X。因子 III 为磷脂蛋白,广泛存在于血管外的组织中,尤其是在脑、肺和胎盘组织中特别丰富。

在机体内,当组织损伤时,释放出的组织因子和暴露出的胶原可分别启动外源性

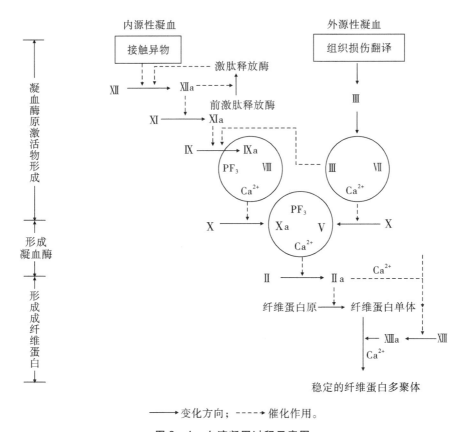

——→ 变化方向；----→ 催化作用。

图 3－4　血液凝固过程示意图

凝血系统和内源性凝血系统，即在生理性止血过程中，既有内源性凝血途径的激活，也有外源性凝血途径的参与。目前认为，外源性凝血途径在体内生理性凝血反应的启动中起关键性作用，组织因子是生理性凝血反应过程的启动物，内源性凝血途径对凝血反应开始后的放大和维持起非常重要的作用。

3.3.2.3 血液凝固的调控

正常人在日常活动中虽常有轻微的血管损伤发生，体内也常有低水平的凝血系统的激活，但循环血液并不凝固。即使当组织损伤而发生生理性止血时，止血栓也只局限于病变部位，并不延及未受损部位。这表明体内的生理性凝血过程在时间和空间上受到严格的控制，这是一个多因素综合作用的结果，其中血管内皮细胞在防止血液凝固反应的蔓延中起重要作用。

1）血管内皮的抗凝作用

正常的血管内皮作为一个屏障，可防止凝血因子、血小板与内皮下的成分接触，从而避免凝血系统的激活和血小板的活化。血管内皮还具有抗凝血和抗血小板的功能。血管内皮细胞能合成硫酸乙酰肝素蛋白多糖，使之覆盖于内皮细胞表面。血液中的抗凝血酶（antithrombin）与之结合后，可灭活凝血酶、因子Ⅹa等多种活化的凝血因子。内皮细胞能合成并在膜上表达凝血酶调节蛋白（thrombomodulin，TM），通过蛋白质 C 系统，可灭活因子 Va、因子Ⅷa。内皮细胞还能合成、分泌组织因子途径抑制物（tissue factor pathway inhibitor，TFPI）和抗凝血酶等抗凝物质。血管内皮细胞可以合成、释放前列环素（PGI₂）和一氧化氮（NO），从而抑制血小板的聚集。通过上述过程，内皮细胞可灭活自凝血部位扩散而来的活化凝血因子，阻止血栓延伸到完整内皮细胞部位。此外，血管内皮细胞还能合成、分泌组织型纤溶酶原激活物（tissue plasminogen activator，t-PA），后者可激活纤维蛋白溶解酶原为纤维蛋白溶解酶，通过降解已形成的纤维蛋白，保证血管的通畅。

2）纤维蛋白的吸附、血流的稀释和单核巨噬细胞的吞噬作用

纤维蛋白与凝血酶有高度的亲和力。在凝血过程中所形成的凝血酶，85%～90%可被纤维蛋白吸附，这不仅有助于加速局部凝血反应的进行，也可避免凝血酶向周围扩散。进入循环的活化凝血因子可被血流稀释，并被血浆中的抗凝物质灭活和被单核巨噬细胞吞噬。实验证明，给动物注射一定量的凝血酶时，若预先封闭单核吞噬细胞系统，则动物可发生血管内凝血；如未封闭单核吞噬细胞系统，则不会发生血管内凝血。这表明单核吞噬细胞系统在体内抗凝机制中起重要的作用。

3）生理性抗凝物质

正常人每 1mL 血浆充分激活可生成凝血酶 300U。但在生理性止血时，每 1mL 血浆所表现出的凝血酶活性很少超过 8～10U，表明正常人体内有很强的抗凝血酶活性。体内的生理性抗凝物质可分为丝氨酸蛋白酶抑制物、蛋白质 C 系统和组织因子途径抑制物 3 类。

（1）丝氨酸蛋白酶抑制物：血浆中含有多种丝氨酸蛋白酶抑制物，主要有抗凝血酶Ⅲ、肝素辅因子Ⅱ、C1 抑制物、α₁抗胰蛋白酶、α₂抗纤溶酶和 α₂巨球蛋白等。抗凝血酶Ⅲ是最重要的抑制物，负责灭活 60%～70% 的凝血酶；其次是肝素辅因子Ⅱ，可灭活约 30% 的凝血酶。抗凝血酶Ⅲ由肝和血管内皮细胞产生，能与内源性途径产生的蛋白酶（如凝血酶）和凝血因子Ⅸa、Ⅹa、Ⅺa、Ⅻa 等分子活性中心的丝氨酸残基结合，从而抑制其活性。在缺乏肝素的情况下，抗凝血酶Ⅲ的直接抗凝作用慢而弱，但它与肝素结合后，其抗凝作用可增强 2000 倍。在正常情况下，循环血浆中几乎无肝素存在，抗凝血酶Ⅲ主要通过与内皮细胞表面的硫酸乙酰肝素结合，从而增强血管内皮的抗凝功能。

（2）蛋白质 C 系统：在凝血过程中，因子Ⅷa 和因子 Va 是因子 X 和凝血酶原激活的限速因子。蛋白质 C 系统可使因子Ⅷa 和因子 Va 灭活。蛋白质 C 系统主要包括蛋白质 C、凝血酶调节蛋白、蛋白质 S 和蛋白质 C 的抑制物。蛋白质 C 由肝合成，其合成需要维生素 K 的参与。蛋白质 C 以酶原的形式存在于血浆中。当凝血酶离开损伤部位而与正常血管内皮细胞上的凝血酶调节蛋白结合后，可激活蛋白质 C，后者可水解灭活因子Ⅷa 和因子 Va，抑制因子 X 和凝血酶原的激活，从而有助于避免凝血过程向周围正常血管部位扩展。此外，活化的蛋白质 C 还有促进纤维蛋白溶解的作用。血浆中的蛋白质 S 是活化蛋白质 C 的辅因子，可使其对因子Ⅷa 和因子 Va 的灭活作用大大增强。

（3）组织因子途径抑制物（tissue factor pathway inhibitor，TFPI）：一种主要由小血管内皮细胞产生的糖蛋白，分子量为34000，主要由血管内皮细胞产生，是外源性凝血途径的特异性抑制物。目前认为，TFPI是体内主要的生理性抗凝物质。TFPI虽能与因子Ⅹa和因子Ⅶa-组织因子复合物结合而抑制其活性，但它只有结合因子Ⅹa后，才能结合因子Ⅶa-组织因子复合物。因此，TFPI并不阻断组织因子对外源性凝血途径的启动，待到生成一定数量的因子Ⅹa后，才负反馈地抑制外源性凝血途径。TFPI可与内皮细胞表面的硫酸乙酰肝素结合，注射肝素可引起内皮细胞结合的TFPI释放，血浆TFPI水平可升高几倍。

肝素（heparin）是一种酸性黏多糖，主要由肥大细胞和嗜碱性粒细胞产生，在肺、心、肝、肌肉等组织中含量丰富。生理情况下，血浆中几乎不含肝素。肝素具有强的抗凝作用，但在缺乏抗凝血酶的条件下，肝素的抗凝作用很弱。因此，肝素主要通过增强抗凝血酶的活性而发挥间接抗凝作用。此外，肝素还可刺激血管内皮细胞释放TFPI，故肝素在体内的抗凝作用强于体外。

在手术或机体因创伤而出血时，需要防止出血与促进血液凝固，临床上常用温生理盐水纱布或明胶海绵压迫手术部位及创面，一方面，增加粗糙面可加速激活因子Ⅻ，促进血小板黏附、聚集和释放；另一方面，一定范围内升高温度，又能加速凝血的酶促反应，故可加速血液凝固。此外，为防止患者在手术中大出血，常在术前注射维生素K，以促进肝脏大量合成凝血酶原等凝血因子，起到加速凝血的作用。

临床上常采用光滑的器皿取血、盛血，或将血液置于低温环境中，以延缓血液凝固。临床化验或输血时，需要加入定量的抗凝剂，以防止血液凝固，常用枸橼酸钠。枸橼酸钠与血浆中的 Ca^{2+} 结合成可溶性的络合物，使血钙浓度降低或消失，因而血液不凝固；加入肝素可以达到同样的目的。

3.3.3 纤维蛋白溶解

纤维蛋白在纤维蛋白溶解酶的作用下被分解、液化的过程，称为纤维蛋白溶解（fibrinolysis），简称纤溶。这一过程使血液由胶冻状态重新恢复为液态。纤溶系统包括4类成分：①纤维蛋白溶解酶原，简称纤溶酶原；②纤维蛋白溶解酶，简称纤溶酶；③纤溶酶原激活物，即能使纤溶酶原转变成纤溶酶的物质；④纤溶酶抑制物，即能抑制纤维蛋白溶解的纤维蛋白物质。

纤溶的基本过程分为两个阶段：①纤维蛋白溶解酶原的激活；②纤维蛋白的降解（图3-5）。

3.3.3.1 纤溶酶原的激活

纤溶酶原是一种主要由肝脏合成的糖蛋白，正常血浆中的纤溶酶是以无活性的纤维蛋白溶解酶原形式存在，必须激活后才具有催化活性。当血液凝固时，纤溶酶原大量吸附在纤维蛋白网上，在纤溶酶原激活物的作用下，被激活成为纤溶酶。纤溶酶原激活物可分为3类。①血管内激活物：由小血管内皮细胞合成，当血管内出现血凝块时，可大量释放。②组织激活物：在子宫、前列腺、肾上腺、甲状腺、肺等组织中含

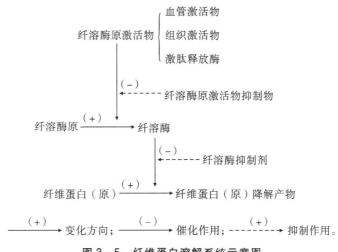

图 3-5 纤维蛋白溶解系统示意图

量较丰富,于组织损伤时释放;在进行上述器官手术时不易止血和术后易发生渗血,以及妇女月经血不含血凝块,都与此有关。肾合成和分泌的尿激酶也属此类激活物,现已从尿液中提取出来作为血栓溶解剂应用于临床。③依赖于因子Ⅻa的激活物:血浆中的前激肽释放酶被Ⅻa激活后生成的激肽释放酶,即可激活纤维蛋白溶解酶原。

3.3.3.2 纤维蛋白的降解

纤维蛋白在纤维蛋白溶解酶的催化下,可降解成许多蛋白质碎片,这些碎片统称为纤维蛋白降解产物(fibrinogen degradation products,FDP)。纤维蛋白降解产物也具有抗凝血作用。纤维蛋白溶解酶还可水解因子Ⅱa、Ⅴ、Ⅶ、Ⅷ和Ⅸ,干扰血小板的聚集和释放反应,因此有较强的抗凝血作用。

3.3.3.3 纤溶酶抑制物

纤溶酶抑制物存在于血浆和组织中,按其作用环节可分为两类:①抑制纤维蛋白溶解酶原激活,称为抗活化素;②抑制纤维蛋白溶解酶的活性,称为抗纤溶酶。血浆中抗纤溶酶浓度为纤维蛋白溶解酶浓度的 20~30 倍。因此,正常血浆中的纤维蛋白溶解酶不易对纤维蛋白原和其他凝血因子起水解作用,只有当血液在体内凝固时,由于凝血块中的纤维蛋白不吸附抗纤溶酶,而能吸附纤维蛋白溶解酶原和血浆激活物,使后二者在凝血块中逐渐增多,从而使纤维蛋白溶解。

正常情况下,纤溶与凝血之间保持着动态平衡关系,这种平衡能够保持血液呈液态、血流畅通,防止血栓的形成。当平衡紊乱时,将导致纤维蛋白形成不足或过多,引起出血或血栓形成等病理变化。

3.4 弥散性血管内凝血

弥散性血管内凝血(disseminated intravascular coagulation,DIC)是一种继发于某些基础疾病或病理过程的以广泛微血栓形成、继发性纤维蛋白溶解功能亢进和相继出现的止、凝血功能障碍为病理特征的临床综合征。在可导致大量促凝物质入血的致病因子作用下，凝血因子和血小板被大量激活，先发生血管内微血栓形成，消耗大量凝血物质，并继发纤溶功能亢进，最终导致凝血和抗凝血功能紊乱，继发出血、休克、器官功能障碍等病理表现。DIC 可起源于多种疾病，发病率为 0.2‰ ~ 0.5‰，死亡率则达 50% 以上，因此受到医学基础研究和临床工作者的高度重视。

3.4.1 弥散性血管内凝血的病因和发病机制

3.4.1.1 病因

（1）感染性疾病：如细菌感染、败血症、病毒性肝炎、流行性出血热、病理性心肌炎等。

（2）肿瘤性疾病：如转移性癌、肉瘤、恶性淋巴瘤等。

（3）妇产科疾病：如流产、妊娠中毒症、子痫及先兆子痫、胎盘早期剥离、羊水栓塞、子宫破裂、宫内死胎、腹腔妊娠、剖腹产手术等。

（4）创伤及手术：如严重软组织创伤、挤压综合征、大面积烧伤、前列腺及脏器大手术、器官移植术等。

（5）血液性疾病：如急性白血病、慢性白血病、溶血性疾病、异常蛋白血症等。

无论在上述何种原发病条件下，凡能触发和促进 DIC 发生、发展的因素，均称为 DIC 触发因素。DIC 的触发因素主要有：①组织损伤，释放组织因子（tissue factor，TF）；②血管内皮细胞损伤；③细菌内毒素；④抗原-抗体复合物；⑤蛋白水解酶类；⑥颗粒或胶体物质；⑦病毒或其他病原微生物。

3.4.1.2 发病机制

DIC 的发病机制尽管十分复杂，但无论何种原发病或触发因素作用下所致的 DIC，均会形成以下这样一个发生及发展过程：①触发凝血活化，激活血小板，生成大量不溶性纤维蛋白（Fbn）；②所产生的 Fbn 难以被纤溶系统完全水解，而沉障在微血管内；③随之出现继发性纤溶功能亢进。上述变化与微血栓形成和出血倾向等密切相关。

1）凝血系统的激活

组织因子是凝血系统激活最重要的生理性启动因子。它对凝血过程启动的作用至关重要。目前，凝血系统的激活机制具体如下。

（1）组织损伤（主要激活外源性凝血系统）：组织因子广泛分布于各部位组织细胞，以脑、肺、胎盘等组织含量最为丰富。显然，当严重创伤、大面积烧伤、外科手术、产科意外、癌组织坏死、白血病放疗或病变器官组织大量坏死时，均可使组织因子大量释放入血。同时，受各种感染或炎症介质的作用，一些与血液接触且平常不表达组织因子的内皮细胞、单核细胞、中性粒细胞及巨噬细胞也可迅速诱导出组织因子，参与凝血反应。

通常，凝血因子Ⅶ在血液中以蛋白酶原形式存在，其分子中所含的 γ-羧基谷氨酸带有负电荷，可结合数个 Ca^{2+}。于是，因子Ⅶ可通过 Ca^{2+} 与组织因子形成复合物，从而使自身激活为Ⅶa。此外，ⅩⅡa、Ⅹa、凝血酶等也可使因子Ⅶ激活为因子Ⅶa。这样，Ⅶa - TF复合物既可按传统通路激活因子Ⅹ，也可按选择通路激活因子Ⅸ，进而使凝血酶原激活为凝血酶，并接着通过一系列顺序性连锁反应，最终使微循环内大量微血栓形成和DIC的发生。

(2)血管内皮损伤(主要激活内源性凝血系统)：当有关病因(如细菌、病毒、缺氧、酸中毒、抗原-抗体复合物等)损伤血管内皮细胞(VEC)尤其是微血管内皮细胞时，一方面使带负电荷的胶原暴露，除引起血小板黏附、聚集和释放且加剧凝血反应外，还可激活单核巨噬细胞和T淋巴细胞，释放TNF、IL - 1、IFN、补体成分(C3a、C5a)及O_2等，来加重血管内皮细胞损伤和促使组织因子释放。另一方面，血管内皮细胞损伤可暴露和表达组织因子，直接发挥激活凝血系统的作用。显然，血管内皮细胞损伤和凝血系统激活是血管内皮细胞和多种血细胞共同作用的结果。

必须指出的是，在病理情况下，血管内皮细胞损伤，胶原暴露后，除上述作用外，还可激活因子ⅩⅡ，启动内源性凝血系统，因而有促进凝血反应的可能性。例如，一些恶性肿瘤并发DIC的患者，其血液中因子ⅩⅡa、KK(激肽释放酶)水平等较无DIC并发症者明显降低。

2)血小板激活和血细胞大量破坏

(1)血小板激活：在促发DIC的过程中，血小板的作用甚为重要。当致病因素(如外伤、缺氧、酸中毒、细菌等)损伤血管内皮细胞并暴露胶原后，血小板膜糖蛋白(GPⅠb)借助血管性假血友病因子(vWF)与暴露的胶原结合，并产生黏附作用。同时，胶原可作为激活剂，在G蛋白的介导作用下，结合血小板膜相应受体，通过一系列反应，使膜上的纤维蛋白原受体活化。

此时，由于纤维蛋白原是二聚体，可与两个相邻的血小板膜上的这种受体结合，以"搭桥方式"促使血小板聚集，进一步造成血小板骨架蛋白再构筑，以致血小板扁平、伸展或聚集，其表面出现带负电荷的磷脂，结果使与之结合的多种凝血因子(Ⅴ、Ⅸ、Ⅹ、凝血酶原等)在磷脂表面被局限和浓缩，从而产生大量凝血酶，不断促进纤维蛋白网形成，血小板进一步聚集和血管内皮细胞表达组织因子，直至发生DIC。

(2)红细胞破坏：如急性溶血时血液中红细胞大量破坏，会释放大量对血小板具有较强激活作用的ADP，进而促使血小板黏附、聚集。同时，红细胞膜磷脂可浓缩，局限多种凝血因子(Ⅶ、Ⅸ、Ⅹ及凝血酶原等)，导致凝血酶大量生成，从不同侧面促发DIC产生。

(3)白细胞损伤：急性早幼粒细胞性白血病时，患者在化疗、放疗的作用下，可造成大量破坏的白细胞释放组织因子样物质入血，有利于DIC的形成。此外，在内毒素、IL - 1、TNF - α等的刺激下，血液中的单核细胞、中性粒细胞均可诱导表达组织因子，参与启动凝血反应。

3)其他促凝物质入血

在一些病理情况下，机体可通过其他凝血系统激活途径来促发DIC。例如：①被激活的单核巨噬细胞和白细胞不仅可表达组织因子，而且在破裂时能释放溶酶体酶溶解多种凝血因子（如Ⅴ、Ⅷ、Ⅺ等），故可促成DIC；②急性坏死性胰腺炎时，会释放大量胰蛋白酶入血，可直接激活凝血酶原，促使凝血酶大量生成；③一些外源性毒素（如某些蜂毒和蛇毒）可直接激活因子Ⅹ、凝血酶原，或促使纤维蛋白溶解，从而有利于DIC形成。

总之，DIC的发生和发展是不同病因通过多种机制综合作用的结果。

3.4.2 影响弥散性血管内凝血发生和发展的因素

3.4.2.1 单核吞噬细胞系统功能受损

正常状态下，单核吞噬细胞系统以其分布广、吞噬功能强的特点，可吞噬、清除血液中的凝血酶、纤维蛋白原、纤溶酶、纤维蛋白降解产物（FDP）、激活的凝血因子及内毒素等。因此，当一些病因（如细菌、坏死组织等）使该系统功能受到抑制或损害时，则可在一定程度上破坏机体的正常抗凝机制，容易引发DIC。

3.4.2.2 肝功能严重障碍

导致肝脏病变的一些病因（如肝炎病毒、抗原-抗体复合物等）可激活凝血系统。急性肝坏死时，肝细胞弥漫性破坏，可释放大量组织因子入血。晚期肝硬化时，因肝内组织结构破坏、肝血流障碍及侧支循环开放，可使相当部分肠源性毒性物质（含内毒素）绕过肝脏直接进入体循环，从而促进凝血反应。除此之外，由于肝脏是大多数凝血物质生成和灭活的主要器官，当肝功能严重障碍时，肝细胞不仅生成凝血因子（如Ⅴ、Ⅶ、Ⅸ、Ⅹ及凝血酶原）和抗凝因子（如AT-Ⅲ、蛋白C）的能力降低，而且灭活活化型凝血因子（如Ⅸa、Ⅹa、Ⅺa）的功能也减弱，这样一旦有促凝物质进入体内，极易造成血栓形成或出血倾向，促进DIC的发生与发展。

3.4.2.3 血液高凝状态

血液高凝状态是指在一些生理或病理条件下所形成的一种血液凝固性增高，有利于血栓形成的状态。通常，妊娠末期女性因胎盘产生的纤溶酶原激活物抑制物（PAI）活性增高，血小板、凝血因子（如Ⅴ、Ⅶ、Ⅸ、Ⅹ、凝血酶原）及血浆纤维蛋白原增多，AT-Ⅲ及纤溶酶原（PLg）降低，从而呈现生理性高凝状态，故一旦发生产科意外（如宫内死胎、胎盘早剥和羊水栓塞等），易导致DIC。其次，因遗传性AT-Ⅲ及蛋白C缺乏症所致的原发性高凝状态，以及因肾病综合征、白血病、转移的恶性肿瘤和妊娠中毒症引起的继发性高凝状态，均可造成血液凝固性增高，从而促发DIC。

3.4.2.4 微循环障碍

休克时，血管紧张性的异常改变常可导致微循环障碍，此时微循环内血流缓慢、血液黏度增高、血流淤滞，甚至呈"泥化"状态；加上严重缺氧、酸中毒和白细胞的介质作用，使血管内皮细胞损伤，因此可通过促使凝血系统激活、活化型凝血因子和纤溶产物清除不足、血管舒缩反应障碍而加速纤维蛋白沉着和微血栓形成等环节，有利于DIC的发生。

3.4.2.5 机体纤溶系统功能降低

DIC 的发生、发展与纤溶系统功能降低有关。将凝血酶和 6 -氨基己酸(EACA,一种纤溶抑制剂)同时应用于实验动物,可使其体内的微血栓长期存在。因此,临床上若应用 EACA 或对羧基苄胺(PAMBA)不当,可过度抑制机体的纤溶功能,容易造成 DIC。

3.4.3 弥散性血管内凝血的分期和分型

3.4.3.1 弥散性血管内凝血的分期

根据 DIC 的发生、发展过程和病理生理特点,一般可将 DIC 分为以下 3 期。

(1)高凝期:主要表现为血液呈高凝状态,这是因为在各种病因的作用下,机体凝血系统被激活,促使凝血酶生成明显增多,各脏器微循环内微血栓大量形成,但部分患者(尤其是急性 DIC 者)临床症状不明显。实验室检查可发现凝血时间缩短、血小板黏附性增高等。

(2)消耗性低凝期:以血液继发性地转为低凝状态为主要表现。此时大量凝血酶产生和微循环内广泛微血栓形成,造成凝血因子大量消耗,血小板明显减少;加上继发性纤溶系统激活,患者血液常处于低凝状态,有程度不一的出血表现。实验室检查可见血小板和血浆纤维蛋白原含量明显减少、凝血时间显著延长等异常。

(3)继发性纤溶功能亢进期:此时,凝血酶及活化的凝血因子Ⅻa、Ⅺa 等激活了纤溶系统,造成大量纤溶酶产生,进而使纤维蛋白降解,FDP 大量生成,患者大多有严重的出血倾向。实验室检查除原有的异常外,还可见反映继发性纤溶功能亢进的指标异常变化,如凝血酶时间延长、凝血块或优球蛋白溶解时间缩短及血浆鱼精蛋白副凝固试验(3P 试验)阳性等。

3.4.3.2 弥散性血管内凝血的分型

根据 DIC 的原因、发生速度及表现形式,常可将 DIC 分为以下几种类型。

1)按 DIC 的发生速度分型

(1)急性 DIC:以严重感染、休克、羊水栓塞、异型输血、急性移植物反应等为常见,可在数小时或 1～2 天发生,主要临床表现是出血和休克,分期不明显,病情恶化快。

(2)亚急性 DIC:可在数天内逐渐发生,临床表现介于急性 DIC 和慢性 DIC 之间,常见于恶性肿瘤转移、宫内死胎等。

(3)慢性 DIC:发病缓慢,病程较长,临床表现不明显,常以某些实验室检查异常或某脏器功能不全为主要表现,有的病例甚至只在尸检中才被发现有慢性 DIC 表现。

2)按 DIC 时机体的代偿情况分型

(1)失代偿型 DIC:以急性 DIC 为常见。由于凝血因子和血小板消耗过度,机体一时难以充分代偿,因此患者常有明显的出血和休克,实验室检查则具有血小板、纤维蛋白原显著减少的特征。

(2)代偿型 DIC:以轻症 DIC 多见,此时凝血因子和血小板的消耗与代偿处于动态平衡状态，临床表现为出血不明显或仅有轻度出血，实验室检查也常无明显异常，使得临床诊断较为困难，并可向失代偿型 DIC 转变。

（3）过度代偿型 DIC：主要见于慢性 DIC 或 DIC 恢复期。患者因过度代偿，促使凝血因子和血小板的生成超过消耗，临床表现不明显，实验室检查可见纤维蛋白原短暂性升高。若病因性质和强度发生改变，则可转变为失代偿型 DIC。

3.4.4 弥散性血管内凝血的临床表现

DIC 的临床表现复杂多样，随原发疾病的不同而异。各种典型的病理变化及临床表现主要发生在急性且严重的 DIC 患者。主要的表现有以下 4 种。

3.4.4.1 出血

出血为大多数 DIC 患者（70%～80%）的初发症状，且形式多样，涉及广泛，如皮肤瘀点及瘀斑、紫癜、呕血、黑便、咯血、血尿、牙龈出血、鼻出血等。出血程度轻者，创口（手术创面或采血部位）渗血不止；出血程度重者，有多部位大量出血。出血的特点为广泛的多个部位出血，不能用原发疾病解释，常伴有 DIC 的其他临床表现及休克等，用常规的止血药无效。其机制主要包括以下几个方面。

（1）凝血物质的大量消耗：在 DIC 的发生、发展过程中，微循环内微血栓的广泛形成大量消耗了凝血因子（如纤维蛋白原、Ⅴ、Ⅷ、Ⅸ、Ⅹ）和血小板，当机体代偿不足时，血液则因这些凝血物质的锐减而呈低凝状态，结果导致凝血功能障碍，产生多种出血现象。

（2）继发性纤溶亢进：DIC 时，激肽释放酶的生成增多和来自受损组织（如子宫、前列腺、肺）纤溶酶原激活物的大量释放，可迅速激活纤溶系统，使纤溶酶生成剧增、活性增高，不仅迅速降解纤维蛋白，产生大量纤维蛋白（原）降解产物，而且可有效水解各种凝血因子（Ⅴ、Ⅷ、Ⅻa、凝血酶等），使凝血因子不断减少，从而加剧了凝血功能障碍，引起出血。

（3）纤维蛋白（原）降解产物的形成：纤溶酶水解纤维蛋白原（Fbg）和纤维蛋白（Fbn）所致的各种片段（X、Y、D、E 等）统称为纤维蛋白（原）降解产物（FDP）。其中，Y、E 片段有抗凝血酶作用；X、Y 片段可为纤维蛋白单体（FM）形成可溶性 FM 复合物，从而妨碍其交联聚合成大分子纤维蛋白；同时，大部分碎片能抑制血小板黏附和聚集。因此通过上述纤维蛋白（原）降解产物各种成分所产生的强大抗凝和抗血小板聚集作用，造成凝血功能明显降低、病理性抗凝作用显著增强，乃是 DIC 出血的一种至关重要的机制。

（4）血管损伤：也是 DIC 发生出血的机制之一，往往为 DIC 的各种原始病因所致的缺氧、酸中毒、细胞因子和自由基等对微小血管管壁损害性作用的结果。

3.4.4.2 休克

DIC 和休克可互为因果关系。急性 DIC 常伴发休克，其发生机制如下。

（1）回心血量急剧减少：广泛微血栓形成和多部位出血，造成回心血量急剧减少。

（2）外周阻力降低：肾上腺素能神经兴奋，激活激肽，补体系统生成血管活性介质（如激肽、组胺等），一方面扩张血管，降低外周阻力，导致血压降低；另一方面，在 FDP 小片段成分(A、B、C)的协同作用下，促使微血管壁通透性升高，血浆大量外渗。

（3）心功能障碍：主要与 DIC 时组织酸中毒直接抑制心肌舒缩功能、肺内微血栓形成导致肺动脉高压而加大右心后负荷，以及心内微血栓形成使心肌缺血而减弱心泵功能等机制有关。

3.4.4.3 多系统器官功能障碍

微血管中广泛的微血栓形成，阻塞受累器官的微循环，致使组织缺氧、局灶性变性坏死，并逐步产生功能障碍，与 DIC 发生的范围、病程及严重程度密切相关。轻症者造成个别器官部分功能障碍，重症者则可引起多系统器官功能衰竭，甚至死亡。临床表现依受累器官的不同而不同：若在肺，可损害呼吸膜，引发呼吸困难、肺出血，甚至呼吸衰竭；若在肾，可导致双侧肾皮质出血性坏死和急性肾功能衰竭，产生少尿、蛋白尿、血尿等；若在肝，则可致肝功能衰竭；若累及中枢神经系统，可出现神志模糊、嗜睡、昏迷、惊厥等。肾上腺皮质出血性坏死造成的急性肾上腺皮质功能衰竭，称为沃-弗综合征。上述脏器功能衰竭的临床表现在临床上通常以综合表现的形式存在。

3.4.4.4 微血管病性溶血性贫血

DIC 患者通常会伴发一种特殊类型的贫血，称为微血管病性溶血性贫血。其特征在于：外周血涂片中可见裂体细胞(即为一些形态各异的红细胞碎片)，外形呈盔形、星形、新月形等。由于表面张力的改变，这种碎片容易发生溶血，继而导致贫血。上述红细胞碎片的主要产生原因是当微血管内广泛微血栓形成时，红细胞随血流流经纤维蛋白网孔或血管内皮细胞裂隙时，受到血流冲击、挤压和扭曲作用，从而发生机械性损伤、变形所致。

3.4.5 弥散性血管内凝血的防治原则

3.4.5.1 积极防治原发病

（1）早期诊断：此为提高 DIC 救治率的根本保证。

DIC 诊断的 3 项原则：①应有引起 DIC 的原发病；②存在 DIC 的特征性临床症状和体征；③实验室出、凝血指标的阳性结果，最基本的应为血小板明显减少、纤维蛋白原明显减少(除过度代偿型外)、凝血酶原时间(PT)明显延长、凝血酶时间延长、3P试验阳性和血凝块溶解时间缩短等。

（2）防治原发病：积极预防和迅速去除导致 DIC 的致病因素是防治 DIC，提高治愈率的一项重要措施，可针对 DIC 的不同病因进行防治。例如，及时有效地控制感染、切除肿瘤、取出死胎和抢救休克等，对防治 DIC 均起决定性作用。

3.4.5.2 改善微循环

改善微循环的主要目的在于疏通被微血栓阻塞的微循环，增加、改善其血液灌注量，可采用扩充血容量、解除血管痉挛、应用阿司匹林等抗血小板药以稳定血小板膜、抑制血小板黏附和聚集等措施，有效地改善微循环，提高 DIC 的治愈率。

3.4.5.3 恢复凝血与纤溶间的动态平衡

（1）合理应用抗凝疗法：即在 DIC 的高凝期和消耗性低凝期，适当应用肝素、AT－Ⅲ及其他新型抗凝剂来及时阻断高凝血状态的恶性循环。

（2）补充支持疗法：及时应用新鲜全血或血浆、浓缩血小板血浆或凝血因子制剂，力求尽快建立凝血与纤溶之间新的动态平衡。

3.4.5.4 保护、维持重要器官功能

可通过应用人工心肺机、血液透析等方法保护和维持心、肺、脑、肾等重要器官的功能。

3.5 血量、血型与输血

3.5.1 血量

血量（blood volume）指人体内血液的总量。正常成人血量为体重的 7%～8%。一个体重为 60kg 的人，血量为 4.2～5L。机体内大部分血液在心血管系统中快速循环流动，称为循环血量；小部分血液滞留在肝、脾、肺、腹腔静脉丛及皮下静脉丛等处，流动很慢，称为贮存血量。在剧烈运动、情绪激动以及其他应急状态时，贮血库中的血液可以释放进入循环，补充循环血量的相对不足，维持机体的需要。

正常情况下，在神经、体液的调节作用下，人体内血液的总量是相对恒定的，这对维持血压以及保证细胞、组织、器官的血液供应有重要作用。一旦血量不足，将导致血压下降、血流减慢、组织细胞缺血，最终引起细胞、组织、器官代谢障碍等功能损害。

一般情况下，成人一次失血在 500mL 以下，即不超过血液总量的 10%，通过心血管系统的调节及贮存血量的动员等机体的代偿作用，血量和血液的主要成分能很快恢复到正常水平。如水和电解质可由组织液回流加速，在 1～2 小时得以恢复；血浆蛋白质可由肝脏加速合成，在 24 小时作用得到恢复；红细胞则由骨髓造血功能的增强，在 1 个月内得到补充，从而恢复到正常水平。因此，一般认为少量失血（不超过全身血量的 10%）时，由于功能代偿，可无临床症状，例如正常人一次献血 200～300mL，对其身体并不会带来损害；中等量失血（占全身血量的 20%）时，人体功能将难以代偿，会出现血压下降、脉搏加快、四肢冰冷、眩晕、口渴、恶心、乏力等现象，严重时会晕倒，需要输血、输液等处理；严重失血（占全身血量的 30% 以上）时，如不及时抢救，就可危及生命。

3.5.2 血型与输血

血型（blood group）是指血细胞膜上特异性抗原的类型，是人类血液的主要特征之

一。不同的血细胞有不同的血型，如红细胞血型、白细胞血型、血小板血型等。自 1901 年学者发现第一个人类血型系统——ABO 血型以来，至今已发现 29 个不同的红细胞血型系统，如 Rh、MNSs、Lewis 等血型系统，有 400 多种抗原类型，但与临床关系最密切的是 ABO 血型系统和 Rh 血型系统。

血型具有遗传特征。正常情况下，血型终身不变，但在某种特定情况下，血型抗原可发生改变，如干细胞移植后的患者有可能长期甚至终身改变成供血者的血型；未发育成熟阶段的婴幼儿、肿瘤患者、经过输血或服用某些药物和接受放射性治疗的患者，都有可能短期改变血型。

通常所说的血型，是指红细胞膜上特异性抗原的类型。红细胞膜上特异性抗原又称为凝集原（agglutinogen），是指镶嵌于红细胞膜上能使红细胞发生凝集反应起抗原作用的特异性蛋白质、糖蛋白或糖脂。凝集素（agglutinin）是指能与红细胞膜上的凝集原发生结合的特异性抗体。当凝集原与其对应的凝集素相遇时，将会使红细胞彼此聚集在一起，形成一簇簇不规则的红细胞团，称为红细胞凝集。凝集反应一旦发生，在补体的参与下，可出现红细胞破裂，发生溶血现象。

3.5.2.1 ABO 血型系统

在 ABO 血型系统的红细胞膜上含有 A 凝集原和 B 凝集原，在血浆（或血清）中则含有天然的抗 B 凝集素和抗 A 凝集素。

ABO 血型系统的分型依据是红细胞膜上抗原的类型和有无。按此原则，可将血液可分成 4 个基本类型：红细胞膜上含有 A 凝集原的称为 A 型，其血浆中含有抗 B 凝集素；红细胞膜上含有 B 凝集原的称为 B 型，其血浆中含有抗 A 凝集素；红细胞膜上含有 A 和 B 两种凝集原者称为 AB 型，其血浆中既不含有抗 A 凝集素，也不含有抗 B 凝集素；红细胞膜上 A 和 B 两种凝集原均没有者称为 O 型，其血浆中含有抗 A 和抗 B 两种凝集素（表 3 - 3）。

表 3 - 3　ABO 血型系统中的抗原和抗体

血型	红细胞膜上的凝集原	血浆中的凝集素
A 型	A	抗 B
B 型	B	抗 A
AB 型	A 和 B	无
O 型	无	抗 A 和抗 B

血型抗体有天然抗体和免疫抗体两种。ABO 血型系统的抗体属于天然抗体。新生儿血液中尚无 ABO 血型抗体，出生后 2 ~ 8 个月开始产生，8 ~ 10 岁达到高峰。天然抗体多为 IgM，分子量大，不能通过胎盘。因此，孕妇与胎儿血型不合时，母亲体内的天然抗体一般不能通过胎盘到达胎儿体内，不会使胎儿的红细胞发生凝集反应。免疫抗体是机体接受了与自身红细胞抗原不同的抗原刺激而通过免疫反应产生的。免疫抗体属于 IgG，分子量小，能通过胎盘进入胎儿体内。因此，若母亲过去因输血或妊娠接受

过与自身抗原不同的外源性抗原时，通过免疫反应，会产生免疫性抗体，在妊娠时，若孕妇与胎儿血型不合，可因母亲体内的免疫性抗体进入胎儿体内而引起胎儿红细胞破坏，发生新生儿溶血。

3.5.2.2 Rh 血型系统

Rh 凝集原是人类红细胞膜上存在的另一类凝集原，因最早在恒河猴身上发现而得名。现已知 Rh 血型系统有 40 多种凝集原，与临床密切相关的是 C、c、D、E、e 5 种，其中以 D 凝集原的抗原性最强，故把红细胞膜上含有 D 抗原的血液称为 Rh 阳性，不含 D 抗原的称为 Rh 阴性。我国汉族绝大多数人属 Rh 阳性，Rh 阴性者不足 1%；有些少数民族，Rh 阴性者比例比较大，如苗族为 12.3%、塔塔尔族为 15.8%。

医护人员必须注意 Rh 血型系统的特点及意义。在 Rh 血型系统中，血清不存在能与凝集原结合的天然凝集素，但 Rh 阴性的人首次接受 Rh 阳性血液之后，即可通过体液免疫产生凝集素，所以 Rh 阴性受血者首次接受 Rh 阳性血液时，不会发生红细胞凝集反应，但以后再次输入 Rh 阳性血液时，输入的红细胞即可发生凝集，这就是临床上重复输同一供血者的血液时也要做交叉配血试验的原因。另外，Rh 阴性的母亲首次孕育 Rh 阳性胎儿后，一般只在妊娠晚期或分娩时才有足量的胎儿红细胞进入母体，使母亲体内产生凝集素，此种免疫性抗体能通过胎盘破坏胎儿的红细胞。如果是第一胎，所产生的抗体效价较低，对胎儿无明显影响，所以第一胎 Rh 阳性胎儿一般不会发生新生儿溶血；如再次妊娠 Rh 阳性胎儿时，抗体效价很快升高，此凝集素通过胎盘进入胎儿体内，会发生新生儿溶血，严重时可导致胎死宫内。如果 Rh 阴性的母亲曾接受过 Rh 阳性的血液，则第一胎 Rh 阳性胎儿也可发生新生儿溶血。

3.5.3 输血与交叉配血试验

输血已成为临床治疗某些疾病、抢救生命和保证一些手术顺利进行的重要手段。临床上常常会因输血不当而给患者带来严重的损害，甚至会引起患者死亡。因此，输血时必须遵守输血的原则，主要包括输血的安全、有效和节约。为了保证安全和提高输血效果，防止发生输血反应，必须遵守以下原则：①在输血前，必须鉴定血型，坚持输同型血，这样在受血者与供血者之间不存在对应的凝集原与凝集素相遇的机会；②在血源紧缺、无法得到同型血液而又必须输血的紧急情况下，可考虑适当输入异型血液（如将 O 型血输给其他血型受血者或 AB 型受血者接受其他血型的血液），此时要保证供血者的红细胞不被受血者血浆中凝集素所凝集，但输血量要少、速度要慢，一次输血量不能超过 300mL；③对于在生育年龄段的女性和需要反复接受输血的患者，还必须使供血者的 Rh 血型相合，特别要注意 Rh 阴性受血者产生抗体的情况。

3.5.3.1 成分输血

随着医学和科学技术的进步、血液成分分离技术的广泛应用以及成分血质量的不断提高，输血疗法已经从原来的单纯输全血发展到成分输血（transfusion of blood components）。成分输血是把人血中的各种不同成分，如红细胞、粒细胞、血小板和血浆，分别制备成高纯度或高浓度制品，根据患者的不同情况，选择适当的血液成分输注给患者。例如，严重贫血患者主要是红细胞不足，总血量不一定减少，故以输注浓缩红细胞悬液为佳；而大面积烧伤的患者，由于创面渗出使血浆丢失严重，应输注血浆或其他替代品(如右旋糖酐溶液)；对各种出血性疾病患者，可根据疾病的具体情况输注浓缩的血小板悬液或含凝血因子的新鲜血浆，以促进止血或凝血过程。

3.5.3.2　交叉配血试验

为确保输血安全，临床输血前一定要进行交叉配血试验，即使是同型血或重复输血也不能例外。这是因为血液中还存在其他血型系统，且 ABO 血型系统也有一些少见的亚型，如 A 型可分为 A1、A2 两个亚型，当 A1 亚型的供血者把血输给 A2 亚型的受血者时，就有可能发生红细胞凝集反应。

在做交叉配血试验时，将输血者的红细胞与受血者的血清相混合，称为主侧；将受血者的红细胞与输血者的血清相混合，称为次侧(图 3 - 6)。若两侧配血试验均未发生凝集，则为配血相合，输血最为理想；若主侧或主、次两侧均发生凝集，则为配血不合，不能输

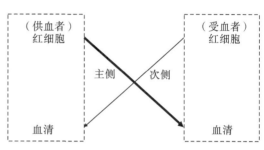

图 3 - 6　交叉配血试验示意图

血；若仅次侧发生凝集而主侧未凝集，则为配血基本相合，见于异型血输血，在严密观察下，可少量缓慢地输血。

3.5.3.3　输血的注意事项

作为一名医护人员，在临床上给患者输血是治疗的一项重要内容。因此，掌握输血的原则和注意事项尤为重要。在输血时，应严格掌握和遵循输血的原则；输血前，应检测血型和常规做交叉配血试验，细心检查、核对，避免血型不合引起的输血反应；输血时，应严格遵守操作规则，严密观察患者的反应，注意输血的速度和数量；输血后一定时间内，也应注意观察患者的反应，如有输血反应，应立即停止输血或采取必要的措施进行救治。另外，长时间储存的库存血由于细胞代谢、保存温度等因素的影响，不能完全具备新鲜血液的功能，需要在输血中注意监测相关指标，必要时采取相应补救措施。

总之，医护人员要有高度的责任心和对患者负责的态度，尽量减少输血给患者带来的不良反应和并发症，做到高效、安全和节约。

(李 楠 赵 冰)

课件　　　　　拓展阅读　　　　自测习题

第4章 血液循环

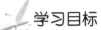
识记：

（1）心率与心动周期、心输出量、动脉血压的概念。

（2）影响心输出量的因素，心肌细胞的生理特性，动脉血压的形成及影响因素，颈动脉窦和主动脉弓压力感受性反射，肾上腺素和去甲肾上腺素对心血管活动的调节。

（3）心力衰竭常见的病因与诱因、分类，心功能不全时机体的代偿，心力衰竭的发生机制及临床表现。

（4）休克、自我输血、自我输液、休克肺、多器官功能障碍综合征的概念，休克的原因和分类。

理解：

（1）能正确说出心脏射血过程中心室容积、心脏内压力、瓣膜开闭和血流方向的变化。

（2）概述心肌细胞的跨膜电位及其形成机制，中心静脉压，微循环功能和调节，组织液生成及其影响因素，冠状动脉的循环特点。

（3）能正确说出心音、正常心电图的波形及其意义，动脉脉搏、静脉回心血量及其影响因素，微循环组成及血流通路。

（4）能举例说明神经系统、体液因素对心脏和血管的作用。

（5）比较心功能不全和心力衰竭、向心性肥大和离心性肥大、紧张源性扩张和肌源性扩张等概念。

（6）概述休克发生的机制、休克时机体代谢及重要器官功能变化、多器官功能障碍综合征的病因与发病机制。

运用：

（1）能用血液循环基本规律解释心率、心律、血压改变对身体的影响。

（2）能将心血管功能活动的规律运用于临床工作，能够判断出患者是否存在心力衰竭并给出防治原则。

（3）能判断患者是否发生休克并给出防治原则。

　　循环系统主要由心脏和血管组成。其中，心脏是血液循环的动力器官，血管是血液运行的通道和物质交换的场所，血液起着运输工具的作用。血液在循环系统中按一定方向周而复始地流动的过程，称为血液循环。

血液循环的主要功能：①完成体内的物质运输，保证机体新陈代谢的正常进行。②运输体液因子（如激素等）到靶器官或有关组织，实现机体的体液调节功能。③维持内环境的相对稳定。④保证血液对机体的防御功能的实现。血液循环障碍可引起组织器官供血不足，造成代谢紊乱和功能失常，严重时可致死亡。⑤心血管系统还有重要的内分泌功能，心肌细胞可分泌心房钠尿肽，血管内皮细胞可分泌内皮素、内皮舒张因子、血管活性因子等，对心血管功能、泌尿功能及水盐代谢等起调节作用。

4.1 心肌的生物电现象和生理特性

心脏的主要功能是泵血。在人的生命活动过程中，心脏不断地有节律地收缩与舒张，将血液从静脉吸入心脏，并射入动脉，实现其泵血功能。心内瓣膜起着活门的作用，控制血液沿一个方向流动。心脏这种节律性收缩和舒张活动是在心肌生理特性的基础上产生的，而心肌的各种生理特性又与心肌细胞的生物电现象密切相关。因此，本节主要从以下 3 个方面来阐明心脏的生理功能，即心肌细胞的生物电现象、心肌的生理特性和体表心电图。

4.1.1 心肌细胞的生物电现象

心脏活动是以心肌细胞的生物电现象为基础的。心肌细胞有两类：一类是构成心房壁和心室壁的具有收缩能力的普通心肌细胞，这类心肌细胞不具有产生节律性兴奋的能力，称为工作细胞，又称非自律细胞；另一类是特殊分化的构成心的传导系统，虽不能收缩，但具有产生自动节律性兴奋能力的心肌细胞，称为自律细胞（autorhythmic cell）。

由自律细胞构成的特殊传导系统包括窦房结、房室交界（可分为房结区、结区和结希区）、房室束及其分支和浦肯野纤维。现以心室肌细胞、窦房结 P 细胞和浦肯野纤维为例，说明心肌细胞的生物电现象。

心肌细胞的跨膜电位和神经细胞、骨骼肌细胞跨膜电位的形成机制相似，也是由跨膜离子流形成的。心肌细胞跨膜电位有显著特点，其波形和离子流机制要复杂得多。不同类型心肌细胞的跨膜电位也不完全相同（图 4-1）。

4.1.1.1 工作细胞的跨膜电位及其形成机制

普通心肌细胞的生物电现象与神经纤维及骨骼肌细胞相似，可分为安静时的静息电位及受刺激时产生的动作电位。心肌细胞的动作电位有显著特点，现以心室肌细胞为例加以说明。

1）静息电位

人和其他哺乳动物心室肌细胞的静息电位约为 $-90\mathrm{mV}$。其产生的机制与神经纤维类似，即在静息状态下，心肌细胞膜对 K^+ 的通透性较大，细胞内高浓度的 K^+ 向膜外

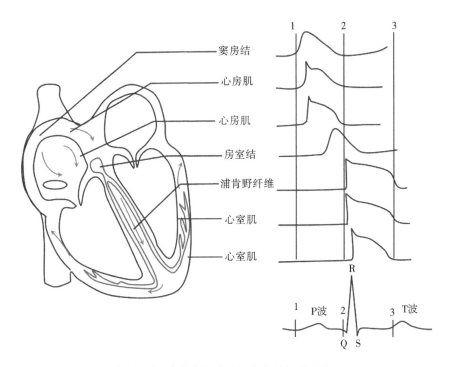

图 4-1　心脏各部分心肌细胞的跨膜电位

扩散所形成的 K^+ 平衡电位。

2）动作电位

心室肌细胞的动作电位比神经纤维的动作电位复杂，历时长，上升支和下降支不对称，全过程分为 0、1、2、3、4 五个时期(图 4-2)。

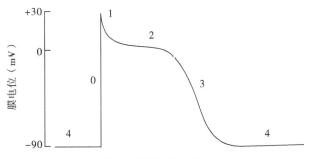

图 4-2　心室肌细胞的动作电位

(1)去极化过程(0 期)：心室肌细胞兴奋时，膜内电位由静息时的-90mV 迅速升高到 +30mV，即从极化状态迅速转变为反极化状态，形成动作电位的上升支。0 期的特点是去极化速度快，持续时间短(仅 1~2 毫秒)，去极化幅度大(约达 120mV)。

0 期的产生机制与神经细胞和骨骼肌细胞相似，是由电压门控钠通道开放和 Na^+ 内流所引起的。即心室肌细胞受到有效刺激时，首先引起心肌细胞膜上的钠通道部分开放，少量 Na^+ 内流，使膜部分去极化。当去极化达到阈电位(-70mV)时，大量的钠通道被激活，细胞膜对 Na^+ 的通透性急剧升高。Na^+ 顺浓度梯度和电位梯度快速大量内流，直至接近 Na^+ 的平衡电位，形成动作电位的 0 期。因钠通道激活快，失活也快，开放时间短，故称为快通道。以钠通道为 0 期去极化的心肌细胞，如心房肌、心室肌和浦肯野纤维，称为快反应细胞，所形成的动作电位称为快反应动作电位。钠通道可被河豚毒（TTX）选择性阻断。

（2）复极化过程：形成动作电位的下降支，分为 4 期。

1 期（快速复极初期）：在 0 期后立即出现快速而短暂的复极化过程，膜内电位由 +30mV 快速下降到 0mV 左右，称为 1 期，历时约 10 毫秒。0 期与 1 期形成锋电位。其形成机制：此期钠通道已经关闭，Na^+ 内流停止，而一过性外向电流被激活，其主要离子成分（K^+）快速外流，导致膜的快速复极化。

2 期（平台期）：此期膜电位下降非常缓慢，基本上停滞于 0mV 左右，历时 100～150 毫秒，形如平台状，称为平台期（plateau），是心室肌细胞动作电位的主要特征，也是动作电位持续时间长的原因。膜上钙通道被激活，Ca^{2+} 缓慢而持久地内流；同时，细胞膜对 K^+ 也具有通透性，K^+ 继续外流。因此，本期的形成原因是 Ca^{2+} 内流和 K^+ 外流同时存在，致使膜电位保持在 0mV 附近。钙通道的激活、失活及再复活所需时间均长于快通道，故又称为慢通道，能被其阻断剂维拉帕米阻断。

3 期（快速复极末期）：此期膜电位从 0mV 迅速下降到 -90mV，完成复极化过程，历时 100～150 毫秒。其产生原因是钙通道关闭，Ca^{2+} 内流终止，而 K^+ 迅速外流，导致细胞内电位迅速下降。

4 期（静息期）：在 3 期后，膜电位基本上稳定于静息电位水平，故又称静息期。但由于在形成动作电位过程中，细胞内、外原有的离子分布有所改变，激活了膜上的钠泵，将内流的 Na^+ 泵出，同时摄回外流的 K^+，并通过膜上 Na^+-Ca^{2+} 交换机制，将内流的 Ca^{2+} 排出细胞，从而恢复膜内外正常的离子分布。此外，少量钙泵也可主动排出 Ca^{2+}。

心房肌细胞的动作电位及形成机制与心室肌相似，但持续时间较短，仅历时 100～150 毫秒。

4.1.1.2　自律细胞的生物电现象

窦房结的 P 细胞及浦肯野纤维等属于自律细胞，与心室肌细胞相比，其动作电位的最大特点是 3 期复极末达最大值（最大复极电位）之后，4 期膜电位不稳定，立即开始自动去极化，即 4 期自动去极化。当去极化达阈电位时，可引起细胞产生一个新的动作电位。这种现象周而复始，动作电位就会不断产生。

4 期自动去极化是自律细胞与非自律细胞生物电现象的主要区别，也是形成自动节律性的基础。不同类型的自律细胞 4 期自动去极化的速度不同（图 4-3），其产生原理也有差异。

（1）窦房结 P 细胞的动作电位及其产生机制：窦房结 P 细胞为起搏细胞，属于慢反应自律细胞。其动作电位与心室肌明显不同（图 4-3），主要特点是：①最大复极电位值（-70mV）和阈电位值（-40mV）均小于心室肌；②0 期去极化速度慢、幅度小，无明显超射；③无明显的 1 期和 2 期，动作电位曲线只由 0、3、4 三期组成；④4 期自动去

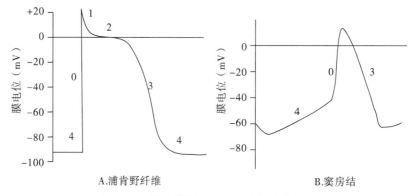

A.浦肯野纤维　　　　　　　　　B.窦房结

图 4-3　浦肯野纤维、窦房结的动作电位

极化速度快（约 0.1V/s），窦房结 P 细胞的自律性最高，是控制心脏活动的正常起搏点。

窦房结 P 细胞动作电位 0 期是由 Ca^{2+} 缓慢内流所引起的。当 4 期自动去极化达到阈电位（-40mV）时，细胞膜的慢钙通道被激活，Ca^{2+} 缓慢内流，导致 0 期去极化。此期因是慢钙通道的活动，Ca^{2+} 内流缓慢，故 0 期去极化速度慢、幅度小、时程长，约 7 毫秒。

0 期之后，钙通道失活，Ca^{2+} 内流停止；而钾通道被激活，K^{+} 外流逐渐增强，使膜逐渐复极而形成动作电位的 3 期。

窦房结 P 细胞 4 期自动去极化与 3 种离子有关。①K^{+} 外流进行性衰减是导致窦房结 P 细胞 4 期自动去极化的重要离子基础；②进行性增强的内向离子流，主要是 Na^{+} 内流；③T 型钙通道激活引起的 Ca^{2+} 内流成为 4 期自动去极化后期的一个组成部分。这 3 种离子流均使膜电位趋于去极化，其中以 K^{+} 外流进行性衰减最为重要。

房结区和结希区的自律细胞都属于慢反应自律细胞，4 期生物电活动与窦房结相似。

（2）浦肯野纤维的动作电位及其产生机制：浦肯野纤维属快反应自律细胞，其动作电位的形态和产生机制与心室肌细胞相似。不同的是，其 4 期膜电位不稳定，即在 3 期达最大复极电位后，立即开始缓慢 4 期自动去极化，因而有自动节律性兴奋的特点。4 期自动去极化是 3 期复极达最大复极电位时 K^{+} 外流逐渐减弱而 Na^{+} 内流逐渐增强所致。浦肯野纤维 4 期自动去极化的速度远较窦房结 P 细胞慢，故其自律性也低于窦房结 P 细胞。交感神经兴奋和去甲肾上腺素可提高浦肯野纤维的自律性，即通过加快 4 期自动去极化所引起。

4.1.2　心肌的生理特性

心肌的生理特性包括自动节律性、传导性、兴奋性和收缩性。前三者是以生物电活动为基础的，属于电生理特性；后者是以收缩蛋白质之间的功能活动为基础的，属于机械特性。心肌组织的这些生理特性共同决定着心脏的机械活动。这些特性在不同心肌表现程度不一样，如窦房结的自律性最高、浦肯野纤维对兴奋的传导速度最快、心室肌的收缩能力最强。

4.1.2.1 自动节律性

1）自动节律性的概念

心肌细胞在没有外来刺激的情况下，具有自动产生节律性兴奋的能力或特性，称为自动节律性，简称自律性。心脏的自律性来源于心内传导系统的自律细胞，包括窦房结、房室交界、房室束及分支、浦肯野纤维。这些自律细胞的自律性高低不等，即在单位时间内能够自动发生兴奋的次数不等。自律性高的细胞所产生的兴奋可以控制自律性低的细胞的活动。正常情况下，窦房结的自律性最高，约为 100 次/分；房室结次之，约为 50 次/分；浦肯野纤维自律性最低，约为 25 次/分。

2）心脏的正常起搏点和潜在起搏点

因正常心脏的节律性活动是受自律性最高的窦房结的控制，故窦房结是心脏活动的正常起搏点。由窦房结所控制的心跳节律，称为窦性心律（sinus rhythm）。其他部位自律组织因其自律性较低，正常情况下受窦房结节律性兴奋的控制，自身的节律性表现不出来，只起传导兴奋的作用，故称为潜在起搏点。异常情况下，当潜在起搏点的自律性异常升高、窦房结的自律性降低或兴奋传导阻滞时，潜在起搏点就可取代窦房结成为异位起搏点。由异位起搏点控制的心跳节律，称为异位心律。

3）影响自律性的因素

自律性是通过 4 期自动去极化使膜电位从最大复极电位达到阈电位所引起的。因此，4 期自动去极化速度、最大复极电位和阈电位均是影响自律性的因素。

（1）4 期自动去极化速度：4 期自动去极化速度快，从最大复极电位到阈电位所需的时间短，单位时间内产生兴奋的次数增多，自律性就高。反之，则自律性降低（图 4-4）。例如，交感神经兴奋，其末梢释放的递质去甲肾上腺素和肾上腺髓质释放的激素均可使窦房结细胞 4 期 Na^+ 内流加速，使 4 期自动去极化速度加快，可提高自律性，使心率加快。

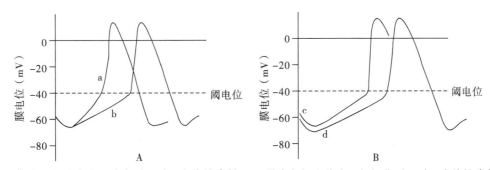

A. 4 期去极化速度由 a 减小到 b 时，自律性降低；B. 最大复极电位由 c 超极化到 d 时，自律性降低。

图 4-4　影响心肌自律性的因素

（2）最大复极电位与阈电位的距离：最大复极电位的数值越大，与阈电位的距离就越远，自动去极化达阈电位的时间延长，因而自律性降低；反之，自律性增高（图 4-4）。如迷走神经兴奋时，末梢释放的递质乙酰胆碱可提高窦房结自律细胞对 K^+ 的通透性，3 期复极化 K$^+$ 外流增多，最大复极电位增大，自律性降低，心率减慢。

4.1.2.2 传导性

1）传导性的概念

心肌细胞具有传导兴奋的能力或特性，称为传导性（conductivity）。心肌细胞之间的传导是通过局部电流实现的，传导性的高低可用兴奋的传播速度来衡量。

2）心脏内兴奋传播的途径

正常情况下，窦房结的兴奋通过心房肌直接传至右心房和左心房，同时由优势传导通路快速传至房室交界区，再经房室束和左、右束支以及浦肯野纤维网传至左、右心室，先引起靠内膜侧的心室肌兴奋，然后直接通过心室肌将兴奋由内膜侧向外膜侧扩布，迅速引起两侧心室肌兴奋。兴奋在心内的传播时间如图 4-5 所示。

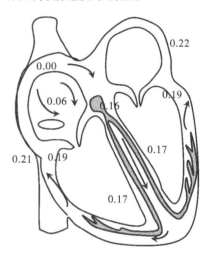

图 4-5 兴奋从窦房结传导到心脏各处所需时间（单位：秒）

3）兴奋在心脏内传播的速度和特点

（1）心房内的兴奋传导：心房肌的传导速度为 0.4m/s，通过优势传导通路的速度为 1.0～1.2m/s。窦房结的兴奋经心房内特殊传导组织和心房肌传至整个心房和房室交界约需 0.06 秒。

（2）房室交界处的传导：房室交界处是窦房结的兴奋从心房传向心室的必经之路，因其传导速度最慢，只有 0.02m/s，故兴奋需在此延搁约 0.1 秒才能传向心室。兴奋在房室交界处传导速度很慢的现象，称为房室延搁（atrioventricular delay）。房室延搁会使心室的活动迟于心房，避免心房与心室同时收缩，有利于心室充盈和射血。

（3）心室内的传导：兴奋通过房室交界后，再经房室束，房室束的左、右束支，浦肯野纤维传向心室肌。房室束及浦肯野纤维传导速度极快，可达 2～4m/s；心室肌的传导速度也较快，约为 1m/s。故兴奋一旦通过房室交界，只需 0.06 秒即可传至整个心室肌。

心脏内兴奋传导的特点：①兴奋在心房的传导速度快，为 0.06～0.11 秒，使左、右心房同时收缩。②兴奋在房室交界的传导速度慢，约有 0.1 秒的房室延搁，从而使心室收缩必然在心房收缩之后，以保证心室有足够的血液充盈，对完成心脏泵血功能有重要意义。③兴奋在心室的传导速度最快，兴奋一旦到达浦肯野纤维网，几乎同时传遍整个心室肌，从而保证左、右心室同步收缩，以提高心室射血效率。

4）影响心肌传导性的因素

心肌细胞的电生理特性是影响心肌传导性的主要因素。

（1）动作电位 0 期去极化的速度和幅度：0 期去极化的速度越快，达到阈电位水平的速度越快，故兴奋传导越快；0 期去极化的幅度越大，兴奋和未兴奋部位之间的电位差越大，形成的局部电流越强，兴奋传导也就越快。

（2）邻近部位膜的兴奋性：兴奋的传导是细胞膜依次兴奋的过程。只有邻近部位膜的兴奋性正常时，才能正常传导。如果因某种原因造成邻近部位静息电位与阈电位之间的差距增大，兴奋性降低，产生动作电位所需的时间延长，则传导速度会减慢。

在上述某种因素出现异常的情况下，起源于窦房结的兴奋不能正常向全心传播，可能在某一部位发生停滞，称为传导阻滞。最常见的阻滞部位是房室交界区，此种传导阻滞称为房室传导阻滞。

4.1.2.3 兴奋性

1）兴奋性的概念

心肌细胞对刺激产生兴奋的能力或特性，称为心肌细胞的兴奋性。通常用阈强度作为判断心肌兴奋性高低的指标。

2）心肌兴奋性的周期性变化

心肌细胞在受到刺激而发生兴奋的过程中，其兴奋性会发生周期性变化，即经过有效不应期、相对不应期和超常期，而后恢复到原来状态。现以心室肌为例，说明其兴奋性的变化（图4-6）。

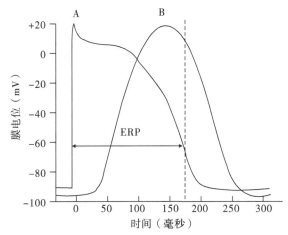

A. 心室肌细胞的动作电位；B. 心室肌的收缩曲线。

图4-6　心室肌细胞的动作电位、机械收缩曲线与兴奋性变化的关系

（1）有效不应期：从去极化0期开始到复极化3期膜电位约-60mV的期间内，心肌细胞不能产生动作电位，称为有效不应期（effective refractory period，ERP）。有效不应期包括绝对不应期和局部反应期两部分。绝对不应期是指从去极化0期开始到复极化3期膜电位约-55mV的期间内，不论给予多么强大的刺激，心肌细胞都不能产生去极化，表示此期心肌的兴奋性已降低到零；局部反应期是指从复极化3期膜电位在-60～-55mV的期间内，心肌细胞受到足够强度的刺激，可引起局部去极化（局部兴奋），但仍不能产生动作电位，表示此期心肌的兴奋性稍有恢复。绝对不应期的形成是因为此时膜电位绝对值太小，钠通道激活开放后就迅速失活，再次开放必须是在膜电位复极到一定程度，使钠通道从失活状态恢复到备用状态时才能实现。在绝对不应期内，钠通道完全失活，使心肌的兴奋性下降到零，因此对任何刺激都不发生反应。在局部反应期内，只有少量的钠通道复活，因此强大的刺激虽能引起局部反应，但不足以引起动作电位。

（2）相对不应期：从3期复极-80～-60mV期间，给予阈上刺激，可产生动作电位，称为相对不应期。该期心肌细胞的兴奋性继续恢复，但仍低于正常。这是因为此期大部分钠通道已逐渐复活，但其开放能力尚未恢复正常。

（3）超常期：膜电位从复极-90～-80mV这段时期，给予阈下刺激，也可产生动作电位。这段时期心肌细胞的兴奋性高于正常，称为超常期。这是由于膜电位更靠近阈电位，二者的距离较小，此时大部分钠通道已基本恢复到备用状态。

超常期后，膜电位复极至静息水平，心肌细胞的兴奋性也恢复正常。

3）心肌细胞兴奋性变化的特点

细胞兴奋后，其兴奋性发生周期性变化，是所有神经纤维和肌细胞共有的特征。心室肌细胞兴奋性变化的特点是有效不应期特别长，为200～300毫秒，几乎占据整个收缩期和舒张早期（图4-6）。也就是说，心肌从收缩开始到舒张早期，不能再次产生兴奋和收缩。只有在收缩完毕开始舒张以后，兴奋性进入相对不应期或超常期时，才可能再次接受刺激发生兴奋和收缩。因此，心肌不会像骨骼肌那样产生强直收缩，而始终保持收缩与舒张交替进行，这对保证心脏射血和充盈、提高心脏泵血效率有重要意义。

4）期前收缩与代偿间歇

正常心脏是按窦房结的节律进行活动的。如果在心室的有效不应期之后，下一次窦房结兴奋传来之前，受到一次较强的额外刺激，心室可以对这一提前刺激产生一次兴奋和收缩，分别称为期前兴奋和期前收缩（premature systole）。期前收缩又称早搏。期前收缩也有自己的有效不应期，当来自窦房结的下一次兴奋正好落在期前收缩的有效不应期内时，就会造成一次正常窦性节律的脱失，只有等再一次的窦房结兴奋传来时，才能引起心室收缩。在期前收缩之后出现一个较长时间的心室舒张期，称为代偿间歇（compensatory pause）（图4-7）。

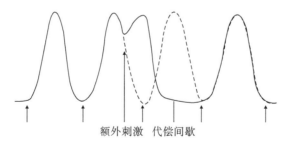

额外刺激　代偿间歇

图4-7　期前收缩和代偿间歇

正常人可以由于情绪激动、过度疲劳，以及摄入过量烟、酒、茶等偶尔出现期前收缩，因持续时间短，故对血液循环影响不大。但病理情况下的频发期前收缩可造成严重的心律失常，甚至会危及患者的生命。

5）决定和影响兴奋性的因素

（1）静息电位水平：心肌的兴奋性在一定范围内与静息电位呈反相关。在静息电位增大时，与阈电位的距离加大，引起兴奋所需的阈值也增大，兴奋性降低；反之，在静息电位减小时，兴奋性升高。但若静息电位过低，钠通道不能从失活状态恢复到备用状态，其兴奋性反而降低，甚至会丧失兴奋性。

（2）阈电位水平：阈电位上移，与静息电位间的差距增加，兴奋性降低；阈电位下移，与静息电位间的差距减小，则兴奋性增高。一般情况下，阈电位变化较少。

（3）钠通道的性状：钠通道有备用、激活、失活 3 种状态。当膜电位在正常静息水平时，钠通道处在可被激活的备用状态，此时适宜刺激可激活钠通道，引起 Na^+ 内流，从而发生 0 期去极化，继之钠通道很快失活并关闭，使 Na^+ 内流停止。此时，钠通道处在不能被立即激活的失活状态，只有当其恢复到备用状态后，才能被激活。钠通道的激活、失活和恢复到备用状态既受膜电位变化的控制，又有时间依赖性，特别是复活过程需时较长。可见，细胞膜上钠通道是否处在备用状态是决定心肌细胞兴奋性高低的关键。

4.1.2.4　收缩性

心肌接受刺激后发生收缩反应的能力，称为心肌的收缩性。心肌细胞与骨骼肌细胞的收缩原理相似，但是心肌收缩有其自身的特点。

（1）对细胞外液 Ca^{2+} 浓度依赖性大：因心肌细胞肌质网不发达，贮 Ca^{2+} 量少，故心肌兴奋-收缩耦联所需要的 Ca^{2+} 有赖于细胞外液中 Ca^{2+} 内流。在一定范围内，血 Ca^{2+} 浓度升高，心肌收缩力增强；反之，血 Ca^{2+} 浓度下降，心肌收缩力减弱。去除细胞外 Ca^{2+} 或因缺氧等使慢钙通道受抑制，则心脏可产生兴奋（动作电位），但不能发生收缩，停止在舒张状态。动作电位期间的 Ca^{2+} 内流可触发肌浆网的钙释放（钙诱导的钙释放），对心肌的收缩起关键作用。心肌收缩结束时，肌浆网膜上的钙泵逆浓度差将肌浆中的 Ca^{2+} 泵回肌浆网；同时，肌膜通过 Na^+ - Ca^{2+} 交换和钙泵将 Ca^{2+} 泵出细胞外，使肌浆网 Ca^{2+} 浓度下降，心肌细胞舒张。

（2）不发生强直收缩：由于心肌细胞兴奋性变化的特点是有效不应期特别长，从整个收缩期一直延续到心肌细胞的舒张早期，在此期间，无论多大刺激，均不能引起心脏再次兴奋而收缩，因而心肌不会发生强直收缩，使心脏始终保持收缩和舒张交替进行的节律性活动，有利于心脏的射血和充盈。

（3）同步收缩：心肌细胞间通过闰盘相连，闰盘处的缝隙连接电阻低，有利于细胞间的兴奋传递。一个心肌细胞兴奋，动作电位就会立即扩布到相邻部位，引起其他心肌细胞兴奋。由于心脏内特殊传导系统传导兴奋的速度快，当心肌受刺激后，兴奋几乎同时到达心房肌或心室肌，从而引起整个心房或心室肌细胞同步收缩。因此，心室肌或心房肌在功能上类似一个细胞，即功能的合胞体。显然，这种形式的收缩力量大，有利于提高心脏泵血效率。

4.1.2.5　理化因素对心肌生理特性的影响

1）温度

温度可影响心肌的代谢速度，尤其对窦房结的自律性影响较为显著。例如，体温在一定范围内升高，可使心率加快；反之，则使心率变慢。一般体温每升高 1℃，心率约可增加 10 次／分。

2）酸碱度

当血液 pH 降低时，心肌收缩力减弱；pH 升高时，心肌收缩力增强。

3）主要离子对心肌生理特性的影响

上述心肌生理特性多与心肌细胞生物电活动的特点有关，而心肌细胞的生物电活动又是以跨膜离子流为基础的。因此，细胞外液中离子浓度的变化必然会对心肌生理特性产生影响，其中以 K^+、Ca^{2+} 对心肌的影响最为重要。

（1）K^+：当血液中 K^+ 浓度升高时，心肌的自律性、传导性和收缩性均下降，表现为心动过缓、传导阻滞和心缩力减弱，严重时心肌的活动可停止在舒张状态。因此，临床上给患者补 K^+ 时，K^+ 的浓度不能过高，由静脉缓慢滴入，以免引起心脏停搏。血 K^+ 浓度降低时，心肌的自律性、兴奋性和收缩性均增强，但传导性减弱，易发生期前收缩及异位心律。

（2）Ca^{2+}：为心肌收缩所必需的，有增强心肌收缩力的作用。当血液中 Ca^{2+} 浓度明显降低时，心肌收缩力减弱；反之则增强。一般生理条件下，Ca^{2+} 浓度的变化达不到明显影响心功能的水平。

4.1.3 体表心电图

心脏活动时产生的生物电变化是所有心肌细胞综合的生物电变化，不仅可直接从心脏表面测量到，而且可从身体表面测出来。将心电图机测量电极放置在人体体表一定部位记录出来的心电位变化的波形，称为心电图（electrocardiogram，ECG）（图 4-8）。心电图是反映心脏兴奋产生、传导和恢复过程的电位变化。心电图检查是临床常用的器械检查方法之一，对心血管疾病的诊断具有重要意义。以下简述正常心电图各波及其生理意义。

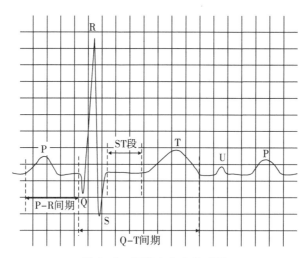

图 4-8 正常人心电模式图

4.1.3.1　心电图的导联

在描记心电图时，引导电极安放的位置和连接方式称为心电图的导联。临床常用的有标准导联（Ⅰ、Ⅱ、Ⅲ）、加压单极肢体导联（aVR、aVL、aVF）以及单极胸导联（V_1、V_2、V_3、V_4、V_5、V_6）。标准导联描记的心电图波形反映两电极下的电位差，加压单极肢体导联和单极胸导联直接反映电极下的心电变化。

4.1.3.2　正常心电图的波形及其意义

正常心电图的基本波形由 P 波、QRS 波群、T 波以及各波间线段所组成（图 4 - 8）。心电图纸上有纵、横线相交，划出许多长和宽均为 1mm 的小方格，纵线上的格表示电压，一般情况下，每 1 小格为 0.1mV，横线上的格表示时间，每 1 小格为 0.04 秒。根据这些标志，可测出心电图各波段的波幅和时程。

（1）P 波：波形圆钝光滑，历时 0.08～0.11 秒，波幅不超过 0.25mV。它反映左、右心房去极化过程的电变化。P 波宽度反映心房的去极化时间。当心房肥厚时，P 波持续时间和波幅可超过正常。

（2）QRS 波群：典型的 QRS 波群包括第一个向下的 Q 波，紧接着是一个向上的 R 波，最后是一个向下的 S 波。QRS 波群历时 0.06～0.10 秒，反映左、右心室去极化过程。当心室肥厚或兴奋传导异常时，此波群将发生改变。

（3）T 波：T 波和 R 波的方向一致，其时程明显长于 QRS 波群，波幅一般不低于 R 波的 1/10。T 波历时 0.05～0.25 秒，反映两心室复极化过程的电变化。当心肌炎、冠状动脉供血不足时，可见 T 波低平、倒置。

（4）U 波：在心电图上，有时可见到一个与 T 波方向一致的 U 波，其产生原因可能与浦肯野纤维的复极化有关。U 波倒置见于高钾血症、冠心病、心肌损害等。

（5）ST 段：指从 QRS 波群终点到 T 波起点的线段，反映心室肌全部处于去极化状态，心肌细胞之间无电位差存在。正常时，ST 段应与基线平齐，一般上移不超过 0.1mV，下移不超过 0.05mV。当心肌缺血或损伤时，ST 段将会发生向上或向下偏移。

（6）P - R 间期：指从 P 波起点到 QRS 波群起点的时程，反映由心房开始兴奋到引起心室开始兴奋所需的时间。P - R 间期历时 0.12～0.20 秒。当 P - R 间期显著延长时，表示存在房室传导阻滞。

（7）Q - T 间期：指从 QRS 波群的起点到 T 波终点的时程，反映心室肌开始去极化到复极化结束所需的时间。Q - T 间期历时 0.36～0.44 秒。Q - T 间期的时间长短与心率成反比，心率越快，Q - T 间期越短。

4.2　心脏的泵血功能

心脏通过节律性地收缩和舒张来实现泵血功能。心脏收缩时，将血液射入动脉，并通过动脉系统将血液分配到全身各组织器官；心脏舒张时，则通过静脉系统将血液回流到心脏，为下一次射血做准备。

4.2.1 心率与心动周期

4.2.1.1 心率

每分钟心脏搏动的次数，称为心率（heart rate）。正常成人安静时的心率为 60~100 次/分，平均为 75 次/分，低于 60 次/分为心动过缓，超过 100 次/分为心动过速。心率有明显个体差异，并受年龄、性别及其他生理因素的影响。新生儿心率可达 130 次/分以上，2 岁幼儿的心率为 100~120 次/分，5 岁以后逐渐变慢，至青春期时接近成人；成人中，女性的心率稍快于男性；经常进行体育锻炼和体力劳动者，安静时心率较慢；同一个人，在安静或睡眠时心率较慢，在运动或情绪激动时心率会加快。

4.2.1.2 心动周期

心房或心室每收缩和舒张一次所构成的机械活动周期称为一个心动周期（cardiac cycle）或称一次心跳。心房和心室的活动周期均包括收缩期（systole）和舒张期（diastole）。每一个心动周期，先是两心房同时收缩，然后舒张；心房开始舒张时，两心室同时收缩，继而舒张（图 4-9）。如以心率为 75 次/分计算，则一个心动周期为 0.8 秒。其中，心房收缩期为 0.1 秒，舒张期为 0.7 秒；心室收缩期为 0.3 秒，舒张期为 0.5 秒。从心室开始舒张到心房开始收缩之前的这段时间，心房、心室都处于舒张状态，称为全心舒张期，约为 0.4 秒。由于推动血液流动主要依靠心室的舒缩活动，因此临床上常把心室的收缩期和舒张期作为心脏的收缩期和舒张期，分别简称心缩期和心舒期。

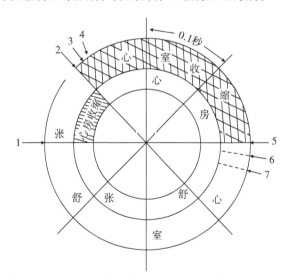

1—心房开始收缩；2—心房开始舒张，心室开始收缩；3—房室瓣关闭；
4—半月瓣开放；5—心室开始舒张；6—半月瓣关闭；7—房室瓣开放。

图 4-9 心动周期示意图

正常情况下，左、右心房或左、右心室的活动几乎是同步进行的，且心房和心室的舒张期均长于收缩期，这样既有利于静脉血液回流入心脏使心脏充盈，又可使心脏得到充分的休息，有利于心脏更有效地射血，从而保证心脏能持久工作而不易疲劳。

心动周期的时间长短取决于心率快慢，两者呈反比相关。如心率加快，则心动周期缩短，心缩期和心舒期均缩短，心舒期缩短更明显。因此，心率过快，对心脏的血液充盈和持久工作不利。

4.2.2　心脏泵血过程和心音

血液由心室泵入动脉有赖于心室舒、缩所引起的心腔内压力变化以及心瓣膜对血流方向的控制。心室的泵血过程可分为收缩期射血过程和舒张期充盈过程，左、右心室的活动基本相同，现以左心室为例加以阐述。

4.2.2.1　心脏的泵血过程

1）心室收缩期

（1）等容收缩期：左心室收缩之前，左心室内压低于左心房压和主动脉血压，此时二尖瓣开放，主动脉瓣关闭。左心房收缩完毕进入舒张期后，左心室开始收缩，左心室内压迅速增高。当左心室内压超过左心房内压时，左心室内的血液推动二尖瓣，使其关闭。此时，左心室内压仍低于主动脉血压，主动脉瓣仍处于关闭状态。左心室腔处于密闭状态，无血液进出左心室，左心室肌收缩只产生张力而无缩短，左心室容积不变，故称等容收缩期（period of isovolumic contraction）。此期左心室内压上升速度和幅度最大，持续约 0.05 秒。等容收缩期的长短与心肌收缩力强弱及动脉血压高低有关。心肌收缩力强或动脉血压低时，可使等容收缩期缩短；反之，心肌收缩力弱或动脉血压高时，可使等容收缩期延长。

（2）射血期：随着左心室继续收缩，左心室内压继续上升，当超过主动脉血压时，血液冲开主动脉瓣，顺左心室与主动脉之间的压力梯度迅速射入主动脉，进入射血期（period of ventricular ejection），持续约 0.25 秒。射血期前段，血液射入动脉的速度快，射入的血量约占心室一次射血量的 70%，左心室容积明显缩小，该期称为快速射血期（period of rapid ejection），持续约 0.10 秒。射血期后段，射血速度减慢，称为减慢射血期（period of slow），持续约 0.15 秒。经测定表明，在减慢射血期末，左心室内压已略低于主动脉血压，但因射入主动脉的血液具有较大的动能，依其惯性，血液逆压力梯度仍可继续射入主动脉，射血量占总射血量的 30%，左心室容积继续缩小至最低值（图 4-10）。

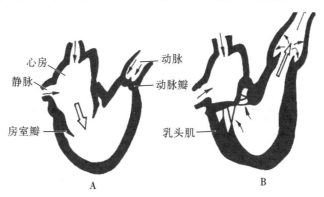

A. 心室舒张充盈；B. 心室收缩射血（心内箭头表示血流方向）。

图 4-10　心室射血和心室充盈的整个泵血过程

2）心室舒张期

（1）等容舒张期：左心室开始舒张后，左心室内压迅速下降，当左心室内压低于主动脉血压时，主动脉内血液反流，推动主动脉瓣关闭；此时左心室内压仍然高于左心房内压，二尖瓣仍处于关闭状态，左心室再次形成密闭的腔。这时，左心室继续舒张，左心室内压进一步下降。因此期无血液进出左心室，左心室容积不变，故称为等容舒张期（period of isovolumic relaxation）。该期从主动脉瓣关闭到二尖瓣开放，历时 0.06～0.08 秒。

（2）充盈期：当左心室内压下降到低于左心房内压时，血液冲开二尖瓣进入左心室，左心室便开始充盈。由于左心室内压明显降低，甚至造成负压，这时左心房和肺静脉内的血液因左心室的抽吸作用而快速流入左心室，左心室容积迅速增大，因此称为快速充盈期（period of rapid filling）。此期持续约 0.11 秒。在快速充盈期，进入左心室的血液量约为总充盈量的 70%，是左心室充盈的主要阶段。随后，血液进入左心室的速度减慢，故称为减慢充盈期（period of slow filling），持续约 0.22 秒。在左心室舒张的最后 0.1 秒，下一心动周期的左心房收缩期（atrial systole）开始，左心房开始收缩，左心房内压升高，将左心房内的血液压入左心室，使左心室进一步充盈。此期进入左心室的血液占左心室总充盈量的 10%～30%。可见，在心脏射血及充盈过程中，心房的作用远不及心室重要，因此发生心房纤维颤动时，对心脏的射血功能影响较小。

右心室的泵血过程与左心室基本相同，但由于肺动脉血压约为主动脉血压的 1/6，因此在心动周期中右心室内压的变化幅度要比左心室内压小得多。

由此可见，由心室肌收缩和舒张造成室内压的改变是引起心房与心室、心室与动脉之间产生压力梯度的根本原因，而压力梯度又是导致瓣膜开闭的关键，也是推动血流的直接动力。瓣膜的单向开启则保证了血液朝单一方向流动，从而实现了心脏的泵血功能。现将心动周期中心腔内各种变化归纳于表 4-1 中。

表 4-1　心动周期中心腔内压力、瓣膜、容积、血流等的变化

时相		心腔内压力变化	瓣膜开闭		心室容积	血流方向
			房室瓣	半月瓣		
心室收缩期	等容收缩期	房内压<室内压<动脉压	关	开	不变	—
	快速射血期	房内压<室内压>动脉压	关	开	迅速缩小	心室—动脉
	减慢射血期	房内压<室内压<动脉压	关	开	继续缩小	心室—动脉
心室舒张期	等容舒张期	房内压<室内压<动脉压	关	关	不变	—
	快速充盈期	房内压>室内压<动脉压	开	关	迅速增大	心房—心室
	减慢充盈期	房内压>室内压<动脉压	开	关	继续增大	心房—心室
	房缩期	房内压>室内压<动脉压	开	关	进一步增大	心房—心室

4.2.2.2 心音

在每一个心动周期中，由心肌舒缩、瓣膜启闭、血流冲击心室及大动脉壁等因素引起振动而产生的声音，称为心音（heart sound）。心音可用听诊器在胸壁听取，也可用

心音图仪将其描记成心音图。

正常情况下，每一心动周期可产生 4 个心音，分别称为第一心音、第二心音、第三心音和第四心音。一般情况下，用听诊器只能听到第一心音和第二心音，在一些健康儿童及青年人可听到第三心音，40 岁以上的健康人有时可听到第四心音。用心音图可检测出 4 个心音。

第一心音：发生在心室收缩期，标志着心室收缩的开始，主要由心肌收缩、房室瓣关闭及心室射出的血液冲击主动脉壁引起的振动汇合而成。其特点是音调低，持续时间较长（0.12~0.14 秒），在左胸壁第 5 肋间锁骨中线处（心尖处）最清晰。其强弱可反映心肌收缩的力量及房室瓣的功能状态。

第二心音：发生在心室舒张期，标志着心室舒张期的开始，由动脉瓣关闭及血流冲击心室和动脉根部的振动而形成。其特点是音调高，持续时间较短（0.08~0.10 秒），在主动脉瓣区及肺动脉瓣区最清晰。其强弱可反映动脉血压的高低及动脉瓣的功能状态。

第三心音：发生在心室快速充盈期末，此时因心室已部分充盈，血流速度突然变慢，引起心室壁和瓣膜振动而产生，亦称舒张早期音。其特点是音调低，时间短，在青年和儿童易听到，尤其在运动后引起静脉回心血量增加时明显。

第四心音：由心房收缩时血液进入心室引起的振动形成，故又称心房音，在部分老年人和心室舒张末期压力增高的患者可能会听到。

听取心音可了解心率及心律、心肌收缩力、瓣膜的功能状态是否正常。瓣膜关闭不全或狭窄时，均可使血液产生涡流，从而产生杂音。因此，心音听诊在某些心脏疾病的诊断中有重要意义。

4.2.3 心脏泵血功能的评价和心力储备

4.2.3.1 心脏泵血功能的评价

心脏在单位时间内泵出的血量是衡量心脏功能的基本指标。常用的心泵功能评价指标主要有以下几种。

（1）每搏输出量和射血分数：一侧心室每收缩一次所射出的血量，称为每搏输出量（stroke volume），简称搏出量。在安静状态下，正常成人搏出量约为 70mL（60~80mL），且左、右心室基本相等。每次搏动，心室内血液并没有全部射出，心舒期末，心室腔内的血液约为 125mL，称为心室舒张末期容积（end-diastolic volume，EDV）。每搏输出量占心室舒张末期容积的百分比，称为射血分数（ejection fraction）。健康成人安静时的射血分数为 55%~65%。心脏强烈收缩时，心室收缩末期容量可减少到 20mL，表明射血分数增大。此外，舒张末期容积也可发生变化，在静脉回心血量增加时（如由立位转为卧位），心室舒张末期容积可增至 160mL。机体通过增加心舒末期容量和减少收缩末期容量可使搏出量增加 1 倍。在心室功能减退、心室异常扩大的情况下，虽然搏出量与正常人无明显差别，但此时的射血分数已明显下降。因此，射血分数是评价心脏泵血功能的较为客观的指标。

（2）心输出量和心指数：一侧心室每分钟射入动脉的血量，称为每分输出量

(minute volume），简称心输出量（cardiac output）。心输出量等于搏出量和心率的乘积。正常成人安静时，心率若为 75 次/分，心输出量则为 4～6L/min，平均为5L/min。心输出量与机体代谢水平相适应，并与年龄、性别等因素有关。情绪激动或肌肉活动时，心输出量增加，可高达 25～35L/min。在相同条件下，女性的心输出量约低于男性的10%，青年人的心输出量大于老年人的心输出量。

不同个体因其代谢水平不同而对心输出量的需求也不一样，如身材高大者的心输出量大于身材矮小者。因此，单以心输出量作为评价不同个体心功能的指标是不全面的。人在安静状态下，心输出量不与身高、体重成正比，而与体表面积成正比。以单位体表面积计算的心输出量，称为心指数（cardiac index）。在安静、空腹状态下的心指数称为静息心指数（resting cardiac index）。静息心指数是评价不同个体之间心功能的常用指标。我国中等身材成人的体表面积为 $1.6～1.7m^2$，静息时的心输出量以 5L/min计，则心指数为 $3.0～3.5L/(min \cdot m^2)$。

（3）心脏做功量：心脏收缩不仅仅能排出一定的血量，而且还使这些血液具有较高的压强和较快的流速。因此，心脏要克服动脉血压所形成的阻力才能完成做功。在不同动脉血压的条件下，心脏射出相同血量所消耗的能量或做功量是不同的。当动脉血压升高时，心脏射出与原来相同的血量，必须加强收缩，做更大的功，否则射出的血量将会减少。反之，在动脉血压降低时，心脏做同样的功可射出更多的血液。可见，用心脏做功量作为评价心功能的指标，比单用心输出量来衡量心功能更为合理。

4.2.3.2 心力储备

心输出量随机体代谢的需要而增加的能力，称为心脏泵血功能储备，简称心力储备（cardiac reserve）。心力储备包括心率储备和搏出量储备。体育锻炼对心力储备有明显影响。例如，健康成人安静时，心输出量为 5～6L/min；剧烈运动时，心输出量可达30L/min 左右，是安静时的 5～6 倍，说明正常人有很大的心力储备能力。

（1）心率储备：加快心率是增加心输出量的有效途径。剧烈运动时，心率可由安静时的 75 次/分增加到 180～200 次/分，心输出量可增加 2～2.5 倍。但心率过快，反而会使心输出量减少。

（2）搏出量储备：静息时搏出量为 60～80mL，强体力活动时可达 150mL 左右，表明搏出量储备为 70～90mL。搏出量储备包括收缩期储备和舒张期储备。收缩期储备是指静息状态下心室收缩末期容积与心室做最大射血后的剩余血量之差。安静时，左心室收缩末期容积约为 75mL，而强力收缩射血后，其心室剩余血量不足 20mL。可见，动用收缩期储备可使搏出量增加 55～60mL。舒张期储备比收缩期储备小，静息时，心舒末期容积约为 145mL，因心室容积不能过度扩大，一般只能达 160mL 左右，故舒张期储备约为 15mL。

（3）体育锻炼对心力储备的影响：合理的体育锻炼可增强心力储备。一个锻炼有素的运动员，最大心输出量可达静息时的 8 倍。研究表明，经常进行体育锻炼，可使心肌发达、收缩力增强，心肌的血液供应增加，对急性缺氧的耐受性提高，神经调节更加灵敏、有效，搏出量储备和心率储备都能得到提高。

4.2.4 影响心输出量的因素

正常情况下，心脏的泵血功能可随不同生理状态的需要而做出相适应的改变。搏出量和心率是决定心输出量的两大基本因素。因此，凡能改变搏出量和心率的因素，均能影响心输出量。

1）搏出量

在心率不变的情况下，搏出量的多少取决于心室肌收缩的强度和速度。心肌收缩越强、速度越快，搏出量就越多；反之就减少。心肌收缩的强度和速度受以下因素的影响。

（1）心肌前负荷（心室舒张末期充盈量）：心室舒张末期充盈量是静脉回心血量和射血后心室内的剩余血量之和。在一定范围内，静脉回心血量增加，心室舒张末期充盈量增加，心肌前负荷增大，心室容积随之增大，心肌纤维初长度（即收缩前的长度）增大，心肌收缩力增强，每搏输出量增多；相反，则每搏输出量减少。这种不需要神经、体液因素参与，而是由于心肌初长度的改变来调节心肌收缩力的调节方式，称为每搏输出量的异长自身调节。如果静脉血回心速度过快、量过多，可造成心肌前负荷过大，心肌初长度过长，超过心肌最适初长度时，心肌收缩力反而减弱，导致每搏输出量减少，可引起急性心力衰竭。故临床进行静脉输液或输血时，其速度和量应掌握适当。

（2）心肌后负荷：指心肌收缩时所遇到的阻力，即动脉血压。在其他因素不变的条件下，心肌后负荷增大时，因心室收缩所遇阻力增大而导致动脉瓣开放推迟，等容收缩期延长，射血期缩短，使每搏输出量减少。但每搏输出量减少造成心室内剩余血量增多，如果此时静脉回流量不变，将使心室舒张末期充盈量增加，心肌初长度增加，又可通过异长自身调节来增强心肌收缩力，使每搏输出量恢复到正常水平。

如果动脉血压长期高于正常，心室肌将长期处于收缩加强状态而逐渐出现心室重构，此时搏出量可能在正常范围，但心脏做功量增加；久之，心脏将不堪重负，最终导致心力衰竭。因此，对于由后负荷增大引起的心力衰竭患者，可考虑用扩张血管的药物降低动脉血压，减轻心肌后负荷，增加每搏输出量，对改善心功能是有益的。

（3）心肌收缩能力：指心肌细胞不依赖于前、后负荷而能改变收缩强度和速度的一种内在特性。兴奋-收缩耦联过程中横桥活化的数量和 ATP 的活性是影响心肌收缩力的主要因素。这种心肌收缩能力的改变与心肌初长度无关，在心肌初长度不变的条件下，取决于心肌本身收缩活动的强度和速度的改变而引起每搏输出量的改变，这种调节方式称为每搏输出量的等长调节（homometric regulation）。在心肌保持同一初长度的情况下，心肌收缩力的大小与每搏输出量成正比。人体的心肌收缩能力受神经和体液因素的影响，如运动时，交感神经活动增强，肾上腺素和去甲肾上腺素分泌增多，使心肌收缩能力增强，每搏输出量增多；迷走神经活动增强时，则引起相反的效应。经常进行体育锻炼的人心肌较发达，从而可增强心肌收缩力，使每搏输出量增加；某些心脏病（如心肌炎）患者，心肌收缩力下降，心脏不能有效泵血，容易发生心力衰竭。

2）心率

安静状态下，正常成人的心率为 60 ~ 100 次/分。在不同生理条件下，心率可以发生较大的变动。新生儿的心率较快，随着年龄的增长，心率逐渐减慢，至青春期时会接近成人的心率。成年女性的心率比同龄男性的稍快，经常进行体育运动和体力劳动的人平时心率较慢。在同一个体，安静或睡眠时心率较慢，运动或激动时心率则较快。

心率在一定范围内变动时，心率加快可使心输出量增加。但如果心率过快（超过180次/分）时，因心舒期明显缩短，心室充盈量显著减少，将引起心输出量减少；心率过慢（低于40次/分）时，虽然舒张期延长，但心室充盈已达到极限，不能再增加充盈量和搏出量，心输出量亦明显减少。由此可见，心率过快或过慢时，心输出量都会减少。

4.3 血管生理

血管是运输血液的管道系统。各类血管均有各自的结构和功能特点，大动脉因管壁含有大量弹性纤维而有明显的扩张性和较大的弹性，称为弹性贮器血管；中动脉管壁主要成分是平滑肌，故收缩力强，称为分配血管；小动脉与微动脉管壁富含平滑肌，能通过改变其口径来影响器官的灌流量和血流阻力，称为阻力血管；毛细血管有数量多、分布广、血流速度慢、通透性大的特点，因此是实现血管内、外物质交换的场所，称为交换血管；静脉数量较多，管壁较薄，具有较大的可扩张性，管腔较大，有贮存血液的作用，能容纳全身循环血量的 60% ~ 70%，称为容量血管。血管不单是运输血液的管道，在形成和维持血压、调节组织器官血流量、实现血液与组织细胞间的物质交换以及使心脏的间断射血变为血液在动脉管内连续流动等方面都有重要作用。

4.3.1 血管中的血流动力学

血液在血管内流动的力学称为血流动力学（hemodynamics）。血流动力学主要研究血流量、血流阻力、压力及其相互关系。由于血管是有弹性的管道，血液含有血细胞和胶体物质等多种成分，不是理想液体。因此，血流动力学除与一般流体力学有共同点外，又有它自己的特点。

4.3.1.1 血流量

单位时间内流过血管某一截面的血量称为血流量（blood flow），也称容积速度，单位为 mL/min 或 L/min。按流体力学的规律，在一段管道中液体的流量（Q）与该管道两端的压力差（ΔP）成正比，与液体流动时遇到的阻力（R）成反比。在体内循环系统中，血流量、血流阻力和血压的关系也是如此，可用 $Q = \Delta P / R$ 表示。

在体循环中，因动脉、毛细血管和静脉各级血管总的血流量是相等的，即都等于心输出量，故公式中的 Q 就是心输出量，而 ΔP 是主动脉血压与右心房压的压力差。由于右心房压接近于 0，因此 ΔP 接近于主动脉血压（P_A）。对于一个器官而言，公式中的 Q 代表器官的血流量，ΔP 表示该器官的平均动脉血压与静脉压之差，R 为该器官的血流阻力。

4.3.1.2 血流阻力

血液在血管内流动时遇到的阻力，称为血流阻力（resistance of blood flow）。血流阻力主要是来自血液与血管壁的摩擦力以及血液内部的摩擦力。根据流体力学原理，血流阻力与血管长度和血液黏滞性成正比，与血管半径的 4 次方成反比。由于血管的长度和血液的黏滞性一般变化不大，因此血管半径是影响血流阻力的最主要因素。在神经和体液因素的控制下，血管口径经常发生变化，机体对器官血流量的调节主要是通过控制各器官阻力血管的口径实现的。小动脉和微动脉是产生血流阻力的主要部位，因其位于循环系统的外周，故此处的血流阻力又称为外周阻力（peripheral resistance）。

4.3.1.3　血压

血压是指血管内流动的血液对单位面积血管壁的侧压力，通常以 mmHg 或 kPa 为测量单位（1mmHg≈0.133kPa）。血压是推动血液循环的直接动力，血液自大动脉向心房流动的过程中，因不断克服阻力而消耗能量，故从主动脉到右心房血压逐渐降低（图 4-11）。主动脉血压约为 100mmHg，微动脉血压约为 85mmHg，毛细血管血压约为 30mmHg，静脉起始部的血压约为 10mmHg，右心房压力接近于零。通常所说的血压，一般指动脉血压。

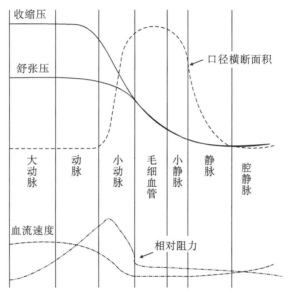

图 4-11　血液流经体循环时血压、总截面积、速度和阻力变化的示意图

4.3.2　动脉血压与脉搏

4.3.2.1　动脉血压

1）动脉血压的概念

动脉血压（arterial blood pressure）是指血液对单位面积动脉血管壁的侧压力。在一个心动周期中，动脉血压呈现周期性变化，心室收缩，动脉血压逐渐升高，升高达到的最高值称为收缩压（systolic pressure）；心室舒张时，动脉血压逐渐下降，下降达到的最低值称为舒张压（diastolic pressure）。收缩压与舒张压之差称为脉搏压（pulse pressure），简称脉压。在一个心动周期中，动脉血压的平均值称平均动脉血压（mean arterial pressure），如图 4-12 所示。心动周期中心舒期长于心缩期，因此平均动脉血压低于收缩压和舒张压两个数值的平均值，更接近于舒张压，约等于舒张压加 1/3 脉压。

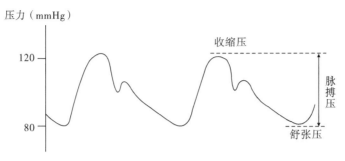

图 4-12　收缩压、舒张压、脉压和平均动脉血压

2）动脉血压的正常值

通常所说的动脉血压是指主动脉血压。为了方便，一般以测量上臂肱动脉血压来代表主动脉血压。其测量结果习惯上书写方法为"收缩压/舒张压"，读数时也应先读收缩压，后读舒张压。正常人在安静状态下的收缩压为 100～120mmHg，舒张压为 60～80mmHg，脉压为 30～40mmHg。

目前，我国采用国际统一标准，收缩压 ≥140mmHg 和（或）舒张压 ≥90mmHg，称为高血压；收缩压 <90mmHg 和（或）舒张压 <60mmHg，称为低血压。

3）动脉血压相对稳定的生理意义

动脉血压是克服外周阻力，推动血液流向各器官、组织的动力。一定高度的平均动脉血压是维持各器官，特别是脑、心、肾等重要器官血流量的主要因素。如果动脉血压过低，可致各器官血流量减少，因缺血、缺氧而造成严重后果；动脉血压过高，则因心室肌后负荷长期过重，可致心室重构，甚至发生心力衰竭，同时，长期高血压容易损伤血管壁，造成脑出血和脑梗死等严重后果。因此，动脉血压保持相对稳定对保证重要器官的血液供应、减轻心血管的负荷具有重要的生理意义。

4）动脉血压的形成

在封闭的心血管系统中，有足够的血液充盈是形成动脉血压的前提。心脏收缩射血产生的动力与血液流动时所遇到的外周阻力相互作用形成动脉血压，这一对矛盾是形成动脉血压的基本因素。此外，大动脉管壁的弹性在动脉血压形成过程中起缓冲收缩压和维持舒张压的作用。

心室收缩时将血液射入大动脉，由于外周阻力的存在，约 1/3 血液流向外周，还有 2/3 血液暂留在大动脉内，动脉膨胀，可使血压升高，形成收缩压；同时，大动脉管壁也被动扩张，不致使收缩压过高。心室舒张时，心室停止射血，主动脉瓣关闭，由于被扩张的大动脉管壁弹性回缩，推动血液继续流向外周，舒张期大动脉内仍保持一定的血液充盈，从而形成了舒张压，并保持血流过程的连续性（图 4-13）。

5）影响动脉血压的因素

动脉血压形成的前提、基本因素及大动脉管壁的弹性改变，都能影响动脉血压。

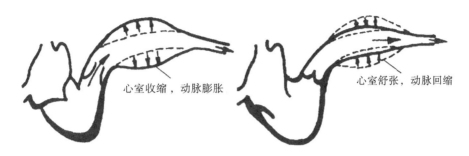

心室收缩，动脉膨胀　　　　　　心室舒张，动脉回缩

图 4-13　大动脉管壁弹性对血流和血压的作用

（1）每搏输出量：如果其他因素不变，每搏输出量增多，心缩期射入大动脉的血液量增多，对大动脉管壁的侧压力增大，会使收缩压升高。由于收缩压升高使血流速度加快，流向外周的血量增多，到心舒期末存留在大动脉内的血量增加不多，因此舒张压升高不如收缩压升高明显，脉压增大。当每搏输出量减少时，则主要使收缩压降低，脉压减小。因此，收缩压主要反映每搏输出量的多少。

（2）外周阻力：如果其他因素不变，外周阻力增大，心舒期中血液流向外周的速度减慢，心舒期末存留在大动脉中的血量增多，会使舒张压升高；在心缩期，由于动脉血压升高使血流速度加快，有较多的血液流向外周，因此收缩压的升高不如舒张压的升高明显，脉压减小。相反，外周阻力减小，舒张压降低比收缩压明显，脉压增大。可见，舒张压的高低主要反映外周阻力的大小。

（3）心率：若其他因素不变，心率加快时，心动周期缩短，心舒期缩短更明显，通过小动脉流出的血液较少，因而心舒期末较心缩期末存留在大动脉内的血液量多，以致舒张压升高明显，收缩压升高不明显，脉压减小。如果心率减慢，舒张压降低明显，收缩压降低不明显，脉压增大。

（4）大动脉管壁的弹性：因能缓冲动脉血压的变化而使收缩压不至于过高，舒张压不至于过低，脉压减小。老年人大动脉管壁由于胶原纤维增加、弹性纤维减少，使管壁弹性减弱，缓冲血压的作用减小，造成收缩压升高而舒张压降低，脉压增大。如果老年人的小动脉伴有硬化而致口径变小，使外周阻力增大，舒张压也可能升高。

（5）循环血量与血管容积：正常情况下，循环血量与血管容积相适应，保持血管内有足量血液充盈，这是形成动脉血压的前提。如果发生大失血，使循环血量明显减少，而血管容积未相应减小，则引起动脉血压急剧下降，应及时给患者输血、输液，以补充循环血量。相反，细菌毒素的作用或药物过敏而使全身小动脉扩张时，血管容积增大，循环血量不变，血管充盈度降低，血压急剧下降，此时应使用血管收缩药物，使血管收缩，血管容积变小，血压回升。

4.3.2.2　动脉脉搏

心动周期中，动脉管壁随心脏舒缩而产生的周期性搏动，称为动脉脉搏（arterial pulse），简称脉搏。这是由于心室节律性收缩和舒张引起浅表部位动脉血管的搏动。搏动发生于主动脉起始部，能沿动脉管壁向外周传播。正常情况下，用手指能扪到身体浅表部位(如桡动脉)的动脉脉搏,脉搏的频率和节律与心搏频率和节律一致,为 60 ~ 100 次/分,脉搏的强弱和紧张度能反映每搏输出量的多少,故扪诊脉搏可在一定程度上反映心血管的功能状态。

4.3.3 静脉血压和静脉回心血量

静脉是血液回心的通道,因容易扩张、容量大,故对贮存血液起重要作用。静脉血压的高低能有效地调节回心血量和心输出量,以适应机体不同情况的需要。血液从大动脉流向心房的过程中,由于克服血流阻力而不断消耗能量,使血压逐渐下降,其中流经小动脉和微动脉时的血压降落幅度最大,到腔静脉时,血压已接近于零。

4.3.3.1 外周静脉压和中心静脉压

各器官或肢体的静脉血压称为外周静脉压。腔静脉或右心房内的血压称为中心静脉压(central venous pressure, CVP),正常范围为 4 ~ 12cmH$_2$O(0.39 ~ 1.18kPa)。中心静脉压的高低取决于心脏的射血能力和静脉回心血量。心脏射血功能良好,能及时将回心血液射入动脉,则中心静脉压较低;反之,心脏射血能力减弱,中心静脉压则升高。此外,若静脉回心血量增加(如输液过多、过快),中心静脉压也会升高;反之,中心静脉压则降低。因此,测定中心静脉压有助于了解心脏功能状态,同时可作为临床控制补液速度和补液量的指标。

4.3.3.2 影响静脉回心血量的因素

单位时间内由静脉回心的血量取决于外周静脉压与中心静脉压之差。凡能改变这个压力差的因素,均能影响静脉血的回流。

(1)循环系统平均充盈压:此为反映血管充盈程度的指标。当循环血量增加或容量血管收缩时,循环系统平均充盈压升高,静脉回心血量增多。反之,当循环血量减少或容量血管舒张时,循环系统平均充盈压降低,静脉回心血量减少。

(2)心肌收缩力:心肌收缩力的改变是影响静脉血回流最重要的因素。心肌收缩力增强,每搏输出量增多,心舒期室内压低,有利于静脉血回心;反之,则不利于静脉血回心。比如左心衰竭时,左心室收缩力减弱,可引起肺静脉回流受阻,造成肺淤血、肺水肿。若发生右心衰竭,右心室收缩力减弱,使静脉回心血量减少,患者可出现颈静脉怒张、肝大、下肢水肿等体循环淤血的体征。

(3)重力和体位:取平卧体位时,全身静脉与心脏基本处在同一水平,重力对静脉血压和静脉血流的影响不大。当由卧位突然站立时,因受重力影响,心脏以下的静脉血管扩张充盈,所容纳的血液增多,静脉回心血量减少,心输出量减少,导致动脉血压下降和脑供血不足,便可能引起眼前发黑、头晕等症状。长期卧床的患者,其下肢静脉血管因紧张性降低而更易扩张,加之下肢肌肉收缩无力,挤压静脉的作用减弱,可容纳更多血液,造成静脉回心血量比正常人更少,心输出量减少,可使上述症状更明显。因此,对于体弱多病、长期卧床的患者,不能突然改变其体位,以免发生意外。

(4)骨骼肌的挤压作用:当骨骼肌收缩时,位于肌肉内和肌肉间的静脉受挤压,可促进静脉血回流；当骨骼肌舒张时，静脉瓣能阻止血液倒流，同时促进毛细血管血液流入静脉。因此，骨骼肌的节律性舒缩活动加上静脉瓣的协助，具有"肌肉泵"的作用，从而促进静脉血回流。例如，在步行或跑步时，两下肢肌肉泵的作用就能使回心血量明显增加。但是，如果经常久立不动，肌肉持续紧张性收缩，使下肢静脉回流受阻，静脉压升高，则会导致下肢静脉曲张。

（5）呼吸运动：吸气时，胸膜腔负压增大，使胸腔内的大静脉和右心房更加扩张，由于容积增大，中心静脉压下降，可促进静脉血回流；呼气时则相反，可使静脉血回流减少。

4.3.4 微循环

4.3.4.1 微循环的概念和组成

微动脉与微静脉之间的血液循环称为微循环（microcirculation）。微循环是血液循环与组织细胞直接接触的部分，是血液循环的基本功能单位，能实现血液与组织间的物质交换。调节局部组织血流量，对组织细胞的代谢及功能活动有很大的影响。典型的微循环由微动脉、后微动脉、毛细血管前括约肌、真毛细血管、通血毛细血管、动静脉吻合支和微静脉七部分组成（图4-14）。

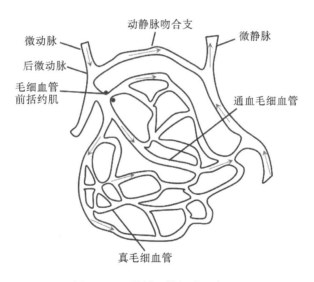

图 4-14 微循环的组成示意图

4.3.4.2 微循环的通路及功能

（1）直捷通路：指血液经微动脉—后微动脉—通血毛细血管—微静脉的通路。它经常处于开放状态。该通路直接贯通于微动脉与微静脉，血管口径较大，弯曲少，阻力小，血流速度快，流经通血毛细血管时很少进行物质交换。这条通路的主要生理意义在于使部分血液迅速通过微循环，经静脉系统回流到心脏，从而保证回心血量。

（2）迂回通路：指血液经微动脉—后微动脉—毛细血管前括约肌—真毛细血管网—

微静脉的通路。真毛细血管的管壁薄，穿插于细胞间隙中，迂回曲折，相互交错成网，血流缓慢，血管交替开放，是血液与组织细胞进行物质交换的主要场所，故又称为营养通路。

（3）动静脉短路：指血液经微动脉—动静脉吻合支—微静脉的通路。血液流经此通路时，不进行物质交换，故动静脉短路又称为非营养通路。一般情况下，这一通路经常处于关闭状态。在皮肤中，这类通路较多，当通路开放时，可使皮肤血流量增加，促进皮肤散热，故其主要功能是调节体温。

4.3.4.3 微循环血流的调节

微动脉位于微循环的起始部位，微静脉则位于微循环的最后部分。微循环血量取决于血管的舒缩活动。微动脉起"总闸门"作用，微静脉起"后闸门"作用，二者主要受交感神经和肾上腺素、去甲肾上腺素等体液因素的调节。后微动脉和毛细血管前括约肌位于真毛细血管的起始端，起"分闸门"作用，主要接受缺氧和局部代谢产物的调节。

在安静状态下，真毛细血管是轮流开放和关闭的。当组织代谢水平低时，组织中代谢产物积聚较少，后微动脉和毛细血管前括约肌收缩，使真毛细血管网关闭；一段时间后，代谢产物积聚，氧分压降低，导致局部的后微动脉和毛细血管前括约肌舒张，毛细血管开放，于是积聚的代谢产物被血流清除，后微动脉和毛细血管前括约肌又收缩，使毛细血管网再次关闭。如此周而复始。后微动脉和毛细血管前括约肌每分钟交替收缩和舒张 5~10 次，并保持约 20% 的真毛细血管处于开放状态。当组织代谢活动增强时，代谢产物积聚，导致更多的微动脉和毛细血管前括约肌舒张，更多的真毛细血管网开放，以适应代谢活动水平的增高。

4.3.5 组织液和淋巴液

4.3.5.1 组织液的生成及影响因素

组织液是存在于组织间隙中的液体，是血浆经毛细血管滤出而形成的，是血液与组织细胞进行物质交换的媒介。组织液不断更新是维持内环境稳态和组织细胞正常新陈代谢的基本条件。

1）组织液的生成与回流

毛细血管壁的通透性是组织液生成的结构基础。血浆中除大分子蛋白质外，其余成分都可通过毛细血管壁滤出。组织液生成和回流的动力是有效滤过压，它取决于毛细血管血压、组织液静水压、血浆胶体渗透压和组织液胶体渗透压 4 个因素。其中，毛细血管血压和组织液胶体渗透压是促进组织液生成的力量，而血浆胶体渗透压和组织液静水压是促进组织液回流的力量。促使组织液生成的力量与促使组织液回流的力量之差称为有效滤过压（effective filtration pressure），用下式表示。

有效滤过压 =（毛细血管血压 + 组织液胶体渗透压）-（血浆胶体渗透压 + 组织液静水压）

毛细血管动脉端血压平均为 30mmHg，血液流至毛细血管静脉端时，血压降低为

12mmHg，血浆胶体渗透压为 25mmHg，组织液胶体渗透压约为 15mmHg，组织液静水压约为 10mmHg。根据上式计算，毛细血管动脉端的有效滤过压为 10mmHg，而静脉端的有效滤过压为−8mmHg。因此，在毛细血管的动脉端生成组织液，在静脉端大部分组织液又回流入毛细血管，剩余一小部分的组织液进入毛细淋巴管，生成淋巴液，再经淋巴系统回流入血液(图 4 − 15)。

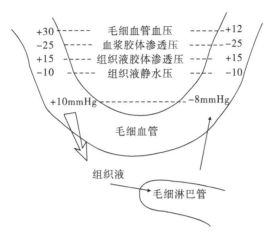

图 4 − 15 组织液生成与回流示意图

2）影响组织液生成与回流的因素

正常情况下，组织液的生成与回流保持动态平衡。有效滤过压中各种因素的改变，以及毛细血管壁的通透性发生改变，均可破坏这种动态平衡，造成组织液生成增多或回流障碍，使组织间隙中液体过多，从而引起水肿。

（1）毛细血管血压：当毛细血管血压升高而其他因素不变时，有效滤过压升高，组织液生成增多而回流减少。例如，炎症部位的微动脉扩张，可引起毛细血管血压升高，从而发生局部水肿。又如，右心衰竭时，静脉回流受阻，毛细血管血压升高，组织液生成也会增加，可引起全身水肿。

（2）血浆胶体渗透压：一般情况下，血浆胶体渗透压很少发生变化，但某些肾脏疾病可使肾小球滤过膜通透性增大，使大量血浆蛋白随尿排出；肝脏疾病时蛋白质合成减少，以及营养不良时蛋白质摄入过少等，均可使血浆胶体渗透压下降，导致有效滤过压升高，使组织液生成增多，从而出现水肿。

（3）淋巴回流：正常时，一部分组织液经淋巴管回流入血液，当淋巴回流受阻时，受阻部位以前的组织间隙中组织液积聚，可出现严重的水肿，在丝虫病时或肿瘤细胞阻塞淋巴管时可见到这种情况。

（4）毛细血管壁通透性：在发生过敏反应时，毛细血管壁通透性增高，部分血浆蛋白质渗出，可使血浆胶体渗透压降低、组织液胶体渗透压升高，导致组织液生成增多，从而发生水肿。

4.3.5.2 淋巴液的生成及意义

组织液渗入毛细淋巴管，生成淋巴液，淋巴液经淋巴系统回流入静脉。

1）淋巴液的生成与回流

组织液进入淋巴管即成为淋巴液。因此，来自一种组织的淋巴液，其成分与该组织的组织液非常近似。从毛细血管动脉端滤出组织液，约有90%于毛细血管静脉端回流入血液，另外约10%进入毛细淋巴管，生成淋巴液。

正常成人在安静状态下每小时约有120mL（每日有2000~4000mL）淋巴液生成和回流，大致相当于全身的血浆量。其中，约3/4经胸导管、1/4经右淋巴导管进入血液。

毛细淋巴管管壁仅由单层内皮细胞构成，管壁外无基膜，起始于组织间隙，相邻的内皮细胞边缘像瓦片状相互覆盖，形成只向管腔开放的单向活瓣（图4-16）。毛细淋巴管通透性较毛细血管大，当组织液积聚到一定程度时，即渗入毛细淋巴管内，生成淋巴液。毛细淋巴管汇入大淋巴管，最后经胸导管和右淋巴导管分别流入左、右静脉角，从而进入血液循环。因此，淋巴系统犹如血液循环的一条侧支通路，是组织液向血液回流的重要辅助系统。

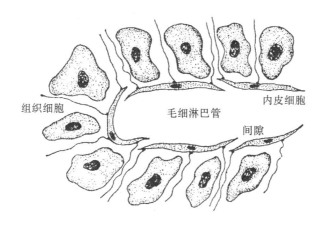

图4-16　毛细淋巴管始端结构模式图

2）淋巴循环的生理意义

（1）调节血浆与组织液之间液体平衡：毛细淋巴管由单层内皮细胞构成，管壁无基膜层，通透性极高，能将多余的组织液通过淋巴循环再返回血液。

（2）回收组织液中的蛋白质：毛细淋巴管管壁比毛细血管管壁的通透性大，由毛细血管管壁逸出的微量蛋白质可随组织液透入毛细淋巴管运回血液，每天可回收蛋白质75~200g，这对维持血管内、外胶体渗透压及水平衡具有重要的生理意义。

（3）运输脂肪等营养物质：食物消化以后，经小肠黏膜吸收营养物质，尤其是脂肪，80%~90%是由小肠绒毛中的毛细淋巴管吸收的，因此小肠的淋巴液呈乳糜状。

（4）防御和屏障作用：因出血而进入组织间隙中的红细胞，以及侵入体内的细菌等，可进入毛细淋巴管。淋巴结的淋巴窦内含有许多巨噬细胞，能清除淋巴液中的红细胞、细菌及其他异物微粒。此外，淋巴结还可产生淋巴细胞和浆细胞，参与免疫反应，起防御和屏障作用。

4.4 心血管活动的调节

机体在不同生理情况下，各器官组织的代谢水平不同，对血流量的需求也不同。机体通过神经和体液调节，改变心输出量和外周阻力，协调各器官组织之间的血流分配，以满足各器官组织对血流量的需要，并保持动脉血压相对稳定。

4.4.1 神经调节

心肌和血管平滑肌接受自主神经的支配。机体对心血管活动的神经调节是通过心血管反射实现的。

4.4.1.1 心和血管的神经支配

1）心脏的神经支配及其作用

心脏受心交感神经和心迷走神经的双重支配。

（1）心交感神经及其作用：心交感神经起始于脊髓胸段（$T_1 \sim T_5$）灰质侧角神经元，其节后纤维支配窦房结、房室交界、房室束、心房肌和心室肌。心交感神经的节后纤维为肾上腺素能纤维，其末梢释放的递质为去甲肾上腺素（NA）。当心交感神经兴奋时，其节后纤维末梢释放去甲肾上腺素，与心肌细胞膜上的 β_1 受体结合，可使心肌细胞膜对 Ca^{2+} 的通透性增大，促进 Ca^{2+} 内流，使心率加快、传导加速、心缩力增强、输出量增多、血压升高。β 受体阻断剂美托洛尔可阻断心交感神经对心脏的兴奋作用。

（2）心迷走神经及其作用：心迷走神经属于副交感神经，其节前纤维起始于延髓的心迷走神经背核和疑核，终止于心壁内的神经元。换元后，其节后纤维支配窦房结、心房肌、房室交界、房室束及其分支，心室肌也受少量心迷走神经纤维支配。心迷走神经节后纤维为胆碱能纤维，其末梢释放的递质为乙酰胆碱（ACh）。心迷走神经兴奋时，其末梢释放的 ACh 与心肌细胞膜上的 M 受体结合，可提高细胞膜对 K^+ 的通透性，促进 K^+ 外流，并抑制钙通道，使 Ca^{2+} 内流减少，从而抑制心肌，使心率变慢、房室传导减速、心缩力减弱、心输出量减少、血压下降。M 受体阻断剂阿托品可阻断心迷走神经对心脏的抑制作用。

2）血管的神经支配及其作用

支配血管平滑肌的神经分为交感缩血管神经和舒血管神经。

（1）交感缩血管神经及其作用：绝大多数血管只受交感缩血管神经的支配。其节前神经元位于脊髓胸 1 至腰 2 或腰 3 侧角，发出节前纤维，于椎旁和椎前神经节内换元；其节后纤维支配体内几乎所有的血管。不同部位的血管，缩血管纤维分布的密度不同。皮肤血管中缩血管纤维分布最密，骨骼肌和内脏的血管次之，冠状血管和脑血管中缩血管纤维分布最少。在同一器官的各段血管中，动脉的分布高于静脉，而动脉中以微动脉的密度最高，毛细血管前括约肌中分布很少。其节后纤维末梢释放的去甲肾上腺素与血管平滑肌细胞膜上的 α 受体结合后，可使血管收缩、外周阻力增大、血压升高。

α受体阻断剂酚妥拉明可以阻断交感缩血管神经收缩血管的作用。

在安静状态下，交感缩血管纤维持续发放低频冲动，称为交感缩血管紧张，可使血管平滑肌保持一定程度的收缩状态。在此基础上，交感缩血管紧张增强，血管进一步收缩，血压升高；反之，血管舒张，血压下降。交感缩血管神经就是通过这种方式来调节不同器官血流阻力和血流量的。

（2）舒血管神经及其作用：有两类舒血管神经。一类是交感舒血管神经，支配骨骼肌血管，平时没有紧张性活动，只有当情绪激动或运动时才发放冲动，其末梢释放乙酰胆碱，作用于血管平滑肌的M受体，使骨骼肌血管舒张、血流量增多，与肌肉活动增强相适应。另一类是副交感舒血管神经，支配脑、唾液腺、胃肠外分泌腺和外生殖器等部位的血管，作用范围局限。其兴奋时，末梢释放乙酰胆碱，与血管平滑肌的M受体结合，使血管舒张。舒血管纤维的活动只对所支配的器官组织的局部血流量起调节作用，对循环系统总的外周阻力的影响很小，对血压影响小。

4.4.1.2 心血管中枢

中枢神经系统内与调节心血管活动有关的神经元集中的部位，统称为心血管中枢（cardiovascular center），分布于从脊髓到大脑皮质的各个水平。它们功能各异，可发生不同程度的联系与整合，使心血管活动协调一致，并与整体的活动相适应。

（1）延髓心血管中枢：最基本的心血管中枢位于延髓，包括心血管交感中枢和心迷走中枢（或称心抑制中枢）。它们分别通过心交感神经、交感缩血管神经和心迷走神经调节心脏和血管活动（图4-17）。

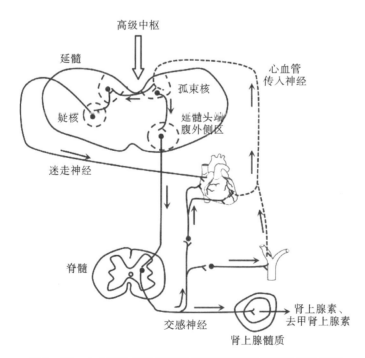

图4-17 心血管功能神经调节的主要结构及相互关系示意图

延髓心血管中枢的心迷走神经元和控制心交感神经与交感缩血管神经活动的神经元在平时都有紧张性活动，分别称为心迷走紧张、心交感紧张和交感缩血管紧张。在安静状态下，这些延髓神经元的紧张性活动表现为心迷走神经纤维和交感神经纤维持续的低频放电活动。目前认为，延髓头端腹外侧部是缩血管区，是心交感紧张和交感缩血管紧张的起源。延髓尾端腹外侧部是舒血管区，可抑制缩血管区神经元的活动，而延髓孤束核是传入神经接替站。延髓的迷走神经背核和疑核是心抑制区，是心迷走紧张的起源。

（2）延髓以上的心血管中枢：在延髓以上的脑干、下丘脑以及小脑和大脑中，也都存在与心血管活动有关的神经元。它们相互联系，协调统一，在心血管活动和机体其他功能之间起着复杂的整合功能。例如，下丘脑是非常重要的功能整合部位，在调节内脏活动、体温调节以及发怒、恐惧等情绪反应的整合中，都包含有一系列相应的心血管活动的改变。

大脑皮质及边缘系统的一些结构能调节下丘脑或延髓等其他部位的心血管神经元的活动，并与机体各种行为的变化相协调。

4.4.1.3 心血管活动的反射性调节

心血管的神经调节以反射的方式进行。其生理意义在于使循环功能适应当时机体所处的状态或环境的变化。

1）颈动脉窦和主动脉弓压力感受性反射

当动脉血压升高时，可引起压力感受性反射，其反射效应是使血压下降，故也称为减压反射（depressor reflex）。

（1）反射弧：存在于颈动脉窦和主动脉弓血管外膜下的感觉神经末梢，能感受血压升高对管壁的机械牵张刺激，称为压力感受器（图4-18）。颈动脉窦的传入神经是窦神经，上行时加入舌咽神经；主动脉弓的传入神经是主动脉神经，行走于迷走神经干内。它们都进入延髓，到达孤束核，然后投射到心迷走中枢、心交感中枢和缩血管中枢。传出神经分别是心迷走神经、心交感神经和交感缩血管神经，效应器则为心脏和血管。

（2）反射效应：当动脉血压升高时，颈动脉窦和主动脉弓压力感受器所受牵张刺激增强，沿窦神经和主动脉神经分别经舌咽神经、迷走神经传到延髓的冲动增多，使心迷走中枢紧张性增强而心血管交感中枢紧张性减弱，经心迷走神经传至心的冲动增多，经心交感神经传至心的冲动减少，故心跳减慢、心肌收缩力减弱、心输出量减少；由交感缩血管神经传至血管的冲动减少，故血管舒张、外周阻力降低。因心输出量减少，外周阻力降低，使动脉血压下降至正常水平，故称为

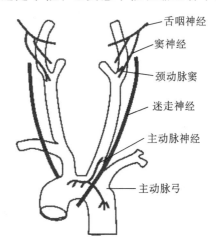

图 4-18　颈动脉窦和主动脉弓压力
感受器及传入神经示意图

舌咽神经
窦神经
颈动脉窦
迷走神经
主动脉神经
主动脉弓

减压反射。相反，如果动脉血压降低，压力感受器所受牵张刺激减弱，沿相应传入神经传入冲动减少，使心血管交感中枢紧张性增强而心迷走中枢紧张性减弱，则引起心输出量增多、外周阻力增大、血压升高。

（3）特点：压力感受器感受血压变化的范围在 60～180mmHg，对血压在 100mmHg 的变化最敏感。当动脉血压低于 60mmHg 或高于 180mmHg 时，此反射便失去作用。压力感受器对动脉血压的突然变化比较敏感，而对缓慢持续的血压变化不敏感，故高血压患者不能通过该反射使血压降到正常水平。

（4）生理意义：压力感受性反射在心输出量、外周血管阻力、血量等发生突然变化的情况下，可对动脉血压进行快速调节，使动脉血压不致发生过大的波动。其生理意义在于缓冲血压的急剧变化，维持动脉血压相对恒定。

2）颈动脉体和主动脉体化学感受性反射

在颈总动脉分叉处和主动脉弓区域有颈动脉体和主动脉体，它们能感受血液中某些化学成分变化的刺激，称为化学感受器。当血液中缺氧、CO_2 增多或 H^+ 浓度增高时，它们均可刺激化学感受器，发放兴奋冲动，先沿窦神经和主动脉神经传入延髓，主要兴奋延髓呼吸中枢，引起呼吸加深、加快，以及肺通气量增多；其次，该反射通过提高缩血管中枢紧张性，使交感缩血管神经传出冲动增多、血管收缩、外周阻力增大，从而引起动脉血压升高。

颈动脉体和主动脉体化学感受性反射主要对呼吸具有经常性调节作用，对维持血中 O_2 和 CO_2 含量的相对稳定起着重要作用；而对于心血管活动的调节，只有在机体缺氧、窒息、失血、酸中毒等异常情况下，才有较明显的作用。

3）心肺感受器引起的心血管反射

心房、心室和肺循环大血管壁存在许多感受器，总称为心肺感受器，其传入神经行走于迷走神经内。当血压升高或血容量增多时，心房或血管壁受到牵张刺激，可兴奋这些机械感受器或压力感受器。此外，一些化学物质，如前列腺素、缓激肽等，也能使心肺感受器兴奋。大多数心肺感受器受刺激时，引起的反射效应是心交感紧张降低、心迷走紧张增强，导致心率减慢、心输出量减少、外周阻力降低，从而引起血压下降。心肺感受器兴奋时，肾交感神经活动受抑制特别明显，肾素、血管升压素的释放减少，使肾血流量增加，肾排水和排钠量增多，以调整循环血量不至于过多。反之，当循环血量减少时，心肺感受器所受刺激减弱，则发生相反的调节效应。

4）脑缺血反应

当脑血流量减少时，可因脑内代谢产物直接兴奋交感缩血管中枢使外周血管强烈收缩，从而导致动脉血压升高。在正常情况下，脑血流存在自身调节机制，轻度或中度的动脉血压下降不影响脑血流量，只有当动脉血压低于 50mmHg（6.7kPa）时，特别是当血压降至 15～20mmHg 时才发挥调压作用。因此，脑缺血反应是维持动脉血压的"最后防线"。

脑缺血反应激发快、效应强，在半分钟内可使动脉血压高达 200～270mmHg（26.6～36.0kPa）或以上。若此时仍不能缓解脑缺血情况，则交感缩血管神经中枢由于严重的缺血、缺氧，很快会失去兴奋作用，血压进一步急剧下降，可危及患者生命。

4.4.2 体液调节

心血管活动的体液调节包括由血液运输到全身的激素，以及局部组织中形成的一些化学物质或代谢产物，根据体液因素作用的范围可分为全身性和局部性两类。

4.4.2.1 全身性体液因素

全身性体液因素是某些激素经血液循环广泛作用于心血管系统，主要有肾上腺素、去甲肾上腺素、血管紧张素、血管升压素、心房钠尿肽等。

（1）肾上腺素和去甲肾上腺素：血液中的肾上腺素（epinephrine）和去甲肾上腺素（norepinephrine，NE 或 noradrenaline，NA）主要由肾上腺髓质分泌，两者对心脏和血管的作用有许多共同点，但并不完全相同，这是因为它们与心肌和血管平滑肌细胞膜上不同的肾上腺素能受体的亲和能力不同所致。

肾上腺素主要与心肌细胞膜上的 β_1 受体结合，使心率增快、心肌收缩力增强、心输出量增多，临床常作为强心急救药。肾上腺素既可与皮肤、胃肠、肾血管平滑肌细胞膜上的 α 受体结合，使皮肤、胃肠、肾血管收缩；又可与骨骼肌、肝、冠状血管平滑肌细胞膜上的 β_2 受体结合，使骨骼肌、肝、冠状血管舒张，因此对总外周阻力的影响不大。

去甲肾上腺素也可与心肌细胞膜上的 β_1 受体结合，但较肾上腺素对心脏的作用弱；去甲肾上腺素主要与血管平滑肌细胞膜上的 α 受体结合，能使除冠状动脉外的血管收缩，尤其是小动脉的强烈收缩，使外周阻力显著增大，血压明显升高，因此临床上常用去甲肾上腺素作为升压药。由于血压升高，减压反射增强，心迷走神经兴奋，因此会表现出对心脏的抑制作用；与其对心脏的兴奋作用相比，抑制作用稍强，故应用去甲肾上腺素后心脏抑制作用稍明显。

（2）血管紧张素：血液中的血管紧张素有 3 种，即血管紧张素Ⅰ、血管紧张素Ⅱ、血管紧张素Ⅲ。因失血或肾脏疾病导致肾血流量减少或血钠降低时，刺激肾小球旁器的球旁细胞分泌肾素（renin），肾素进入血液作用于肝所产生的血管紧张素原会转变成血管紧张素Ⅰ，后者经肺循环时，在血管紧张素转换酶作用下，变成血管紧张素Ⅱ（angiotensin Ⅱ，Ang Ⅱ），再在血液和组织中的氨基肽酶 A 的作用下成为血管紧张素Ⅲ。

血管紧张素Ⅰ一般不具有活性。血管紧张素Ⅱ能使全身小动脉收缩，外周阻力增大，血压升高，此外还可刺激肾上腺皮质球状带合成分泌醛固酮。醛固酮作用于肾小管，起保 Na^+、保水、排 K^+ 作用，从而引起血容量增多，血压升高。血管紧张素Ⅲ的缩血管作用较血管紧张素Ⅱ弱，促进醛固酮分泌的作用却强于血管紧张素Ⅱ。

（3）血管升压素（vasopressin）：由下丘脑视上核和室旁核的神经元合成与分泌，经下丘脑-垂体束运输至神经垂体储存，在适宜刺激下释放入血。在正常情况下，血浆中血管升压素浓度升高时主要促进肾远曲小管和集合管上皮细胞对水的重吸收，尿量减少，故又称血管升压素为抗利尿激素（antidiuretic hormone，ADH）。只有当其血浆浓度明显高于正常时，血管升压素才引起血压升高。血管升压素对体内细胞外液量的调节起重要作用。在禁水、失水、失血等情况下，血管升压素释放增加，不仅对保留体内液体量，而且对维持动脉血压都起重要的作用。

（4）心房钠尿肽（atrial natriuretic peptide，ANP）：ANP 是一类多肽，当血容量增多和血压升高、心房壁受到牵拉时，由心房肌细胞释放入血，引起下列作用。①可使血管舒张，外周阻力降低，血压降低；②可使心率减慢，每搏输出量减少，故心输出量减少；③能使肾排水和排钠增多。此外，心房钠尿肽可抑制肾素、醛固酮以及血管升压素的释放，在维持体内水盐平衡上起重要作用。

4.4.2.2 局部性体液因素

局部性体液因素绝大多数在局部发挥作用，是由局部组织细胞所产生的某些化学物质，对局部组织的血液循环起一定的调节作用。

1）激肽释放酶

激肽释放酶是体内的一类蛋白酶，可使某些激肽原分解为激肽（kinin）。激肽释放酶可分为两类，一类存在于血浆中，称为血浆激肽释放酶，可水解血浆中高分子量的激肽原，生成一种九肽，即缓激肽。另一类存在于肾、唾液腺、胰腺等器官组织内，称为组织激肽释放酶，可水解低分子量的激肽原，产生一种十肽，即赖氨酰缓激肽，也称血管舒张素。后者在氨基肽酶的作用下失去赖氨酸，成为缓激肽。缓激肽具有强烈的舒血管作用，并能增加毛细血管壁的通透性。在一些腺体器官中生成的激肽可以使器官局部的血管舒张，以增加局部血流量。循环血液中的缓激肽和血管舒张素能引起全身性血管舒张，使外周阻力降低，从而出现血压降低。

2）组胺

在皮肤、肺和肠黏膜的肥大细胞中含有大量的组胺，当组织受到损伤、发生炎症或过敏反应时会释放出来。组胺具有强烈的舒血管作用，并能增加毛细血管和微静脉管壁的通透性，导致局部组织水肿。

3）局部代谢产物

器官血流量主要通过局部代谢产物（如 CO_2、H^+、腺苷、ATP、K^+ 等）的浓度进行自身调节。

4）血管内皮所生成的血管活性物质

近年来已证实，血管内皮细胞可生成并释放多种血管活性物质，引起血管平滑肌舒张或收缩。

（1）血管内皮生成的舒血管物质：主要有一氧化氮（nitric oxide，NO）和前列环素。NO 可激活血管内的可溶性鸟苷酸环化酶，升高 cGMP 浓度，降低游离 Ca^{2+} 浓度，使血管舒张。前列环素也称前列腺素 I_2（PGI_2），可在内皮细胞内由前列环素合成酶催化合成，可引起血管舒张。

（2）血管内皮生成的缩血管物质：内皮素（endothelin，ET）是内皮细胞合成和释放的由 21 个氨基酸残基构成的多肽，具有强烈而持久的缩血管效应和促进细胞增殖与肥大的效应，并参与心血管细胞的凋亡、分化、表型转化等多种病理过程。

4.4.3 社会心理因素对心血管活动的影响

循环功能常常受到社会心理因素的影响，如愤怒时血压升高、惊恐时心跳加速、害羞时面部血管扩张等。许多心血管疾病也与社会心理因素有密切的关系。一些从事工作压力较大的职业人员，可因极度紧张的气氛而使高血压的发病率显著升高；有酗酒、吸烟等不良生活习惯的人群，高血压的发病率也会高于无此类不良生活习惯的人群。在一些发达国家，高血压的发病率高达 25% 左右，我国多数城乡人群的普查资料也显示存在较高的高血压发病率。以上事实说明，社会心理因素对心血管功能和心血管疾病的发生有着十分重要的影响。因此，应当高度重视社会心理因素的影响，积极预防心血管疾病的发生。

4.5 器官循环

由于各器官的结构和功能各异，因此血流量的调节也有其本身的特点。本节主要叙述心、肺、脑的血液循环特征及其调节。

4.5.1 冠脉循环

4.5.1.1 冠脉循环的解剖特点

冠状动脉开口于主动脉根部，其主干行走于心脏的表面，其小分支垂直于心脏表面穿入心肌，在心内膜下层分支成网。这种分支方式使冠状动脉血管在心肌收缩时容易受到压迫。冠状动脉的毛细血管网分布极为丰富，毛细血管数和心肌纤维数的比例为 1：1。冠状动脉的侧支较细小，血流量很少。因此，冠状动脉突然阻塞，不易很快建立有效侧支循环，易发生心肌梗死。

4.5.1.2 冠状动脉血流的生理特点

心肌的血液由左、右冠状动脉供应。每条冠状动脉通过毛细血管汇入心肌静脉，最后汇入右心房。一般来说，左冠状动脉主要供应左心室前部，经冠状窦回流入右心房；右冠状动脉主要供应左心室后部和右心室，经心前区静脉回流入右心房。冠状动脉血流的主要特点如下。

(1)血压高、血流量大：冠状动脉起始于主动脉根部，最后汇入右心房，其循环途径短、血压高、血流量大。安静时，中等体重的人冠状动脉血流量约为 225mL/min，占心输出量的 4% ~5% ，每 100g 心肌的血液供应达 60 ~80mL/min。当剧烈运动时，心肌活动加强，冠状动脉血流量可增加 4 ~5 倍，以适应心脏工作量大、耗氧多的需要。

(2)耗氧量高，动静脉氧差大：心肌富含肌红蛋白，具有较强的摄氧能力。动脉血流经心脏后，其中 65% ~70%（约 12mL）的氧被心肌摄取，比骨骼肌摄氧率(5 ~6mL)大 1 倍多，以满足心肌对氧的需求。因此，安静时冠脉循环动静脉氧差大。这种现象提示，当机体进行剧烈运动使心肌耗氧量增加时，心肌依靠从单位血液摄取氧的潜力较小，此时心肌主要依靠扩张冠状动脉血管来增加血液供应。

（3）冠状动脉血流受心室舒缩的影响较大：由于冠状动脉分支大部分深埋在心肌中，因此心肌节律性舒缩对冠状动脉血流的影响较大。心室收缩时，心肌压迫小血管，血流阻力增加，使冠状动脉血流量减少。心室舒张时，心肌对小血管的压迫解除，血流阻力下降，冠状动脉血流量增加。就左心室而言，通常收缩期的冠状动脉血流量仅为舒张期的20%～30%，因此心脏的血液供应主要在心舒期。可见，冠状动脉血流量的多少主要取决于舒张压的高低和心舒期的长短。如心动过速时，因心舒期缩短，可导致冠状动脉血流量减少。右心室肌比较薄弱，收缩对右冠状动脉的压迫作用较小，因此右冠状动脉血流量在心动周期中的变化不大。

冠状动脉硬化时，血流阻力加大，可使冠状动脉血流量下降。心肌对缺血、缺氧十分敏感，一旦供血不足，就可发生心绞痛。

4.5.1.3 冠状动脉血流量的调节

（1）心肌代谢水平：实验证明，冠状动脉血流量与心肌代谢水平成正比。心肌的耗氧量较大，但心肌的氧储备较小，在骨骼肌运动时，心肌代谢活动增强，对氧的需求量增加，主要通过冠状动脉血管舒张来增加冠状动脉血流量，以满足心肌对氧的需求。现已证实，心肌代谢增强引起冠状动脉血管舒张的原因是心肌某些代谢产物（如乳酸、腺苷、H^+、CO_2）的增加，其中腺苷是最重要的因素。当心肌代谢增强而局部组织中氧分压降低时，ATP分解产生腺苷，腺苷浓度会增加3～4倍。此外，前列腺素E和缓激肽也能引起冠状动脉舒张。

（2）神经调节：冠状动脉受迷走神经和交感神经支配。迷走神经的直接作用是引起冠状动脉舒张，但迷走神经兴奋又使心率减慢、心肌代谢率降低，可抵消迷走神经对冠状动脉直接的舒张作用。心交感神经的直接作用是使冠状动脉收缩，引起心率加快、心肌耗氧量增加，从而使冠状动脉舒张。在整体条件下，冠状动脉血流量主要由心肌本身的代谢水平调节，神经因素的影响被心肌代谢改变的作用所掩盖。

（3）激素调节：肾上腺素和去甲肾上腺素可通过增强心肌的代谢活动和耗氧量使冠状动脉血流量增加，也可直接作用于冠状动脉血管 α 或 β 肾上腺素能受体，引起冠状动脉血管收缩或舒张。甲状腺素可通过加强心肌代谢使冠状动脉舒张、血流量增加。血管紧张素Ⅱ以及大剂量的血管升压素可使冠状动脉收缩、冠状动脉血流量减少。

4.5.2 脑循环

4.5.2.1 脑循环的特点

（1）脑血流量大，耗氧量大。脑组织的代谢水平高，血流量较大。在安静情况下，每100g脑的血流量为50～60mL/min，整个脑的血流量约为750mL/min，占心输出量的15%左右。脑组织的耗氧量也较大，在安静情况下，整个脑的耗氧量约占全身耗氧量的20%。

（2）血流量变化小。脑位于骨性的颅腔内，故容积固定。颅腔内由脑、脑血管和脑脊液所充满，三者容积的总和也是固定的。因脑组织不可压缩，故脑血管舒缩程度受到很大的限制，血流量的变化比其他器官小得多。

（3）存在血-脑屏障和血-脑脊液屏障。在血液和脑组织之间存在限制某些物质扩散的屏障，称为血-脑屏障。甘露醇、蔗糖和许多离子不易通过，而 O_2、CO_2 等脂溶性物质、某些麻醉药物、葡萄糖和氨基酸则容易通过血-脑屏障。另外，在血液和脑脊液之间也存在特殊的屏障，称为血-脑脊液屏障。这两种屏障的存在对于保持脑组织内环境的相对稳定和防止血液中的有害物质侵入脑内，保证脑组织的正常活动具有重要的生理意义。

4.5.2.2 脑血流量的调节

（1）自身调节：当平均动脉血压在 60～140mmHg 范围内变化时，脑血管可通过自身调节使脑血流量保持恒定。但当平均动脉血压降低到 60mmHg 以下时，脑血流量就会显著减少，引起脑的功能障碍。反之，当平均动脉血压超过 140mmHg 时，脑血流量显著增加，可因毛细血管血压过高而引起脑水肿。

（2）局部性体液调节：脑血管的舒缩活动主要受局部化学因素的影响。CO_2、H^+、K^+、腺苷等代谢产物可引起脑血管舒张，使脑血流量增多。

（3）神经调节：刺激或切除支配脑血管的交感缩血管纤维和副交感舒血管纤维，脑血流量并没有出现明显变化，说明神经对脑血管活动的调节作用很小。

4.5.3 肺循环

4.5.3.1 肺循环的生理特点

（1）血流阻力小，血压低。与体循环相比，肺循环血管及其分支短而粗，可扩张性较大，血流阻力较小，血压较低。在正常人，肺动脉的收缩压平均为 22mmHg，舒张压平均为 8mmHg，平均动脉血压约为 13mmHg。毛细血管平均压为 7mmHg。肺静脉和左心房内压为 1～4mmHg，平均为 2mmHg。因此，肺循环是一个低阻力、低血压的系统。由于毛细血管压仅为 7mmHg，低于血浆胶体渗透压，因此，正常情况下，有效滤过压为负值，使肺泡间隙内没有组织液生成，肺泡膜和毛细血管壁紧密相贴，有利于肺泡和血液之间的气体交换，还有利于吸收肺泡内的液体，保持肺泡内干燥，有利于肺的通气功能。

（2）血容量大，变动范围大。肺血容量占全身血量的 9%，约为 450mL。在用力呼气时，肺部血容量减少到约 200mL，而在深吸气时可增加到约 1000mL。由于肺的血容量较多，而且变化范围较大，因此肺循环血管起着储血库的作用。当机体失血时，肺循环可将一部分血液转移至体循环，起代偿作用。

4.5.3.2 肺循环血流量的调节

（1）神经调节：肺循环血管受交感神经和迷走神经支配。刺激交感神经对肺血管的直接作用是引起收缩和血流阻力增大；但在整体情况下，交感神经兴奋时，体循环的血管收缩将一部分血液挤入肺循环，使肺血容量增加，刺激迷走神经可使肺血管舒张、血流阻力降低。

（2）肺泡气的氧分压：对肺血管的舒缩活动有明显的影响。当一部分肺泡因通气不足而氧分压降低时，这些肺泡周围的微动脉收缩，使局部血流阻力增大，于是血流减少，较多的血液流入其他通气充足的肺泡，可使血液得到充分的氧合。

（3）血管活性物质对肺血管的影响：肾上腺素、去甲肾上腺素、血管紧张素Ⅱ、血栓素 A2、前列腺素等能使肺循环的微动脉收缩，组胺、5-羟色胺能使肺部微静脉收缩，而乙酰胆碱可使肺血管舒张。

4.6 休 克

休克（shock）是机体在各种强烈致病因子作用下发生的一种以全身有效循环血量急剧减少，组织血液灌流量不足，进而有细胞代谢和功能紊乱以及器官功能障碍的严重病理过程。休克患者的典型表现为血压下降、面色苍白、皮肤湿冷、脉搏细速、尿少、精神淡漠、反应迟钝甚至昏迷等。

4.6.1 休克的原因和分类

4.6.1.1 休克的原因

引起休克的原因有很多，常见的原因有大出血、体液大量丧失、严重创伤、大面积烧伤、严重心肌梗死、严重感染、变态反应及神经损伤等。

4.6.1.2 分类

1）按休克发生的病因分类

（1）失血或失液性休克：大量快速失血引起的休克称为失血性休克，常见于外伤出血、食管静脉曲张破裂出血、消化性溃疡出血、创伤失血、妇产科疾病所引起的出血等。失血性休克的发生取决于失血量和失血的速度，一般来说，成人15分钟内失血量少于全血量的10%时，机体可通过代偿使血压和组织灌流量保持稳定；但若快速失血量超过全血量的20%左右，即可导致休克；若快速失血量超过全血量的50%，则可迅速死亡。

此外，剧烈呕吐或腹泻、肠梗阻、大汗等可引起大量体液丢失，也可因机体有效循环血量的锐减而导致休克。

（2）烧伤性休克：大面积烧伤可伴有大量血浆渗出，导致体液丢失、有效循环血量减少，引起烧伤性休克。烧伤性休克早期主要与疼痛及低血容量有关，晚期因继发感染可发展为感染性休克。

（3）创伤性休克：严重创伤可引起创伤性休克，见于骨折、严重挤压伤、战伤。这种休克的发生与失血和强烈的疼痛刺激有关。

（4）感染性休克：细菌、病毒、立克次体和霉菌等的严重感染，均可引起感染性休克。在革兰氏阴性菌引起的休克中，细菌的内毒素起着重要的作用，故感染性休克亦称内毒素性休克或中毒性休克。感染性休克常伴有败血症，故又称败血症性休克。

（5）心源性休克：大面积急性心肌梗死、急性心肌炎、心包填塞、严重的心律失常和心脏破裂等均可引起心输出量明显减少，有效循环血量和组织灌流量显著下降，称为心源性休克。

（6）过敏性休克：过敏体质的人接受某些药物（如青霉素）、血清制剂或疫苗后引起的休克，称为过敏性休克。这种休克属 I 型变态反应。

（7）神经源性休克：剧烈疼痛、高位脊髓麻醉或损伤均可影响交感缩血管功能，引起外周小血管扩张和血压下降，导致神经源性休克。

2）按休克发生的始动环节分类

尽管休克的原始病因不同，但大多数休克的发生都具有共同的基础，即有效循环血量减少。正常机体维持有效循环血量、保证正常微循环和组织灌流量由以下因素决定：①足够的循环血量；②正常的血管容量；③正常的心泵功能。各种病因引起的休克，必将通过上述 3 个环节中的一个或几个来发挥作用，影响有效循环血量，导致微循环血量减少而发生休克。因此，我们把血容量减少、血管床容量增加、心输出量降低这三个环节称为休克的始动环节。据此，可将休克分成以下 3 类。

（1）低血容量性休克：由血容量减少作为始动发病环节而发生的休克，称为低血容量性休克。低血容量性休克常见于快速大量失血、大面积烧伤所致的大量血浆丧失、大量出汗、严重腹泻或呕吐等情况。

（2）心源性休克：始动发病环节是心输出量的急剧减少，有效循环血量和微循环灌流量显著下降。心源性休克常见于大范围心肌梗死（梗死范围超过左心室体积的 40%），也可由严重的心肌弥漫性病变（如急性心肌炎、严重的心律失常、心包填塞等）所引起。

（3）血管源性休克：始动发病环节是外周血管（主要是微小血管）扩张所致的血管容量扩大，大量血液淤滞在扩张的小血管内，使有效循环血量减少。血管源性休克常见于过敏性休克和神经源性休克，此时血容量和心泵功能可能正常，但由于广泛的小血管扩张和血管床容积扩大，大量血液淤积在外周微血管中而使回心血量减少。

3）按休克时血流动力学的特点分类

（1）低排高阻型休克：亦称低动力型休克。其血流动力学特点是心脏排血量低，而总外周血管阻力高。由于皮肤血管收缩，血流量减少，使皮肤温度降低，故又称为"冷休克"（cold shock）。本型休克在临床上最为常见，如低血容量性、心源性、创伤性和大多数感染性休克均属于本类。

（2）高排低阻型休克：其血流学动力学特点是外周血管阻力低，心排血量高。由于皮肤血管扩张，血流量增多，使皮肤温度升高，故亦称"暖休克"（warm shock）。部分感染性休克属于本类。

4.6.2　休克的发展过程与发病机制

各种原因所致休克的始动环节虽不尽相同，但休克的血流动力学和微循环变化有一定规律。其共同特征是微循环灌流障碍，组织细胞代谢功能严重损害，重要器官功能障碍。根据休克的发展过程及微循环变化规律，可将休克大致分为 3 期，即微循环缺血期、微循环淤血期和微循环衰竭期。下面以低血容量性休克为例，介绍微循环障碍的发展过程及其发生机制。

4.6.2.1 微循环缺血缺氧期（休克代偿期）

微循环缺血缺氧期是休克发展过程的早期阶段，也称为休克早期或休克代偿期。

1）微循环变化的特点

休克代偿期微循环变化的特点：①微动脉、后微动脉和毛细血管前括约肌收缩，微循环灌流量急剧减少，压力降低；②微静脉和小静脉对儿茶酚胺敏感性较低，收缩较轻；③动静脉吻合支可能有不同程度的开放，血液从微动脉经动静脉吻合支直接流入小静脉。微循环出现少灌少流、灌少于流的情况，组织呈缺血、缺氧状态，故又称其为微循环缺血缺氧期。

2）微循环变化的机制

微循环变化主要与交感-肾上腺髓质系统的强烈兴奋有关。不同类型的休克可通过不同的途径引起交感-肾上腺髓质系统强烈兴奋，使儿茶酚胺大量释放入血，导致微循环小血管强烈收缩。交感神经兴奋、儿茶酚胺释放增加对心血管系统总的效应是使外周总阻力增高和心输出量增加，但不同器官血管的反应却有很大的差别。皮肤、腹腔内脏和肾的血管由于具有丰富的交感缩血管纤维支配，而且 α 受体又占有优势，因而在交感神经兴奋、儿茶酚胺增多时，这些部位的小动脉、小静脉、微动脉和毛细血管前括约肌都发生收缩，其中由于微动脉的交感缩血管纤维分布最密，毛细血管前括约肌对儿茶酚胺的反应性最强，因此它们的收缩最为强烈，结果使毛细血管前阻力明显升高，微循环灌流量急剧减少，毛细血管的平均血压明显降低，只有少量血液经直捷通路和少数真毛细血管流入微静脉、小静脉，组织因而发生严重的缺血性缺氧。脑血管的交感缩血管纤维分布最少，α 受体密度也低，口径可无明显变化。冠状动脉虽然也有交感神经支配，但交感神经兴奋和儿茶酚胺增多却可通过心脏活动加强、代谢水平提高，以致扩血管代谢产物特别是腺苷的增多而使冠状动脉扩张。

交感兴奋和血容量的减少还可激活肾素-血管紧张素-醛固酮系统，而血管紧张素有较强的缩血管作用，包括对冠状动脉的收缩作用。

此外，休克时，体内还可产生其他体液因子，如血管紧张素、血栓素、内皮素、心肌抑制因子等，也都有促进血管收缩的作用。

3）微循环变化的代偿意义

上述微循环的变化一方面引起皮肤、腹腔、肾脏等器官局部缺血、缺氧，另一方面对机体具有一定的代偿意义。其代偿意义主要表现在以下几个方面。

（1）血液重新分布：不同器官的血管对儿茶酚胺反应不一，皮肤和肾脏的血管对儿茶酚胺比较敏感，收缩明显，而脑血管和冠状动脉则无明显改变。微循环反应的不一致性使血液重新分布，保证了心、脑等重要生命器官的血液供应。

（2）自身输血：微静脉和小静脉收缩，肝、脾储血库收缩，可迅速而短暂地减少血管床容量，增加回心血量，有利于维持动脉血压，称为"自身输血"作用。

（3）自身输液：由于微动脉、后微动脉和毛细血管前括约肌比微静脉对儿茶酚胺更为敏感，导致毛细血管前阻力大于后阻力，毛细血管内流体静压下降，促使组织液回流进入血管，增加回心血量，称为"自身输液"作用。

（4）维持动脉血压：交感-肾上腺髓质兴奋，可增强心肌收缩力，加大外周血管阻力，使动脉血压维持在正常范围。

4）临床表现

该期患者在临床上主要表现为面色苍白、四肢冰冷、出冷汗、脉搏细速、尿量减少，血压可正常，但脉压减小，由于血液重新分布，脑血流可以正常，因此患者在休克早期神志一般是清楚的，但显得烦躁不安。应该注意的是，微血管收缩虽然有减轻血压下降的代偿作用，但却引起某些内脏器官灌流不足，组织缺血、缺氧。组织灌流不足可发生在血压明显下降之前，因此脉压减小比血压下降更具有早期诊断意义。

休克代偿期为休克的可逆期，应尽早消除休克始动因素，及时补充血容量，恢复循环血量，防止休克的进一步发展。如果休克的动因未能及时去除，且未得到及时和适当的救治，病情可继续发展到休克失代偿期。

4.6.2.2　微循环淤血缺氧期（休克失代偿期）

这一期也称为休克期、可逆性失代偿期。

1）微循环变化的特点

此期微循环变化的特点是淤血，具有如下。

（1）休克持续到一定时间，由于组织缺氧，组胺、缓激肽、H^+ 等舒血管物质增多，后微动脉和毛细血管前括约肌舒张，毛细血管开放，血管容积扩大，进入毛细血管内的血液流动很慢。

（2）由于交感神经兴奋，肾上腺素和去甲肾上腺素分泌增多，使微静脉和小静脉收缩，毛细血管后阻力增加，结果毛细血管扩张淤血。

（3）微循环血流缓慢，细胞嵌塞，使微循环流出道阻力增加，毛细血管后阻力大于前阻力。此期微循环灌流特点是灌而少流，灌大于流，组织呈淤血缺氧状态。

2）微循环淤血的机制

（1）酸中毒：长时间微血管收缩和缺血、缺氧，这些组织中乳酸生成增多，发生酸中毒。酸中毒可使血管平滑肌对儿茶酚胺的反应性降低，使微血管扩张。

（2）局部扩血管物质增多：长时间组织缺血、缺氧，酸中毒可使肥大细胞释放组胺，组织代谢紊乱，产生腺苷、激肽类物质增多，这些都可造成血管平滑肌舒张和毛细血管扩张。

（3）内毒素：吸收入血可以通过激活巨噬细胞产生大量细胞因子而导致血管扩张和持续性低血压。

（4）血液流变学的改变：在血流缓慢的微静脉，红细胞易聚集，由于毛细血管通透性增高，血浆外渗，血液黏度增高，白细胞滚动，贴壁嵌塞，血小板聚集，这些因素可进一步减慢微循环血流速度，加重血液泥化淤滞，引起毛细血管的后阻力大于前阻力。

3）微循环改变的后果

（1）回心血量急剧减少：休克期小动脉、微动脉扩张，外周阻力下降，真毛细血管网大量开放，血液淤滞在内脏器官，以及细胞嵌塞、静脉回流受阻等致使回心血量急剧减少，有效循环血量进一步下降。

（2）自身输液停止：由于毛细血管后阻力大于前阻力，血管内流体静压增高，自身输液停止，血浆外渗，血液浓缩，血液黏滞度进一步升高，促使红细胞聚集，微循环淤血加重，造成有效循环血量进一步减少，形成恶性循环。

（3）心、脑血液灌流减少：由于回心血量及有效循环血量减少，动脉血压进行性下降。心、脑血管失去自身调节或血液重新分布中的优先保证，冠状动脉和脑血管灌流不足，出现心、脑功能障碍。

4）临床表现

休克失代偿期患者的主要临床表现是血压进行性下降，心搏无力，心音低钝，脉搏细速，神志淡漠甚至昏迷，肾血流量严重不足，出现少尿甚至无尿，静脉塌陷，皮肤发绀，可出现花斑。此期机体由代偿转向失代偿发展，失代偿初期经积极救治病情仍属可逆，但若持续时间较长，则进入休克难治期。

4.6.2.3 微循环衰竭期（休克难治期）

这一期是休克发展的晚期阶段，也称为休克晚期、DIC 期或不可逆期。

1）微循环变化的特点

休克难治期的特点是在微循环淤血的基础上，微血管发生麻痹性扩张，毛细血管网大量开放，于微循环内（特别是毛细血管静脉端、微静脉、小静脉）有纤维蛋白性血栓形成，使微循环血流停止，不灌不流，可发生弥散性血管内凝血（DIC）。随后，由于凝血因子消耗，纤溶活性亢进，出现出血，微血管对血管活性物质失去反应，因此休克难治期又称微循环衰竭期。

2）微循环变化的机制

（1）凝血因子的释放和激活：休克动因（如创伤、烧伤等）本身就能使凝血因子释放和激活。例如，受损伤的组织可释放出大量组织因子，启动外源性凝血过程；大面积烧伤使大量红细胞被破坏，红细胞膜内的磷脂和红细胞破坏释出的 ADP 可促进凝血过程。

（2）微循环障碍：组织缺氧，局部组胺、激肽、乳酸等增多，一方面可引起毛细血管扩张淤血，通透性升高，血流缓慢，血液浓缩，红细胞黏滞性增加，有利于血栓形成；另一方面会损害毛细血管内皮细胞，暴露胶原，激活凝血因子，使血小板黏附与聚集。

（3）缺氧使单核吞噬细胞系统功能降低：不能及时清除凝血酶原激活物、凝血酶和纤维蛋白，结果在上述因素作用下，发生弥散性血管内凝血。特别是感染性休克，病原微生物与毒素均可损伤内皮，激活内源性凝血系统，从而较早发生 DIC。严重创伤性休克，组织因子入血，可启动外源性凝血系统；而在失血性休克，弥散性血管内凝血发生较晚。

3）微循环变化的后果

休克发展到这一期，易发生 DIC。DIC 一旦发生，将使病情进一步恶化，并对微循环和各器官功能产生严重影响。这是因为：①广泛性微血管阻塞，使回心血量锐减；②凝血因子消耗、继发纤溶亢进引起出血，使回心血量进一步减少，血压持续下降，加重了微循环障碍；③凝血和纤溶过程中的产物会加重微血管舒缩功能的紊乱；④器官栓塞梗死，器官功能障碍，会加重循环衰竭；⑤严重缺氧和酸中毒可使细胞内的溶酶体膜破裂，细胞因子和活性氧释放，造成细胞损伤，导致全身重要器官功能和代谢严重障碍，使休克转入难治阶段，故此期又称为休克难治期。

4）临床表现

（1）血压进行性下降：血压下降，给予升压药仍难以恢复，脉搏细速，中心静脉压低，静脉塌陷，出现循环衰竭。

（2）毛细血管无复流：指在输血、补液治疗后，虽血压可一度回升，但微循环灌流量无明显改善，毛细血管中淤滞的血流仍不能恢复的现象。

（3）DIC：皮肤、黏膜出现瘀斑，有不明原因的呕血、便血和尿血时，考虑有 DIC 的发生。

（4）重要器官功能衰竭：由于微循环淤血不断加重和 DIC 的发生，全身微循环灌流严重不足，细胞受损乃至死亡，心、脑、肺、肾等器官出现功能障碍，甚至衰竭。

4.6.3　休克时机体代谢及功能变化

4.6.3.1　细胞代谢的改变

休克时，细胞功能和代谢障碍除了可继发于微循环障碍外，也可由休克的原始动因（如内毒素对细胞的直接损伤）所致。

（1）能量代谢障碍：休克时，组织严重缺氧，细胞有氧氧化障碍，糖无氧酵解增强，乳酸生成增多，ATP 生成减少。ATP 生成减少使细胞膜上的 $Na^+ - K^+ - ATP$ 酶运转失灵，导致细胞水肿和高钾血症。

（2）代谢性酸中毒：休克时，由于组织缺氧，糖酵解过程增强，乳酸生成增多，肝缺氧，不能将乳酸转变成葡萄糖，从而出现乳酸血症，发生乳酸性酸中毒。此外，肾泌尿功能障碍，排酸保碱功能降低，亦可加重代谢性酸中毒。酸中毒可造成机体多方面的损害，使休克加重。

4.6.3.2　细胞损伤

细胞损伤是休克时各组织器官功能障碍的共同机制，突出表现为生物膜损害。

（1）细胞膜的变化：细胞膜是休克时最早发生损伤的部位，表现为细胞膜通透性增高，细胞内 Na^+、水含量增多，K^+ 含量减少，细胞膜内外 Na^+、K^+ 分布的变化使细胞的许多代谢过程发生紊乱。

细胞膜损伤的原因主要是缺氧、ATP 减少、高钾、酸中毒、自由基引起的脂质过氧化及溶酶体酶的释放。细胞膜的损伤出现离子泵功能障碍，水、钠、钙内流，细胞水肿，跨膜电位明显下降。

（2）线粒体的改变：休克时，线粒体最早出现的损害是其呼吸功能和 ATP 合成受抑制，线粒体 ATP 酶活性降低；此后发生超微结构的改变，线粒体受损，导致呼吸链障碍、氧化磷酸化障碍，ATP 生成进一步减少，从而影响细胞功能。

（3）溶酶体的改变：休克时，缺氧和酸中毒引起溶酶体肿胀、破裂，溶酶体酶释放，引起细胞自溶，可溶解和消化细胞内、外的各种大分子物质，尤其是蛋白类物质，心肌抑制因子形成并加重血流动力学障碍。

4.6.3.3 器官功能障碍

在休克过程中，肾、肺、心、脑等重要器官可先后或同时发生功能障碍，形成多器官功能衰竭而导致死亡。

（1）急性肾衰竭：肾脏是休克时最早受损害的器官之一。各种类型的休克常伴发急性肾衰竭，称为休克肾。其临床表现为少尿，同时伴有氮质血症、高钾及代谢性酸中毒。

休克早期，由于血液重新分布，使肾血流量严重不足，可出现功能性肾衰竭。功能性肾衰竭是可逆的，一旦肾血液灌流及时恢复，肾功能可迅速恢复正常。若休克持续时间较长，严重的肾缺血或肾毒素可引起急性肾小管坏死，即使恢复肾灌流后，肾功能也不可能逆转，只有在肾小管上皮修复再生后肾功能才能恢复，称为器质性肾衰竭。

（2）肺功能的改变：休克晚期，肺低灌流状态持续较久，则可引起肺淤血、肺水肿、肺出血、局限性肺不张、微循环血栓形成和栓塞，以及肺泡内透明膜形成等重要病理改变，此即所谓的休克肺。此期发生的急性呼吸衰竭是一种急性呼吸窘迫综合征，临床表现为进行性呼吸困难和低氧血症，最终因导致呼吸衰竭而死亡。

休克肺是休克死亡的重要原因之一，休克患者的死因约有 1/3 系休克肺，因此应予以高度重视。

（3）心功能障碍：除了心源性休克伴有原发性心功能障碍以外，其他类型的休克早期，由于机体的代偿，心泵功能一般不受明显影响。但随着休克的发展，动脉血压进行性降低，使冠状动脉血流量减少，从而使心肌缺血、缺氧，加上其他因素的影响，心泵功能发生障碍，甚至发生急性心力衰竭。休克持续时间越久，心力衰竭也越严重。

休克时，心力衰竭的发生机制包括：①冠状动脉灌流量减少。血压进行性下降和心率加快，使冠状动脉灌流量减少，心肌严重缺血、缺氧。②心肌耗氧量增加。交感神经兴奋可使心率加快，心肌收缩力加强，心肌耗氧量增加，加重心肌缺氧。③酸中毒引起心肌兴奋-收缩耦联障碍，导致心肌收缩力下降。④高钾血症可引起心肌兴奋性、传导性、自律性及收缩性下降。⑤心肌内 DIC 的形成可使心肌变性、坏死。⑥内毒素、肿瘤坏死因子、白介素-1、氧自由基对心肌的直接作用。⑦心肌抑制因子的作用。休克晚期，缺血、缺氧可使胰腺细胞溶解产生心肌抑制因子，引起心肌受损和收缩力下降。

（4）脑功能障碍：在休克早期，由于血液的重新分布和脑循环的自身调节，保证了脑的血液供应。因而除了应激引起的烦躁不安外，没有明显的脑功能障碍的表现。休克晚期，血压进行性下降可引起脑的血液供应不足，再加上出现 DIC，脑组织缺血、缺氧加重，导致一系列神经功能损害，患者会出现神志淡漠，甚至昏迷。缺氧可以引起脑水肿，使脑功能障碍加重。

（5）消化道和肝功能障碍：胃肠因缺血、淤血和 DIC 形成，会发生功能紊乱，出现肠壁水肿，消化腺分泌抑制，胃肠运动减弱、黏膜糜烂，有时可形成应激性溃疡；肠道屏障功能严重削弱，内毒素甚至细菌可以入血，导致肠源性败血症，从而使休克加重。

肝功能的改变：肝淤血常伴有肝功能障碍、肝内微循环障碍和 DIC 形成，更可引起肝细胞缺血、缺氧；由肠道入血的细菌不能被充分清除，可引起内毒素血症，同时乳酸也不能转化为葡萄糖或糖原，加重了酸中毒，促使休克恶化。

（6）多系统器官功能衰竭：多器官功能衰竭（multiple organ failure，MOF）是指心、脑、肺、肾、肝、胃肠、胰腺及血液等器官中，在 24 小时内有 2 个或 2 个以上的器官相继或同时发生功能衰竭。MOF 又称多系统功能衰竭或综合器官衰竭。休克晚期常出现 MOF。MOF 是致死的重要原因，而且衰竭的器官越多，病死率也就越高，如有 3 个器官发生功能衰竭时，病死率可高达 80% 以上。

4.6.4　休克的防治原则

休克发病急、进展快，医护人员务必争分夺秒，尽早救治。休克的防治应在去除病因的前提下，采取综合措施，支持生命器官的微循环灌流和防止细胞损伤，最大限度地保护各器官系统的功能。

应积极处理休克的原发病，如止血、补充血容量、控制感染、修复创伤等，从源头上预防休克的发生。休克时有效循环血量减少造成的组织缺氧会导致细胞死亡，因此尽快恢复组织的氧供是休克治疗的目的。虽然直接给氧可以在一定程度上增加氧的供应，但微循环功能障碍仍然是基础和临床都公认的休克的主要病理生理学变化，休克的治疗目的最终需要通过改善微循环、恢复有效循环血量、保护细胞和器官功能来实现。

4.6.4.1　改善微循环，恢复组织血液灌流

（1）适当补充血容量：各种休克都有有效循环血量的绝对或相对不足，最终导致组织灌流量减少。因此，补充血容量是提高心输出量和改善组织灌流量的根本措施。但对于非控制出血休克（uncontrolled hemorrhagic shock）患者，大量快速液体复苏可增加血液丢失，引起血液重度稀释，导致稀释性凝血功能障碍和减少组织氧供，加重代谢性酸中毒；血液过度稀释带来血液黏度和切应力下降，使 NO 释放减少，引起微血管收缩；过量输液会造成组织水肿，甚至腹腔积液的形成。为了避免这种过度输液的副作用，同时为了预防再灌注损伤，近年提出了低压、低温、低钙的液体复苏新概念，临床上休克的救治不需要快速提升血压至正常，可先把血压回升到 70mmHg 左右，以达

到保护中枢神经系统不发生功能障碍的最低要求。

（2）合理使用血管活性药物，恢复血管反应性：血管活性药物包括缩血管药物和扩血管药物。对于不同类型的休克和休克的不同发展阶段，要适当和有区别地选用缩血管或扩血管药物。对于失血性休克，只有对失血已被终止，液体复苏完成后仍然有低血压的患者，才考虑使用血管活性药物；而对于特殊类型的休克（如过敏性休克和神经源性休克），使用缩血管药物是最佳选择；抗利尿激素（ADH）通过非儿茶酚胺受体通路引起平滑肌细胞的收缩，适用于对儿茶酚胺不敏感或不起作用的休克类型，尤其是感染性休克。

（3）治疗休克时的"无复流现象"：无复流现象的发生意味着功能性毛细血管密度（functional capillary density，FCD）的下降，是预后不良的象征。除了白细胞与内皮细胞的黏附作用以外，无复流的发生还与低灌流压、血小板激活和血管内凝血、血液黏度增高、血管内皮肿胀等因素有关。针对血管内皮细胞肿胀的机制，采用高渗制剂有助于减少微血管内皮细胞水肿，恢复毛细血管血流。

（4）改善心功能：加强心泵的功能可以改善微循环和增加灌流量，适当控制输液量可以减少心脏的前负荷，降低外周阻力可以减轻心脏的后负荷，这些措施在一定程度上有加强心功能的作用。如果给予加强心肌收缩功能的药物（如洋地黄等），要注意其会同时增加心肌的耗氧量。

4.6.4.2 改善细胞代谢，防治细胞损害

休克时，细胞代谢的变化和功能损害有的是原发的，有的则继发于微循环障碍以后。改善微循环是防止细胞损害的措施之一。另外，低温复苏、积极纠正酸中毒等也是保护细胞功能的积极方法。

（1）低温复苏：通过降低细胞代谢率，防止血和肝组织中抗氧化物质的减少，保护心、脑细胞功能，延长患者救治的"黄金时间"具有重要意义。

（2）纠正酸中毒：休克时的缺血、缺氧必然会导致乳酸性酸中毒，及时地补碱纠酸不仅可以减轻微循环的紊乱，还可以纠正酸中毒对细胞的损伤，并通过减少 H^+ 与 Ca^{2+} 的竞争而增强血管活性药物的疗效，加强心肌收缩力。

（3）激素类物质的使用：对感染性休克患者使用激素（如氢化可的松）治疗是长期以来提倡的做法之一，其原理在于该型休克患者常伴有肾上腺功能不全，而糖皮质激素类物质又有稳定溶酶体膜、抗炎、抗过敏、降低血管通透性和促进血管收缩等效应。另外，针对重症患者的机体胰岛素分泌减少并出现胰岛素抵抗等情况，积极应用胰岛素和控制血糖浓度，对于抑制细胞凋亡和防治细胞损伤有积极意义。

4.6.4.3 抑制过度炎症反应

各种炎症介质可引起休克的恶化、全身炎症反应综合征（SIRS）、多器官功能障碍综合征（MODS）等，在这些损害产生的过程中，可能有多种炎症介质起着决定性的作用。然而，应用多种抗炎症介质和抗细胞因子的制剂进行临床治疗，均未取得明显的效果。在拮抗促炎因子的治疗中，研究人员正在寻找新的治疗靶点，包括期望找到一

个产生多种促炎因子的共同信号转导通路，从而能阻止多种促炎因子的生成。

4.6.4.4　休克治疗过程的疗效监测

对休克的成功复苏和治疗，包括对患者失血状况、生化和代谢状态以及疗效不间断的临床监测。

（1）体循环的血流动力学指标：以往临床上重视观察静脉充盈程度、尿量、血压和脉搏等指标，可作为监护所需输液量的参考指标。而动态地监测中心静脉压（CVP）和肺动脉楔压（pulmonary artery wedge pressure，PAWP）可以更精确地反映进入左、右心的血量和心功能，可参考血细胞压积的变化来监测血液黏度等，但临床上即使这些指标都得到一定程度的恢复，许多患者最终仍无法避免死亡。

（2）反映组织灌流和氧合代谢的指标：因为上述体循环的指标不能很好地反映组织灌流和氧合状况，近年来国外许多学者提出了许多新的复苏参考指标，包括氧供（DO）、氧耗（VO）、血乳酸盐、碱缺失和胃黏膜 pH 值等。另外，临床上已开发了微循环整体观察方法，如正交偏振广谱（OPS）成像和旁流暗场成像（SDF）以及其他分子影像技术等，通过无创、直观观察来了解微循环障碍的程度和治疗后微循环功能改善的情况，使微循环逐渐成为临床概念，而不再仅仅是基础研究的范畴。

（3）免疫调节功能的监测：目前，休克所指的病程范围包括了从低灌流引起的临床前状态开始直到多器官功能不全和衰竭。在这一概念的指引下，提倡进行免疫学监测，判定休克患者发生全身炎症反应时是处于高炎症时相还是免疫抑制或麻痹时相，以便进行不同的免疫调节治疗。免疫学监测的指标以细胞因子为主，如近年国际脓毒症定义会议确定了前降钙素（pro‐calcitonin，PCT）和 IL‐6 为感染炎症反应的标志物。急性期蛋白——C 反应蛋白（C reactive protein，CRP）在炎症发生过程中含量明显增高，且具有性质稳定、检测方法灵敏和重复性好等特点，目前也是国际上推荐的检测炎性疾病进程和治疗效果的重要指标。目前，休克发病和治疗过程中敏感的免疫指标仍在探索之中，这也是当前蛋白质组学在休克研究中的目标之一。

4.7　心功能不全

心脏的泵血功能包括舒张期充盈和收缩期射血两个方面。生理条件下，心脏的泵血功能能够广泛适应机体不同的代谢需求，表现为心输出量可随机体代谢率的增长而增加。在各种病因的作用下，心脏的收缩功能降低、舒张功能障碍，导致心输出量减少，机体血流动力学障碍（abnormal hemodynamics），即心功能不全，又称心泵功能障碍（impaired cardiac function）。

当心脏受损、心输出量减少时，机体就动员代偿机制来增加心输出量，以适应机体的需求。如果通过代偿，心输出量仍然不能满足组织细胞代谢的需要，就进入了心功能不全的失代偿阶段，即心力衰竭（heart failure）。心力衰竭是指在各种致病因素的作用下，心脏结构和功能异常引起的心室灌注和心搏出量绝对或相对不足，以致不能满足机体代谢的需要，从而引起一系列复杂的病理生理改变的临床综合征。

对心力衰竭的认识，最早认为是心输出量不足所引起的血流动力学障碍。随着生物化学、细胞生物学和电生理学的发展，特别是兴奋-收缩耦联机制的揭示，心血管活性多肽、神经介质、细胞因子和生长因子的发现以及对炎症、免疫、应激、代谢、重塑、代偿等生理和病理过程的认识，深化了对心力衰竭的理解，现在已经认识到心力衰竭不单是血流动力学的障碍，而是神经-体液调节障碍（neurohumoral regulatory disorder）引起的循环动力结构和功能失代偿的复杂临床综合征。

4.7.1 心功能不全的病因与分类

4.7.1.1 心功能不全的病因

1）原发性心肌收缩/舒张功能障碍

原发性心肌收缩/舒张功能障碍即心肌本身结构性或代谢性损害所致的心肌收缩和/或舒张功能障碍。

（1）心肌病变：心肌细胞变性、坏死及心肌组织纤维化可使心肌收缩功能受损（如心肌梗死、心肌炎、扩张型心肌病等）或舒张功能受损（如肥厚型心肌病、限制型心肌病等）。

（2）心肌代谢障碍：心肌缺血（冠心病）、缺氧（肺心病、严重贫血）、营养不良（维生素 B_1 缺乏）、线粒体异常（扩张型心肌病、糖尿病心肌病）、电解质紊乱（低钾血症）等，不仅可引起心肌能量代谢障碍，长期心肌代谢异常还可导致心肌病变，从而使心肌收缩和舒张功能降低。

2）长期心脏负荷过重

原本正常的心肌，在处于长时间的过重工作负荷时会发生适应性结构重塑，最终导致心肌舒缩功能障碍。

（1）压力负荷过重（pressure overload）：又称后负荷过重。动脉血压升高（如高血压、肺动脉高压）、瓣膜狭窄（如主动脉瓣狭窄、肺动脉瓣狭窄），或心室流出道阻塞（如主动脉缩窄）等均可使心室收缩时承受的阻力负荷（又称压力负荷）增大。

（2）容量负荷过重（volume overload）：又称前负荷过重，主要见于下列原因导致的心室舒张末容量增大。①瓣膜反流（如主动脉瓣关闭不全、肺动脉瓣关闭不全）；②先天性异常导致的分流（如室间隔缺损、房间隔缺损）；③高输出量状态（如甲状腺功能亢进、贫血、动静脉瘘等）。

3）心室充盈受限或心肌僵硬度增加

缩窄性心包炎或心包填塞等心包疾病，由于心包粘连、增厚、钙化或心包腔大量积液（血），使心室充盈受限。病理性心脏重塑，由于心肌纤维化、心肌细胞肥大，可使心肌的硬度增加，导致心肌的舒张受限，甚至舒张功能障碍。

4）心律失常

临床表现为心脏冲动形成或传导障碍，如心动过速、心动过缓、期前收缩和心室纤颤以及严重的房室传导阻滞等。快速性心律失常，当心率 >180 次/分时，心室充盈时间显著缩短，使充盈量减少。缓慢性心律失常，当心率 <35 次/分时，也可使心输出

量显著减少。

4.7.1.2 心功能不全的诱因

据调查，有 80%～90% 的心功能不全患者是在一定诱因作用下引发的。因此，了解和控制诱因，对防治心功能不全有重要的实际意义。导致心功能不全常见的诱因有以下几种。

（1）全身感染：任何严重的感染均可诱发心功能不全，其机制包括发热、咳嗽引起机体代谢率增加，加重心脏的血流动力学负荷。另外，感染所产生的内毒素可以直接抑制心肌的收缩，肺部感染可以减少心肌供氧，这些都促进了心功能不全的发生。

（2）体力活动、情绪激动和环境压力：紧张而持久的体力活动或过度疲劳，以及剧烈的气候变化都是诱发心力衰竭的常见因素。

（3）妊娠和分娩：诱发心功能不全的原因是多方面的。①妊娠的生理需要，妊娠期血容量逐渐增加，到临产期时可增加 50%，从而增加了心脏容量负荷；②心率加快和心输出量增加，使心肌耗氧量增加；③临产期由于腹内压增高、宫缩阵痛以及产妇精神紧张等因素，均可因心脏负荷和心肌耗氧量的增加而诱发心力衰竭。

（4）酸碱平衡和电解质代谢紊乱：机体酸中毒时，主要通过以下机制影响心功能。①H^+ 与 Ca^{2+} 竞争性结合肌钙蛋白，抑制 Ca^{2+} 与肌钙蛋白的结合，从而阻碍兴奋-收缩耦联过程；②降低收缩蛋白对 Ca^{2+} 的敏感性；③H^+ 可以抑制肌球蛋白 ATP 酶的活性，使能量供应障碍，肌丝滑动能力减弱。

（5）应用抑制心脏的药物：许多药物可以抑制心肌收缩，包括非二氢吡啶类 Ca^{2+} 拮抗剂（如维拉帕米和地尔硫䓬）、部分抗心律失常药物、吸入性和静脉注射用麻醉剂，以及抗肿瘤药物（如阿霉素）等。心功能不全的患者使用这些药物时，均可能诱发或加重心力衰竭。

4.7.1.3 心力衰竭的分类

心力衰竭的分类具有重要的临床指导意义，而目前针对心力衰竭的分类方法很多，简述如下。

1）按心力衰竭的发病速度分类

（1）急性心力衰竭（acute heart failure，AHF）：在短时间内心脏收缩舒张功能严重受损，泵血能力急剧下降，机体往往来不及启动代偿适应机制，常见于急性大面积心肌梗死、严重心肌炎、严重心律失常等。

（2）慢性心力衰竭（chronic heart failure）：大多呈慢性经过，心脏功能和结构缓慢受损，病情进行性加重。初期，机体通过发挥心脏和心外的代偿机制，使心脏泵血功能尚能适应机体代谢需要；但随着病情的不断发展，心脏和心外的代偿能力逐渐丧失，心脏泵血功能不能满足机体需要，进入心脏功能失代偿期，机体也随之出现心力衰竭的相关症状。

2）按心力衰竭的发病部位分类

（1）左心衰竭（left heart failure）：左心室收缩或舒张功能障碍，导致心脏泵血功能下降，残留在左心的血量增多，临床表现主要是肺循环淤血和心输出量不足，常见于冠心病、心肌病、高血压、二尖瓣关闭不全等。

（2）右心衰竭（right heart failure）：右心室不能将体循环回流的血液充分排至肺循环，右心室压力增加，临床表现主要是体循环淤血，常见于肺栓塞、肺动脉高压、慢性阻塞性肺疾病、三尖瓣关闭不全等。

（3）全心衰竭（whole heart failure）：某些疾病，如风湿性心脏病、心肌炎，可使左、右心同时受累，从而引发全心衰竭。此外，左心衰竭或右心衰竭的终末期都可以演变成全心衰竭。

3）按心肌收缩或舒张障碍分类

（1）收缩性心力衰竭（systolic heart failure）：表现为心肌收缩功能的障碍，以心肌收缩的速度和力量下降、射血分数降低为主要特征。

（2）舒张性心力衰竭（diastolic heart failure）：表现为心肌舒张功能障碍，以舒张期心肌的主动松弛能力受损和心室顺应性降低为主要特征，而收缩功能正常或者几乎正常。

4.7.2　心功能不全时机体的代偿反应

当心脏本身的病理改变引起心脏泵血功能损害时，机体将发生多种适应性改变，以代偿心脏的泵功能。主要代偿机制包括：①代偿性激活神经内分泌系统；②动用心脏泵功能的储备；③发生心肌肥大与重塑；④组织对低灌流状态的适应。

在最初的心功能代偿阶段，这些适应性变化对于维持心泵功能、血流动力学稳态及重要器官灌注起着十分重要的代偿作用。然而，随着时间的推移，它们的有害作用则逐渐突显出来，反而成为加重心脏结构重塑和促进心力衰竭的重要因素。

4.7.2.1　神经内分泌系统的激活

血液循环保持两个基本的协调关系，即心输出量与机体总的代谢水平相适应以及器官的血流量与其功能状态相适应，这些都依赖于神经内分泌系统的调控。当心脏泵血功能损害危及血流动力学稳态（心输出量减少及血压降低）时，体内的神经系统被激活，多种神经激素分泌增多，如肾上腺素、去甲肾上腺素、血管紧张素、加压素和内皮素等，它们的受体都是 G 蛋白耦联受体。

神经内分泌系统的激活在心脏泵血功能损害的适应和代偿过程中发挥重要作用，但是过度激活或这些神经激素的长时间作用可导致各种心肌结构及功能的病理改变，包括心肌细胞的肥大、凋亡以及心肌收缩力下降等，这些反而成为推动心力衰竭发生和发展的重要因素。

（1）交感神经系统活性增强：这是应对心输出量减少的早期反应。交感和副交感神经系统对心血管中枢的调控受来自两类感受器的传入信号反馈调节。一类是位于主动脉弓及颈动脉窦的动脉压力感受器以及位于心房、心室和胸腔大血管的心肺压力感受器。当它们所感受到的牵张刺激增强时，发放冲动传入心血管运动中枢，结果使心率减慢、血管扩张及血压下降，属于对交感神经紧张性活动起抑制性作用的感受器。另一类是位于主动脉体和颈动脉体的化学感受器以及位于肌肉组织的代谢感受器。它们的功能是感受化学刺激，发放冲动传入心血管运动中枢，引起升压反射，结果使心率增快、血管收缩及血压升高，故属于兴奋性感受器。交感神经兴奋时，末梢释放去甲肾上腺素增多，肾上腺髓质分泌增强，使血浆儿茶酚胺浓度显著升高。儿茶酚胺通过肾上腺素受体（adrenergic receptor，AR）介导心脏的正性变力和变时效应，使心肌收缩能力增强、心率增快。儿茶酚胺还通过激动 α 肾上腺素受体介导外周血管收缩，其中肾血管收缩，使肾素-血管紧张素系统激活、血管升压素释放增加、水钠潴留，同时使容量血管收缩，进而使静脉回心血量增加；阻力血管收缩，以维持血压并保证重要器官的血流灌注。这些效应在短时间内尤其是急性心力衰竭时，对维持心脏泵血功能及血流动力学稳态起着极为重要的支持作用。但是，交感神经系统的持续过度激活则会产生有害作用。

（2）肾素-血管紧张素-醛固酮系统激活：在心功能下降、心输出量减少的情况下，血管收缩系统活性增高，主要是肾素-血管紧张素-醛固酮系统（renin－angiotensin－aldosterone system，RAAS）、内皮素系统和副交感神经系统等，使外周血管收缩和血容量增加，结果使心输出血量重新分配，保证心、脑等重要脏器的血液供应，也使非致命器官的血液供应减少。RAAS 主要通过 3 个途径激活：①通过交感神经兴奋，刺激肾小球旁器的 β 肾上腺素受体；②肾血流量减少，可激活肾血管床的压力感受器；③限盐和利尿剂使致密斑的钠负荷降低。

血管紧张素受体分为两型，即 I 型（AT_1）受体和 II 型（AT_2）受体。血管紧张素 II（Ang II）具有强大的缩血管作用，通过激动血管平滑肌上的 AT_1 受体，引起全身广泛的血管收缩，特别是皮肤、骨骼肌和肾脏的血管收缩，从而维持机体的动脉血压和重要脏器的灌注；还可刺激醛固酮的释放，醛固酮可以促进肾远曲小管和集合管对水和钠的重吸收，从血容量角度保障脏器灌注。

但是，RAAS 的持续过度激活可使外周血管收缩和水钠潴留加重，因此使心室的前、后负荷均明显增加。此外，由于在心肌局部也存在肾素-血管紧张素-醛固酮系统，Ang II 所诱导的心肌肥厚可不依赖于其引起的外周血管阻力增加。RAAS 在心肌病理性重塑中的作用已得到了临床和基础研究的证实。

（3）血管升压素水平升高：血管升压素又称精氨酸加压素，由垂体分泌，具有抗利尿和使周围血管收缩的作用。心力衰竭的患者，血管升压素水平常显著升高，其机制与交感神经系统和 RAAS 激活有关。此外，由于心房压力感受器敏感性降低，因而不能对血管升压素的释放发挥正常的抑制作用。已知血管升压素的作用是通过作用于髓袢升支粗段和集合小管的 V_2 受体来增加水的重吸收，即通常所说的抗利尿作用。而心力衰竭时异常增高的血管升压素还可通过作用于心、血管上的受体来发挥收缩血管及对心脏的负性变力作用。因此，血管升压素水平显著升高，可致前、后负荷增加以及心输出量减少，从而加剧心力衰竭的进展。

（4）心脏组织及血浆利钠肽水平升高：人体内有 3 种利钠肽/钠尿肽，即心房利钠肽（ANP）、脑利钠肽（BNP）及 C 型利钠肽（CNP）。它们分别通过 3 型受体发挥作用。A

型受体和 B 型受体主要介导扩血管和利尿排钠作用，C 型受体可能主要起清除受体的作用，与中性肽内切酶一起调节利钠肽水平。心力衰竭患者血浆 ANP 及 BNP 水平均升高，是由于心肌细胞表型改变，原本在胎儿期高度活化的利钠肽基因又重新活跃，心房尤其是心室表达增强的结果。正常人心房仅有很低水平的 BNP 及 CNP 表达，主要分泌 ANP。心力衰竭患者心房 ANP 含量无明显变化，而 BNP 及 CNP 含量分别比正常增加 10 倍和 2 ~ 3 倍。正常心室肌中仅含很少量的 ANP，心力衰竭患者 3 种利钠肽在心室中含量均明显升高。在室壁应力升高的刺激下，ANP 及 BNP 释放增加，导致循环水平升高。一般认为，ANP 有 3 个方面的有益作用：①肾排水、钠增加；②左、右心室充盈压降低；③血浆 NE、血管升压素水平及肾素活性降低。

此外，心力衰竭患者内皮素-1（endothelin - 1，ET - 1）水平升高，可能在这些患者肺动脉高压的发生中起有重要作用。在血流动力学负荷增加及 NE 增多的刺激下，心肌细胞和非心肌细胞表达多种肽类生长因子及细胞因子，这些肽类介质及 NO 通过旁分泌和自分泌介导细胞间的相互作用，参与心室重构。

4.7.2.2 心脏本身的代偿反应

心脏的适应机制包括迅速发动的代偿机制（功能性调整）和缓慢持久的适应机制（结构性改建）。快速启动的代偿活动实际上是机体应付生理应激的反应，即通过对心率、前负荷以及心肌收缩性的调控，动用泵功能储备。

（1）心率加快：一种快速而直接的机体代偿反应，主要由交感神经兴奋性增强以及儿茶酚胺分泌增加引起。启动心率加快代偿反应的机制主要有：①心力衰竭时，心输出量减少，血压下降，主动脉弓和颈动脉窦压力感受器的刺激减弱，促使心率加快；②由于心室舒张末压增高，使得心房和腔静脉压增高，刺激容量感受器，引起交感神经兴奋，心率加快；③心力衰竭时，动脉血氧分压下降，刺激主动脉体和颈动脉体的化学感受器，兴奋呼吸中枢，反射性地引起呼吸加深、加快和心率增加。

在心脏泵血功能受损、搏出量低而相对固定时，心率增快对于维持心输出量无疑是重要的代偿机制之一，但心率 >150 次/分时，即可因充盈时间缩短而使搏出量减少。心率 >170 次/分时，由于搏出量显著减少，反可使心输出量降低。这种代偿机制的代价是耗氧量增大及冠状动脉血流量减少。

（2）增加前负荷：通过心泵功能的自身调节（异长调节）使搏出量增加，这是心脏对急性血流动力学改变的重要代偿机制。当心室舒张末容积和压力增加时，心肌的初长度增加，心肌的收缩力和心输出量在一定范围内和心肌的初长度呈正相关，即初长度越长，心肌收缩力就越强，心输出量也随着增加。若长度超过一定限度，随着心肌初长度的增加，心肌收缩力和心输出量反而下降。

神经-体液调节机制通过水钠潴留和容量血管收缩使体循环平均充盈压升高，静脉回心血量增加，从而使心室舒张末容积及充盈压增大。以左心室为例，左心室充盈压由通常的 0.7 ~ 0.8kPa（5 ~ 6mmHg）增大到 1.6 ~ 2.0kPa（12 ~ 15mmHg）时，心肌的初长度达最适水平。肌小节的长度也由 1.7 ~ 1.9μm 增加到 2.0 ~ 2.2μm。此时，粗、细肌丝处于最佳重叠状态，可形成的有效横桥数目达到峰值，因而可使心肌收缩力增强、心输出量增加。

异长调节是心肌固有的自身调节机制。它通常是在心肌收缩能力降低引起回心血量及搏出量不相适应时，发挥快速、应急性调节作用。左心室充盈压 > 2.4kPa（18mmHg）时，舒张末容量不再增加，因此在未发生心室结构性扩张时，左心室舒张末容量只能增加10%。随着心肌收缩能力降低，充盈压升高非但不能使搏出量显著增加，反而使它的 3 个有害作用充分地显现出来：①充盈压的过度增加使静脉淤血加重；②心腔半径增大使收缩期室壁应力增加，导致心肌耗氧量增大；③舒张末压升高和心肌静息张力增大，增加了心脏舒张期血液灌注阻力，可致心内膜下心肌缺血。

（3）心肌收缩力增强：心肌收缩的增强（等长调节）使得心输出量增加，同样是心泵功能减低时机体的基本代偿机制。心肌收缩力是指不依赖于心脏前、后负荷而改变其力学活动的一种内在特性。心泵功能减低时，由于交感神经兴奋，儿茶酚胺、血管紧张素 Ⅱ 以及其他有正性肌力作用的物质分泌增加，从而发挥正性肌力的效应。

心肌收缩力增强，可在不改变前、后负荷的情况下提高心输出量。从理论上讲，这种代偿功能远较加快心率和增大前负荷更有效、经济。但实际上，在慢性心力衰竭时，往往由于心肌收缩能力的降低以及心肌对儿茶酚胺的反应性下降，致使这种代偿机制受到限制。

（4）心肌肥厚和心肌重塑：心肌组织中，心肌细胞数量占心脏总细胞数量的20% ~ 30%，但心肌细胞体积却占心脏总体积的 75%。心肌间质由成纤维细胞、血管、淋巴管、神经末梢及细胞外基质组成。心脏是一个终末分化器官，其生长主要依赖于心肌细胞的增大，而并非细胞数量的增多。心肌细胞肥大是指心肌细胞在外界刺激因素作用下导致的细胞蛋白质合成的增加、体积增大、肌节数量增多、排列形式以及相应的基因表达改变。心肌肥厚（cardiac hypertrophy）是指心肌不仅有心肌细胞肥大，而且伴有心肌间质的改变。心肌重塑（cardiac remodeling）不仅有心脏量的增加（心肌肥厚），还伴随着质的变化（细胞表型改变），改变的不仅是心肌细胞，还有非心肌细胞（如成纤维细胞、血管平滑肌细胞及内皮细胞等）和细胞外基质（主要是胶原纤维），表现为心肌细胞肥大、凋亡和坏死，成纤维细胞增殖和细胞外基质沉积，心肌血管相对或绝对数量减少，以及心脏神经芽生和分布改变等。心肌肥厚和心肌重塑是心脏长期负荷过重而逐渐发生的一种慢性代偿机制。

根据心肌肥厚是否会发展为病理性重塑和发生心脏功能衰竭，可将其分为生理性心肌肥厚和病理性心肌肥厚。前者主要是指心脏在生理条件下，如运动锻炼等诱导的心肌适应性生长；而后者主要是指在各种病理因素诱导的心肌肥厚，可向心力衰竭发生转变。根据心肌肥厚时心腔形态学特征不同，可将心肌肥厚分为向心型肥厚和离心型肥厚，其代表性诱发因素分别是压力负荷（如高血压及主动脉瓣狭窄等）及容积负荷（如主动脉瓣关闭不全等）。向心型肥厚表现为室壁及室间隔厚度增加，而心室腔内径变小，心肌细胞表现为宽度比其长度的增加更为明显。因此，心肌细胞的横切面积相对于长度来说增加更明显，离心型肥厚的室壁及室间隔的厚度与心腔的内径及容积等比例增加，心肌细胞长度相对于横切面积来说增加明显。心肌肥厚还可根据功能意义分为适应性心肌肥厚(adaptive cardiac hypertrophy)和不良适应性心肌肥厚(maladaptive cardiac hypertrophy)。前者主要见于出生后心肌在正常营养状态下随年龄的自然生长以及运动锻炼等诱导的生理性心肌肥厚,而后者则是由过度的血流动力学负荷刺激所诱导的病理性心肌肥厚。

4.7.2.3 心脏以外的代偿——外周组织对低灌流状态的适应

心功能下降时,由于心输出量减少,导致组织的血液灌注量减少。在组织缺氧的刺激下,细胞中的2,3-DPG含量增加,加之代谢产物的增加,使血红蛋白氧解离曲线右移和血管扩张,以增加组织的灌注。由于血流缓慢,动-静脉氧含量差增大。然而,心力衰竭患者往往由于病理因素的存在,使内皮功能受损,缺血、缺氧引起的扩血管反应明显减弱。这时血管扩张和摄氧率增加远抵不过神经-内分泌激活所引起的外周血管收缩效应,造成骨骼肌和多种器官的血液灌注不足。低灌注所致的骨骼肌去适应(如细胞萎缩、酶活性降低及线粒体数减少等)是心力衰竭患者体力活动能力降低的主要外周机制。

4.7.3 心力衰竭的发生机制

心力衰竭是心脏病理性重塑的终末期表现,是一种神经内分泌调节障碍引起的循环动力学结构和功能失代偿性的严重疾病。心脏结构的病理基础除了上述的心肌细胞体积增大、心肌重量增加外,还同时伴有心肌细胞的凋亡和坏死、心脏成纤维细胞的增殖与转化,以及心肌间质的纤维化等病理改变。此外,心肌细胞的代谢和生物学特性也可发生相应的改变,心肌组织毛细血管绝对量和相对分布减少。这些伴随变化不仅可以影响心肌重塑的发展过程,而且也是导致心肌肥厚不良转归的重要机制。

各种心脏病最终发展到心力衰竭的机制尚未完全阐明,但有3个共同的基本因素:①损害心脏泵血功能的原因持续存在和诱因的促进作用。当心肌受损达到一定程度时,尽管始动病因可能去除,但心脏重塑的病理机制已经启动,心力衰竭仍会继续进展。②神经-体液调控机制过度激活的有害作用。这些神经递质和激素不但使小血管收缩,增加血流动力学的应力和心脏后负荷,还对心肌产生直接的毒性作用,诱导心肌细胞凋亡,促使心肌纤维化,进一步降低心肌的泵血功能。③最根本的因素是心肌本身的工作性能,即收缩和舒张功能的进行性降低。

4.7.3.1 心肌收缩功能下降

心肌收缩性是指心肌不依赖于负荷而改变其收缩活动强度和速度的内在特性,主要取决于心肌细胞的数量、结构、能量代谢、兴奋-收缩耦联以及与收缩相关的信号转导通路。

1)心肌细胞数量减少及心肌结构改变

(1)心肌细胞坏死:当心肌细胞受到各种严重的损伤,如严重的心肌缺血、心肌炎症、细菌或病毒感染以及中毒等作用后,都可以造成心肌细胞坏死(necrosis)、心脏纤维化,不但使心肌细胞舒缩活动的阻力增大,而且妨碍心肌细胞与组织液之间的物质交换，从而造成细胞窒息（strangle）性死亡。心肌细胞坏死对于心功能的影响主要取决于心肌细胞丧失的量、坏死发生的速度与方式以及坏死心肌的部位等。若心肌梗死使得左心室心肌细胞丧失量达到 20% 以上，不可避免地会造成心功能明显减低。另外，在心肌总坏死量相等的情况下，紧急、大片的心肌细胞坏死更容易发生心力衰竭，因为其不但坏死心肌本身失去了收缩功能，而且往往心脏组织重塑还来不及形成。

（2）心肌细胞凋亡：细胞凋亡是由细胞内、外因素触发细胞内预存的死亡程序而引起细胞死亡的一种方式，又称程序性死亡。在正常心肌组织，心肌细胞凋亡的发生率是非常低的，为 1/100000 ~ 1/10000。然而，许多扩张型、缺血性及肥厚型心肌病的临床研究和各种失代偿性心肌肥厚动物模型的研究都发现，病变心肌的心肌细胞凋亡会增加几个数量级。细胞凋亡所引起的心肌细胞数量减少是发生心力衰竭的重要机制之一。在心力衰竭发生和发展中出现的许多病理因素，如氧化应激、心脏负荷增加、神经内分泌系统失调等，都是造成心肌细胞凋亡的重要诱因。

（3）心肌细胞的结构改变。

心肌细胞体积增大和结构紊乱：心肌细胞体积增大的初期，线粒体数目增多且体积增大，肌原纤维增多，细胞核增大，而细胞内的组织结构与正常无异。心肌细胞的进一步肥大，尤其是增粗时，肌丝不成比例地（与线粒体相比）增加，造成肌节的不规则叠加，显著增大的细胞核对邻近肌节的挤压使肌原纤维排列紊乱。细胞骨架中的微管密度大，且平行于肌原纤维排列，可使心肌细胞内肌丝滑行的阻力增大。心肌肥大晚期，肌细胞结构紊乱加剧，突出表现为肌原纤维减少。此外，相邻细胞的肥大程度不一，细胞内各种细胞器的比例失衡，心肌与间质成分的正常比例破坏，急性心室扩张时心肌细胞之间的侧向移动与错位，以及局灶性或弥散性心肌细胞坏死和纤维化造成的心脏的不均一性（heterogeneity），也是心肌收缩能力降低的结构基础。

心肌纤维化：心肌组织是由心肌细胞、成纤维细胞及细胞外基质三部分组成的，其中成纤维细胞较心肌细胞在数量上占有绝对优势，其增殖和胶原合成能力的异常增加是病理性心肌重塑时发生心肌纤维化的重要病理基础。通常，纤维化可分为两种类型，即修复性纤维化和反应性纤维化。修复性纤维化常常继发于心肌细胞坏死，而反应性纤维化表现为间质性或者是血管周围（如心肌内冠状动脉和细动脉）的纤维化。尽管修复性纤维化与反应性纤维化在涉及的细胞类型以及纤维变性的时程等方面都存在差异，但在心脏成纤维细胞功能调控机制方面却享有许多共同的机制。此外，根据纤维化的分布范围，可将其分为局灶性纤维化及弥散性纤维化。由于心肌纤维化不仅可增加室壁的硬度，降低其顺应性，影响心脏功能，而且在心肌内电冲动传播过程中形成的阻滞及延搁可促进折返的发生，从而触发各种心律失常。此外，纤维化也常常导致心肌毛细血管密度的降低，并增加氧气的弥散距离，诱发心肌细胞缺氧。因此，纤维化在病理性心肌重塑发生及向心力衰竭的演变过程中具有重要作用。

2）心肌能量代谢异常

心肌的收缩是一个主动耗能的过程，Ca^{2+} 的转运和肌丝的滑动都需要能量的供应，因而能量代谢无疑很大程度上决定着心肌的收缩力。心肌能量代谢的过程大致可分为能量的生成、存储和利用 3 个阶段，当这 3 个阶段中的任何 1 个发生障碍时，都可以造成心肌收缩力降低。

(1)心肌能量生成障碍：正常情况下，心肌能量的利用大约 30% 来自葡萄糖，而 65% 来自游离脂肪酸。维持心肌功能所需的 ATP 有 90% 来自线粒体氧化代谢(脂肪酸 β 氧化及丙酮酸氧化)、10% 来自无氧糖酵解。可见，心肌能量的产生主要依靠有氧代谢。当心肌供氧不足时，心肌虽然可通过加强对氧的摄取和无氧酵解过程获得部分能量，但如果不能满足心肌收缩的需要时，则可导致心肌收缩功能减弱。

线粒体是心肌能量生成的场所，当线粒体受损或氧化脱氢酶系统活性降低时，心肌细胞的能量代谢同样也会发生障碍。严重心肌缺血、氧自由基大量生成时，可造成心肌线粒体损伤；维生素 B_1 作为氧化脱氢酶的辅酶，会造成线粒体中氧化脱氢酶活性降低；另外，心肌肥大后期不仅由于肌原纤维不成比例的增加使线粒体相对减少，且线粒体利用氧能力降低。肌红蛋白参与分子氧从红细胞向线粒体的转运，在衰竭心肌细胞，肌红蛋白的表达可下调 40%～50%，这也是心力衰竭时能量缺乏的原因之一。总之，在心力衰竭时，线粒体功能及线粒体酶活性、脂肪酸氧化都是明显降低的，衰竭心肌细胞处于一种能量饥饿状态。

(2)心肌能量存储障碍：心肌中能量主要的存储形式是磷酸肌酸(CP)。心肌线粒体中氧化磷酸化生成的 ATP 经磷酸激酶(CK)催化，将高能磷酸键转给肌酸(Cr)，形成磷酸肌酸并存储起来。心肌肥厚初期，由于产能尚未明显减少，而心肌耗能适应性降低，因此心肌中 ATP 作为能量储存形式的 CP 含量以及 CP/ATP 仍可在正常范围。但随着心肌肥厚的发展，由于产能减少而耗能增加，尤其是 CK 同工型改变，成人型(MM)减少而胎儿型(MB)增加，使 CK 活性降低、CP 含量减少，心肌能量存储减少，不能满足心肌活动增加时的能量需要，导致心肌收缩力减低。

(3)心肌能量利用障碍：除了上述心肌能量生成和存储障碍之外，某些类型的心力衰竭表现为能量利用障碍。在临床上，由于能量利用障碍而发生心力衰竭的最常见原因是长期负荷过重而造成的心肌肥大。肥大心肌的肌球蛋白(myosin)头部 ATP 酶的活性下降，即使心肌 ATP 含量正常，但该酶也不能正常利用 ATP 供肌丝滑动。

3)心肌兴奋-收缩耦联障碍

正常的心肌兴奋-收缩耦联中，首先是在膜的去极化时小量的 Ca^{2+} 主要通过电压依赖性钙通道(VDCC)和受体依赖性钙通道(ROCC)进入细胞内，这种 Ca^{2+} 内流随即触发了肌质网上 ryanodine 受体(RyR)开放，诱发细胞内大规模的 Ca^{2+} 释放，即 Ca^{2+} 触发钙释放(CICR)，它可使细胞内 Ca^{2+} 浓度很快从 100nmol/L 升高到 1μmol/L；Ca^{2+} 升高后，可与肌钙蛋白 C 结合，诱发心肌收缩。收缩结束后，Ca^{2+} 从肌钙蛋白上脱离，随即通过受磷蛋白调节的钙泵重新摄入肌质网，通过 Na^+-Ca^{2+} 交换体进行跨膜转运，从而维持每次兴奋-收缩细胞内的 Ca^{2+} 稳态。如上所述，Ca^{2+} 在把兴奋的电信号转化为机械活动时发挥了重要的中介作用，任何可以影响 Ca^{2+} 转运、分布的因素都会影响心肌兴奋-收缩耦联，从而成为心肌收缩力下降的关键机制。

(1)肌质网 Ca^{2+} 处理功能障碍：肌质网通过摄取、存储、释放 3 个环节来调节细胞

内 Ca^{2+} 的浓度，从而影响兴奋-收缩耦联。心力衰竭时，肌质网 Ca^{2+} 处理功能障碍，导致心肌收缩力的下降。①肌质网摄取 Ca^{2+} 能量下降：如前所述，心肌复极时，肌质网通过钙泵将细胞质内的 Ca^{2+} 摄取入肌质网中。当心肌缺血、缺氧、ATP 供应不足时，肌质网钙泵的活性减低，导致肌质网从细胞质中摄取 Ca^{2+} 的能力下降。在这种情况下，心肌舒张时 Ca^{2+} 不能迅速被摄入肌质网，细胞内 Ca^{2+} 浓度持续增高，导致收缩后的心肌不能充分舒张，从而影响心室的充盈。②肌质网存储 Ca^{2+} 能力下降：在心力衰竭时，由于肌质网钙泵摄取 Ca^{2+} 的能力下降，而线粒体摄取 Ca^{2+} 反而增多。细胞膜 Na^+-Ca^{2+} 交换的 Ca^{2+} 外排功能代偿性增强，使得细胞质中 Ca^{2+} 浓度进一步下降，不利于肌质网的钙存储。肌质网 Ca^{2+} 存储量的减少可导致心肌收缩时释放到细胞质中的 Ca^{2+} 减少，影响心肌收缩力。③肌质网释放 Ca^{2+} 减少：心力衰竭时，很多因素导致肌质网对于 Ca^{2+} 的释放减少，使得细胞质内的 Ca^{2+} 浓度不能到达收缩阈值（10^{-5}mol/L），从而影响心肌的收缩功能。例如，在酸中毒时，Ca^{2+} 与肌质网中钙存储蛋白结合异常牢固，不易解离，使得肌质网对 Ca^{2+} 的释放减少。

（2）细胞外的 Ca^{2+} 经钙通道内流障碍：前面提到，当心肌细胞兴奋时，少量 Ca^{2+} 主要通过电压依赖性钙通道（VDCC）和受体依赖性钙通道（ROCC）进入细胞内，与此同时，这种 Ca^{2+} 内流随即触发了肌质网上的 RyR 开放，诱发细胞内大规模的 Ca^{2+} 释放，从而引起心肌收缩。在多种病理因素下，Ca^{2+} 内流受阻可导致心肌兴奋-收缩耦联障碍。例如，当有大量氧自由基产生时，心肌细胞膜上 VDCC 数量减少，Ca^{2+} 内流减少，从而影响心肌收缩力。在各种病因引起的心肌肥大中，严重肥大的心肌细胞表面 β 肾上腺素受体密度相对减小，加之心肌内去甲肾上腺素含量下降，引起 Ca^{2+} 内流减少，也会影响心肌收缩力。

（3）肌钙蛋白与 Ca^{2+} 结合障碍：兴奋-收缩耦联过程需要肌钙蛋白与 Ca^{2+} 迅速而充分结合才能顺利进行。H^+ 与 Ca^{2+} 有竞争性结合肌钙蛋白的作用，当心肌缺血或酸中毒时，由于心肌细胞内 H^+ 的增多，竞争性抑制了 Ca^{2+} 与肌钙蛋白的结合，因此即使细胞内 Ca^{2+} 达到了可以使心肌细胞收缩的浓度，但因其不能与肌钙蛋白充分结合，心肌细胞的兴奋-收缩耦联仍然受到抑制，从而会影响心肌收缩力。

4.7.3.2 心肌舒张功能异常

在体循环平均压、心室舒张充盈时间及房泵作用不变的条件下，心室的血液充盈量及充盈压取决于心肌两个基本的舒张特性（diastolic properties），即松弛（relaxation）性及顺应性（compliance）。前者是在等容舒张期和快速充盈期通过使横桥迅速解离、复位，心肌主动伸展而使心室内压迅速降低的过程。后者是在减慢充盈期和心房收缩期由于心肌的被动伸展性能，能容纳较多血液而室内压增加幅度不大的力学性质。约 1/3 的心力衰竭患者主要由于这两方面的障碍，有静脉淤血表现，而心室收缩功能基本正常，称为舒张性心力衰竭。

1）心肌的主动松弛异常

心肌松弛的速率主要取决于肌质网摄取 Ca^{2+} 的速率及肌质网上的钙泵驱动 Ca^{2+} 外流的速率，因而是一个主动的耗能过程。

（1）心肌缺血：心肌缺血导致 ATP 减少，可使松弛延缓。

（2）心肌肥大：前已述及，肥大心肌肌质网摄取 Ca^{2+} 能力降低，可使钙瞬变时程延长（即细胞质 Ca^{2+} 浓度处于高水平的时间延长），从而使张力下降延缓。此外，由于 β 肾上腺素受体下调及受磷蛋白减少，肥大心肌对儿茶酚胺加速松弛效应的反应性降低。这是因为它是通过 cAMP 依赖的蛋白激酶（PKA）使受磷蛋白磷酸化，导致后者对肌质网 Ca^{2+} – ATP 酶的抑制作用解除而发挥变松弛效应（lusitropic）的。

（3）舒张不同步（diastolic asynchrony）：局灶性病变可造成心室不同部位间，以及心肌主动伸展的启动、速率和程度的差异，因而使心室内压下降速率减慢。

（4）心室后负荷急剧增加：在心肌肥大建立之前，压力负荷增加使收缩期室壁应力增大，心肌的松弛速率也随之减慢。

2）心肌的顺应性降低

心肌的顺应性即它的可扩张性，与僵硬度（stiffness）互为倒数，取决于心肌的固有僵硬度（即单位质量心肌的被动伸展性能）以及心肌的总质量和厚度。

（1）心肌质量及室壁厚度增大：压力超负荷性心肌肥大时（如高血压心肌肥厚），由于心肌质量增加，尤其是室壁厚度增加，需要较大的充盈压才能使心腔容积相应增大，即僵硬度增大。

（2）心肌的固有僵硬度增大：心肌纤维化、肥大心肌中的胶原含量增加、心肌缺血均可使心肌的被动弹性降低，僵硬度增大。上述两种情况均表现为被动压力-容量曲线左移，即在同样的容量下，室内压比正常时升高。

4.7.3.3 心脏特性的伴随变化

（1）电生理特性的变化：心肌肥厚时，还伴随心肌电生理特性的变化，即电生理重塑，包括动作电位的不稳定性增强、心肌细胞自律性增强以及心肌电传导阻滞和折返的发生，均可促发心律失常，导致兴奋-收缩耦联的失调。

（2）室壁张力的变化：心肌肥厚的发生是心脏启动的一种代偿机制，是应对超负荷做出的适应性变化。由拉普拉斯（Laplace）定理可知，室壁张力 $\sigma = Pr/2h$。其中，P 代表腔内压，r 代表腔内径，h 代表室壁的厚度。因此，在心脏负荷增加的情况下，心脏可通过增加室壁的厚度来使室壁张力尽可能正常化。而长期适应不良心肌肥厚常伴随有进行性心室的扩张、室壁变薄，这时 r/h 的比值显著增大，即使在心室内压 P 不变的情况下，室壁张力 σ 也随之显著增加，从而进一步产生对心肌本身的应激性刺激，促进心肌细胞的坏死和凋亡，最终导致不可逆的心功能下降。

4.7.3.4 过度激活神经内分泌系统的有害作用

在心力衰竭的发病过程中，由于各种病理因素和损伤导致体内的多种神经激素分泌增多，如肾上腺素、血管紧张素、加压素和内皮素等，并通过激活触发多种细胞内信号通路的异常（特别是 G 蛋白耦联受体信号通路的改变）而导致的各种心肌结构及功能的病理改变，包括心肌细胞的肥大、凋亡、存活，成纤维细胞增殖以及心肌收缩力下降等，构成了心力衰竭发生和发展的基本机制。在临床上，采用 β 肾上腺素受体拮抗剂、血管紧张素Ⅱ受体拮抗剂及血管紧张素转换酶抑制药都可有效地改善心室重构，目前已成为慢性心力衰竭治疗的基本用药。

4.7.4　心力衰竭的临床表现及防治的病理生理学基础

4.7.4.1　心力衰竭的临床表现

前面提到，心力衰竭时心脏泵血功能绝对或相对不足。由于机体本身存在多种代偿机制防止心输出量的减少，因此在心力衰竭的早期阶段，心输出量尚可满足机体正常的需要。但如果导致心力衰竭的病因或诱因得不到及时纠正，心力衰竭进一步加重，心功能进一步恶化，血流动力学改变明显，机体便会出现一系列相应的症状和体征，主要可以归纳为两类综合征。

1）低灌注综合征

（1）尿量变化：①夜尿增多。夜尿增多主要发生在心力衰竭病程的早期阶段。正常人白天比夜间的尿量多，而发生心力衰竭时，白天直立位和活动时尿的形成受到抑制，这种现象主要归因于活动时血流的再分布，导致肾血流量减少。夜间平卧休息时，心脏负荷减轻，心功能有所改善，心输出量相对增多，而四肢的血流量减少，导致肾脏血流量增加，使得白天积聚潴留的体液加速排泄，尿液形成增加。②尿量减少。心力衰竭病程的晚期阶段往往会出现尿量减少；由于心输出量明显下降，肾血流量明显减少，肾小球滤过率降低；另外，由于心力衰竭时交感神经系统的代偿性兴奋，导致肾血流重分布以及近曲小管、远曲小管和集合管对水的重吸收增强，都可以导致心力衰竭患者的尿量减少。

（2）疲劳、乏力：心力衰竭的患者在一般体力活动后即会感觉到疲乏、无力。这是心力衰竭的一种早期症状，休息后可部分缓解。心力衰竭时疲乏感的产生主要是由心输出量减少不能随运动而相应增加，使运动器官血流量减少所致。另外，心力衰竭的血流再分布和运动骨骼肌循环及代谢障碍同样是产生该症状的重要因素。

（3）皮肤苍白和发绀：由于心力衰竭患者心输出量不足，加之交感神经兴奋，使得皮肤血管收缩，血流灌注减少，患者会出现皮肤苍白、皮温降低等。由于心力衰竭时血流速度明显下降，循环时间延长，使得组织摄氧过多，静脉血氧浓度下降，血液中还原血红蛋白浓度升高，从而导致发绀的出现。另外，在肺循环淤血时，肺间质甚至肺泡水肿，影响了肺的通气和换气功能，血红蛋白氧合不足，亦可导致或加重患者的发绀。

（4）动脉血压下降和心源性休克：慢性心力衰竭时，由于机体代偿机制的存在，即使心输出量有所下降，动脉血压仍可在相当长的时间内维持在正常范围，这有利于保证重要脏器（心、脑）的血液供应，维持机体相对正常的生命活动。但当急性心力衰竭或心力衰竭晚期时，由于心输出量急剧减少，动脉血压也随之下降，组织灌注量明显不足，甚至会出现心源性休克，从而危及患者的生命。

（5）脑功能的改变：严重的心力衰竭患者可出现潮式呼吸，即呼吸有规律性地变化，停止逐渐增快、加深，到达顶峰后，又逐渐减慢、变浅，直到再停止。这种呼吸节律的变化是由心输出量减少，脑供血不足，脑细胞缺血、缺氧所致，因而呼吸中枢的敏感性降低。在呼吸变浅后，血液中二氧化碳蓄积到一定浓度时，便可兴奋呼吸中枢，促使呼吸加深、加快。待血液中二氧化碳浓度降低后，呼吸中枢又转入抑制状态。

2）静脉淤血综合征

心力衰竭常以水钠潴留、血容量增多、显著的静脉淤血状态及组织水肿为突出表现，因此又称为充血性心力衰竭或慢性充血性心力衰竭（chronic congestive heart failure）。水钠潴留对有效循环血量减少的应答反应与肾血管收缩导致的肾小球滤过率（GFR）降低、滤过分数增大导致的肾小管对水和钠的重吸收增强两种因素有关。在慢性缺氧的刺激下，肾产生的促红细胞生成素（EPO）增多，骨髓造血活动增强，血红蛋白与红细胞也增多，导致血容量增加。然而，由于心肌收缩能力降低，神经-内分泌过度激活，通过血容量增多和容量血管收缩导致的前负荷增加非但不能使心输出量有效地增加，反而导致充盈压显著升高而造成静脉淤血。肺毛细血管楔压（PCWP）超过 2.4kPa（18mmHg），会出现肺循环淤血征。中心静脉压（CVP）超过 1.6kPa（12mmHg），通常会出现体循环淤血征。

（1）体循环静脉淤血：见于右心衰竭及全心衰竭，主要表现有颈静脉充盈或怒张、肝大及肝功能损害、胃肠道淤血所致的食欲不振及消化道症状、心性水肿。心性水肿以受重力影响最大的部位（低垂部分）出现最早或最显著，主要与水钠潴留及毛细血管血压增高有关。此外，摄入减少、肝功能障碍以及水钠潴留导致的低蛋白血症和淋巴回流障碍也是导致体循环静脉淤血的因素。

（2）肺循环淤血：见于左心衰竭，发展到全心衰竭或左、右心同时衰竭者（如扩张型心肌病）的肺淤血反而减轻或不明显。肺淤血严重（如 PCWP 达 4kPa）时，可出现肺水肿。除肺水肿的特殊表现外，肺淤血和肺水肿的共同表现是呼吸困难（dyspnea），即气短和呼吸费力的主观感觉。

导致呼吸困难的主要原因：①肺淤血、肺水肿导致的肺顺应性降低；②支气管黏膜肿胀及气道内分泌物导致的气道阻力增大；③肺间质压力增高刺激肺毛细血管旁感受器，引起反射性浅快呼吸。

以往曾认为，呼吸困难还与缺氧有关，但充血性心力衰竭患者通常动脉血氧分压及含量在正常范围。当用静脉扩张剂使左心房压迅速降低时，在呼吸困难消失的同时反而可有动脉血氧饱和度的降低，此与左心房压突然下降，肺血流向肺下叶转移，使肺下叶淤血加重而通气量减少（顺应性降低），导致功能性分流增加有关。

呼吸困难的表现形式：①劳力性呼吸困难。轻度心力衰竭时，呼吸困难仅出现于体力活动时，为左心衰竭患者最常见的症状。②端坐呼吸为静息时出现的呼吸困难，平卧时加重，患者被迫保持坐位，以求缓解。其发生机制与平卧时下肢静脉血回流增加及水肿液回收入血增加，导致肺淤血加重及卧位时膈肌位置高而肺活量较小有关。③夜间阵发性呼吸困难为夜间突然发作的呼吸困难，除与平卧位有关外，发生于夜间且程度较重是由于夜间入睡后自主神经紧张性增高，使小支气管收缩，气道阻力增大；同时，熟睡后中枢对传入刺激的敏感性降低，当肺淤血严重时，患者才会感到气短而惊醒。

4.7.4.2 心力衰竭防治的病理生理学基础

近年来，随着研究人员对心力衰竭发病机制研究的不断深入，心力衰竭的防治策略也发生了很大的变化，从以往以增强心肌收缩力为主的治疗模式逐渐过渡到改善神经-体液功能紊乱和防止心室重构上来。慢性心力衰竭的治疗目的不仅仅是控制患者的症状，更重要的是改善患者的预后、提高患者生活质量、降低心力衰竭患者的住院率与病亡率。

1）防治原发病和去除诱因

（1）通过积极有效的措施来防治可能导致心力衰竭发生的原发性疾病。例如，高血压是心力衰竭发生和发展的重要危险因素，已有大量研究表明，理想的血压控制可使新发心力衰竭的危险下降约 50%。动脉粥样硬化的患者由于心肌长期缺血、缺氧，引起代谢障碍，进而影响心肌收缩力，从而引发心力衰竭。此类患者应及时控制病因，施行介入治疗或外科治疗，避免心力衰竭的发生。

（2）消除诱因是不可忽视的，如严格控制感染、避免过度紧张和劳累、合理补液、纠正电解质和酸碱平衡紊乱等。此外，还应当严格控制患者吸烟、酗酒，避免和控制对心脏具有毒性作用的药物的应用等。

2）减轻心脏前、后负荷

（1）调整心脏前负荷：前面已经提到，前负荷过高可引起或者加剧心力衰竭的发生和发展；而前负荷过低则会影响心肌收缩力，从而导致心输出量的下降。因此，如何将前负荷调整到一个合适的程度，在能保证心输出量的同时，又不加重心脏负担，是治疗的关键所在。对于急性心力衰竭等情况造成的心脏前负荷过低患者，可适当给予补液，以调整血容量，增加前负荷；同时密切监测中心静脉压及肺毛细血管楔压，以掌握血容量的变化。对于前负荷过高的患者，应当给予利尿药，以减少血容量，同时使用静脉血管扩张剂（如硝酸甘油等）来减少回心血量，减轻心脏前负荷。

（2）减轻心脏后负荷：心力衰竭时，由于交感神经兴奋，大量缩血管物质分泌，导致周围血管强烈收缩，外周阻力增加，心脏后负荷增大，从而增加了心肌氧耗，并使得心输出量下降。在心力衰竭的治疗中，应合理应用动脉血管扩张剂、血管紧张素转换酶抑制药（ACEI）及 Ca^{2+} 拮抗剂等，降低外周阻力，减轻心脏后负荷。

3）改善心脏舒缩功能

对于心力衰竭患者，针对其心肌收缩力减弱，可使用强心苷类等正性肌力药物，通过抑制 Na^+-K^+-ATP 酶的活性，提高细胞内 Na^+ 浓度，激活 Na^+-Ca^{2+} 交换体，促进 Ca^{2+} 的内流，触发肌质网 Ca^{2+} 的释放，从而提高心肌收缩力。对于心肌舒张功能不良的患者，可选用 Ca^{2+} 拮抗剂、β 肾上腺素受体拮抗剂、硝酸酯类等药物，改善心肌舒张功能。

4）改善心室重构

心室重构是心力衰竭发生和发展的重要机制，而心力衰竭时神经内分泌系统的紊乱以及血流动力学的异常改变是导致心室重塑的主要原因。因此，临床上已用 β 肾上腺素受体拮抗剂、血管紧张素转换酶抑制药、血管紧张素受体拮抗剂及醛固酮受体拮抗剂等阻断神经内分泌系统过度激活带来的危害，改善血流动力学，改善甚至逆转心室重构，以防治心力衰竭的发生和发展。

（李　楠　李晓明）

课件　　　　　　　拓展阅读　　　　　　自测习题

第5章 呼 吸

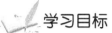 学习目标

识记:

(1)呼吸、肺泡通气量的概念,呼吸的3个环节,肺通气的动力。

(2)O_2和CO_2在血液中的运输形式,CO_2解离曲线。

(3)呼吸中枢的概念、部位和作用,肺牵张反射的概念及意义。

(4)呼吸器官的结构特点、功能及意义。

(5)缺氧的概念,各类型缺氧的原因,氧疗和氧中毒的概念。

理解:

(1)呼吸过程中肺内压的变化,胸膜腔负压的形成及生理意义,肺的顺应性和弹性阻力的概念,肺活量、用力呼气量的概念及正常值。

(2)肺换气的原理及影响肺换气的因素,肺通气/血流比值的概念和意义。

(3)O_2与血红蛋白结合的特征,氧解离曲线的特点及影响因素。

(4)外周及中枢化学感受器反射,肺牵张反射。

(5)各类型缺氧的发生机制和血氧变化特点,缺氧时机体功能和代谢变化,缺氧防治和护理的原则。

运用:

(1)能用所学知识解释血液中CO_2、H^+和O_2变化对呼吸的影响。

(2)能将呼吸功能活动的规律运用于临床工作;能够判断出患者是否存在呼吸功能不全,并提出防治原则。

(3)能判断患者是否发生缺氧,并提出防治原则。

人体在新陈代谢过程中需不断从外界环境中摄取O_2,以氧化体内营养物质,供应能量和维持体温,同时将生物氧化过程中所产生的CO_2排出体外。这种机体与外界环境之间的气体交换过程,称为呼吸(respiration)。呼吸全过程包括3个相互联系的环节(图5-1):①外呼吸,包括肺通气和肺换气;②气体在血液中的运输;③内呼吸,包括组织换气和细胞内氧化。

呼吸的生理意义是保持内环境中O_2和CO_2浓度的相对恒定,它是维持机体正常新陈代谢和生命活动所必需的基本生理过程之一。呼吸过程中任何一个环节发生障碍,

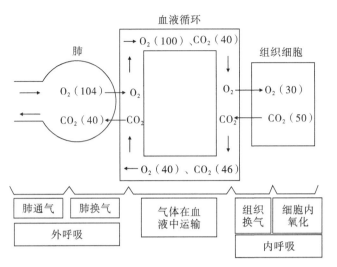

图 5-1　呼吸全过程示意图

均可导致组织细胞缺氧和 CO_2 蓄积，导致内环境紊乱，从而影响新陈代谢和正常的生理功能，严重时可危及患者生命。

5.1　肺通气

　　肺通气（pulmonary ventilation）是指肺与外界环境之间的气体交换过程。实现肺通气的结构包括呼吸道、肺泡、胸廓等。呼吸道既是气体进出肺泡的通道，又具有对吸入气体加温、加湿、过滤清洁的作用。肺泡是吸入气体与肺毛细血管血液之间进行气体交换的场所。胸廓的节律性扩大和缩小则是实现肺通气的动力。

5.1.1　肺通气的原理

　　气体进出肺取决于两个方面的因素：一是推动气体流动的动力；二是阻止气体流动的阻力。只有动力克服了阻力，才能实现肺通气。

5.1.1.1　肺通气的动力

　　气体总是从压力高处流向压力低处，因此肺泡与外界大气压之间的压力差是实现肺通气的直接动力。而呼吸肌的收缩和舒张引起的节律性呼吸运动是肺通气的原动力。

1）呼吸运动

　　呼吸肌收缩和舒张引起的胸廓节律性扩大和缩小称为呼吸运动（respiratory movement）。呼吸运动包括吸气运动和呼气运动。

　　（1）呼吸运动的过程：胸廓节律性扩大称为吸气运动，胸廓节律性缩小称为呼气运动。主要的吸气肌为膈肌和肋间外肌，主要的呼气肌为肋间内肌和腹肌；此外，还有一些辅助呼吸肌，如斜角肌、胸锁乳突肌等。

　　平静呼吸时，吸气运动的产生主要是通过膈肌和肋间外肌的收缩实现的。膈肌位于胸腔和腹腔之间，构成胸腔的底，静止时向上隆起。膈肌收缩时，隆起的中心下移，从而增大胸腔的上下径。肋间外肌起自上一肋骨的下缘，斜向前下方走行，止于下一肋骨的上缘。肋间外肌收缩时，肋骨和胸骨上举，同时肋骨下缘向外展（图 5-2），从而增大胸腔的前后径和左右径，引起胸腔扩大，肺的容积随之增大，肺内压降低。当肺内压低于大气压时，外界气体流入肺内，形成吸气。

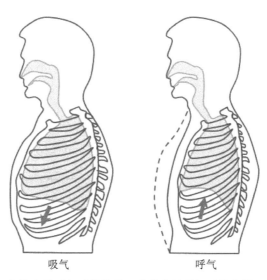

吸气　　　　　　　　　呼气

实线表示呼气时的位置；虚线表示吸气时的位置。

图 5-2　呼吸时膈、肋骨的运动

平静呼吸时，呼气运动的产生主要是通过膈肌和肋间外肌的舒张实现的。膈肌和肋间外肌舒张时，肺依其自身的回缩力而回位，并牵引胸廓，使之上下径、前后径和左右径缩小，从而引起胸腔和肺的容积减小，肺内压升高。当肺内压高于大气压时，肺内气体流出，形成呼气。

（2）呼吸运动的形式：根据呼吸深度的不同，可将呼吸运动分为平静呼吸和用力呼吸。根据呼吸参与肌肉的不同，分为腹式呼吸和胸式呼吸。

人在安静状态下的呼吸运动称为平静呼吸（eupnea）。每分钟呼吸运动的次数，称为呼吸频率。正常成人的呼吸频率为 12～18 次/分。平静呼吸时，吸气运动是由吸气肌即膈肌和肋间外肌的收缩而引起的，是主动过程。呼气是由吸气肌即膈肌和肋间外肌舒张所致，是被动过程。人在劳动或剧烈运动时，呼吸运动加深、加快，称为用力呼吸（forced breathing）或深呼吸（deep breathing）。用力吸气时，除膈肌和肋间外肌加强收缩外，辅助吸气肌也参与收缩，胸廓和肺的容积进一步扩大，更多的气体被吸入肺内。用力呼气时，除吸气肌舒张外，还有肋间内肌和腹肌等呼气肌也参与收缩，可见呼气运动也是主动过程。

膈肌的收缩和舒张可引起腹部的起伏，这种以膈肌舒缩活动为主的呼吸运动称为腹式呼吸（abdominal breathing）。肋间外肌收缩和舒张时主要表现为胸部的起伏，因此以肋间外肌舒缩活动为主的呼吸运动称为胸式呼吸（thoracic breathing）。一般情况下，成人的呼吸运动呈腹式和胸式混合式呼吸，只有在胸部或腹部活动受限时，才会出现某种单一形式的呼吸运动。

2）肺内压

肺内压（intrapulmonary pressure）是指肺泡内的压力，可随呼吸运动发生周期性变化。吸气时，胸廓逐渐扩大，肺容积逐渐增大，肺内压逐渐降低，低于大气压 1 ~ 2mmHg，外界气体被吸入肺泡；随着肺内气体的增加，肺内压逐渐升高，至吸气末，肺内压升高到与大气压相等，气流停止。呼气时，胸廓逐渐缩小，肺容积逐渐减小，肺内压逐渐升高，高于大气压 1 ~ 2mmHg，气体由肺内呼出；随着肺内气体的减少，肺内压逐渐降低，至呼气末，肺内压降到与大气压相等，气流随之停止（图 5 - 3）。

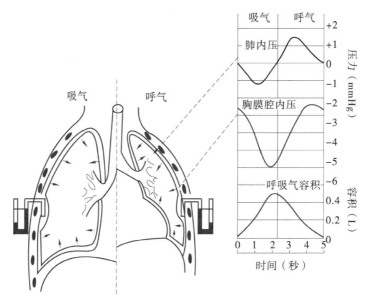

图 5 - 3　呼吸时肺内压、胸内压及呼吸气量的变化

3）胸膜腔内压

胸膜腔是一个密闭的潜在腔隙，其中只有少量浆液。胸膜腔内的浆液不仅起润滑作用，而且由于浆液分子的内聚力可使两层胸膜（脏胸膜和壁胸膜）紧贴在一起，不易分开，从而保证肺可随胸廓的运动而张缩。

胸膜腔内的压力称为胸膜腔内压（intrapleural pressure），简称胸内压（图 5 - 3），可用与检压计相连接的针头刺入胸膜腔内直接测定，也可让受试者将一带有薄壁气囊的导管吞下至下胸段食管，通过测量食管内压在呼吸过程中的变化来间接反映胸膜腔内压。由于胸膜腔内压通常低于大气压，因此习惯上称之为胸膜腔负压。

胸膜腔的密闭性是形成胸内负压的前提。此外，胸内负压的形成还与肺和胸廓的自然容积不同有关。在人的生长发育过程中，胸廓的发育比肺快，因此胸廓的自然容积大于肺的自然容积。两层胸膜紧紧贴在一起，所以从胎儿出生后第一次呼吸开始，肺即被牵引而始终处于扩张状态。由此，胸膜腔便受到两种力的作用，一是使肺泡扩张的肺内压；二是使肺泡缩小的肺回缩力，可见，胸膜腔内压 = 肺内压 - 肺回缩力。在吸气末或呼气末，肺内压等于大气压，此时，胸膜腔内压＝大气压-肺回缩力。若大气压为 0，则胸膜腔内压＝-肺回缩力。可见，胸内负压实际上是由肺回缩力决定的，故其值也随呼吸过程的变化而变化。吸气时，肺扩张，回缩力增大，胸内负压增大；呼气时，肺缩小，回缩力减小，胸膜腔负压也减小。

胸膜腔负压的生理意义主要有：①保持肺处于扩张状态；②使肺随胸廓的运动而运动；③使腔静脉和胸导管扩张，促进血液及淋巴液的回流。当外伤或疾病等导致胸膜破裂时，胸膜腔与大气相通，空气将进入胸膜腔内，形成气胸。此时，胸膜腔内压等于大气压，肺将因其自身的弹性回缩力而塌陷，不再随胸廓的运动而扩张和缩小，导致呼吸和循环功能障碍，严重时可危及生命。

综上所述，肺与外界大气压之间的压力差是实现肺通气的直接动力，而呼吸肌的舒缩引起胸廓容积的变化是导致肺内压改变的根本原因，因此呼吸肌的舒缩是肺通气的原动力。胸膜腔负压的存在，则能保证肺处于扩张状态，并随胸廓的运动而舒缩，是使原动力转化为直接动力的关键。

5.1.1.2　肺通气的阻力

肺通气的动力需克服阻力才能实现肺通气。肺通气的阻力可分为弹性阻力和非弹性阻力。

1）弹性阻力和顺应性

弹性阻力是指弹性物体在外力作用下变形时所产生的对抗变形的力。肺和胸廓都具有弹性，因此弹性阻力包括肺弹性阻力和胸廓弹性阻力。弹性阻力的大小通常用顺应性（compliance）来表示。顺应性是指在外力作用下弹性组织扩张的难易程度。容易扩张者，阻力小，顺应性大；不易扩张者，阻力大，顺应性小。可见，顺应性与弹性阻力呈负相关。

（1）肺弹性阻力：来自两个方面，一是肺泡内表面液体与肺泡气之间的液-气界面所产生的表面张力，约占肺弹性阻力的 2/3；二是肺弹性纤维的弹性回缩力，约占肺弹性阻力的 1/3。

肺泡表面张力和肺表面活性物质：在肺泡内表面覆盖有一薄层液体，与肺泡内的气体形成液-气界面。在液-气界面上，液体分子之间的吸引力远大于液体与气体分子间的吸引力，因此形成了使肺泡趋于缩小的力，称为肺泡表面张力。表面张力越大，肺泡越不易扩张，成为吸气的阻力。离体动物实验表明，肺泡表面张力是决定吸气阻力的重要因素。在相同压力下，向肺内充气使其扩张比向肺内充生理盐水使其扩张所需的压力大得多，其原因是充气时肺泡内存在液-气界面张力，会阻碍肺扩张；而充生理盐水时，肺泡内的液-气界面张力消失，致使扩张肺的阻力减小。

在肺泡内表面的液体层中存在具有降低肺泡表面张力作用的肺泡表面活性物质（alveolar surfactant），它由肺泡 II 型细胞合成并分泌，主要成分是二棕榈酰卵磷脂。它的亲水端接触肺泡液体，疏水端伸向肺泡腔的气体，呈单分子层垂直排列在肺泡的液-气界面上，其密度可随肺泡的张缩而变化。肺泡表面活性物质作用的生理意义主要有 3 个方面：①降低吸气阻力，有利于肺的扩张；②减少肺组织液生成，防止肺水肿；

③调整肺泡表面张力，有助于维持肺泡的稳定性。根据 Laplace 定律，肺泡回缩力(P)与肺泡表面张力(T)成正比，与肺泡半径(R)成反比，即 $P = 2T/R$。肺泡半径越小，由表面张力导致的回缩力就越大。因此，如果相邻的两个相通的肺泡大小不等，则小肺泡会逐渐塌陷而大肺泡被过度扩张。但体内的实际情况是，当肺泡体积缩小时，其内表面的表面活性物质分子密度变大，降低表面张力的作用也变大，使小肺泡不至于塌陷，从而保持肺泡的稳定性(图 5-4)。

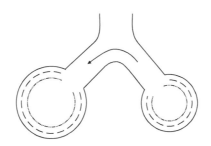

小肺泡内气体朝大肺泡流动，小肺泡塌陷，大肺泡膨胀。

图 5-4　大小不同肺泡表面活性物质稳定肺泡容积示意图

肺弹性回缩力：主要指肺组织本身的弹性纤维和胶原纤维等弹性组织在肺受牵拉而扩张时所产生的回缩力。吸气时，肺弹性回缩力增大，阻碍吸气；呼气时，肺弹性回缩力减小。

由于肺弹性成分主要分布在肺间质，因此肺的弹性阻力主要来自于肺间质。当肺充血、肺水肿、肺不张、肺纤维化或肺表面活性物质减少时，肺的弹性阻力明显增大，肺不易扩张，患者常出现吸气困难。而肺气肿患者的弹性纤维大量破坏，肺弹性回缩力减小，肺容易扩张，但不易回缩，患者常表现为呼气困难。

(2)胸廓的弹性阻力：来自胸廓的弹性成分。当胸廓处于自然容积位置时，此时胸廓无变形，弹性阻力为零。当胸廓缩小，其弹性阻力向外，是吸气的动力、呼气的阻力；当胸廓扩大，其弹性阻力向内，成为吸气的阻力、呼气的动力。

2)非弹性阻力

非弹性阻力包括惯性阻力、黏滞阻力和气道阻力。惯性阻力是气流在发动、变速、换向时因气流和组织的惯性所产生的阻止肺通气的力。黏滞阻力是呼吸时组织相对位移所发生的摩擦力。平静呼吸时，呼吸频率较低，气流速度较慢，惯性阻力和黏滞阻力都很小，可忽略不计。气道阻力是气体流经呼吸道时气体分子之间和气体分子与气道壁之间的摩擦力，是非弹性阻力的主要成分，占 80% ~ 90%。气道阻力增加是临床上通气障碍最常见的病因。影响气道阻力的因素有气流速度、气流形式和气道口径等。气流速度与气道阻力成正比。气流形式分为层流和湍流，层流阻力小，湍流阻力大。大气道(鼻、咽喉、气管)的总截面面积小，气体流速快，管道弯曲且不规则，易出现湍流，是产生气道阻力的主要部位。直径小于 2mm 的小气道，总截面面积大，气体流速慢，产生的阻力小，约占总气道阻力的 10%。在层流时，气道阻力与气道半径的 4 次方成反比。小气道位于肺实质之中，其口径和气道阻力对肺容积的变化和气道周围的压力变化均非常敏感，因此气道口径是决定气道阻力的主要因素。

5.1.2 肺通气功能的评价

肺容量和肺通气量是衡量肺通气功能的基本指标。

5.1.2.1 肺容量

肺容量(pulmonary capacity)是指肺容纳气体的容积(图 5-5)。在通气过程中，肺容量的大小决定于呼吸运动的深浅，其数值可用肺量计进行测定。

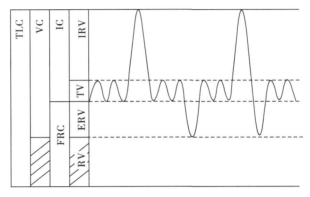

图 5-5　肺容量示意图

(1)潮气量(tidal volume，TV)：指每次呼吸时吸入或呼出的气体量。正常成人平静呼吸时的潮气量为 400～600mL，平均为 500mL。潮气量因年龄、性别、身材和活动强度而异，故不宜单独用其来评定肺的通气功能。

(2)补吸气量与深吸气量：在平静吸气末再尽力吸气所能吸入的气体量称为补吸气量(inspiratory reserve volume，IRV)。正常成人的补吸气量为 1500～2000mL，其大小反映吸气储备能力。在平静呼气末做尽力吸气时所能吸入的最大气量称为深吸气量(inspiratory capacity，IC)。深吸气量等于潮气量与补吸气量之和，反映最大通气潜力。深吸气量大，提示吸气储备能力大。

(3)补呼气量：平静呼气末再尽力呼气所能呼出的气体量称为补呼气量(expiratory reserve volume，ERV)。正常成人的补呼气量为 900～1200mL，其大小反映呼气储备能力。

(4)余气量与功能余气量：最大呼气末尚存留于肺中不能呼出的气体量称为余气量(residual volume，RV)。正常成人的余气量为 1000～1500mL。余气量过大，表示肺通气功能不良。老年人因肺弹性减弱和呼吸肌力量衰退，余气量较青壮年人多。平静呼气末肺内存留的气体量称为功能余气量(functional residual capacity，FRC)。功能余气量＝补呼气量＋余气量。肺气肿患者功能余气量增多，而当肺实质病变时，功能余气量减少。

(5)肺活量和时间肺活量：最大吸气后再做最大呼气所能呼出的气体量称为肺活量(vital capacity，VC)。肺活量＝潮气量＋补吸气量＋补呼气量。正常成年男性的肺活量平均为 3500mL，女性平均为 2500mL。肺活量反映了肺一次通气的最大能力。肺活量有相当大的个体差异，与年龄、性别、身材等因素有关，只宜用作自身比较。另外，由于在测定肺活量时不限制呼气时间，某些肺组织弹性回缩力降低（如肺气肿）或气道阻力增大（如哮喘）的患者虽然肺通气功能已有明显损害，但若任意延长呼气时间，其肺活量仍可达正常范围，因此肺活量不能充分反映肺组织的弹性状态和气道的通畅程度，测定时间肺活量可以避免这一不足。

测肺活量时，让受试者以最快速度呼气，分别测定第 1 秒、第 2 秒、第 3 秒末所呼出的气体量，计算其所占肺活量的百分比，分别称为第 1 秒、第 2 秒、第 3 秒的时间肺活量（timed vital capacity，又称用力呼气量）。正常成人第 1 秒、第 2 秒、第 3 秒的时间肺活量分别为 83%、96% 和 99%。时间肺活量能反映肺通气阻力的变化。由于测定肺活量时无时间限制，与呼吸速度无关，因此其是一种静态指标，有时不能完全反映肺通气功能好坏；而时间肺活量由于测定时有时间限制，可反映肺通气的动态功能，更能客观地评价肺通气功能，因此是衡量肺通气功能的一项较理想的指标。慢性阻塞性肺疾病患者肺活量可能正常，但时间肺活量会显著降低。

（6）肺总容量：最大吸气末肺内所能容纳的最大气量称为肺总容量（total lung capacity）。肺总容量等于肺活量与余气量之和。正常成年男性的肺总容量约为 5000mL，女性约为 3500mL。

5.1.2.2 肺通气量

（1）每分通气量（minute ventilation volume）：指每分钟进或出肺的气体量，等于潮气量×呼吸频率。正常成人在平静呼吸时的呼吸频率为 12~18 次/分，潮气量平均为 500mL，则每分通气量为 6000~9000mL。每分通气量不但与呼吸深度有关，也与呼吸频率有关，能较好地反映肺通气的动态功能。它受性别、年龄、身材和活动量等不同因素的影响。运动时，呼吸频率和潮气量均增大，每分通气量会随之增大。

以最快速度、最大深度呼吸时的每分通气量为每分最大通气量（maximal minute ventilation volume），一般可达 70~120L/min。最大通气量反映的是单位时间内呼吸器官发挥最大潜力所能达到的通气量，因此可用来评价个体最大运动量或估价其所能从事体力劳动的最大强度。任何原因导致的肺或胸廓顺应性减小、呼吸道阻力增大、呼吸肌收缩力降低或呼吸中枢病变，均可使最大通气量减小。最大通气量与平静呼吸时的每分通气量之差值占最大通气量的百分比，称为通气储量百分比。其正常值等于或大于 93%；比值减小，表示肺通气功能的储备能力下降。

（2）肺泡通气量（alveolar ventilation）：指每分钟吸入肺泡且能与血液进行气体交换的气体量。正常成人从鼻至终末细支气管的气体基本上不能与血液进行气体交换，这部分呼吸道容积称为解剖无效腔（anatomical dead space），约为 150mL。进入肺泡的气体也不一定都能与肺毛细血管血液进行气体交换，未能发生气体交换的这一部分肺泡容积称为肺泡无效腔。解剖无效腔与肺泡无效腔合称为生理无效腔。健康成人平卧时，生理无效腔接近于解剖无效腔。吸气时，无效腔内的气体先进入肺泡，然后才是从外界吸入的新鲜空气；呼气时，则先将无效腔中的气体呼出，然后才将肺泡内的气体呼出。因此，真正有效的通气量应以肺泡通气量为准。肺泡通气量 =（潮气量-无效腔气量）× 呼吸频率。每分肺泡通气量主要受潮气量和呼吸频率的影响（表 5-1），浅而快的呼吸可降低肺泡通气量；适当深而慢的呼吸可增大肺泡通气量，提高肺通气效率。

表 5-1　每分肺泡通气量与呼吸深度和呼吸频率的关系

呼吸形式	呼吸频率（次/分）	潮气量（mL）	每分通气量（mL/min）	肺泡通气量（mL/min）
平静呼吸	12	500	500 × 12 = 6000	（500 - 150）× 12 = 4200
浅快呼吸	24	250	250 × 24 = 6000	（250 - 150）× 12 = 2400
深慢呼吸	6	1000	1000 × 6 = 6000	（1000 - 150）× 6 = 5100

5.2　肺换气和组织换气

气体的交换包括肺换气和组织换气。肺换气指肺泡与肺毛细血管血液之间 O_2 和 CO_2 的交换；组织换气指血液与组织细胞之间 O_2 和 CO_2 的交换。气体的交换都是通过物理扩散的方式实现的。

5.2.1　气体交换的原理

（1）气体的分压：在混合气体中，每种气体分子所产生的压力称为该气体的分压（partial pressure，P）。混合气的总压力等于各气体分压之和。在温度恒定时，每一气体的分压取决于它自身的浓度和气体总压力，而与其他气体无关。气体分压可按下式计算：

气体分压 = 总压力 × 该气体的容积百分比

呼吸气体和人体不同部位气体的分压见表 5-2。

表 5-2　O_2 和 CO_2 在各处的分压　　　　　　　　　　　　单位：mmHg

气体分压	空气	肺泡气	动脉血	静脉血	组织
PO_2	159	104	100	40	30
PCO_2	0.3	40	40	46	50

（2）气体的扩散：气体分子从分压高处向分压低处转移的过程称为气体的扩散。肺换气和组织换气就是以扩散方式进行的。通常将单位时间内气体扩散的容积称为扩散速度（D）。气体扩散速度与气体的分压差（ΔP）、气体在溶液中的溶解度（S）、扩散面积（A）和温度（T）成正比，与气体相对分子质量（MW）的平方根、扩散距离（d）成反比。即：

$$D \propto \frac{\Delta P \cdot T \cdot A \cdot S}{d \cdot \sqrt{MW}}$$

5.2.2 肺换气

5.2.2.1 肺换气的过程

静脉血流经肺毛细血管时，血液氧分压（PO_2）低于肺泡气氧分压，O_2在分压差的作用下由肺泡气向血液扩散，使血液氧分压逐渐上升，最后接近肺泡气的氧分压；静脉血二氧化碳分压高于肺泡气，所以CO_2便从血液向肺泡扩散。结果是静脉血中的氧分压升高、二氧化碳分压降低而变成动脉血。

5.2.2.2 影响肺换气的因素

肺换气除主要受气体分压差影响外，还受呼吸膜的厚度、面积以及通气/血流比值的影响。

（1）呼吸膜的厚度和面积：呼吸膜是指肺泡与肺毛细血管之间进行气体交换时所通过的结构（图5-6）。呼吸膜由6层结构组成，很薄，总厚度为0.2~0.6μm，气体易于扩散通过。正常成人呼吸膜的总面积可达60~100m²，安静状态下，用于气体扩散的呼吸膜面积约为40m²。气体扩散速度与呼吸膜面积成正比，与呼吸膜的厚度成反比。在病理情况下，若呼吸膜的面积减小（如肺气肿、肺不张等）或呼吸膜的厚度增大（如肺炎、肺纤维化等），都会降低气体扩散速度，减小扩散量。

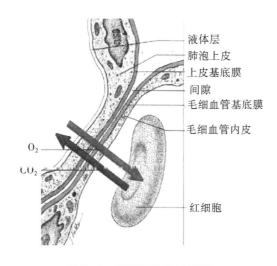

液体层
肺泡上皮
上皮基底膜
间隙
毛细血管基底膜
毛细血管内皮

O_2
CO_2

红细胞

图5-6 呼吸膜结构示意图

（2）通气/血流比值（ventilation/perfusion ratio）：指肺泡通气量和肺血流量之间的比值。正常成人安静时，肺泡通气量约为4.2L/min，肺血流量约为5L/min，因此通气/血流比值约为0.84。此时，肺泡通气量与肺血流量比例适当，气体交换效率最高。如果通气/血流比值增大，表示通气过剩，血流相对不足，部分肺泡气体未能与血液气体充分交换，形成肺泡无效腔（图5-7）。反之，通气/血流比值下降，则表明通气不足，血流相对过多，部分血液流经通气不良的肺泡，静脉血中的气体不能得到充分更新，形成了功能性动静脉短路。可见，无论通气/血流比值增大或减小，都会降低肺换气效率。

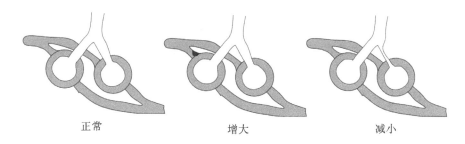

正常　　　　　　　　增大　　　　　　　　减小

图 5-7　通气/血流比值示意图

实际上，正常人肺内各部位通气量与血流量的分布是不均匀的。因此，肺内各部位的通气/血流比值并不相同。

人在直立位时，由于重力等因素的影响，肺上部的通气量和血流量均小于肺中、下部，血流量的减少更为显著，肺尖部通气/血流比值较大，可达 3.3；肺中部通气/血流比值接近 0.8，气体交换率高；肺下部通气/血流比值可减小至 0.6，呈相对通气不足。虽然正常人肺各局部通气/血流比值存在一定差别，但呼吸膜的面积和肺毛细血管表面积均较大，远超过正常气体交换的实际需要，因此正常情况下不会显著影响总的肺换气效率。

5.2.3　组织换气

在组织中，由于细胞代谢不断消耗 O_2，并产生 CO_2，因此组织氧分压较动脉血氧分压低，而组织二氧化碳分压较动脉血二氧化碳分压高。当动脉血流经组织时，O_2 便顺着分压差由血液向组织细胞扩散，CO_2 则由组织细胞向血液扩散，使动脉血中的氧分压降低、二氧化碳分压升高而变成静脉血。

影响组织换气的因素主要有组织细胞代谢水平及血液供应情况。当组织代谢活动增强时，耗氧量和 CO_2 产生量增多，使动脉血与组织细胞之间的氧分压及二氧化碳分压差增大、气体交换增多，同时组织代谢产物腺苷和 H^+ 增多，使毛细血管开放数量增多，血流量增多，也有利于气体交换。

5.3　气体在血液中的运输

经肺换气摄取的 O_2，通过血液循环被运输到机体各器官组织供细胞利用；由细胞代谢产生的 CO_2 经组织换气进入血液后，也要经血液循环被运输到肺部排出体外。O_2 和 CO_2 都以物理溶解和化学结合两种形式存在于血液中，其中以化学结合形式运输为主；以物理溶解形式存在的 O_2 和 CO_2 很少，但很重要，因为必须先有溶解，才能发生化学结合；而化学结合的气体须先分离，变为溶解状态后，才能从血液中逸出，进行气体交换。

5.3.1 氧的运输

血液中以物理溶解形式存在的 O_2 量仅占血液总 O_2 含量的 1.5% 左右，化学结合的约占 98.5%。扩散入血液的 O_2 进入红细胞后，与红细胞内的血红蛋白（hemoglobin，Hb）结合，以氧合血红蛋白的形式运输。

5.3.1.1 Hb 与 O_2 结合的特征

（1）快速性和可逆性：血红蛋白与 O_2 的结合反应快，可逆，主要受氧分压的影响。当血液流经氧分压高的肺部时，血红蛋白与 O_2 结合，形成氧合血红蛋白（oxyhemoglobin，HbO_2）；当血液流经氧分压低的组织时，氧合血红蛋白迅速解离，释出 O_2，成为去氧血红蛋白（deoxyhemoglobin，Hb）。上述过程可表示为：

$$Hb + O_2 \underset{PO_2 低}{\overset{PO_2 高}{\rightleftharpoons}} HbO_2$$

（2）氧合而非氧化：血红素中的 Fe^{2+} 与 O_2 结合后仍是二价铁，所以 HbO_2 中的 O_2 既可迅速被 Hb 结合，又可迅速被释放。

（3）Hb 与 O_2 结合的量：每个 Hb 分子由 1 个珠蛋白和 4 个血红素组成。每个珠蛋白有 4 条多肽链，各与 1 个血红素相连，构成 Hb 的 4 个单体。每个血红素上有 1 个 Fe^{2+} 与 O_2 结合，形成 HbO_2。因此，1 个 Hb 分子可结合 4 个 O_2 分子。1g 血红蛋白可结合约 1.34mL 的 O_2。100mL 血液中血红蛋白所能结合 O_2 的最大量称为血红蛋白氧容量（oxygen capacity），而 100mL 血液中血红蛋白实际结合的 O_2 量称为血红蛋白氧含量（oxygen content）。血红蛋白氧含量与血红蛋白氧容量的百分比为血红蛋白氧饱和度（oxygen saturation）。由于血液中物理溶解的 O_2 很少（1.5%），可忽略不计，因此正常生理情况下血红蛋白氧容量、血红蛋白氧含量和血红蛋白氧饱和度可分别视为血氧容量、血氧含量和血氧饱和度。动脉血氧分压较高（100mmHg），Hb 结合 O_2 量多，氧含量接近氧容量，Hb 的氧饱和度约为 98%。静脉血氧分压较低（40mmHg），Hb 结合 O_2 量少，Hb 的氧饱和度约为 75%。

HbO_2 呈鲜红色，未结合 O_2 的 Hb 呈紫蓝色。动脉血因含 HbO_2 较多，故呈鲜红色，而静脉血中含 Hb 较多，故呈暗红色。当血液中去氧血红蛋白含量达 50g/L 以上时，皮肤、黏膜呈暗紫色，这种现象称为发绀（cyanosis）。出现发绀常表示机体缺氧，但也有例外，例如红细胞增多（如高原性红细胞增多症）时，去氧血红蛋白含量可达 50g/L 以上而出现发绀，但机体并不一定缺氧。相反，严重贫血时，机体有缺氧，但并不出现发绀。

5.3.1.2 氧解离曲线

氧解离曲线（oxygen dissociation curve）是表示血液氧分压与血氧饱和度关系的曲线（图 5-8）。

由图中可见，在一定范围内，血氧饱和度与氧分压呈正相关，即氧分压降低，氧解离增多，血氧饱和度下降。但血氧饱和度与氧分压之间并非完全呈线性关系，而是

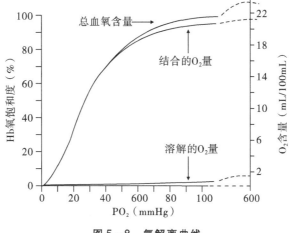

图 5-8　氧解离曲线

呈近似"S"形曲线，这种"S"形曲线有重要的生理学意义。通常将氧解离曲线划分为 3 段，各段的特点及其生理学意义如下所述。

（1）曲线上段：相当于氧分压在 60 ~ 100mmHg 的部分。该段曲线较平坦，表明在这个范围内氧分压的变化对血氧饱和度或血氧含量影响不大。这一特性使在高原、高空或某些呼吸系统疾病时，吸入气或肺泡气氧分压有所下降，但只要不低于 60mmHg，血氧饱和度仍能维持在 90% 以上，血液仍可携带足够量的 O_2，不致出现缺氧。

（2）曲线中段：相当于氧分压在 40 ~ 60mmHg 的部分。该段曲线较陡，氧分压稍有降低便会引起 Hb 氧饱和度的较大下降，释放出大量 O_2，以保证向组织供氧。氧分压降低到 40mmHg 时，相当于混合静脉血的氧分压水平，血氧饱和度为 75%，表明动脉血在流经组织时血氧饱和度由 98% 下降至 75%，释放出较多的 O_2，仍可满足安静状态下组织的需氧量。

（3）曲线下段：相当于氧分压在 15 ~ 40mmHg 的部分。该段曲线最陡直，表明在这个范围内，HbO_2 最易解离和释放 O_2，氧分压稍有下降，血氧饱和度就会明显下降，就会有更多的 O_2 从氧合血红蛋白中解离出来。其意义在于保证组织代谢增强时能够及时得到更多 O_2。因为机体在运动时，组织代谢活跃，耗氧量增多，当血液流经组织时，血氧分压可降到 15mmHg，血氧饱和度可降至 20% 以下，HbO_2 可释放更多 O_2 以维持组织 O_2 的供需平衡。因此，该段曲线表明血液有较大的 O_2 储备量。该段曲线特点还提示，当血液中氧分压较低时，只要吸入少量的 O_2，便可明显提高氧分压，从而提高血氧含量和血氧饱和度。

氧解离曲线受许多因素的影响，比如血液 pH、体温和红细胞内 2,3 -二磷酸甘油酸（2,3 - diphosphoglycerate，2,3 - DPG）的含量均影响 Hb 对 O_2 的亲和力，从而影响 Hb 氧解离曲线。其主要影响因素有血液二氧化碳分压、pH 和温度。二氧化碳分压升高、pH 降低、体温升高，可使氧解离曲线右移，即血红蛋白与氧的亲和力降低，有利于氧的释放；反之，曲线左移，血红蛋白与氧的亲和力增加，氧合血红蛋白形成增多（图 5-9）。

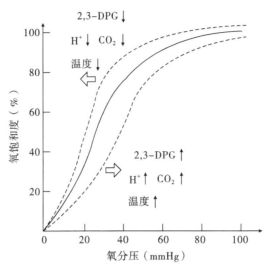

图 5-9　影响氧解离曲线的因素

5.3.2　CO_2 的运输

5.3.2.1　CO_2 的运输形式

物理溶解的 CO_2 约占总运输量的 5%，化学结合的占 95%。

1）物理溶解

通过物理溶解方式，每 100mL 的血液只能运输 0.3mL 的 CO_2。

2）化学结合

CO_2 的化学结合形式有碳酸氢盐和氨基甲酰血红蛋白两种，是 CO_2 的主要运输形式。其中，以碳酸氢盐形式结合的 CO_2 约占血液 CO_2 总运输量的 88%，以氨基甲酰血红蛋白形式结合的 CO_2 约占 7%。

（1）碳酸氢盐：从组织扩散入血液的 CO_2 进入红细胞后，在碳酸酐酶催化下，与 H_2O 形成 H_2CO_3，H_2CO_3 进一步解离成 HCO_3^- 和 H^+，HCO_3^- 通过红细胞膜上的 $HCO_3^- - Cl^-$ 转运体扩散入血浆（Cl^- 同时进入红细胞），HCO_3^- 在血浆中与 Na^+ 结合形成 $NaHCO_3$，红细胞内多余的 H^+ 与 Hb 结合（图 5-10）。

（2）氨基甲酰血红蛋白：一部分 CO_2 与血红蛋白的自由氨基结合，生成氨基甲酰血红蛋白。该反应不需酶催化，两者的结合量主要受氧合作用的影响。去氧 Hb 的酸性较弱，与 CO_2 的亲和力大于 HbO_2。

$$HbNH_2O_2 + H^+ + CO_2 \underset{PO_2 高（肺部）}{\overset{PO_2 低（组织）}{\rightleftharpoons}} HHbNHCOOH + O_2$$

这一反应是可逆的，在外周组织，二氧化碳分压较高，反应向右侧进行；在肺泡，二氧化碳分压较低而氧分压较高，反应向左侧进行。

5.3.2.2　二氧化碳解离曲线

二氧化碳解离曲线是表示血液中 CO_2 含量与二氧化碳分压关系的曲线（图 5-11）。

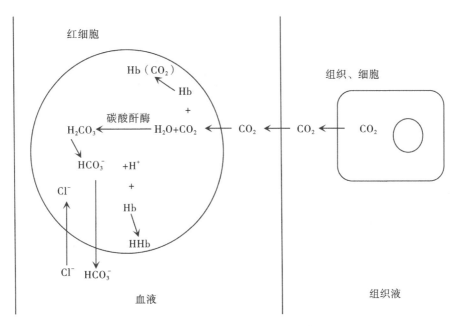

图 5-10 CO_2 在血液中的运输示意图

与氧解离曲线相似，血液中 CO_2 的含量随二氧化碳分压的升高而增加；与氧解离曲线不同的是，二氧化碳解离曲线接近线性而不是 "S" 形，血液中 CO_2 含量没有饱和点。因此，二氧化碳解离曲线的纵坐标不用饱和度而用浓度（容积百分比）表示。正常情况下，血液中二氧化碳分压在 40mmHg（动脉血）和 45mmHg（静脉血）很窄的范围内波动。

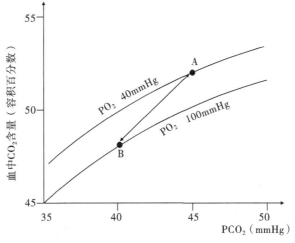

图 5-11 二氧化碳解离曲线

在组织中，HbO_2 与 O_2 解离后，转变为 Hb，有利于 CO_2 与 Hb 的结合；而在肺部，O_2 与 Hb 的结合可促使 CO_2 与 Hb 分离，从而被排出。安静时，在组织内，静脉血的氧分压为 40mmHg、二氧化碳分压为 45mmHg，此时血液 CO_2 含量为 52mL/100mL；在肺内，动脉血的氧分压为 100mmHg、二氧化碳分压为 40mmHg，此时血液 CO_2 含量为

48mL/100mL，说明血液流经肺部时，每100mL血液释放了4mL的CO_2。

5.3.2.3 CO_2的运输与酸碱平衡的关系

从CO_2的运输可以看出，CO_2与H_2CO_3、HCO_3^-和H^+有着密切的关系。在体内酸碱平衡的调节中，有许多缓冲对起着重要的作用，其中以$NaHCO_3/H_2CO_3$尤为重要。因此，机体内CO_2含量的变化将直接影响着H_2CO_3、HCO_3^-和H^+的变化，从而改变机体的酸碱平衡。临床上，因呼吸障碍引起的CO_2蓄积可导致酸中毒，称为呼吸性酸中毒。

5.4 呼吸运动的调节

呼吸运动是一种节律性活动，其深度和频率随机体内、外环境条件的改变而改变。例如，在肌肉活动时代谢增强，呼吸运动加深、加快，肺通气量增大，机体可摄入更多O_2，排出更多CO_2。呼吸节律的形成和这种适应性改变都是通过呼吸功能的调节来实现的。

5.4.1 呼吸中枢

中枢神经系统内产生和调节呼吸运动的神经元群称为呼吸中枢（respiratory center）。呼吸中枢广泛分布于中枢神经系统内，包括大脑皮质、间脑、脑桥、延髓和脊髓等。它们在呼吸节律的产生和调节中所起的作用不同，正常节律性呼吸运动是在各级呼吸中枢的共同作用下实现的。

5.4.1.1 脊髓

脊髓中有支配呼吸肌的运动神经元，在动物实验中，如果在延髓和脊髓之间做一横切，呼吸运动立即停止。这一现象说明脊髓本身不能产生呼吸节律，脊髓的呼吸运动神经元是联系高位呼吸中枢和呼吸肌的中继站。

5.4.1.2 低位脑干

低位脑干指脑桥和延髓。若在动物中脑和脑桥之间横断脑干，呼吸节律无明显变化；若在延髓和脊髓之间横断，则呼吸运动停止。这表明呼吸节律产生于低位脑干。如果仅在脑桥与延髓之间横断，动物仍有节律性呼吸，但呼吸不规则，表明延髓可产生基本的呼吸节律，是呼吸活动的基本中枢。如果在脑桥的上、中部之间横断，呼吸将变慢、变深。这一结果提示，脑桥上部有抑制吸气活动的中枢结构，称为呼吸调整中枢。低位脑干的呼吸运动调节系统是不随意的自主呼吸节律调节系统。

5.4.1.3 高位脑

呼吸运动还受脑桥以上中枢部位的影响，如大脑皮质、边缘系统、下丘脑等。大脑皮质可通过皮质脊髓束和皮质脑干束在一定程度上随意控制低位脑干和脊髓呼吸神经元的活动，以保证其他呼吸运动相关活动的完成，如说话、唱歌、哭笑、咳嗽、吞咽、排便等。一定程度的随意屏气或加深、加快呼吸也靠大脑皮质的控制来实现。

5.4.2　呼吸运动的反射性调节

5.4.2.1　化学感受性反射

化学因素对呼吸运动的调节是一种反射性活动，称为化学感受性反射（chemoreceptive reflex）。这里的化学因素是指动脉血液、组织液或脑脊液中的 O_2、CO_2 和 H^+。

1）化学感受器

化学感受器指其适宜刺激是 O_2、CO_2 和 H^+ 等化学物质的感受器。根据所在部位的不同，化学感受器分为外周化学感受器和中枢化学感受器。

（1）外周化学感受器：位于颈动脉体和主动脉体，在呼吸运动和心血管活动的调节中具有重要作用。外周化学感受器在动脉血氧分压降低、二氧化碳分压或 H^+ 浓度升高时受到刺激，冲动分别经窦神经和迷走神经传入延髓，反射性地引起呼吸加深、加快。

（2）中枢化学感受器：位于延髓腹外侧浅表部位，受脑脊液和局部细胞外液中的 H^+ 刺激，不受缺氧的刺激。血液中的 H^+ 不易透过血-脑屏障，故血液中 H^+ 浓度的变化对中枢化学感受器的直接作用较小，但 CO_2 则易于透过血-脑屏障，所以当血液中二氧化碳分压升高时，CO_2 能迅速进入脑脊液，与水结合成 H_2CO_3，H_2CO_3 进一步解离出 H^+，从而兴奋中枢化学感受器。

2）CO_2、H^+ 和低氧对呼吸的影响

（1）CO_2 对呼吸的影响：CO_2 是调节呼吸运动最重要的生理性化学因素。一定水平的二氧化碳分压是维持呼吸中枢基本活动所必需的因素。当动脉血二氧化碳分压明显降低时，可发生呼吸暂停。吸入含有一定浓度 CO_2 的混合气体导致肺泡气二氧化碳分压升高，动脉血二氧化碳分压也随之升高，呼吸加深、加快，肺通气量增加。通过肺通气量的增大，可增加 CO_2 的排出，使肺泡气二氧化碳分压和动脉血二氧化碳分压重新接近正常水平。但当吸入气 CO_2 含量超过一定水平时，肺通气量不能相应增加，使肺泡气二氧化碳分压和动脉血二氧化碳分压显著升高，导致中枢神经系统包括呼吸中枢活动的抑制，引起呼吸困难、头痛、头晕甚至昏迷，出现 CO_2 麻醉。

CO_2 兴奋呼吸是通过两条途径来实现的，即通过刺激中枢化学感受器和刺激外周化学感受器反射性地引起呼吸中枢兴奋，使呼吸加深、加快，肺通气量增加。在这两条途径中，以前一条途径为主。

（2）H^+ 对呼吸的影响：动脉血 H^+ 浓度升高，导致呼吸加深、加快。H^+ 是通过刺激外周化学感受器来兴奋呼吸的。尽管中枢化学感受器对 H^+ 的敏感性远高于外周化学感受器，但血液中的 H^+ 难以通过血-脑脊液屏障和血-脑屏障，因此外周化学感受器在 H^+ 浓度升高导致的呼吸反应中起主要作用。

（3）低氧对呼吸运动的调节：吸入气氧分压降低时，肺泡气和动脉血氧分压都随之降低，因而呼吸运动加深、加快，肺通气量增加。低氧对呼吸运动的刺激作用完全是通过外周化学感受器实现的。低氧对呼吸中枢的直接作用是抑制。轻度缺氧时，可通过外周化学感受器对呼吸中枢的兴奋作用来对抗其直接抑制呼吸中枢的作用，反射性地加强呼吸运动；但是，在严重缺氧时，来自外周化学感受器的反射效应不足以克服低氧的直接抑制作用，将导致呼吸运动的抑制。

综上所述，血液中的氧分压、H^+浓度及二氧化碳分压均对呼吸运动有调节作用（图 5-12），但三者之间又是相互影响、相互作用的，在整体内往往不会是一个因素单独改变。

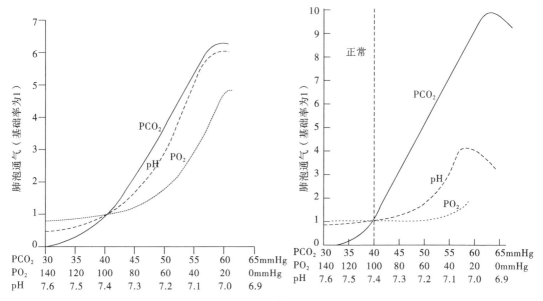

图 5-12　血液中氧分压、二氧化碳分压、pH 对肺泡通气量的影响

5.4.2.2　肺牵张反射

由肺的扩张或缩小引起吸气抑制或吸气兴奋的反射，称为肺牵张反射或黑-伯反射（Hering - Breuer reflex）。肺牵张反射包括肺扩张反射和肺萎陷反射。吸气时，肺扩张，牵拉呼吸道，使呼吸道扩张，刺激气管和支气管平滑肌中的牵张感受器，其传入冲动沿迷走神经进入延髓，在延髓内通过一定的神经联系，促使吸气转为呼气；呼气时，肺缩小，牵张感受器的放电频率降低，经迷走神经传入的冲动减少，对延髓吸气神经元的抑制解除，吸气神经元兴奋，呼气转为吸气。可见，肺牵张反射是外周感受器受刺激引起的对中枢吸气神经元的负反馈调节，其意义是阻止吸气过长，促使吸气转为呼气，与脑桥呼吸调整中枢共同调节着呼吸频率与深度。

5.4.2.3　防御性呼吸反射

机体主要的防御性呼吸反射包括咳嗽反射和喷嚏反射。

（1）咳嗽反射：此反射是机体常见的、重要的防御性反射。咳嗽反射的感受器位于喉、气管和支气管的黏膜。传入冲动经迷走神经传入延髓，触发咳嗽反射。咳嗽时，先是一次短促的或较深的吸气，继而声门紧闭，呼气肌强烈收缩，肺内压急剧上升，然后声门突然开放，由于肺内压很高，气体便由肺内高速冲出，将呼吸道内的异物或分泌物排出。

（2）喷嚏反射：类似于咳嗽反射，不同的是刺激作用于鼻黏膜的感受器，传入神经是三叉神经，反射效应是腭垂下降，舌压向软腭，而不是声门关闭，呼出气主要从鼻腔喷出，以清除鼻腔中的刺激物。

5.5 缺 氧

任何原因使氧的供应不能满足机体需要，或组织细胞对氧的利用障碍，而引起机体代谢、功能和形态结构发生异常变化的病理过程，称为缺氧（hypoxia）。缺氧是多种疾病共有的病理过程，也是一些特殊环境（如高原、高空）常有的现象，是临床上许多疾病引起死亡的重要原因。

正常成人静息状态下的耗氧量约为 250mL/min，剧烈运动时可增加 8~9 倍。机体内贮存的氧极为有限（约 1500mL），因此必须依赖呼吸、血液循环等功能的协调以及组织细胞的功能正常，一旦呼吸、心跳停止，数分钟内就有可能死于缺氧。

5.5.1 常用血氧指标

5.5.1.1 氧分压

氧分压（partial pressure of oxygen，PO_2）为物理溶解于血液中的氧所产生的张力。动脉血氧分压（PaO_2）正常约为 13.3kPa（100mmHg），取决于吸入气体的氧分压和外呼吸功能。静脉血氧分压（PvO_2）正常约为 5.32kPa（40mmHg），主要取决于组织摄氧和利用氧的能力，可反映内呼吸的情况。

5.5.1.2 血氧容量

血氧容量（oxygen binding capacity）是指在温度 38℃、氧分压为 150mmHg、二氧化碳分压为 40mmHg 时，100mL 血液中的血红蛋白（Hb）被氧充分饱和时的最大携氧量。正常值约为 20mL/dL，其大小主要取决于血红蛋白的质（与 O_2 结合的能力）与量。

5.5.1.3 血氧含量

血氧含量（oxygen content）是指 100mL 血液实际的带氧量，包括血红蛋白实际结合的氧和极小量溶解于血浆中的氧。其大小取决于血氧分压的高低和血氧容量。动脉血氧含量（CaO_2）通常为 19mL/dL，静脉血氧含量为 14mL/dL。两者的差值为动静脉血氧含量差，可反映组织的摄氧量，正常时约为 5mL/dL。

5.5.1.4 氧饱和度

氧饱和度（oxygen saturation）：指血红蛋白结合氧的百分数。其计算公式为：

氧饱和度 =（血氧含量 - 溶解氧量）/血氧容量 ×100%

氧饱和度主要取决于血氧分压。正常动脉血氧饱和度为 95%~97%，静脉血氧饱和度为 75%。两者的关系可以用氧合血红蛋白解离曲线（简称氧解离曲线）表示。

反映血红蛋白与氧亲和力的指标为 P_{50}。P_{50} 是指 Hb 氧饱和度为 50% 时的氧分压，正常值为 26~27mmHg。当红细胞内 2,3-二磷酸甘油酸增多、酸中毒、CO_2 增多及血液温度升高时，血红蛋白与氧的亲和力下降，氧解离曲线右移，P_{50} 增加。

5.5.2 缺氧的原因、类型和发病机制

根据缺氧的原因和血氧变化的特点，可将缺氧分为 4 种类型。

5.5.2.1 低张性缺氧

低张性缺氧(hypotonic hypoxia)是指各种原因使 PaO_2 降低、动脉血氧含量减少，组织供氧不足所致的缺氧，又称为乏氧性缺氧。

1)原因与机制

(1)吸入气中氧分压过低：多发生于海拔 3000m 以上的高原、高空或通风不好的矿井、坑道。患者往往因吸入气氧分压下降，致使肺泡气氧分压下降，弥散进入血液的氧减少，动脉血氧饱和度降低。

(2)外呼吸功能障碍：肺通气功能障碍时，可引起肺泡气氧分压下降；肺换气功能障碍时，经肺泡弥散到血液的氧减少，使 PaO_2 降低、动脉血氧含量减少，比如慢性阻塞性肺疾病、各种原因引起的肺水肿和肺纤维化、呼吸中枢抑制及呼吸肌麻痹等。

(3)静脉血分流入动脉：见于某些先天性心脏病，如法洛四联症、室间隔缺损伴有肺动脉狭窄或肺动脉高压时，由于右心的压力高于左心，出现右向左分流，静脉血渗入动脉血中，导致 PaO_2 降低。

2)血氧变化的特点

(1)PaO_2、动脉血氧含量和动脉血氧含饱和度均降低：根据氧解离曲线的特点，氧分压在 60mmHg 以上时，氧合血红蛋白解离曲线近似水平线；氧分压在 60mmHg 以下时，曲线斜率较大。因此，只有在 PaO_2 降至 60mmHg 以下时，才会使动脉血氧含量和动脉血氧含饱和度显著减少。

(2)动静脉血氧含量差减小：通常动静脉血氧含量差约为 5mL/dL。低张性缺氧时，由同量血液弥散给组织利用的氧量减少，故动静脉血氧含量差一般是减小的；如果慢性缺氧使组织利用氧的能力代偿性增强，则动静脉血氧含量差也可变化不显著。

(3)血氧容量正常：血红蛋白与氧结合能力不变，血氧容量可正常。由于毛细血管中氧合血红蛋白减少，脱氧血红蛋白浓度增加，若毛细血管中脱氧血红蛋白平均浓度增加至 5g/dL(正常值约为 2.6g/dL)以上时，导致皮肤、黏膜呈青紫色，称为发绀(cyanosis)。但重度贫血患者，当脱氧血红蛋白降至 5g/dL 以下时，会出现严重缺氧，但不出现发绀；红细胞增多症者，脱氧血红蛋白超过 5g/dL，虽出现发绀，但可无缺氧。

5.5.2.2 血液性缺氧

由于血红蛋白量减少或血红蛋白性质发生改变，血液携带的氧减少，血氧含量降低，所导致的供氧不足，称为血液性缺氧(hemic hypoxia)。此类缺氧由于物理溶解在血液中的氧量不变、PaO_2 正常，因此又称为等张性缺氧(isotonic hypoxia)。

1)原因与机制

(1)血红蛋白含量减少：见于各种原因引起的严重贫血。

（2）一氧化碳中毒：一氧化碳（CO）可与血红蛋白结合形成碳氧血红蛋白（HbCO），从而使血红蛋白失去携带氧的能力。CO 与血红蛋白的亲和力比 O_2 与血红蛋白的亲和力大 210 倍，当吸入含 0.5% 的 CO 时，血中 HbCO 仅在 20～30 分钟内就可高达 70%；另外，CO 还能抑制红细胞内糖酵解，使其 2,3 - DPG 生成减少，氧解离曲线左移，HbO_2 中的氧不易释出，从而会加重组织缺氧。

（3）高铁血红蛋白血症：在氧化剂的作用下，血红蛋白中的二价铁可氧化为三价铁，形成高铁血红蛋白。高铁血红蛋白中的三价铁因与羟基牢固结合而丧失携带氧的能力，血红蛋白的 4 个二价铁中如果有一部分氧化为三价铁后，还能使剩余的 Fe^{2+} 与氧的亲和力增高，使氧解离曲线左移，加重组织缺氧。导致高铁血红蛋白血症的常见原因有亚硝酸盐中毒、苯胺和硝基苯中毒。当血中的高铁血红蛋白含量增加超过血红蛋白总量的 10%～20% 时，就可有缺氧表现；当达到 30%～50% 时，则发生严重缺氧，表现为全身青紫、精神恍惚、意识模糊甚至昏迷；当达到 60%～70% 时，则可导致死亡。

2）血氧变化的特点

（1）PaO_2 正常，最大氧含量和动脉血氧含量减少：由于外呼吸功能正常，在大气供氧正常的情况下，PaO_2 正常；但因血红蛋白数量减少或性质改变，结合的氧量减少，从而使最大氧含量和动脉血氧含量减少。

（2）动脉血氧含饱和度正常或降低：贫血所致的缺氧患者只有血红蛋白量的减少，血红蛋白与 O_2 的结合力正常，故动脉血氧含饱和度正常；CO 中毒和高铁血红蛋白形成时，变性的血红蛋白不能与 O_2 结合，故动脉血氧含饱和度降低。

（3）动静脉血氧含量差减小：血液性缺氧的患者由于动脉血氧含量减少，加之氧不易向组织释放，故动静脉血氧含量差减小。

血液性缺氧患者一般不发绀，重度贫血患者面色苍白；一氧化碳中毒患者血液中 HbCO 增多，皮肤、黏膜呈樱桃红色；高铁血红蛋白血症患者皮肤和黏膜呈咖啡色，或类似于发绀的颜色。

5.5.2.3　循环性缺氧

由于血液循环障碍，组织血流量减少，使组织供氧量不足所引起的缺氧，称为循环性缺氧（circulatory hypoxia）。循环性缺氧可分为缺血性缺氧和淤血性缺氧。由动脉压降低或动脉阻塞造成的组织灌注量不足，称为缺血性缺氧；静脉压升高使血液回流受阻，血流缓慢，毛细血管床淤血所致的缺氧，称为淤血性缺氧。

1）原因与机制

（1）全身性循环障碍：常见于休克和心力衰竭。比如，休克时，血压降低，血液重新分配，组织血液灌流不足，静脉回心血量减少等导致的缺氧；心力衰竭时，心排血量减少，既可因组织血液灌流不足发生缺血性缺氧，又可因静脉血回流不畅发生淤血性缺氧。

（2）局部性循环障碍：见于各种栓塞、血管病变（如动脉粥样硬化或脉管炎与血栓形成），引起局部组织缺血性缺氧或淤血性缺氧。

2）血氧变化的特点

（1）PaO_2、最大氧含量、氧含量和动脉血氧饱和度均正常：单纯性循环性缺氧时，PaO_2、最大氧含量、氧含量和动脉血氧饱和度均可正常。当左心衰竭或肺动脉栓塞引起广泛的肺淤血或肺缺血时，患者 PaO_2、氧含量和动脉血氧饱和度可降低。

（2）动静脉血氧含量差增大：由于血流缓慢，血液流经毛细血管的时间延长，组织从单位容积的血液中摄取的氧较多，因此静脉血氧含量明显降低，动静脉血氧含量差增大。

在缺血性缺氧的患者，因组织供血量不足，皮肤可苍白。在淤血性缺氧的患者，血液淤滞在毛细血管床，形成了更多的脱氧血红蛋白，因而可出现发绀。

5.5.2.4 组织性缺氧

因组织细胞的生物氧化过程发生障碍，不能有效利用氧而导致的缺氧，称为组织性缺氧。

1）原因与机制

（1）组织中毒：能够引起组织中毒的物质有氰化物、硫化物和鱼藤酮等，其中以氰化物中毒造成的组织性缺氧最为典型。当氰化物（如 HCN、KCN 和 NaCN 等）进入机体时，可迅速与氧化型细胞色素氧化酶的 Fe^{3+} 结合，生成氰化高铁细胞色素氧化酶。其结果可中断呼吸链，因组织用氧障碍而急速致死。此外，鱼藤酮、巴比妥等可抑制电子从还原型烟酰胺腺嘌呤二核苷酸（NADH）向辅酶 Q 传递，同样使呼吸链阻断，引起组织中毒性缺氧。

（2）维生素缺乏：核黄素、泛酸、烟酰胺均为呼吸链中脱氢酶的辅酶组成成分，与生物氧化有密切关系。如果体内缺乏这些维生素，呼吸酶合成减少，生物氧化将发生障碍。

（3）线粒体损伤：呼吸链存在于线粒体中，许多因素（如放射线照射、热射病、氧中毒、重症感染、尿毒症等）均可损伤线粒体，导致生物氧化障碍。

2）血氧变化的特点

组织性缺氧时，PaO_2、动脉血氧含量、最大氧含量、动脉血氧饱和度均正常。由于组织不能充分利用氧，因此静脉血氧分压、静脉血氧含量和静脉血氧饱和度均高于正常，动静脉血氧含量差显著缩小。由于毛细血管中氧合血红蛋白含量高于正常，因此皮肤、黏膜可呈玫瑰红色。

各型缺氧的特点如表 5-3 所示。

表 5-3　各型缺氧的血氧变化特点

缺氧类型	PaO_2	动脉血氧含量	最大氧含量	动脉血氧饱和度	动静脉血氧含量差
低张性缺氧	降低	降低	正常	降低	降低
血液性缺氧	正常	降低	降低	正常/降低	降低
循环性缺氧	正常	正常	正常	正常	升高
组织性缺氧	正常	正常	正常	正常	降低

5.5.3 缺氧时机体的功能和代谢变化

缺氧时，机体的功能和代谢因缺氧的原因、速度和患者的反应性而不同，主要包括两个方面，即轻度缺氧，以激发机体的代偿反应为主；重度缺氧则可造成细胞的功能和代谢障碍，甚至结构破坏。机体在急性缺氧与慢性缺氧时的反应也有区别，急性缺氧时机体往往来不及充分发挥代偿作用，容易出现损伤性变化。比如快速进入海拔3000m 以上高原时容易发生急性高原病，而缓慢阶梯式进入同等海拔高原者，急性高原病的发生率显著降低。

各种类型的缺氧所引起的变化既有相似之处，又各有特点。本节以低张性缺氧为例，介绍缺氧时机体功能代谢的变化。

5.5.3.1 呼吸系统的变化

1）代偿性反应

PaO_2 下降到 60mmHg 以下时，刺激颈动脉体和主动脉体化学感受器，引起呼吸中枢兴奋，呼吸运动加强，肺通气量增加。肺通气量增加有以下代偿意义：①把原来未参与换气的肺泡调动起来，以增大呼吸面积，提高 O_2 的弥散量，使动脉血氧饱和度增加；②使更多的新鲜空气进入肺泡，提高 PaO_2；③胸廓运动幅度加大，胸内负压增加，回心血量增加，心输出量、肺血流量增加，有利于血液摄取和运输更多的氧。

过度通气可引起呼吸性碱中毒，能降低 CO_2 对延髓呼吸中枢的正常刺激，因而限制了肺通气的增加。久居高原者，在相同的缺氧条件下，肺通气量较久居平原者低。

2）损伤性变化

(1)高原性肺水肿：正常人进入 4000m 高原后 1～4 天内，会出现头痛、胸闷、咳嗽、发绀、呼吸困难、血性泡沫痰，甚至神志不清，肺部可听见湿啰音。高原性肺水肿多于夜间发作，起病急，进展快，如不及时救治，可危及生命。其发病机制尚不清楚，可能与以下因素有关：①缺氧导致肺内各部位小动脉不均匀收缩，血液转移至收缩弱的部位，使毛细血管内压升高；②缺氧导致肺毛细血管壁通透性增高；③缺氧导致交感-肾上腺髓质系统兴奋，外周血管收缩，大量血液从体循环转移至肺循环。

高原性肺水肿有明显个体易感性，寒冷、剧烈运动、上呼吸道感染均可诱发。一旦发生，将明显加重机体缺氧。

(2)中枢性呼吸衰竭：严重缺氧时，PaO_2 过低(＜30mmHg)可直接抑制呼吸中枢，使呼吸运动减弱，肺通气量减少，呼吸节律不齐，周期性呼吸甚至停止，导致中枢性呼吸衰竭。

5.5.3.2 循环系统的变化

1）代偿性反应

(1)心输出量增加：为急性低张性缺氧的主要代偿反应，可提高全身组织的供氧量。其机制为：①心率加快，可能是通气增加、肺膨胀对肺牵张感受器的刺激，反射性地通过交感神经引起的；②心收缩力加强，缺氧引起交感神经兴奋，释放大量儿茶酚胺，作用于心脏β肾上腺素能受体，使心肌收缩力加强；③静脉回流量增加，胸廓运动幅度增大，有利于回心血量的增加。

（2）血流分布改变：急性缺氧时，不仅因应激反应使交感神经兴奋，皮肤、腹腔器官等处血管（α受体较多）收缩，血流量减少，而且可刺激组织细胞产生多种舒血管物质（如乳酸、腺苷、PGI_2 等），引起心、脑血管（β受体较多）扩张，血流量相应增加。这种血流的重分布，对确保心、脑等生命重要器官的血液供应具有相当重要的代偿调节作用。

（3）肺动脉收缩：当某部分肺泡气氧分压降低时，可引起该部位肺小动脉收缩，使血流转向通气充分的肺泡，这是肺循环独有的生理现象，称为缺氧性肺血管收缩。这种机制有利于维持肺泡通气与血流的适当比例。缺氧引起肺血管收缩可能是多因素综合作用的结果。①神经因素：缺氧引起交感神经兴奋，作用于肺血管α受体，引起收缩；②体液因素：缺氧使肺组织内产生多种血管活性物质，其中缩血管物质（如白三烯、血栓素 A_2、内皮素等）作用占优势；③缺氧对血管平滑肌的直接作用。缺氧使肺血管平滑肌细胞膜对 Na^+、Ca^{2+} 的通透性增高，如 Ca^{2+} 内流增加，兴奋-收缩耦联会增强。肺血管长期收缩可使肺循环阻力增加，导致肺动脉高压。

（4）组织毛细血管密度增加：主要见于慢性缺氧，脑、心和骨骼肌的毛细血管增生明显，缩短氧从血管内向组织细胞弥散的距离，增加对组织的供氧量。这种现象主要与血管内皮生长因子等基因表达增多有关。

2）损伤反应

（1）肺动脉高压：肺动脉收缩、长期缺氧可导致肺血管 Ca^{2+} 内流，不但增加肺循环阻力，而且导致肺血管重塑（血管壁增厚变硬），形成持续的肺动脉高压。

（2）心肌舒缩功能降低：由严重缺氧导致。①心肌 ATP 生成减少，能量供应不足；②ATP 不足引起心肌细胞膜和肌浆网 Ca^{2+} 转运功能障碍，心肌 Ca^{2+} 转运和分布异常；③慢性缺氧导致红细胞代偿性增多，血液黏滞度增高，心肌射血阻力增大；④严重的心肌缺氧还可造成心肌收缩蛋白破坏、心肌挛缩或断裂。

（3）心律失常：PaO_2 严重降低，会经颈动脉体反射性地兴奋迷走神经，导致窦性心动过缓。缺氧使细胞内、外离子分布异常，心肌内 K^+ 减少，Na^+ 增多，静息电位降低，心肌兴奋性和自律性增高，传导性降低，易发生异位心律和传导阻滞。

（4）回心血量减少：缺氧使乳酸和腺苷大量产生，扩张血管，血液淤滞于外周血管；严重缺氧时，抑制呼吸中枢，胸廓运动减少，回心血量减少。

5.5.3.3 血液系统的变化

（1）红细胞增多：急性缺氧时，由于缺氧刺激外周化学感受器，反射性地引起交感神经兴奋，使脾脏、肝脏等储血器官收缩，将储存的血液释放到体循环中，血液中的红细胞数目迅速增多，以增加携氧能力。慢性缺氧致红细胞增多主要是骨髓造血增强所致。低氧血流经肾脏时，刺激肾皮质肾小管周围的间质细胞，使其生成并释放促红细胞生成素，促进骨髓造血干细胞分化为原红细胞，并对红细胞成熟及血红蛋白的合成也起到一定的促进作用。红细胞增多，携带氧的能力增强，可有效地缓解缺氧。

（2）氧解离曲线右移：缺氧时，红细胞内 2,3 - DPG 增加，可使血红蛋白与氧的亲和力降低，氧解离曲线右移，血液流经组织时 HbO_2 释放氧增多，从而提高组织摄氧率。

2,3 - DPG 增加的机制：①生成增加。缺氧时，脱氧血红蛋白增多，红细胞内游离 2,3 - DPG 减少，对磷酸果糖激酶和二磷酸甘油酸变位酶的抑制作用减小，促进糖酵解，2,3 - DPG 增加；另外，缺氧时代偿性肺通气量增加，引起呼吸性碱中毒，pH 升高，激活磷酸果糖激酶，促进糖酵解，使 2,3 - DPG 增加。②分解减少。pH 升高会抑制 2,3 - DPG 磷酸酶的活性，使 2,3 - DPG 分解减少。

5.5.3.4 中枢神经系统的变化

缺氧会导致中枢神经系统功能障碍。正常人脑静脉血氧分压为 34mmHg，当低于 28mmHg 时，可出现精神错乱；低于 19mmHg 时，可出现意识丧失；低于 12mmHg 时，将危及生命。慢性缺氧时，症状比较缓和。中枢神经系统功能障碍与脑水肿和脑细胞受损有关。

5.5.3.5 组织细胞的变化

1）代偿性反应

（1）细胞利用氧的能力增强：慢性缺氧时，细胞内线粒体的数目和膜的表面积均增加，呼吸链中的酶含量增加、活性增强，使细胞利用氧的能力增强。比如胎儿在母体内处于相对缺氧的环境，其细胞线粒体的呼吸功能为成年人的 3 倍；出生 10 ~ 14 天后，线粒体呼吸功能会降至成人水平。

（2）糖酵解加强：磷酸果糖激酶是糖酵解的限速酶。缺氧时，ATP 生成减少，ATP/ADP 比值降低，可激活磷酸果糖激酶，使糖酵解增强，在一定程度上可补偿能量的不足。

（3）肌红蛋白增加：久居高原者（慢性缺氧），其骨骼肌内肌红蛋白含量会增多。肌红蛋白与氧的亲和力明显高于血红蛋白与氧的亲和力。当 PaO_2 为 10mmHg 时，血红蛋白的氧饱和度约为 10%，而肌红蛋白的氧饱和度可达 70%。因此，肌红蛋白可从血液中摄取更多的氧，以增加氧在体内的贮存。在 PaO_2 进一步降低时，肌红蛋白可释放出一定量的氧供细胞利用。

（4）低代谢状态：缺氧可使细胞的耗能过程减弱，如糖原、蛋白质合成减少以及离子泵功能抑制等，使细胞处于低代谢状态，减少能量的消耗，有利于机体在缺氧时的生存。

2）缺氧性细胞损伤

严重缺氧超过细胞代偿和适应能力时，将造成缺氧性细胞损伤（hypoxic cell damage）。不同组织对缺氧的敏感性不同，最敏感的是神经细胞，其次是心肌细胞，随后为肝细胞、肾实质细胞。

（1）细胞膜损伤：细胞膜是缺氧时细胞最早发生损伤的部位。严重缺氧时，ATP 生成减少，使细胞膜离子泵功能障碍，造成细胞水肿；细胞内酸中毒可使细胞膜的通透性升高，细胞外 Ca^{2+} 顺浓度差进入细胞内，发生钙超载，激活磷脂酶，会破坏细胞膜。

（2）线粒体损伤：轻度缺氧或缺氧早期，线粒体呼吸功能增强；严重缺氧时，则影响线粒体对氧的利用，使 ATP 生成减少，还可出现结构损伤，表现为线粒体肿胀、嵴断裂崩解、钙盐沉积、外膜破裂和基质外逸等病理改变。

（3）溶酶体损伤：缺氧时，因糖酵解增强和脂肪氧化不全，可使乳酸、酮体等酸性物质增多，导致酸中毒。pH 降低和细胞质内游离 Ca^{2+} 增加可引起磷脂酶活性增高，使溶酶体膜磷脂被分解，膜通透性增高，结果使溶酶体肿胀、破裂，溶酶体内蛋白水解酶逸出，引起细胞自溶。

5.5.4 缺氧的防治原则

缺氧的防治原则包括去除缺氧的原因，同时进行合理的氧疗并处理缺氧的并发症。比如降温、镇静、安眠等可降低机体的耗氧量，提高机体对缺氧的耐受力，有利于延缓或减轻缺氧损伤的发生。

5.5.4.1 去除引起机体缺氧的原因

处理缺氧，首先应正确判断缺氧的原因和类型，并去除造成机体缺氧的原因。例如，对高原性缺氧者，需将患者转移至海拔低的地区；对呼吸性缺氧患者，首先应控制呼吸道疾病及症状，改善肺通气和肺换气功能；对循环性缺氧患者，应首先改善血液循环；对高铁血红蛋白症患者，应用还原剂（维生素 C 和亚甲蓝）促使高铁血红蛋白还原；对组织中毒性缺氧的患者，应及时为其解毒。

5.5.4.2 氧疗

吸入氧分压较高的空气或纯氧治疗各种缺氧性疾病的方法，称为氧疗（oxygen treatment）。氧疗对各种类型的缺氧虽均有一定疗效，但其效果也因缺氧的类型不同而有较大的差异。

1）氧疗的适应证

（1）低张性缺氧：疗效最好，吸氧能提高肺泡气氧分压，促进氧在肺中的弥散和交换，提高 PaO_2 和动脉血氧饱和度，增加动脉血氧含量。高原肺水肿患者吸入纯氧有特殊疗效，吸氧后数小时至数日，肺水肿症状可显著缓解，肺部体征也会随之消失。但应注意，肺通气功能障碍所致的缺氧常伴有 CO_2 的蓄积，吸氧时宜采用低浓度（30%）和低流量（1~2L/min）的原则，使 PaO_2 上升至 60mmHg 即可，以保持轻度缺氧通过刺激外周化学感受器反射性兴奋呼吸中枢的作用。

（2）一氧化碳中毒：CO 中毒时，可吸入纯氧；在有条件的医院，可给予高压氧治疗。吸入 2~3 个大气压的纯氧可使血液内溶解的氧明显增加，从而改善对组织的供氧。另外，高压氧有利于氧和一氧化碳竞争与血红蛋白的结合，从而加速一氧化碳与血红蛋白解离，恢复血红蛋白运输氧的生理功能，因此效果显著。

对于贫血、静脉血分流入动脉、血液循环障碍等原因引起的缺氧，氧疗效果较差，主要需针对原发病进行治疗，氧疗仅可作为辅助治疗。组织中毒性缺氧的主要问题是细胞利用氧障碍，解决呼吸链酶的抑制是治疗的关键，辅以氧疗可提高血液和组织之间的氧分压梯度，增加氧向组织弥散。

2）氧疗的注意事项

（1）注意监测氧疗效果：如果患者吸氧后由烦躁转为安静，血压上升且能维持平稳，呼吸转为平稳，心率变慢，发绀消失，表明氧疗效果良好；反之，则表明病情恶化，氧疗未达到效果。评价氧疗效果最客观的方法是进行动脉血气分析。

（2）保持呼吸道通畅：解除呼吸道痉挛，并注意吸入气的湿化，防止干燥气体直接进入呼吸道，造成分泌物黏稠、干结及呼吸道纤毛受损。保持呼吸道通畅可采用加温湿化法，也可采用超声雾化吸入，以促进痰液排出。

（3）防止并发症发生：呼吸道不全阻塞患者呼吸空气时，肺泡内氧被吸收后，留下的氮气可维持肺泡不至塌陷。吸入高浓度氧气时，肺泡内大部分氮气为氧气所取代，当吸收氧的速度超过吸入氧进入肺泡的速度时，该部分肺泡就可能萎陷而发生肺不张。因此，应鼓励患者多翻身、咳嗽、深呼吸，给予拍背，以促进排痰，减少肺不张的发生。

（4）掌握氧疗的时间及浓度：防止发生氧中毒。

5.5.4.3　氧中毒

当吸入气氧分压过高（0.5 个大气压以上）或给氧时间过长时，可引起细胞损害和器官功能障碍，称为氧中毒（oxygen intoxication）。

吸入纯氧和高压氧能提高动脉血氧分压、促进氧弥散，对改善组织氧的供应有较好的作用。但吸入高压氧有可能引起氧中毒，在常压下吸氧浓度超过 60%，时间超过 24 小时，也可出现氧中毒。吸入气体中氧分压越高，吸入时间越长，氧中毒发病就越早，病变越严重。发生氧中毒时，细胞受损的机制一般认为与活性氧的毒性作用有关。正常情况下，进入组织细胞的氧有少部分在代谢过程中产生活性氧（包括超氧阴离子自由基、羟自由基、过氧化氢和单线态氧），并不断被清除。当供氧过多时，活性氧的产生增多，超过机体清除能力时，则会引起细胞中毒损伤。根据氧中毒时所致病变的部位，可将其分为肺型氧中毒和脑型氧中毒。

（1）肺型氧中毒：吸入高浓度常压氧 8 小时以后，可发生肺型氧中毒（pulmonary oxygen intoxication）。患者表现为胸骨后疼痛、呼吸困难、肺活量减少、PaO_2 下降；肺部呈炎性病变，有炎细胞浸润、充血、水肿、出血、肺不张和透明膜形成等。

（2）脑型氧中毒：吸入 2～3 个大气压以上的氧，可在短时间内（吸入 4 个大气压的氧数十分钟；吸入 6 个大气压的氧数分钟）引起氧中毒，患者主要出现视觉和听觉障碍、恶心、抽搐、晕厥等神经症状，严重者可昏迷甚至死亡。

5.6　呼吸功能不全

在海平面高度静息呼吸状态下，由于外呼吸功能严重障碍，导致动脉血氧分压低于 60mmHg（8.0kPa），或伴有动脉血二氧化碳分压超过 50mmHg（6.7kPa），同时有呼吸困难表现的病理过程，称为呼吸衰竭（respiratory failure）。我们将从轻到重不同程度的呼吸功能障碍称为呼吸功能不全，呼吸衰竭是呼吸功能不全的严重阶段。

5.6.1 呼吸衰竭的分类

根据不同的分类指标，呼吸衰竭可分为多种类型。

（1）急性呼吸衰竭和慢性呼吸衰竭：根据发生的速度，呼吸衰竭可分为急性呼吸衰竭和慢性呼吸衰竭。急性呼吸衰竭可在数分钟到数日内发生，常出现明显症状。慢性呼吸衰竭的发展历时数月到数年，在代偿功能不足时，可出现呼吸衰竭的各种表现。

（2）通气性呼吸衰竭和换气性呼吸衰竭：根据发生机制，可将呼吸衰竭分为通气性呼吸衰竭和换气性呼吸衰竭。通气性呼吸衰竭是由肺的舒缩受限或气道阻力增加所引起；换气性呼吸衰竭多由肺内分流、通气/血流比例失调和气体扩散障碍所引起。

（3）Ⅰ型呼吸衰竭和Ⅱ型呼吸衰竭：根据 $PaCO_2$ 是否升高，可将呼吸衰竭分为Ⅰ型呼吸衰竭和Ⅱ型呼吸衰竭。Ⅰ型呼吸衰竭又称低氧血症型呼吸衰竭，患者只出现血氧分压下降，$PaCO_2$ 正常或降低。低氧血症同时伴有高碳酸血症时，称为Ⅱ型呼吸衰竭。

（4）中枢性呼吸衰竭和外周性呼吸衰竭：根据发病部位不同，呼吸衰竭可分为中枢性呼吸衰竭和外周性呼吸衰竭。中枢性呼吸衰竭因颅内炎症、肿瘤或药物、毒物影响中枢，导致通气不足。外周性呼吸衰竭多由呼吸器官本身（如支气管、肺、胸壁或胸膜）病变引起。

5.6.2 病因与发病机制

呼吸衰竭是肺通气或/和肺换气功能严重障碍的结果。

5.6.2.1 肺通气障碍

通气功能是肺泡与外界环境进行气体交换的过程。通气功能障碍时，肺泡通气不足，可引起呼吸衰竭。肺通气障碍包括限制性通气不足和阻塞性通气不足。

1）限制性通气不足

胸廓、肺的扩张和回缩受限引起的肺泡通气不足称为限制性通气不足（restrictive hypoventilation），其特征为肺容量和肺活量都减少。正常肺的扩张和回缩有赖于呼吸中枢的兴奋性、呼吸肌的收缩力、胸廓的完整性以及胸廓和肺的弹性阻力，这些环节之一受损，即可引起限制性通气不足。

（1）呼吸中枢受损或抑制：常见的原因包括以下几个方面。①颅内感染：如化脓性脑膜炎、流行性乙型脑炎等损伤了呼吸中枢；②颅内压升高：脑外伤、脑出血、脑水肿或颅内肿瘤压迫脑干呼吸中枢；③镇静催眠药或麻醉药过量，会抑制呼吸中枢。

（2）呼吸肌功能障碍：重症肌无力、脊髓灰质炎、严重低钾血症和有机磷中毒等可引起呼吸肌收缩力减弱；颈部或高位胸部脊髓损伤可因呼吸肌麻痹而立即引起呼吸衰竭。

（3）胸廓和胸膜疾病：脊柱严重畸形、肋骨骨折、胸腔积液、气胸和胸膜增厚等，可引起胸廓运动受限或胸膜腔负压消失，使肺的扩张受限。

（4）肺实质病变：肺炎、肺水肿、肺淤血、肺纤维化（硅沉着病、肺结核）等肺实质病变可使肺组织变硬、弹性阻力增加、肺顺应性降低，影响肺泡舒张和回缩。上述情况是否发生呼吸衰竭取决于病变的范围和严重程度。

由呼吸中枢抑制或呼吸肌麻痹引起的通气不足是全肺性均匀一致的单纯性的通气不足；由肺病变引起的常是局部性不均匀的通气不足，除有通气不足外，还有通气血流分布不均和气体扩散障碍。

2）阻塞性通气不足

气道狭窄或阻塞所致的肺通气不足称为阻塞性通气不足（obstructive hypoventilation）。气道阻力是通气过程中主要的非弹性阻力。影响气道阻力的因素最主要的是气道内径。生理情况下，气道阻力 80% 以上在直径大于 2mm 的支气管与气管，不足 20% 位于直径小于 2mm 的外周小气道。气道外的压迫和气道内的堵塞（黏液、渗出物、异物或肿瘤）以及气道本身痉挛、肿胀或纤维化等都可使气道内径狭窄或不规则，从而增加气流阻力，引起阻塞性通气不足。

依据阻塞部位的不同，可将气道阻塞分为中央性气道阻塞和外周性气道阻塞两大类。

（1）中央性气道阻塞：又称大气道阻塞，指气管分叉处以上的气道阻塞。阻塞若发生在胸外（如喉头、气管部位的炎症、水肿、异物、声带麻痹等），吸气时，气体流经狭窄的病变部位时压力快速降低，病灶处气道内压显著低于大气压，可使气道阻塞加重；呼气时，气道内压大于大气压，因而可使阻塞减轻，因此患者表现为明显的吸气性呼吸困难。与之相反，如阻塞位于中央气道的胸内部分，呼气时，尤其是用力呼气时，胸膜腔内压升高，气道受压而阻塞加重；而吸气时由于胸膜腔内压显著低于气道内压，可使气道阻塞减轻，患者因而表现出明显的呼气性呼吸困难。

（2）外周性气道阻塞：又称小气道阻塞，主要见于慢性支气管炎。气道阻塞除与管壁和管腔因素有关外，肺组织破坏后对小气道牵拉使其扩张的作用减弱也是一个重要原因。吸气时，由于胸膜腔内压降低，小气道尚可保持开放状态；用力呼气时胸膜腔内压增高，小气道可受压而提早闭合，因此患者主要表现为呼气性呼吸困难。

5.6.2.2 肺换气功能障碍

肺换气是肺泡气和肺毛细血管内血液之间的气体交换过程。肺泡-毛细血管膜弥散障碍、肺泡通气/血流比例失调以及解剖分流增加都会影响肺换气功能，从而引起呼吸衰竭。

1）气体弥散障碍

气体弥散障碍是指肺泡膜面积减少或肺泡膜异常增厚和弥散时间缩短引起的气体交换障碍，常见原因如下。

（1）肺泡膜面积减少：肺泡膜储备量大，只有当面积减少一半以上时，才会发生换气障碍，常见于肺实变、肺不张、肺叶切除等。

（2）肺泡膜厚度增加：肺水肿、肺泡透明膜形成、肺纤维化及肺泡毛细血管扩张导致血浆层变厚。

此时的血气变化在静息时一般不出现异常，原因是血液流经肺泡毛细血管的时间约为 0.75 秒，而血液氧分压只需 0.25 秒就可升至肺泡氧分压水平，所以即使肺泡膜病变时，弥散速度减慢，但在静息时仍可达到血气与肺泡气的平衡。体力负荷增加时，血液和肺泡接触时间过分缩短，因而会导致低氧血症。单纯的扩散障碍不会引起 $PaCO_2$ 升高。

2）肺泡通气/血流比例失调

肺内通气和血流分布不均匀造成通气/血流比例失调是肺部疾患引起呼吸衰竭最常见和最重要的机制。

正常成人直立时，肺泡通气量自上而下增加，肺血流量自上而下增加，但肺部的通气/血流比值自上而下降低。通气/血流比值的平均值为 0.8，肺尖部可达 3.0，肺底部仅有 0.6。这种生理性的肺泡通气/血流比例不协调是造成正常血氧分压比肺泡气氧分压稍低的主要原因。

（1）部分肺泡通气不足：支气管哮喘、慢性支气管炎、阻塞性肺气肿等引起的阻塞性通气障碍，以及肺纤维化、肺水肿等引起的限制性通气障碍，病变部分肺泡通气明显减少，血流未相应减少（或增多），使通气/血流比值显著降低，造成类似动静脉短路的表现，称为功能性分流，又称静脉血掺杂。此时，病变区通气/血流比值可低达 0.1 以下，血氧分压与氧含量降低，而二氧化碳分压和二氧化碳含量则增高；代偿区通气/血流比值显著大于 0.8，血氧分压显著升高，氧含量增加很少（氧解离曲线特性决定），二氧化碳分压与二氧化碳含量显著降低。两部分混合后的血液，氧含量和氧分压均降低，二氧化碳分压和二氧化碳含量可正常。在某些情况下，动脉血二氧化碳分压也可高于或低于正常。

（2）部分肺泡血流不足：肺动脉栓塞、DIC、肺动脉炎、肺血管收缩等，通气/血流比值显著大于正常，患者肺泡血流少而通气多，肺泡通气不能充分被利用，称为无效腔样通气。正常人生理无效腔约占潮气量的 30%。此时，病变区通气/血流比值高达 10 以上，流经的血液氧分压显著升高，但氧含量增加很少；健康肺区通气/血流比值低于正常，氧分压和氧含量均降低，二氧化碳分压和二氧化碳含量均明显增高。混合后的动脉血氧分压降低，动脉血二氧化碳分压的变化取决于代偿性呼吸增强的程度。

3）解剖分流增加

正常情况下，人有少量静脉血（占心输出量的 2%～3%）经支气管静脉和肺内动静脉交通支流入肺静脉，称为解剖分流。解剖分流的血液未经过气体交换，故称为真性分流。支气管扩张症时，伴有支气管血管扩张和动静脉短路开放，使解剖分流增加，静脉血掺杂异常增多，从而导致呼吸衰竭。此外，肺实变和肺不张时，类似解剖分流，实际为功能性的分流。吸入纯氧可有效提高功能性分流的动脉血氧分压，而对真性分流无明显作用。

5.6.3 机体的代谢功能变化

呼吸衰竭可导致 PaO_2 降低或同时伴有 $PaCO_2$ 升高，但早期机体可以通过改善组织供氧、调节酸碱平衡和改善组织器官代谢与功能来进行代偿；当病情严重时，机体代偿不全，则出现酸碱平衡和电解质紊乱，从而引起全身各个系统器官的代谢和功能障碍，甚至危及生命。

5.6.3.1　酸碱失衡及电解质紊乱

Ⅰ型呼吸衰竭和Ⅱ型呼吸衰竭时，均存在低氧血症，因此均可引起代谢性酸中毒。Ⅱ型呼吸衰竭时还存在高碳酸血症，因此可合并呼吸性酸中毒。代偿性呼吸加深、加快，可出现代谢性酸中毒和代谢性碱中毒。

（1）代谢性酸中毒：可见于各型呼吸衰竭。因严重缺氧、糖无氧酵解增强，导致乳酸等酸性代谢产物生成增多，若患者合并肾功能不全，则酸性代谢产物由尿排出减少，大量酸性代谢产物堆积，引起代谢性酸中毒。此时，细胞内、外 H^+-K^+ 交换增强，肾泌 H^+ 增加，排 K^+ 减少，可伴有高血钾。

（2）呼吸性酸中毒：Ⅱ型呼吸衰竭时，大量 CO_2 蓄积，可引起呼吸性酸中毒。此时，细胞内 K^+ 外流，肾小管排 H^+ 增多、排 K^+ 减少，因而可引起血钾升高。$PaCO_2$ 升高时，CO_2 主要在红细胞内生成 H_2CO_3，并解离为 H^+ 和 HCO_3^-，红细胞内的 HCO_3^- 与细胞外的 Cl^- 交换；同时，由于酸中毒，肾小管上皮细胞产生 NH_3 增多，$NaHCO_3$ 重吸收增多，使尿中 NH_4Cl 和 $NaCl$ 排出增加，因此发生血氯降低。当呼吸性酸中毒合并代谢性酸中毒时，血氯可正常。

（3）呼吸性碱中毒：部分Ⅰ型呼吸衰竭患者由于低氧血症，驱动肺过度通气，导致 $PaCO_2$ 降低，因此出现呼吸性碱中毒。此时，血钾和血氯的变化与呼吸性酸中毒时相反，血钾降低，血氯升高。

5.6.3.2　呼吸系统变化

（1）PaO_2 降低引起呼吸运动增强：当 PaO_2 小于 60mmHg 时，可刺激颈动脉体和主动脉体外周化学感受器，使呼吸中枢兴奋，呼吸加深、加快；PaO_2 在 30mmHg 时，肺通气最大。

（2）缺氧对呼吸中枢有直接抑制作用：当 PaO_2 小于 30mmHg 时，抑制作用大于反射性兴奋作用，从而使呼吸抑制。

（3）$PaCO_2$ 升高作用于中枢化学感受器：可引起呼吸加深、加快。

（4）$PaCO_2$ 超过 80mmHg 时，则抑制呼吸中枢：此时呼吸运动主要靠低氧分压对血管化学感受器的刺激得以维持，因而在此种情况下进行氧疗时，只能吸入 30% 的氧，以免缺氧完全被纠正后反而抑制呼吸，加重高碳酸血症。

（5）呼吸运动发生变化：最常见的是潮式呼吸。

5.6.3.3　循环系统变化

轻度呼吸衰竭可反射性兴奋心血管中枢，从而使心率加快、心肌收缩力增强、皮肤及腹腔内脏血管收缩，同时使心、脑血管扩张，以保证心、脑供血。严重呼吸衰竭时，缺氧和二氧化碳蓄积直接抑制心脏活动，并使血管扩张（除肺血管外）。

慢性呼吸系统疾病、呼吸衰竭常累及心脏，主要引起右心肥大。各种因素导致的慢性肺动脉高压，甚至右心衰竭，称为肺源性心脏病。

5.6.3.4 中枢神经系统变化

中枢神经系统对缺氧最为敏感。

（1）当 PaO_2 降至 60mmHg 时，患者可出现智力和视力轻度减退。

（2）当 PaO_2 降至 40～50mmHg 时，患者会出现一系列神经精神症状，如头痛、不安、定向与记忆障碍、精神错乱、嗜睡等；严重时（PaO_2 低于 20mmHg），只需几分钟就可造成神经细胞的不可逆性损害，直接威胁患者的生命。

（3）CO_2 蓄积使 $PaCO_2$ 超过 80mmHg 时，可造成二氧化碳麻醉，出现头痛、烦躁、精神错乱、扑翼样震颤、嗜睡、抽搐及呼吸抑制等严重的中枢神经功能障碍症状。这种由慢性呼吸衰竭引起的中枢神经系统功能障碍，也称为肺性脑病（pulmonary encephalopathy）。其发病机制与高碳酸血症、酸中毒以及低氧血症所致的脑水肿、脑细胞功能障碍有关。CO_2 和 H^+ 可直接扩张脑血管，引起脑间质水肿、脑细胞水肿、颅内压增高、血管内凝血；酸中毒和缺氧可增强谷氨酸脱羧酶的活性，使 γ-氨基丁酸增多，导致中枢抑制；增强磷脂酶活性，使溶酶体水解酶释放，引起神经细胞和组织的损伤。

5.6.3.5 肾功能变化

呼吸衰竭常合并肾功能不全。肾结构往往无明显改变，主要是发生功能性肾功能衰竭。其机制是由缺氧与高碳酸血症反射性地通过交感神经使肾血管收缩、肾血流量严重减少所致。

5.6.3.6 胃肠变化

呼吸衰竭的晚期，常伴发胃肠黏膜糜烂、坏死、出血与溃疡形成。其机制为严重缺氧造成胃壁血管收缩，会降低胃黏膜屏障作用，以及 CO_2 蓄积会增强胃壁细胞碳酸酐酶活性，使胃酸分泌增多等。

5.6.4 呼吸衰竭防治的病理生理基础

呼吸衰竭是呼吸功能不全的严重阶段，其基本病理生理改变为低氧血症，伴或不伴有高碳酸血症，以及由此引起的一系列并发症。呼吸衰竭的治疗原则是通畅呼吸道、改善呼吸功能、纠正缺氧和 CO_2 蓄积、防治并发症，为原发疾病的治疗争取时间和创造条件。

（1）防止与去除呼吸衰竭诱因，积极治疗原发疾病。

（2）提高 PaO_2：尽快将其提高到 60mmHg。Ⅰ型呼吸衰竭可吸入高浓度氧（一般不超过 50%）；Ⅱ型呼吸衰竭吸氧浓度不宜超过 30%，并控制流速，使 PaO_2 上升到 50～60mmHg 即可，不宜使 $PaCO_2$ 明显升高，因为此时呼吸的兴奋主要依靠低氧血症对外周化学感受器的刺激来维护机体的通气，如缺氧完全纠正，反而会抑制呼吸，使 $PaCO_2$ 更高。

（3）降低 $PaCO_2$：其增高是由肺总通气量减少所致，因此应增加肺泡通气量。具体方法包括：①解除呼吸道阻滞，如给予消炎、平喘、体位引流等；②增强呼吸动力，如给予中枢兴奋剂等；③人工辅助呼吸；④补充营养。

（4）改善内环境及重要器官的功能，纠正酸碱平衡及电解质紊乱。

（李　楠　马怀芬）

课件　　　　　　　拓展阅读　　　　　　自测习题

第6章 肾的排泄功能和体液平衡

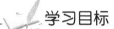 学习目标

识记：

(1)尿生成的过程，肾小球的滤过功能，肾小管和集合管的重吸收功能，尿液的浓缩、稀释原理。

(2)水、电解质紊乱的类型，高钾血症、低钾血症的概念。

(3)反映酸碱平衡常用的指标，4种单纯性酸碱平衡的特征。

(4)急性肾功能衰竭的概念、病因，尿毒症的概念。

理解：

(1)排泄的概念，肾的结构特点，肾脏血液循环的特征，尿的输送、贮存与排放过程，影响尿生成的因素。

(2)Na^+、水、HCO_3^-、葡萄糖等主要物质的重吸收，肾小管与集合管 K^+、H^+、NH_3 的分泌，球-管平衡、水利尿的概念，高钾血症、低钾血症的原因、机制以及对机体的影响，急、慢性肾功能衰竭的主要功能和代谢变化。

运用：

(1)能用基本知识解释出现多尿、少尿、无尿的可能原因，解释排尿异常等症状。

(2)能用基本知识解释水利尿的原理。

机体在新陈代谢过程中会不断地消耗氧和分解营养物质，为生命活动提供所需要的能量，同时产生对机体无用甚至有害的终产物。排泄(excretion)就是指机体将物质代谢过程中产生的终产物和进入体内的异物以及过剩的物质经血液循环由排泄器官排出体外的过程。人体的排泄器官有肾脏、肺、消化道、皮肤等(表6-1)。肾脏排出代谢产物的种类最多，数量最大，因而是机体最主要的排泄器官。

表6-1 人体的排泄器官和主要排泄物

排泄器官	主要排泄物
肾脏	水、无机盐、尿素、尿酸、肌酐、药物、色素等
肺	CO_2、水、挥发性物质等
消化道	胆色素、无机盐、毒物、铅、汞等
皮肤	水、无机盐、少量尿素等

肾脏的主要功能是泌尿，通过尿的生成，排出机体代谢终产物以及进入机体的异物和过剩的物质，从而维持正常人体水、电解质和酸碱平衡。此外，肾脏还具有内分泌功能，能产生多种生物活性物质，如促红细胞生成素、肾素、激肽、前列腺素等。当各种原因使肾功能发生严重障碍时，首先表现为泌尿功能障碍，继之可引起体内代谢紊乱与肾内分泌功能障碍，严重时还可使机体各系统发生病理变化。

6.1 肾脏的结构和血流特点

6.1.1 肾脏的结构特点

肾单位是肾脏结构和功能的基本单位，其与集合管共同完成泌尿功能。人的每侧肾约含有 100 多万个肾单位，每个肾单位包括肾小体和肾小管两部分。肾单位的构成如图 6-1 所示。

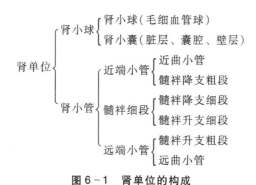

图 6-1　肾单位的构成

肾单位按其存在部位不同，可分为皮质肾单位和近髓肾单位两类（图 6-2）。皮质肾单位的肾小球位于肾皮质的外 2/3，其数量多，占肾单位总数的 85% ~ 90%，主要参与尿生成的滤过与重吸收；近髓肾单位的肾小球位于肾皮质的内 1/3，约占肾单位总数的 15%，主要参与尿液的浓缩和稀释过程。

集合管不属于肾单位。每一集合管与多个肾单位的远端小管相连，接受来自远端小管的液体。许多集合管又汇入乳头管，最终形成的尿液经肾盏、肾盂、输尿管进入膀胱，由膀胱排出体外。集合管在尿液的生成特别是尿液的浓缩和稀释过程中起着重要的作用。

处于肾皮质不同部位的肾单位和肾血管的结构显著不同。皮质肾单位的肾小球体积较小，髓襻短，入球小动脉口径比出球小动脉口径稍粗，两者口径之比约为 2∶1。

近髓肾单位的肾小球体积较大，髓襻长，可深入到内髓质层，有的甚至可到达乳头部，为长襻肾单位，入球小动脉与出球小动脉的口径无明显差别。出球小动脉离开肾小球后分成两种小血管，一种形成毛细血管网，包绕邻近的近曲小管和远曲小管；另一种形成细而长的"U"字形直小血管，直小血管与髓襻平行地深入到髓质，形成毛细血管网，包绕髓襻升支和集合管。

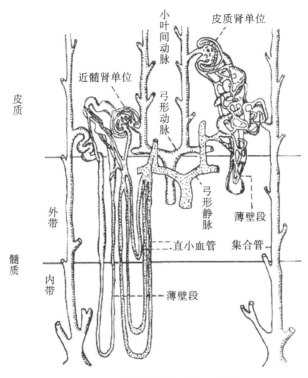

图6-2　肾单位和肾血管示意图

　　球旁器又称近球小体,由球旁细胞、球外系膜细胞和致密斑3部分组成(图6-3),主要分布于皮质肾单位。球旁细胞是入球小动脉和出球小动脉中一些特殊分化的平滑肌细胞,细胞内含分泌颗粒,能合成和释放肾素(renin)。致密斑位于远曲小管的起始部,为高柱状细胞,同入球小动脉和出球小动脉相接触,其功能是感受小管液中NaCl含量的变化,并将其信息传至球旁细胞,以调节肾素的释放。球外系膜细胞具有收缩功能。

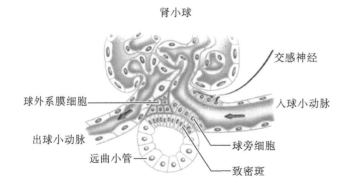

图6-3　肾小球和球旁器结构示意图

6.1.2　肾脏的血液循环特点

6.1.2.1　肾血流的特点

肾血流量大，主要分布在肾皮质，有利于肾小球的滤过。正常成年男性安静时的肾血流量约有 12L/min，血液流经两肾，相当于心输出量的 20%～25%。其中，约 94% 的血液分布在肾皮质，5%～6% 分布在外髓，其余不到 1% 分布在内髓。

肾有两套串联的毛细血管网，且两级毛细血管血压差异较大。肾动脉多次分支后，成为入球小动脉，进入肾小体后，形成肾小球毛细血管网。毛细血管内的血压较高，有利于肾小球的滤过。肾小球毛细血管汇集成出球小动脉，离开肾小球后，再次形成管周毛细血管网，其血压较低，有利于小管液的重吸收。

6.1.2.2　肾血流量的调节

肾血流量是尿生成的前提。肾血流量的调节包括自身调节以及神经、体液调节。

（1）自身调节：在离体肾灌流实验中观察到，当肾灌流压（肾平均动脉压）在 80～180mmHg 范围内变动时，肾血流量基本不变，肾小球滤过率可保持相对恒定。一般认为，当动脉血压降低时，肾入球小动脉平滑肌紧张性降低，血管舒张，阻力减小，进入入球小动脉的血流量不会减少；反之，当肾动脉血压升高时，肾入球小动脉收缩，口径缩小，阻力增大，进入入球小动脉的血流量不会增多，以保持肾血流量的相对稳定。这种不依赖神经和体液因素的作用，动脉血压在一定范围内变动而肾血流量保持相对稳定的现象，称为肾血流量的自身调节（autoregulation of renal blood flow）。当动脉血压的变化超过肾自身调节能力时，肾血流量会发生明显变化。自身调节的作用就是使肾血流量保持相对稳定，以完成正常人安静时肾生成尿液的功能。

（2）神经、体液调节：肾交感神经兴奋时，肾血管收缩，使肾的血流量减少，肾上腺素、去甲肾上腺素、内皮素等激素都能使肾血管平滑肌收缩，使肾的血流量减少；前列腺素、一氧化氮具有舒张肾血管平滑肌的作用，可使肾的血流量增多。

一般情况下，肾交感神经紧张性很低，肾上腺素、去甲肾上腺素等激素水平也较低，肾主要依靠自身调节来维持肾血流量的相对稳定，以保证其正常的泌尿功能。在紧急情况下，肾交感神经紧张性增加，肾上腺素分泌增多，使肾血管平滑肌收缩，肾血流量减少，全身血液重新分配，以保证心、肺、脑的血液供应。

6.2　尿的生成过程

尿的生成是在肾单位和集合管中进行的。尿的生成包括 3 个基本步骤，即肾小球的滤过、肾小管和集合管的重吸收、肾小管和集合管的分泌。

6.2.1　肾小球的滤过

肾小球滤过（glomerular filtration）是指血液流经肾小球毛细血管时，除血浆蛋白外，血浆中的水和小分子溶质经滤过膜进入肾小囊腔形成原尿的过程。微穿刺技术证明，原尿中的成分与去蛋白血浆相似。因此，原尿就是血浆的超滤液。

单位时间内（每分钟）两侧肾脏生成的原尿量称为肾小球滤过率（glomerular filtration rate，GFR）。正常成人肾小球滤过率为 125mL/min，故每天两肾生成的原尿总量可达 180L。肾小球滤过率与肾血浆流量的比值称为滤过分数（filtration fraction，FF）。正常安静情况下，肾血浆流量为 660mL/min，则滤过分数 = 125/660，约为 19%。这说明在静息情况下，流经肾小球毛细血管的血浆约有 1/5 形成了原尿。肾小球滤过率和滤过分数可作为衡量肾功能的指标。在有足够肾血流量的情况下，肾小球滤过率的大小取决于肾小球滤过膜的面积、通透性和有效滤过压的大小。

6.2.1.1 滤过膜及其通透性

滤过膜是肾小球滤过的结构基础，由 3 层结构组成，每层结构上都存在不同直径的微孔。内层为肾小球毛细血管内皮细胞，中层为基膜，外层为肾小囊脏层上皮细胞（足细胞）（图 6-4）。滤过膜 3 层结构上的孔道，构成了物质滤过的机械屏障。

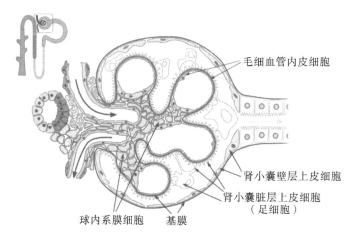

毛细血管内皮细胞
肾小囊壁层上皮细胞
肾小囊脏层上皮细胞
（足细胞）
球内系膜细胞　基膜

图 6-4　滤过膜结构示意图

（1）机械屏障作用：内层毛细血管内皮细胞上有直径 50~100nm 的窗孔，可允许血浆蛋白通过；而血细胞不能通过中层基膜层（其上的网孔直径为 2~8nm），决定了滤过分子的大小，蛋白质很难通过，是机械屏障的主要部位；外层肾小囊脏层上皮细胞上覆盖的裂孔膜上有直径 4~14nm 的微孔，对血浆蛋白有阻止作用。

（2）电学屏障作用：由于滤过膜 3 层结构上还覆盖有带负电荷的物质（主要是糖蛋白），因此对带负电荷的大分子物质的通过起到电学屏障的作用，可限制带负电荷的物质滤过。

滤过膜的通透性取决于被滤过物质的分子量大小和所带电荷的正负。一般来说，分子量小于 69000、有效半径小于 2.0nm 的带正电荷或呈电中性的物质可以被自由滤过，如葡萄糖、水、Na^+ 等。分子量大于 69000、有效半径大于 4.0nm 的大分子物质则不能滤过。有效半径介于 2.0~4.0nm 的各种物质只能部分滤过，且随着有效半径的增加，滤过量逐渐降低；有些物质分子量较大（如血浆白蛋白，其有效半径为 3.6nm），但由于带负电荷，因此也很难通过滤过膜。

综上所述，滤过膜的机械屏障和电学屏障对物质的滤过有选择性，其中以机械屏障为主，电学屏障的作用主要是限制带负电荷的大分子物质的滤过。滤过膜的两种屏障决定了原尿中没有大分子的蛋白质，其他成分与血浆相似。

6.2.1.2　肾小球有效滤过压

肾小球滤过的动力是有效滤过压。与组织液生成的有效滤过压相似，肾小球有效滤过压由滤过的动力和阻力两部分组成。促进肾小球滤过的动力是肾小球毛细血管血压和肾小囊内滤液的胶体渗透压；滤过的阻力是血浆胶体渗透压和肾小囊内压。由于滤液中的蛋白含量极低，其胶体渗透压可忽略不计，因此肾小球有效滤过压 = 肾小球毛细血管血压-（血浆胶体渗透压 + 囊内压）。

肾小球毛细血管血压为 45mmHg。由于入球小动脉粗而短，血流阻力小；出球小动脉细而长，血流阻力大，因此血液在流经肾小球毛细血管时血压下降不多，入球小动脉端的血压和出球小动脉端的血压几乎相等（图 6 - 5）。囊内压较为恒定，约为 10mmHg。由于血液在流经肾小球毛细血管时水分和晶体物质不断被滤过，生成超滤液，造成血液中的蛋白质浓度不断增加，引起肾小球毛细血管内的血浆胶体渗透压逐渐升高。在入球小动脉端的血浆胶体渗透压约为 25mmHg，出球小动脉端的血浆胶体渗透压约为 35mmHg，故：

$$入球端有效滤过压 = 45 - (25 + 10) = 10mmHg（有滤液生成）$$
$$出球端有效滤过压 = 45 - (35 + 10) = 0mmHg（无滤液生成）$$

也就是说，当血浆胶体渗透压升高至 35mmHg 时，有效滤过压下降到 0，此时滤过作用停止，无滤液生成，达到了滤过平衡（图 6 - 6）。

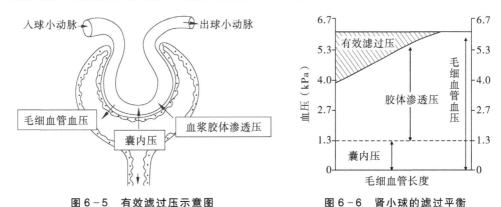

图 6 - 5　有效滤过压示意图　　　　图 6 - 6　肾小球的滤过平衡

由此可见，并非肾小球毛细血管全程都有滤液生成，只有从入球小动脉端到滤过平衡点的这一段毛细血管才有滤过作用。滤过平衡越靠近入球小动脉端，有滤过作用的毛细血管长度就越短，肾小球滤过率降低，反之亦然。因此，在其他因素不变时，肾小球滤过率取决于有滤过作用的毛细血管长度，而有滤过作用的毛细血管长度取决于血浆胶体渗透压上升的速度和达到滤过平衡的位置。

6.2.1.3 影响肾小球滤过的因素

与肾小球滤过作用有关的因素包括有效滤过压、滤过膜的面积及其通透性、肾血浆流量，其中任何一个因素发生改变，都会对肾小球的滤过产生不同程度的影响。

（1）有效滤过压：由3个因素组成，在其他条件不变时，肾小球滤过率与肾小球毛细血管血压呈正相关，与肾小囊内压、血浆胶体渗透压呈负相关。

肾小球毛细血管血压：正常情况下，当肾动脉灌流压在80～180mmHg范围内变动时，由于自身调节，肾血流量及肾小球毛细血管血压均可保持相对稳定，肾小球滤过率基本不变。当肾动脉灌流压低于80mmHg时，由于超出了自身调节的范围，肾小球毛细血管血压下降，加上此时交感神经兴奋，肾血管收缩，肾血流量减少，肾小球毛细血管血压及有效滤过压降低，肾小球滤过率下降，出现少尿。当肾动脉灌流压进一步下降到40～50mmHg及以下时，肾小球滤过率下降到0，无滤液生成，出现无尿。

肾小囊内压：一般情况下，肾小囊内压是比较稳定的，在病理情况下，如肾盂或输尿管结石、肿瘤压迫或其他原因引起输尿管阻塞时，可导致肾盂内压升高，肾小囊内压也将升高，致使有效滤过压降低，肾小球滤过率减小。有些药物（如磺胺类）如果浓度太高，可在肾小管液的酸性环境下析出结晶，导致肾小管堵塞，从而使肾小囊内压升高，影响肾小球滤过，患者出现少尿或无尿。

血浆胶体渗透压：正常人血浆胶体渗透压变动范围不大，对肾小球滤过率影响不明显，只有在血浆蛋白相对减少时，血浆胶体渗透压才降低，有效滤过压增大，尿量增多。例如，由静脉快速注入大量生理盐水使血液稀释，血浆胶体渗透压降低，有效滤过压升高，肾小球滤过率增加，尿量增多。

（2）滤过膜的面积和通透性：正常情况下，成人两侧肾脏全部肾小球的总有效滤过面积约为$1.5m^2$，这对维持正常的滤过功能有足够的储备；而滤过膜的通透性也比较稳定，故肾小球滤过的成分变化不大。但在某些病理情况下，如急性肾小球肾炎时，因肾小球毛细血管的管腔变窄，使有效滤过膜面积显著减小，肾小球滤过率下降，可出现少尿甚至无尿。滤过膜的通透性也可发生改变，如滤过膜上带负电荷的糖蛋白减少或消失，甚至滤过膜的结构被破坏，使机械屏障和电学屏障发生异常，血浆蛋白甚至血细胞漏出，则会出现蛋白尿和血尿。

（3）肾血浆流量：此为影响肾小球滤过率的重要因素。在其他条件不变时，肾血浆流量与肾小球滤过率呈正相关。当肾血浆流量增加时，如在临床上由静脉大量输入生理盐水，肾小球毛细血管内血浆胶体渗透压上升的速度减慢，滤过平衡靠近出球小动脉端，有效滤过压和滤过面积增加，肾小球滤过率将随之增加；反之，肾血浆流量减少时，血浆胶体渗透压的上升速度加快，滤过平衡就靠近入球小动脉端，有效滤过压和滤过面积就减少，则肾小球滤过率降低。在严重缺氧、中毒性休克等病理情况下，由于交感神经兴奋，肾血流量和肾血浆流量将显著减少，肾小球滤过率也因此显著降低。

6.2.2 肾小管和集合管的重吸收与分泌

肾小球滤过形成的原尿进入肾小管后，称为小管液。小管液在流经肾小管和集合管后，同原尿相比，终尿的质和量均发生了明显的变化。正常人两肾生成的超滤液量每天达 180L，而终尿量仅 1.5L 左右，表明超滤液中的水分约 99% 被肾小管和集合管重吸收，超滤液中的其他物质被选择性重吸收，或被肾小管上皮细胞主动分泌。

肾小管和集合管的重吸收（reabsorption）是指小管液在流经肾小管和集合管时，其中大部分水和溶质从小管液中转运至血液的过程。肾小管和集合管的选择性重吸收保留了对机体有用的物质（如葡萄糖、氨基酸等），又清除了对机体有害的和过剩的物质（如肌酐、尿酸等），实现了肾脏净化，调整血浆成分及调节机体水、电解质和酸碱平衡的功能。

肾小管和集合管的分泌（secretion）是指肾小管和集合管上皮细胞将自身物质代谢的终产物排入小管液的过程。肾小管和集合管上皮细胞将血液中的某种物质排入小管液的过程称为分泌。肾小管和集合管主要分泌 H^+、NH_3 和 K^+ 等。

6.2.2.1 肾小管和集合管物质转运的方式

重吸收和分泌的物质转运方式也分为主动转运和被动转运。

主动转运是指小管液中溶质逆电化学梯度通过肾小管上皮细胞转运至管周组织液并进入血液的过程，分为原发性主动转运和继发性主动转运。

被动转运是指小管液中的溶质顺电化学梯度通过肾小管上皮细胞转运至血液的过程，包括渗透和扩散。比如，Na^+ 主动重吸收形成 Cl^- 的电化学梯度，使小管液中的 Cl^- 顺电化学梯度扩散而被动重吸收。

6.2.2.2 肾小管和集合管的重吸收和分泌作用

由于肾小管和集合管各段的结构和功能（各种转运体的分布）不同，小管液的成分也不同，因此肾小管各段和集合管的物质转运方式、转运量和转运机制亦不相同（图 6－7A～D）。肾小管和集合管都具有重吸收功能，但近端小管重吸收物质的种类最多、数量最大，是各类物质重吸收的主要部位。正常情况下，小管液中葡萄糖、氨基酸等营养物质几乎全部在近端小管被重吸收，水、Na^+、K^+、Cl^-、HCO_3^- 等的大部分也在此被重吸收。余下的水和盐类绝大部分在髓袢、远曲小管和集合管被重吸收，少量随尿排出。以下讨论几种重要物质在肾小管和集合管的转运。

1）Na^+、Cl^- 和水的重吸收

（1）近端小管：可重吸收原尿中约 70% 的 Na^+、Cl^- 和水，其中约 2/3 经跨细胞转运途径，主要发生在近端小管的前半段，约 1/3 经细胞旁途径被重吸收，主要发生在近端小管后半段。

在近端小管前半段，Na^+ 进入上皮细胞的过程与 H^+ 的分泌、葡萄糖和氨基酸的重吸收相耦联。由于近端小管基底侧膜上钠泵的作用，细胞内 Na^+ 被泵至细胞间隙，使细胞内 Na^+ 浓度降低，小管液中 Na^+ 和细胞内 H^+ 由 Na^+－H^+ 交换体进行逆向转运，H^+ 被分泌到小管液中，小管液中的 Na^+ 顺浓度梯度通过管腔膜进入上皮细胞内。小管液中的 Na^+ 还可由管腔膜上的 Na^+－葡萄糖同向转运体和 Na^+－氨基酸同向转运体与葡萄糖、氨基酸共同转运。进入小管上皮细胞内的 Na^+ 很快被细胞膜上的钠泵泵至细胞间隙，继而转运至血液中。进入细胞内的葡萄糖和氨基酸则以易化扩散的方式通过基底侧膜离开上皮细胞，进入血液循环。由于 Na^+、葡萄糖和氨基酸不断进入细胞间隙，使细胞间隙渗透压升高，水便不断从小管液进入上皮细胞间隙，使其静水压升高，促使 Na^+ 和水由组织间隙进入毛细血管而被重吸收(图 6-7A)。

在近端小管前半段，由于 Na^+ 主动重吸收，使小管腔内电位为负值，同时，HCO_3^- 重吸收速度明显大于 Cl^- 重吸收，Cl^- 便留在小管液中。小管液中的 Cl^- 浓度比管周组织间液的高，因此，Cl^- 顺浓度梯度而被动重吸收。在近端小管后半段，由于 Cl^- 扩散到组织间隙后，小管液中的正离子相对增多，驱使小管液内的 Na^+ 顺电化学梯度通过细胞旁途径被动重吸收。

近端小管对水的重吸收是通过渗透作用进行的。因为上皮细胞主动和被动重吸收 Na^+、HCO_3^-、Cl^-、葡萄糖和氨基酸进入细胞间隙后，小管液的渗透压降低，细胞间隙液的渗透压升高。水在渗透压差的作用下跨上皮细胞和紧密连接两条途径进入细胞间隙，然后进入管周毛细血管而被吸收。因此，近端小管中物质的重吸收为等渗重吸收，小管液为等渗液。

(2)髓袢：在髓袢，肾小球滤过的 NaCl 约有 20% 被重吸收。髓袢降支细段钠泵活性很低，对 Na^+ 不易通透，但对水通透性较高。在组织液高渗作用下，水被重吸收。故小管液在流经髓袢降支细段时，渗透压逐渐增高。髓袢升支对 NaCl 的通透性很高，但细段和粗段有不同的重吸收机制。细段重吸收 NaCl 是顺浓度差的被动扩散，而粗段重吸收 NaCl 则通过顶端膜上的 $Na^+-K^+-2Cl^-$ 同向转运实现，属继发性主动转运。升支粗段是 NaCl 在髓袢重吸收的主要部位。进入细胞内的 Na^+ 通过细胞基底侧膜的钠泵被泵至组织间液，Cl^- 由浓度梯度经管周膜上的 Cl^- 通道进入组织间液，而 K^+ 则顺浓度梯度经管腔膜返回小管液中，并使小管液呈正电位。呋塞米可抑制 $Na^+-K^+-2Cl^-$ 同向转运，从而抑制 NaCl 的重吸收，产生强效利尿作用。

由于 K^+ 返回小管液中造成正电位，这一电位差又使小管液中的 Na^+、K^+、Ca^{2+} 和 Mg^{2+} 等正离子经细胞旁途径而重吸收(图 6-7B)。这一部分重吸收属于被动转运。

髓袢升支粗段对水不通透，故小管液在流经升支粗段时渗透压逐渐降低，但管外组织液渗透压升高。

(3)远曲小管和集合管：在远曲小管和集合管，NaCl 的重吸收量约为滤过量的 12%，伴随有 H^+、K^+ 的分泌。该段对 NaCl 和水的重吸收可根据机体的水、盐平衡状况进行调节。Na^+ 的重吸收主要受醛固酮的调节，水的重吸收主要受抗利尿激素的调节。

在远曲小管始段，上皮细胞对水仍不通透，但仍能主动重吸收 NaCl，使小管液渗透压继续降低。Na^+ 在远曲小管和集合管的重吸收是逆电化学梯度进行的。在远曲小管始段的管腔膜，小管液中的 Na^+ 和 Cl^- 经 Na^+-Cl^- 同向转运体进入细胞内，细胞内的 Na^+ 由钠泵泵出。噻嗪类利尿剂可抑制此处的 Na^+-Cl^- 同向转运，产生中效利尿作用。

远曲小管后段和集合管上皮有两类不同的细胞，即主细胞和闰细胞。主细胞基底侧膜上的钠泵起维持细胞内低 Na^+ 的作用，并成为小管液中 Na^+ 经顶端膜 Na^+ 通道进入细胞的动力。而 Na^+ 的重吸收又造成小管液呈负电位，可驱使小管液中的 Cl^- 经细胞旁途径而被动重吸收，也成为 K^+ 从细胞内分泌入小管腔的动力(图 6-7C)。阿米洛利可抑制远曲小管和集合管上皮细胞顶端膜的 Na^+ 通道，减少 NaCl 的重吸收，产生利尿作用。闰细胞的功能与 H^+ 的分泌功能有关。远曲小管和集合管上皮细胞的紧密连接对 Na^+、K^+、Cl^- 等离子的通透性较低，因此这些离子不易透过该部位返回小管液。

集合管对水的重吸收量根据机体需水情况而增减，属于调节性重吸收，取决于集合管主细胞对水的通透性。主细胞管腔膜侧胞质的囊泡内含水通道蛋白，水通道蛋白插入管腔膜侧的多少决定上皮细胞对水的通透性，而水通道蛋白的插入受抗利尿激素的调节(图 6-7D)。当机体缺水时，抗利尿激素分泌增加，集合管对水的重吸收增多，尿量减少；反之，尿量增多。远曲小管和集合管中水的重吸收对维持机体的水平衡和血浆晶体渗透压有重要意义。

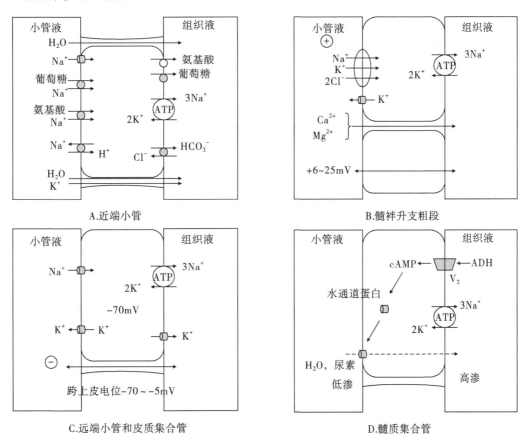

图 6-7　小管上皮细胞顶端膜和基底膜上重吸收和分泌的转运蛋白示意图

2)HCO_3^- 的重吸收和 H^+ 的分泌

在一般膳食情况下，代谢的酸性产物多于碱性产物。机体产生的挥发性酸(CO_2)主要由呼吸道排出。肾脏通过重吸收 HCO_3^- 和分泌 H^+，以及分泌氨对机体酸碱平衡的维持起重要的调节作用。

(1)近端小管：正常情况下，从肾小球滤过的 HCO_3^- 几乎全部被肾小管和集合管重吸收，大约有80%在近端小管被重吸收，其余的多数在远曲小管和集合管被重吸收。小管上皮细胞的管腔膜对 HCO_3^- 无通透性。小管液中的 HCO_3^- 先与小管上皮细胞分泌的 H^+ 结合生成 H_2CO_3，H_2CO_3 再分解为 CO_2 和 H_2O。CO_2 以单纯扩散的形式进入上皮细胞内，在碳酸酐酶的作用下，和 H_2O 又生成 H_2CO_3，H_2CO_3 解离出 H^+ 和 HCO_3^-，H^+ 与 Na^+ 交换，再进入小管液中。大部分 HCO_3^- 与其他离子以联合转运的方式进入细胞间隙，小部分通过 $Cl^- - HCO_3^-$ 逆向转运进入细胞外液。两种转运方式所需的能量均由基底侧膜上的钠泵提供。与 H^+ 同时在细胞内生成的 HCO_3^- 顺浓度梯度扩散至细胞间隙，并随 Na^+ 一起重吸收回血。由于 CO_2 是高脂溶性的，以单纯扩散的方式通过管腔膜，因此在近端小管中 HCO_3^- 的重吸收比 Cl^- 优先。HCO_3^- 作为机体重要的碱储备，其优先重吸收对于体内酸碱平衡的维持具有重要意义。

（2）髓袢：对 HCO_3^- 的重吸收主要发生在髓袢升支粗段，机制同近端小管。除髓袢细段外，各段肾小管和集合管的上皮细胞均有分泌 H^+ 的功能，但主要在近端小管分泌。H^+ 的分泌与 HCO_3^- 的重吸收有关。H^+ 的分泌有两种机制，即 $Na^+ - H^+$ 交换和氢泵主动分泌，以前者为主。

（3）远曲小管和集合管：远曲小管和集合管的闰细胞可主动分泌 H^+，通过管腔膜上的质子泵将细胞内的 H^+ 泵入小管液中。泵入小管液中的 H^+ 可与 HCO_3^- 结合形成 CO_2 和 H_2O，也可与 HPO_4^{2-} 结合形成 $H_2PO_4^-$，还可与 NH_3 结合形成 NH_4^+，从而降低小管液中的 H^+ 浓度。肾小管和集合管 H^+ 的分泌量与小管液的酸碱度有关。小管液 pH 值降低时，H^+ 的分泌减少。闰细胞的质子泵可逆1000倍左右的 H^+ 浓度差主动转运，当小管液 pH 值降至4.5时，H^+ 的分泌便停止。

肾小管和集合管上皮细胞的碳酸酐酶活性受 pH 的影响，当 pH 值降低时，其活性增加，生成更多的 H^+，有利于肾脏排 H^+ 保碱。

3）NH_3 的分泌

近端小管、髓袢升支粗段和远端小管上皮细胞内的谷氨酰胺在谷氨酰胺酶作用下脱氨，生成谷氨酸根和 NH_4^+，谷氨酸根又在谷氨酸脱氢酶作用下生成 α-酮戊二酸和 NH_4^+；α-酮戊二酸代谢生成两个 HCO_3^-。这一反应过程中谷氨酰胺酶是限速酶。在细胞内，NH_4^+ 与 $NH_3 + H^+$ 两种形式处于一定的平衡状态。NH_4^+ 通过上皮细胞顶端膜逆向转运体（$Na^+ - H^+$ 交换体）进入小管液（由 NH_4^+ 代替 H^+）。NH_3 是脂溶性的碱性物质，通过小管上皮细胞膜向 pH 值低的方向自由扩散。由于小管液中的 pH 值较管周组织液低，因此 NH_3 向小管液中扩散，而进入小管液的 NH_3 与其中的 H^+ 结合成 NH_4^+，NH_4^+ 的生成使小管液中的 NH_3 和 H^+ 的浓度降低，加速了 NH_3 向小管液的扩散，促进了 H^+ 的分泌。小管液中的 NH_4^+ 与强酸盐（如 NaCl）的负离子结合形成铵盐（NH_4Cl），随尿排出。强酸盐的正离子（Na^+）则与细胞内的 H^+ 交换，进入肾小管上皮细胞，然后和细胞内的 HCO_3^- 一起被重吸收回血。因此，NH_3 的分泌不但可促进 H^+ 分泌，还促进了机体碱储备，有利于肾脏排酸保碱的功能，也是肾脏调节酸碱平衡的重要机制之一。

4）K^+ 的重吸收和分泌

肾脏对 K^+ 的排出量取决于肾小球滤过量、肾小管对 K^+ 的重吸收量和肾小管对 K^+

的分泌量，最重要的因素是 K^+ 在远端小管和集合管的分泌量。原尿中的 K^+ 有 65% ~ 70% 在近端小管通过细胞旁途径重吸收，驱动力为水重吸收造成的浓度梯度，25% ~ 30% 在髓袢重吸收，这些部位对 K^+ 的重吸收比例是较为固定的。远端小管和皮质集合管既能重吸收 K^+，也能分泌 K^+，并可受多种因素的调节，因而其重吸收和分泌的速率是可变的。

终尿中的 K^+ 主要是由远曲小管和集合管主细胞分泌的，其分泌量的多少取决于体内血 K^+ 的浓度，受醛固酮的调节。K^+ 的分泌与 Na^+ 的主动重吸收有密切的联系，即以 $Na^+ - K^+$ 交换的形式进行。$Na^+ - K^+$ 交换是指在小管液中的 Na^+ 被主动重吸收入细胞内的同时形成的电位差促使 K^+ 被分泌到小管液中。在远曲小管和集合管中，由于 $Na^+ - K^+$ 交换和 $Na^+ - H^+$ 交换都是 Na^+ 依赖性的，因此排 K^+ 和排 H^+ 之间有竞争性抑制作用，即当 $Na^+ - H^+$ 交换增加时，$Na^+ - K^+$ 交换则减少；而 $Na^+ - H^+$ 交换减少时，$Na^+ - K^+$ 交换则增加。因此，机体酸中毒时，由于 $Na^+ - H^+$ 交换增加，使 $Na^+ - K^+$ 交换减少，K^+ 排出减少，从而引起血 K^+ 升高。一般情况下，尿中 K^+ 的排出量和机体 K^+ 的摄入量是平衡的，可维持血 K^+ 浓度保持相对稳定。当机体缺 K^+ 时，由于尿中仍有 K^+ 排出，因此会引起血 K^+ 浓度下降。机体 K^+ 的代谢特点是"多吃多排，少吃少排，不吃也排"。因此，当临床上各种原因引起 K^+ 的摄入不足时，均要注意适量补钾。

5) Ca^{2+} 的重吸收和排泄

约 50% 的血浆 Ca^{2+} 呈游离状态，其余部分与血浆蛋白结合。经肾小球滤过的 Ca^{2+} 约 70% 在近端小管被重吸收，与 Na^+ 的重吸收平行；20% 在髓袢被重吸收，9% 在远端小管和集合管被重吸收，少于 1% 的 Ca^{2+} 随尿排出。

近端小管对 Ca^{2+} 的重吸收约 80% 由溶剂拖曳的方式经细胞旁途径进入细胞间隙，约 20% 经跨细胞途径重吸收。上皮细胞内的 Ca^{2+} 浓度远低于小管液中的 Ca^{2+} 浓度，且细胞内电位相对小管液为负，此电化学梯度驱使 Ca^{2+} 从小管液扩散进入上皮细胞内，细胞内的 Ca^{2+} 则经基底侧膜上的钙泵和 $Na^+ - Ca^{2+}$ 交换机制逆电化学梯度转运出细胞。髓袢降支细段和升支细段对 Ca^{2+} 均不通透，仅髓袢升支粗段能重吸收 Ca^{2+}。升支粗段小管液为正电位，该段膜对 Ca^{2+} 也有通透性，故可能存在被动重吸收，也存在主动重吸收。在远端小管和集合管，小管液为负电位，故 Ca^{2+} 的重吸收为跨细胞途径的主动转运。

肾脏对 Ca^{2+} 的排泄受多种因素影响，最主要的因素是甲状旁腺激素（parathyroid hormone，PTH）。细胞外液 Ca^{2+} 浓度升高一方面增加肾小球的滤过，使 Ca^{2+} 排泄增加，同时又抑制 PTH 的分泌，使 Ca^{2+} 的重吸收减少。血浆磷浓度升高，可刺激 PTH 分泌，使肾小管对 Ca^{2+} 的重吸收增加，减少 Ca^{2+} 的排泄。细胞外液量增加或动脉血压升高可降低近端小管对 Na^+ 和水的重吸收，也能减少 Ca^{2+} 的重吸收，这是因为 80% 的 Ca^{2+} 是由溶剂拖曳而重吸收的。此外，血浆 pH 的改变能影响远端小管对 Ca^{2+} 的重吸收，如代谢性酸中毒时 Ca^{2+} 的重吸收增加，而代谢性碱中毒时 Ca^{2+} 的重吸收减少。

6) 葡萄糖和氨基酸的重吸收

原尿中葡萄糖的浓度和血糖浓度相等，但正常人终尿中不含葡萄糖，说明原尿中的葡萄糖在流经肾小管时全部被重吸收。实验表明，葡萄糖重吸收部位仅限于近端小管，其余各段肾小管没有重吸收葡萄糖的能力。小管液中的葡萄糖和 Na^+ 共用小管上皮细胞管腔膜上的同一转运蛋白，同时被转运入细胞内，再通过上皮细胞基侧膜的转运体转至细胞间隙后进入血液。上述过程需要钠泵提供能量，属于继发性主动转运。肾小管重吸收葡萄糖的能力是有限的。当血浆中葡萄糖的浓度高于 180mg/100mL 时，一部分肾小管重吸收葡萄糖的能力已达上限，部分葡萄糖未被重吸收而随终尿排出，形成糖尿。通常将尿中开始出现葡萄糖时的最低血糖浓度称为肾糖阈（renal threshold for glucose）。随着血糖浓度的升高，原尿中葡萄糖的含量进一步增高，尿糖也随之增加。

肾小球滤过的氨基酸和葡萄糖一样，主要在近端小管被重吸收，其吸收方式也是继发性主动转运，需要 Na^+ 存在，但有多种类型氨基酸转运体。

7）一些代谢产物和进入体内的异物的排泄

肌酐可通过肾小球滤过，也可被肾小管和集合管分泌和重吸收（少量）；青霉素、酚红和一些利尿剂可与血浆蛋白结合，不能被肾小球滤过，但可在近端小管被主动分泌进入小管液中而被排出。正常情况下，进入小管液中的微量蛋白质在近端小管内通过入胞作用被重吸收；尿素则在近端小管、髓袢升支细段及内髓部集合管内顺浓度差扩散而被动重吸收。

6.2.3 尿液的浓缩和稀释

尿液的浓缩和稀释是以尿液渗透压与血浆渗透压相比较而言的。在机体缺水时，尿液的渗透压高于血浆渗透压，称为高渗尿，提示尿液被浓缩。当机体饮水过多时，尿液的渗透压低于血浆渗透压，称为低渗尿，提示尿液被稀释；当肾的浓缩和稀释能力严重受损时，无论机体是否缺水，尿液的渗透压都与血浆渗透压相等或接近，称为等渗尿。因此，根据尿液的渗透压可以推测肾脏浓缩和稀释尿液的能力。肾脏的浓缩和稀释能力在维持体液平衡和渗透压恒定中有极为重要的作用。

6.2.3.1 尿液浓缩和稀释的基本过程

尿液的浓缩是由小管液中水的重吸收大于溶质的重吸收所造成的。生理情况下，肾髓质的组织液是高渗的，且组织间存在渗透压梯度，由髓质外层向乳头部深入，组织液的渗透压逐渐升高，形成肾髓质高渗梯度（图6-8）。当低渗的小管液在流经集合管时，由于管外组织液为高渗，加上集合管上皮细胞在抗利尿激素的作用下对水的通透性增加，水便在管内外渗透压差的作用下不断被重吸收，小管液被高度浓缩，形成高渗尿。

尿液的稀释是由髓袢升支粗段上皮细胞对 NaCl 的主动重吸收而对水不易通透，NaCl 的重吸收不仅使管周髓质成为高渗环境，还使小管液成为低渗溶液。低渗的小管液在流经远曲小管和集合管的过程中，若同时抗利尿激素的分泌、释放减少，使远曲小管和集合管对水的通透性下降，水的重吸收减少，加上 NaCl 仍被主动重吸收，使小管液渗透压进一步下降形成低渗尿，即尿液被稀释。

由上可见，小管液在流经远曲小管和集合管时由于肾髓质的高渗梯度，小管液中

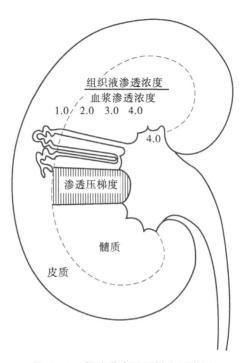

组织液渗透浓度
血浆渗透浓度

1.0　2.0　3.0　4.0

4.0

渗透压梯度

髓质

皮质

图 6 - 8　肾髓质渗透压梯度示意图

的水在管内、外渗透压差作用下被重吸收。当抗利尿激素释放较多时，远曲小管、集合管上皮细胞对水的通透性加大，水的重吸收增多，使尿液浓缩、尿量减少；反之，当抗利尿激素释放减少时，远曲小管、集合管上皮细胞对水的通透性降低，水的重吸收减少，使尿液稀释、尿量增多。因此，肾髓质高渗梯度的形成和保持是尿浓缩的必要条件，抗利尿激素释放量的多少是决定尿浓缩程度的关键因素。

6.2.3.2　肾髓质高渗梯度的形成和保持

（1）肾髓质高渗梯度的形成：如图 6 - 9A 所示，在外髓部，肾髓质高渗梯度的形成主要是由髓袢升支粗段对 NaCl 的主动重吸收所致。由于髓袢升支粗段对水不通透，因此小管液在流经该段时，随着 NaCl 的主动重吸收，小管液的浓度和渗透压均逐渐降低，升支粗段管周组织液的渗透压逐渐升高而变为高渗，越靠近内髓部，渗透压越高，于是形成了外髓部的高渗梯度。

在内髓部，肾髓质高渗梯度是由尿素的再循环和 NaCl 的重吸收共同形成的（图6 - 9A）：①小管液在流经肾小管各段和外髓部的集合管时，由于对尿素不通透，随着其他溶质和水的不断重吸收，小管液尿素的浓度逐渐升高，造成尿素浓度差。②当含高浓度尿素的小管液流经内髓集合管时，由于内髓集合管对尿素有较大的通透性，尿素顺浓度差迅速向内髓组织液扩散，使内髓渗透压增高。③由于髓袢升支细段对尿素有通透性，从内髓集合管扩散到组织液中的尿素顺浓度差进入髓袢升支细段，而后经髓袢升支粗段、远曲小管、皮质部和外髓部的集合管至内髓集合管时再扩散入组织液，形成尿素的再循环。尿素的再循环有助于内髓高渗梯度的形成和进一步加强。④在髓袢降支细段，水易通透，但 NaCl 和尿素不易通透，在内髓组织高渗透压的作用下，小管液中的水分不断被重吸收，使小管液中 NaCl 浓度和渗透压逐渐增高，在髓袢顶端折返处达到最高值。⑤在髓袢升支细段，由于对 Na^+ 易通透而对水不通透，NaCl 就顺浓度差扩散到内髓组织间液，使内髓部组织间液渗透压升高。

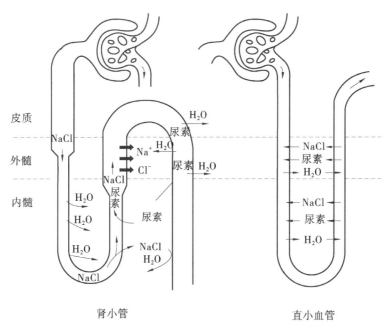

A. 髓质渗透压梯度的形成；B. 直小血管在渗透压梯度保持中的作用。

图 6-9　尿浓缩机制示意图

　　肾髓质高渗梯度形成的过程说明，髓袢升支粗段对 NaCl 的主动重吸收是整个肾髓质高渗梯度形成的主要动力，而尿素的再循环和 NaCl 的被动重吸收是建立高渗梯度的主要原因。

　　（2）肾髓质高渗梯度的保持——直小血管的逆流交换作用：肾髓质主要靠直小血管的逆流交换作用保持高渗梯度。直小血管与髓袢平行，当其中的血液沿降支下行时，其周围组织液中的 NaCl 和尿素的浓度逐渐增加，并顺浓度差扩散入直小血管，而直小血管中的水则渗出到组织液中。至折返部，直小血管内的 NaCl 和尿素浓度达最高。当血液沿升支回流时，由于其中的 NaCl 和尿素浓度比同一水平的组织液高，因此 NaCl 和尿素又不断扩散到组织液，水又重新渗入直小血管。这样，NaCl 和尿素就在直小血管的升支和降支间循环，产生逆流交换作用。当直小血管升支离开外髓部时，带走的只是多余的溶质和水。这样就维持了肾髓质的高渗梯度(图 6-9B)。

　　综上所述，尿的生成是一个连续、复杂的过程，先通过肾小球的滤过作用形成原尿，再经肾小管和集合管的重吸收及分泌作用，以及对尿液的浓缩或稀释作用，最后形成终尿。

6.3　尿生成的调节

尿的生成包括肾小球滤过作用和肾小管、集合管的重吸收及分泌作用。因此，凡是可以影响这三个过程的因素，都能影响尿的生成。

6.3.1　自身调节

（1）小管液中溶质的浓度：当小管液中溶质浓度升高时，小管液的渗透压升高，其会阻碍肾小管对水的重吸收。这种由于小管液中溶质浓度的增加、小管液渗透压升高使水的重吸收减少而引起尿量增多的现象，称为渗透性利尿（osmotic diuresis）。糖尿病患者的多尿就是因小管液中葡萄糖含量增多，肾小管不能将葡萄糖完全重吸收回血，小管液渗透压因而增高，妨碍了水和 NaCl 的重吸收而造成的。

临床上可根据渗透性利尿的原理，给患者静脉注入可在肾小球自由滤过但不被肾小管重吸收的物质，如 20% 甘露醇，借以达到利尿和消肿的目的。

（2）球管平衡：近端小管对溶质和水的重吸收随肾小球滤过率的增减而发生相应的变化。实验证明，不论肾小球滤过率增大还是减小，近端小管的重吸收率始终占肾小球滤过率的 65% ~ 70%，这种现象称为球管平衡（glomerulo tubular balance）。其生理意义在于使尿量不致因肾小球滤过率的增减而发生大幅度的变化。

6.3.2　神经调节

肾脏的血管主要受交感神经的支配。交感神经兴奋时，肾血管收缩，入球小动脉收缩比出球小动脉明显，从而使肾小球毛细血管血流量和毛细血管血压下降，导致肾小球滤过率降低；同时，球旁细胞分泌肾素增多，通过肾素-血管紧张素-醛固酮系统使 NaCl 和水的重吸收增加。另外，近端小管和髓袢上皮细胞膜上的肾上腺素能受体被激活，可使近端小管和髓袢上皮细胞对 NaCl 和水的重吸收增加。

正常人安静时交感神经紧张性较低，肾血管几乎处于最大舒张状态；当运动和高温时，由于交感神经紧张性增加，骨骼肌等血流量增加，肾血流量减少，血液重新分配，以适应机体的需要。

6.3.3　体液调节

6.3.3.1　抗利尿激素

抗利尿激素（antidiuretic hormone，ADH）由下丘脑视上核和室旁核的神经元合成，经下丘脑-垂体束运送到神经垂体储存，需要时释放入血。抗利尿激素的主要生理作用是提高远曲小管和集合管上皮细胞对水的通透性，从而增加水的重吸收，使尿液浓缩、尿量减少（抗利尿）。

调节抗利尿激素分泌和释放的主要因素是血浆晶体渗透压和循环血量。

（1）血浆晶体渗透压的改变：此为生理情况下调节抗利尿激素释放的重要因素。当血浆晶体渗透压升高时，可刺激下丘脑视上核和室旁核及其周围区域的晶体渗透压感受器，抗利尿激素合成和释放增加，促进远曲小管和集合管对水的重吸收，从而使尿液浓缩、尿量减少，有利于维持机体水平衡。比如，人体在剧烈运动而大量出汗或病理情况下发生严重的呕吐、腹泻时出现的尿量减少就是这个原因。相反，正常人在短时间内大量饮清水后，血浆晶体渗透压降低，抗利尿激素合成和释放减少，水的重吸收减少，从而使尿液稀释、尿量增多。例如，正常人一次饮用1000mL清水后，约过半小时尿量就开始增加，到第1小时末，尿量达到最高值；随后，尿量减少，2～3小时后尿量恢复到原来水平。这种大量饮用清水后因抗利尿激素合成和释放减少而引起尿量明显增多的现象，称为水利尿。如果饮用的是等渗盐水（0.9% NaCl溶液），则尿量不出现饮清水后的上述变化（图6-10）。临床上常用此来检测受试者肾稀释尿液的能力。

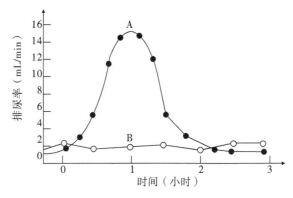

A. 饮清水；B. 饮等渗盐水。

图6-10 一次饮1L清水和1L等渗盐水的排尿率

（2）循环血量的改变：当循环血量的改变超过5%～10%时，可通过存在于左心房和胸腔大静脉的容量感受器（心肺感受器）经迷走神经反射性调节抗利尿激素的合成和释放。如大失血时，由于循环血量减少，容量感受器所受刺激减弱，经迷走神经传入中枢的冲动减少，使抗利尿激素合成和释放增多，远曲小管和集合管对水的重吸收增多，尿量减少，有利于血容量的恢复。而当循环血量增多时，容量感受器所受的刺激增强；由于心输出量增多、血压升高，对压力感受器刺激加大，两者经迷走神经传入中枢的冲动增加，反射性地抑制抗利尿激素的合成和释放，使水的重吸收减少，尿量增多，以排出体内过剩的水分，有利于循环血量的恢复。

综上所述，血浆晶体渗透压升高、循环血量减少可使抗利尿激素的分泌和释放增多；反之，血浆晶体渗透压降低、循环血量增多，则抑制其分泌和释放，从而维持血浆晶体渗透压和循环血量的相对稳定。

此外，当动脉血压升高时，可刺激颈动脉窦压力感受器，反射性地抑制抗利尿激素的合成和释放。疼痛、精神紧张、情绪变化、低血糖、血管紧张素等均可促进抗利尿激素的释放，而弱的寒冷刺激和心房钠尿肽可抑制抗利尿激素的释放。

抗利尿激素合成和释放量的多少是由体内是否缺水及人体的功能状态决定的。当下丘脑和神经垂体病变时，抗利尿激素的合成和释放发生障碍，尿量明显增加，严重时可达 10L/d 以上，称为尿崩症。

6.3.3.2 醛固酮

醛固酮是由肾上腺皮质球状带细胞分泌的一种激素。它的主要作用是促进远曲小管和集合管上皮细胞对 Na^+ 的主动重吸收，同时促进 Cl^- 和水的重吸收以及 K^+ 的排泄，故醛固酮有保 Na^+ 排 K^+、维持细胞外液量的作用。

醛固酮的分泌主要受肾素-血管紧张素-醛固酮系统和血 K^+ 浓度、血 Na^+ 浓度的调节。

（1）肾素-血管紧张素-醛固酮系统：肾素、血管紧张素、醛固酮合成、分泌的过程之间有密切的功能联系，因此称为肾素-血管紧张素-醛固酮系统。

（2）血 K^+ 浓度和血 Na^+ 浓度：当血 K^+ 浓度升高或血 Na^+ 浓度降低时，可直接刺激肾上腺皮质球状带细胞，使醛固酮合成和分泌增多；反之，则使醛固酮分泌减少。肾上腺皮质球状带对血 K^+ 浓度的变化比血 Na^+ 浓度的变化更为敏感。

由上可见，当肾素-血管紧张素-醛固酮系统活动增强、血 K^+ 浓度升高或血 Na^+ 浓度降低时，醛固酮分泌增多，导致保 Na^+、保水、排 K^+；而当肾素-血管紧张素-醛固酮系统活动减弱、血 K^+ 浓度降低或血 Na^+ 浓度升高时，醛固酮分泌减少，导致 Na^+ 和水的重吸收减少，K^+ 的分泌也减少。

6.3.3.3 心房钠尿肽

心房钠尿肽（atrial natriuretic peptide，ANP）是由心房肌细胞合成和分泌的一种多肽激素。它具有强大的利尿、利钠、降血压的作用，主要通过抑制集合管对 $NaCl$ 和水的重吸收而发挥作用。其作用机制包括：①直接抑制集合管上皮细胞对 $NaCl$ 的重吸收；②抑制肾素和醛固酮分泌，使 $NaCl$ 和水重吸收减少；③使入球小动脉和出球小动脉舒张（以前者为主），增加肾血浆流量和肾小球滤过率；④抑制抗利尿激素的分泌，使水的重吸收减少。血压升高、循环血量增多使心房扩张和钠摄入过多时，均可刺激心房钠尿肽的分泌，有利于机体维持水、电解质平衡。

6.4 尿液及其排放

6.4.1 尿液

由于尿液来源于血浆，而血浆是内环境的重要组成部分，因此尿液的质和量除反映肾脏本身的结构和功能状态外，也可反映机体其他方面的某些变化。尿量的测定和尿液理化性质的检验成为临床上发现某些病理变化的途径之一。

（1）尿量：正常成人的尿量为 1.0~2.0L/d，平均为 1.5L/d。一般情况下，水的摄入量和排出量是平衡的，尿量与水的摄入量和通过其他途径的排出量有关。当摄入的水多和（或）出汗很少时，尿量可超过 2.0L/d；而当摄入的水少和（或）出汗很多时，尿量可少于 1.0L/d。尿量长期保持在 2.5L/d 以上，称为多尿（polyuria）；尿量在 0.1 ~ 0.5L/d，称为少尿（oliguria）；尿量少于 0.1L/d，称为无尿（anuria）；这 3 种情况均属异常现象。正常成人每天产生固体代谢产物约为 35g，至少需要 0.5L 尿量才能将其溶解并排出，长期多尿会使机体丧失大量水分，导致细胞外液量减少，引起脱水；少尿或无尿将会造成代谢产物在体内堆积，破坏内环境理化性质的相对稳定，特别是无尿，后果更为严重。

（2）尿液的理化性质：尿液中的水占 95% ~ 97%，其余是溶解于其中的固体物质。固体物质以电解质和非蛋白含氮化合物为主。正常人尿中糖、蛋白质的含量极微，临床常规方法难以测出。如用常规方法检测出尿中含有糖或蛋白质，则为异常。但需注意，正常人一次性摄入过量的糖或高度精神紧张时，也可出现一过性糖尿。尿液的 pH 值为 5 ~ 7，其酸碱度主要取决于食物的成分，临床上可通过测定可滴定酸（$H_2PO_4^-$）和 NH_4^+ 的含量来反映尿液的酸碱度。荤素杂食者，因尿中硫酸盐和磷酸盐较多，尿液偏酸性，pH 值约为 6.0；素食者，因尿中酸性产物较少而碱性物质较多，尿液偏碱性。正常新鲜尿液为透明、淡黄色，通常比重为 1.015 ~ 1.025。大量饮清水后，尿液被稀释，颜色变浅，比重降低；大量出汗后，尿液被浓缩，颜色变深，比重升高。在某些病理情况下，尿液的颜色可发生变化，如出现血尿、血红蛋白尿和乳糜尿。若尿的比重长期在 1.010 以下，提示尿浓缩功能障碍，则是肾功能不全的表现。

6.4.2 尿的排放

尿的生成是个连续不断的过程，尿液经过输尿管被送入膀胱。因膀胱排尿是间歇性的，故尿液暂时贮存在膀胱内。当尿液达到一定量时，通过排尿反射，尿液经尿道排出体外。

6.4.2.1 膀胱和尿道的神经支配及其作用

膀胱和尿道受盆神经、腹下神经和阴部神经的支配（图 6-11）。

（1）盆神经：起自骶髓 2 ~ 4 节侧角，属副交感神经，兴奋时可引起膀胱逼尿肌收缩、尿道内括约肌舒张，以促进排尿活动。另外，盆神经有传导膀胱充盈感觉的作用。

（2）腹下神经：起自脊髓胸 11 至腰 2 侧角，属交感神经，兴奋时可引起膀胱逼尿肌舒张、尿道内括约肌收缩，以抑制排尿活动。在排尿活动中，腹下神经所起作用较弱。另外，它有传导膀胱痛觉的作用。

（3）阴部神经：起自骶髓 2 ~ 4 节前角，属躯体神经，受意识控制。它兴奋时，可引起尿道外括约肌收缩。尿道外括约肌舒张是阴部神经被抑制的结果。另外，阴部神经有传导尿道感觉的作用。

6.4.2.2 排尿反射

排尿反射是由自主神经和躯体运动神经共同完成的。正常情况下，当膀胱内尿量达 0.4 ~ 0.5L，即膀胱内压超过 0.98kPa 时，膀胱壁上的牵张感受器受到刺激，冲动沿盆神经传入骶髓的排尿反射初级中枢，冲动经骶髓的排尿反射初级中枢上行到达大脑

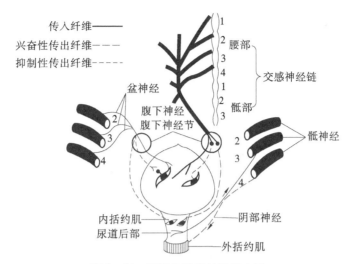

图 6-11　膀胱和尿道的神经支配

皮质排尿反射高级中枢，并产生尿意。若环境允许，排尿反射高级中枢发出的冲动将加强初级中枢的兴奋，使盆神经传出冲动增多，引起膀胱逼尿肌收缩、尿道内括约肌舒张，尿液进入后尿道，刺激后尿道感受器，可进一步反射性地加强排尿反射初级中枢的活动，并抑制阴部神经反射性使尿道外括约肌松弛，尿液被排出。排尿反射是一种正反馈。若环境不允许，排尿反射高级中枢将抑制排尿反射初级中枢活动，通过腹下神经和阴部神经传出冲动增多，以抑制排尿。

　　在一定范围内，排尿可受意识控制，大脑皮质对排尿反射的初级排尿中枢有兴奋或抑制作用，以控制排尿反射活动。小儿因大脑皮质尚未发育完善，对排尿反射初级中枢的控制能力较弱，故排尿次数多。且易发生遗尿。

　　排尿或贮尿的任何一个环节发生障碍，都可导致排尿异常。临床上常见的排尿异常有尿频、尿潴留和尿失禁。膀胱有炎症或受机械性刺激（如膀胱结石）时，排尿次数过多，但每次排尿量少，称为尿频。由于骶部脊髓损伤可使排尿反射初级中枢的活动发生障碍，导致膀胱中尿液充盈过多而不能排出的情况，称为尿潴留。尿流受阻时，也能造成尿潴留。脊髓受损导致初级排尿中枢与大脑皮质失去功能联系时，排尿便失去了意识控制，会出现尿失禁。

6.5　水、电解质平衡与紊乱

　　水、电解质代谢紊乱在临床上十分常见。许多系统的疾病、一些全身性的病理过程都可以引起或伴有水、电解质代谢紊乱；外界环境的某种变化、某些医源性因素（如药物使用不当）也常可导致水、电解质代谢紊乱。如果得不到及时纠正，水、电解质代谢紊乱本身又可使全身各器官系统特别是心血管系统、神经系统的生理功能和机体的物质代谢发生相应的障碍，严重时常可导致死亡。因此，水、电解质代谢紊乱的问题是医学上极为重要的问题之一，受到了医学工作者的普遍重视。

6.5.1 正常水、钠代谢及其调节

6.5.1.1 正常体液容量及其分布

人体内的水及溶解在其中的电解质与非电解质物质构成了机体的体液。它们广泛分布于细胞内、外，细胞内的体液称为细胞内液（intracellular fluid，ICF），细胞外的体液称为细胞外液（extracellular fluid，ECF），后者又可分为组织间液（interstitial fluid，ISF）和血管内液（intravascular fluid，IVF，即血浆）两部分。通常，体液总量及其分布因年龄、性别、胖瘦而异。成人的体液总量约占体重的60%，其中细胞内液约占体重的40%，细胞外液约占体重的20%（包括约占体重5%的血浆和15%的组织间液）。

小儿的体液占体重的比重明显高于成人，增加的主要为细胞外液。由于小儿体表面积相对较大，新陈代谢旺盛，肾脏的浓缩功能差，因此小儿水摄入量和排出量相对较多。由于小儿水的交换率比成人快3~4倍，加上小儿非显性失水比成人多，因此小儿对水的耐受力比成人差。在病理情况下，因进水不足而水分继续丧失，故小儿将比成人更容易出现脱水。

6.5.1.2 体液中的电解质

体液中的水并非纯水，它作为机体含量最多的构成物质，具有提供生化反应场所、促进物质代谢、调节体温、实施润滑，以及结合蛋白质、黏多糖、磷脂等构成各种组织器官等重要生理功能。体液内的电解质主要有 Na^+、K^+、Ca^{2+}、Mg^{2+}、Cl^-、HCO_3^-、HPO_4^{2-} 及 SO_4^{2-} 等。它们在细胞内、外液的分布差异很大，细胞外液中以 Na^+、Cl^- 为主，细胞内液中以 K^+、HPO_4^{2-} 及蛋白质为主。电解质的主要功能包括：①参与新陈代谢和生理活动；②维持体液渗透压和酸碱平衡；③参与细胞的动作电位形成，并维持它们的静息电位。在正常情况下，无论是细胞外液还是细胞内液，它们中的阳离子和阴离子所带的正、负电荷的总数是相等的，故维持在电中性状态。

6.5.1.3 体液的渗透压

渗透压是一切溶液所固有的特性之一，是由溶液中溶质的微粒所产生的渗透效应形成的，取决于溶质的微粒数，与微粒的大小无关。因此，体液的渗透压是由其所含的微粒总数所决定的，包括阳离子、阴离子的个数和非电解质的分子个数，即血浆总渗透压＝阴离子浓度＋阳离子浓度＋非电解质浓度。其正常范围为280~310mmol/L，起主要渗透作用的溶质是电解质，特别是 Na^+、Cl^- 及 HCO_3^-。

血浆蛋白质所产生的渗透压称为胶体渗透压。血浆蛋白在血浆中含量虽然较高，但因其分子量大，分子个数只占血浆微粒个数很少的部分，故产生的渗透压也很小。由于蛋白质难以透过血管壁，因此胶体渗透压在维持血管内、外体液交换和血容量方面起重要作用。血浆中晶体物质微粒（主要是电解质离子）产生的渗透压称为晶体渗透压，占血浆渗透压的绝大部分。由于晶体物质不能自由透过细胞膜，因此晶体渗透压在维持细胞内、外水的平衡中起决定性作用。正常状态时，细胞内外、血管内外渗透压是相等的。当某侧渗透压发生变化时，水分会通过半透膜向渗透压高的一侧移动来

调节渗透压平衡，因此血管内外及细胞内外渗透压也是相等的。

6.5.1.4　机体内的水、钠平衡及其调节

1）水、钠代谢及生理功能

正常人每天水的摄取和排出处于动态平衡之中。水的来源有饮水、食物含水和代谢水。机体排出水分的途径有消化道、肾脏、皮肤和肺脏。水的排出量基本上等于水的摄入量。正常成人每天最低尿量应达到 500mL，再加上皮肤和肺部的不感蒸发以及粪便排出量，则每天最低排出的水量约为 1500mL。要维持水的出入平衡，每天需摄取水 1500～2500mL，称为日需要量。水的主要生理功能包括：①运输作用；②参与物质代谢；③调节体温；④润滑作用；⑤其他，如以结合水形式存在，以发挥复杂的生理功能。

正常成人体内含钠总量为 40～50mmol/kg，其中约 60% 是可交换的，约 40% 是不可交换的，主要结合于骨的基质中。Na^+ 及与其结合的阴离子（Cl^- 和 HCO_3^-）含量决定细胞外液容量。血清 Na^+ 浓度的正常范围是 130～150mmol/L，细胞内液中的 Na^+ 浓度仅为 10mmol/L 左右。

成人每天随饮食摄入 Na^+ 为 100～200mmol/L。天然食物中含 Na^+ 甚少，故人们摄入的 Na^+ 主要来自食盐。摄入的 Na^+ 几乎全部经小肠吸收，主要经肾随尿排出。肾排 Na^+ 的特点是多吃多排，少吃少排，不吃不排。此外，随粪便和汗液也可排出少量的 Na^+，大汗和腹泻时可排出较多的 Na^+。正常情况下，排出和摄入 Na^+ 量几乎相等。

Na^+ 是细胞外液中的主要阳离子，参与神经、肌肉、心肌细胞静息电位的维持和动作电位的形成，具有维持神经、肌肉兴奋性以及心脏正常生理功能活动等作用。Na^+ 是维持细胞外液渗透压和血容量的基础，也能通过细胞膜进入细胞内，参与细胞内液的调节。

2）水、钠平衡的调节

（1）渴感调节水的摄入：渴感机制是机体调节体液容量和渗透浓度相对稳定的重要机制之一，控制着水的摄入。渴觉中枢位于下丘脑外侧区，血浆晶体渗透压的升高是渴觉中枢兴奋的主要刺激。渴则思饮寻水，饮水后血浆渗透压回降，渴感消失。此外，有效血容量的减少和血管紧张素 Ⅱ 的增多也可以引起渴感。渴感的主要抑制因素是血浆渗透压降低和细胞外容量增加。

（2）抗利尿激素促进肾脏水分重吸收：抗利尿激素控制着水的排出，它由下丘脑视上核和室旁核的神经元分泌，并在神经垂体贮存。抗利尿激素与远端小管基底膜侧的抗利尿激素受体（ADHR）结合，激活腺苷酸环化酶（AC），使 cAMP 增多，后者激活 cAMP 依赖的蛋白激酶，并使细胞内成分磷酸化，有利于水通道蛋白-4 的插入，提高肾远曲小管和集合管对水的通透性，从而使水分的重吸收增加。

促使抗利尿激素释放的主要刺激是血浆晶体渗透压的增高和循环血量的减少。血浆有效渗透浓度只要升高 1%～2%，就能刺激抗利尿激素分泌。当血浆有效渗透浓度超过 310mmol/L 时，抗利尿激素分泌达顶点。当失血等原因使血量减少时，抗利尿激素释放增加，尿量减少，从而有助于血量的恢复。此外，剧痛、情绪紧张、恶心、血

管紧张素增多可使抗利尿激素释放增多，动脉血压升高可通过刺激颈动脉窦压力感受器而反射性地抑制抗利尿激素的释放。

（3）醛固酮促进肾脏钠、水重吸收和 K^+、H^+ 排出：醛固酮是肾上腺皮质球状带分泌的盐皮质激素。醛固酮的主要作用是促进肾远曲小管和集合管对 Na^+ 的主动重吸收，同时通过 $Na^+ - K^+$ 交换和 $Na^+ - H^+$ 交换而促进 K^+ 和 H^+ 的排出。随着 Na^+ 主动重吸收增加，Cl^- 和水的重吸收也增多。

醛固酮的分泌主要受肾素-血管紧张素系统和血浆 Na^+、K^+ 浓度的调节。当失血等原因使血容量减少、动脉血压降低时，肾入球小动脉管壁牵张感受器受刺激而致球旁细胞分泌肾素增多，此时也因流经致密斑的 Na^+ 减少致球旁细胞分泌肾素增多，继而使血管紧张素Ⅰ、血管紧张素Ⅱ、血管紧张素Ⅲ增多，血管紧张素Ⅱ和血管紧张素Ⅲ都能刺激肾上腺皮质球状带分泌醛固酮。

此外，肾交感神经兴奋，肾上腺素和去甲肾上腺素也可直接刺激球旁细胞分泌肾素。血浆高 K^+ 或低 Na^+ 可直接刺激肾上腺皮质球状带分泌醛固酮。

（4）心房钠尿肽具有强大的利钠和利尿作用：心房钠尿肽通过心房钠尿肽特异受体作用于细胞膜上的鸟苷酸环化酶，以细胞内环鸟苷酸（cGMP）作为第二信使，从而发挥其效应。心房钠尿肽对水、电解质代谢有如下重要影响：①强大的利钠、利尿作用；②阻断肾素-醛固酮系统的作用；③显著减轻失水或失血后血浆中抗利尿激素水平增高的程度。

6.5.2 水、钠代谢紊乱

水、钠代谢紊乱是临床上常见的病理过程，严重影响着疾病的发生、发展和治疗效果。因此，每个临床医务工作者必须掌握水、钠代谢紊乱的基本病理生理变化。鉴于临床上水、钠代谢紊乱常同时或先后发生，水代谢障碍常常会影响到钠的平衡，钠平衡障碍也会影响到水的摄入和排出，所以水、钠代谢紊乱常常一并讨论。但两者的变化不一定平行，使得此病理过程复杂多变。因此，水、钠代谢紊乱有多种分类方法，有以血钠浓度变化为主的分类方法，也有将体液平衡紊乱和渗透压平衡紊乱分别进行讨论的。本节从临床实际出发，结合临床工作者的思维和工作习惯，以容量优先原则将其分为体液容量减少和体液容量增多两部分进行讨论。

6.5.2.1 体液容量减少（脱水）

体液容量的明显减少在临床上称为脱水（dehydration）。在体液容量减少的同时，常常伴有血钠浓度的变化。血钠浓度是决定细胞外液渗透压的重要因素。按血钠浓度不同，脱水可分为低血钠性（低渗性）脱水、高血钠性（高渗性）脱水和正常血钠性（等渗性）（脱水）3 种情况。

1）伴有血钠浓度降低的细胞外液容量减少——低渗性脱水

低渗性脱水（hypotonic dehydration）的特征是以失 Na^+ 为主，血清 Na^+ 浓度 < 130mmol/L，血浆渗透压 <280mmol/L，伴有细胞外液容量减少。

（1）原因与发病机制：①经肾丢失。长期使用可抑制肾小管髓祥升支重吸收 Na^+ 的高效利尿药(如呋塞米、依他尼酸),造成尿 Na^+ 持续丢失;某些慢性间质性肾疾患,可损害肾髓质结构和髓袢升支功能,使尿 Na^+ 排出增多;肾上腺皮质功能不全时,醛固酮分泌减少,肾小管重吸收 Na^+ 的能力减弱。②肾外丢失。经皮肤丢失,如出汗或大面积烧伤时随汗液或皮肤创面渗液丢失的 Na^+ 十分明显;经消化道丢失,由于消化液含 Na^+ 较多,剧烈呕吐或腹泻时 Na^+ 可随消化液大量丢失。

实际上,患者经上述肾内、外途径丢失大量 Na^+ 、水后,往往在治疗时因对其只补水(如 5% 葡萄糖)未补钠而引发低渗性脱水。

(2)对机体的影响:低渗性脱水时,细胞外液容量减少,渗透压降低,一方面会造成水分从细胞外液向细胞内液转移,较早发生低血容量性休克。轻者出现直立性低血压,严重时有脉搏细速、四肢厥冷等周围循环衰竭的症状;另一方面可抑制渗透压感受器,使患者早期无渴感而不思饮水,又致抗利尿激素分泌减少,肾小管重吸收水相应减弱,产生早期多尿和低渗尿。由于细胞外液减少最为明显的部分是组织间液,因此患者的脱水征(皮肤弹性降低、眼窝下陷)出现较早。

(3)防治的病理生理基础:①积极治疗原发病,防止采用不适当的输液疗法。②合理补钠,输液原则一般以补充等渗的含钠溶液为主,轻、中度者静脉滴注生理盐水即可,极少数重度者可补高渗盐水。若有休克,则以休克处理原则积极抢救。

2)伴有血钠浓度升高的细胞外液容量减少——高渗性脱水

高渗性脱水(hypertonic dehydration)的特征是以失水为主,血清 Na^+ 浓度 > 150mmol/L,血浆渗透压 >310mmol/L,伴有细胞内、外液容量减少。

(1)原因与发病机制:①摄水减少,多见于水源断绝、吞咽困难、昏迷及渴感丧失等情况。②失水过多。经消化道失水,如呕吐、腹泻及胃肠道引流可丢失大量低渗体液;经呼吸道失水,各种原因所致的过度通气均可通过增强呼吸道的不感蒸发而丢失大量水分;经肾失水,如中枢性尿崩症(抗利尿激素生成和释放不足)或肾性尿崩症(肾远曲小管和集合管对抗利尿激素缺乏反应)时,因肾保水功能障碍,大量水分以低渗尿形式丢失;经皮肤失水,高热、甲亢和大汗时,可经皮肤丢失大量低渗液体(如发热患者的体温每升高 1.5℃,其皮肤的不感性蒸发每天约增加 500mL)。

(2)对机体的影响:本型高钠血症以失水为主,造成细胞外液减少、渗透压增高,结果会导致以下几种情况。①直接刺激口渴中枢产生渴感而寻求饮水,此为机体重要的代偿保护机制。②可促使水分从细胞内液向细胞外液大量转移,以致细胞脱水和细胞内液丢失过多。③能反射性地激活肾素-血管紧张素-醛固酮系统(RAAS),使醛固酮分泌增加;同时刺激渗透压感受器,引起抗利尿激素分泌增多,从而明显增强肾小管对 Na^+ 、水的重吸收,从不同途径辅助恢复血容量。患者可出现口渴、尿少、尿相对密度增高甚至脱水热(小儿),以及烦躁、嗜睡、肌肉抽搐、昏迷等脑细胞重度脱水所致的神经精神症状。

(3)防治的病理生理基础:①积极防治原发病,消除病因。②合理应用输液疗法,视病情分别采取饮水、静脉滴注 5% 葡萄糖溶液和适量生理盐水进行治疗。

3)血钠浓度在正常范围的细胞外液容量减少——等渗性脱水

等渗性脱水(isotonic dehydration)是指体液中的钠与水按血浆中比例丢失的一种水、

钠代谢紊乱。其特征为血清 Na^+ 浓度为 $130 \sim 150mmol/L$，血浆渗透压为 $280 \sim 310mmol/L$，伴有细胞外液容量减少。

（1）病因与发病机制：①经肾丢失。急性肾衰竭多尿期时，由于肾小管功能尚弱，可从尿液丢失大量 Na^+ 和水；一些肾小管损害为主的慢性肾脏疾患（如失盐性肾炎）时，肾小管对醛固酮缺乏正常的反应性，故重吸收 Na^+ 减少。②肾外丢失。最常见的是剧烈呕吐、腹泻所致的等渗消化液大量丢失；其次是胸、腹水的大量形成、积聚，难为机体所利用；再次是大面积烧伤时，创面血浆大量外渗。

（2）对机体的影响：细胞外液容量不足时，主要引起循环血量减少。若为轻度不足（<500mL），可通过兴奋交感神经，激活 RAAS，使血管紧张素 Ⅱ 水平升高和抗利尿激素分泌增多，肾小管对 Na^+、水的重吸收相应增多而加以弥补。若为重度不足（>1000mL），则会超出机体的代偿限度，出现明显脱水征以及血压下降、尿量减少、头晕目眩、外周循环衰竭等表现。如不及时处理，则可通过不感蒸发继续丢失水分而转变为高渗性脱水；如只补水分而不补钠盐，又可转变为低渗性脱水。

（3）防治的病理生理基础：①防治原发病。积极控制、去除导致出血、呕吐、腹泻等的原因。②合理输液。轻度者，可适量口服生理盐水加以纠正；重度者，应以静脉输入生理盐水为主，并适当补入 5% 葡萄糖溶液；继发休克者，则应及时以休克处理原则进行抢救。

6.5.2.2 体液容量增多

体液容量过多又可根据血钠变化分为正常血钠性体液容量过多（水肿）、低血钠性体液容量过多（水中毒）、高血钠性体液容量增多（盐中毒）。

1）水肿

过多的体液在组织间隙或体腔内积聚的病理过程，称为水肿（edema）。水肿发生在体腔内称为积水（hydrops），如心包积水、胸腔积水、腹腔积水、阴囊积水等。

水肿按照分布范围可分为全身性水肿和局部性水肿；按照发生的原因可分为心性水肿、肾性水肿、肝性水肿、营养不良性水肿、淋巴性水肿、炎症性水肿等；按发生部位可分为皮下水肿、脑水肿、肺水肿等。

（1）发病机制：正常人组织间液量相对恒定，依赖于体内外液体交换和血管内外液体交换的平衡。水肿的本质是组织间液过多，即以上平衡失调。

血管内外液体交换失平衡（组织液的生成大于回流）：血浆和组织间隙之间体液的平衡主要受毛细血管血压、组织间静水压、血浆胶体渗透压、组织间胶体渗透压、淋巴回流等因素的影响。如果上述任何因素发生失调，使组织液生成大于回流，就会导致水肿。

毛细血管血压升高：全身或局部的静脉压升高是毛细血管血压升高的主要原因。升高的静脉压逆向传递到小静脉和毛细血管静脉端，使毛细血管血压升高，有效流体静压随之升高，血浆滤出增多，且阻止静脉端回流，组织间液增多。比如右心衰竭时，上、下腔静脉淤血，静脉压升高。

血浆胶体渗透压下降：血浆胶体渗透压取决于血浆白蛋白含量，任何原因使血浆白蛋白减少，血浆胶渗压乃至有效胶体渗透压会下降，组织液回流力量减弱，组织间液增加。比如肝硬化患者肝脏合成白蛋白减少，肾病患者尿中丢失白蛋白过多等。

微血管壁通透性增加：正常微血管壁只允许微量蛋白通过，如果微血管壁通透性增加，血浆白蛋白减少，组织间隙白蛋白增多，有效胶体渗透压下降，会导致组织间隙水和溶质潴留。引起微血管壁通透性增加的因素有很多，如炎症时，炎症介质组胺、激肽可使微血管壁内皮细胞微丝收缩，内皮细胞变形，细胞间隙增大；缺氧、酸中毒可使微血管基底膜受损等。

淋巴回流受阻：正常情况下，大约 1/10 的组织间液经淋巴回流，组织间隙少量蛋白经淋巴回流入血循环。即使组织液生成增多，淋巴回流可代偿性增加，有抗水肿的作用。在某些病理条件下，淋巴干道堵塞，淋巴回流受阻，不仅组织间液增多，水肿液蛋白含量增加，称为淋巴性水肿。例如，丝虫病时，主要淋巴道被成虫堵塞，可引起阴囊慢性水肿；行乳腺癌根治术时清扫腋窝淋巴结，可引起前臂水肿。

体内外液体交换失平衡（钠、水潴留）：正常人钠、水的摄入量和排出量处于动态平衡状态，故体液量维持恒定。钠、水排出主要通过肾脏，所以钠、水潴留的基本机制是肾脏调节功能障碍。正常经肾小球滤过的钠、水若为 100%，最终排出只占总量的 0.5%～1%，其中 99%～99.5% 被肾小管重吸收（近曲小管主动吸收 60%～70%），远曲小管和集合管对钠、水的重吸收受激素调节。维持以上状态，称为球管平衡；若肾脏调节障碍，即球管失平衡。

肾小球滤过率下降：肾小球滤过率主要取决于有效滤过压、滤过膜的通透性和滤过面积，其中任何一方面发生障碍，都可导致肾小球滤过率下降。在心力衰竭、肝硬化腹水等有效循环血量下降时，一方面动脉血压下降，反射性地兴奋交感神经；另一方面由于肾血管收缩、肾血流减少，激活了肾素-血管紧张素-醛固酮系统，进一步收缩入球小动脉，使肾小球毛细血管血压下降、有效滤过压下降。急性肾小球肾炎时炎性渗出物和肾小球毛细血管内皮肿胀，肾小球滤过膜通透性降低；慢性肾小球肾炎时大量肾单位破坏，肾小球滤过面积减少。这些因素均可导致肾小球滤过率下降以及钠、水潴留。

近曲小管重吸收钠、水增多：目前认为，在有效循环血量下降时，除了肾血流减少、交感神经兴奋、肾素-血管紧张素-醛固酮激活外，血管紧张素 II 增多使肾小球出球小动脉收缩比入球小动脉收缩更为明显，肾小球毛细血管血压升高，其结果是肾血浆流量减少比肾小球滤过率下降更显著，即肾小球滤过率相对增高，滤过分数增加。这样从肾小球流出的血液因在小球内滤出增多，其流体静压下降，而胶体渗透压升高（血液黏稠），具有以上特点的血液分布在近曲小管，可使近曲小管重吸收钠、水增多。

远曲小管、集合管重吸收钠、水增多：远曲小管和集合管重吸收钠、水的能力受抗利尿激素和醛固酮的调节，各种原因引起的有效循环血量下降、血容量减少是抗利尿激素和醛固酮分泌增多的主要原因。醛固酮和抗利尿激素又是在肝内灭活的，当肝功能障碍时，两种激素灭活减少。抗利尿激素和醛固酮在血中含量增高，导致远曲小管、集合管重吸收钠、水增多，发生钠、水潴留。

以上是水肿发病机制中的基本因素，在不同类型水肿的发生、发展过程中，以上因素先后或同时发挥作用。同一因素在不同类型水肿所起的作用也不同，只有对不同的患者进行具体分析，才能选择适宜的治疗方案。

（2）水肿的特点以及对机体的影响。

水肿的特点：具体如下。①水肿液的性状：组织间液是由血浆滤出的，含有血浆全部晶体成分。因为水肿发生原因不同，同是体腔积水，蛋白含量不同时可分为漏出液和渗出液（表6-4）。渗出液见于炎性水肿。②皮下水肿的特点：皮下水肿是水肿的重要体征。除皮肤鼓胀、光亮、弹性差、皱纹变浅外，用手指按压会出现凹陷，称为凹陷性水肿或显性水肿。全身水肿患者在出现凹陷之前已有组织间液增多，可达原体重的10%，这种情况称为隐性水肿。

表6-4　漏出液和渗出液比较

项目	漏出液	渗出液
比重	<1.015	>1.018
蛋白量（g/L）	<25	30~50
细胞数（/100mL）	<500	多量白细胞

为什么同是水肿，表现则有凹陷或无凹陷之分，其机制何在？这是因为在组织间隙分布着凝胶网状物，其化学成分为透明质酸、胶原及黏多糖等，对液体有强大的吸附能力和膨胀性，只有当液体积聚超过凝胶网状物吸附能力时，才游离出来，形成游离的液体。游离液体在组织间隙有移动性，用手按压皮肤，游离液体从按压点向周围散开，即可形成凹陷。

全身性水肿的分布特点：不同原因引起的水肿，其开始出现的部位不同。水肿的分布特点与重力效应、组织结构的疏密度及局部血流动力学等因素有关。例如，心性水肿首先出现在低垂部位；肾性水肿最先出现在眼睑、面部；肝性水肿多见腹水。

水肿对机体的影响：可因引起水肿的原因、部位、程度、发展速度、持续时间而异。一般认为，除炎性水肿有稀释毒素、输送抗体作用外，其他类型的水肿和重要器官的急性水肿对机体均有不良影响。

影响组织细胞代谢：水肿部位组织间液过多，压迫微血管，会增大细胞与血管间物质的弥散距离，影响物质交换，使代谢发生障碍、局部抵抗力降低，易发生感染、溃疡、创面不易愈合等。

引起重要器官功能障碍：水肿若发生于特定部位，可引起严重后果。例如，咽喉部尤其是声门水肿，可引起气道阻塞，甚至因窒息而致死；肺水肿时，可引起严重缺氧；心包积液时，会妨碍心脏的舒缩活动，引起心输出量下降，导致心力衰竭发生；脑水肿时，可使颅内压增高及脑功能紊乱，甚至发生脑疝，引起呼吸、心搏骤停。

2）水中毒

伴有血钠浓度降低的体液容量过多的病理过程称为水中毒（water intoxication）。其特点为细胞外液容量明显增多，血钠下降（血清 Na^+ 浓度 <130mmol/L），血浆渗透压 <

280mmol/L，且体钠总量正常或增多。

（1）原因与发病机制：①肾排水功能障碍。比如急性肾衰竭少尿期及慢性肾衰竭晚期，肾排水功能严重损害，一旦入水量控制不严，增加水负荷，则易导致水中毒。②重度低容量性低钠血症。患者体内细胞内液已明显增多，若再大量补水而未补钠，很易转化为水中毒。③抗利尿激素分泌过多。一些恶性肿瘤（如肺癌、胰腺癌）、肺疾患（如肺结核、肺脓肿）、中枢神经系统疾病（如脑肿瘤）、某些药物（如吗啡、氯磺丙脲）及应激反应（如疼痛、情绪应激）等均可引起抗利尿激素大量分泌，肾小管对水的重吸收明显增多，从而形成水潴留，此时若再过多摄水，则会促发典型的水中毒。

（2）对机体的影响：水中毒时，呈低渗状态的细胞内、外液容量均增多，不仅在细胞外使血液稀释，形成稀释性低钠血症；而且在细胞内造成水分过多聚集，产生细胞内水肿，尤其是脑水肿加重时，可导致颅内压升高，出现头痛、恶心、呕吐、记忆力下降、神志不清、嗜睡、昏迷等中枢神经系统表现，甚至死亡。

（3）防治的病理生理基础：①积极防治原发病。严格限制一些患者（如急性肾衰竭少尿期、慢性肾衰竭晚期患者）的摄水量，应用正确的输液方法治疗重度水中毒患者。②合理限水和补液。轻度患者，可采取停止或限制摄入水量的方式治疗；重度患者，应严格禁水，禁用甘露醇、呋塞米等利尿剂等措施治疗，必要时可输入高渗盐水。

3）盐中毒

盐中毒又称高血钠性体液容量增多，是体内钠总量和血钠含量增高伴有细胞外液增多的病理过程。

（1）原因和发病机制：①原发性钠潴留。在原发性醛固酮增多症和库欣综合征的患者，由于醛固酮的持续超常分泌，引起体钠总量和血钠含量的增加。②渴感丧失或减退，可见于原发性高钠血症和持续性高钠血症，前者是渴感减退伴精氨酸加压素（arginine vasopressin，AVP）释放阈值增高的临床综合征；后者表现为渴感缺失或减退，临床上无低血容量的表现，肾功能基本正常，脱水时尿浓缩功能正常。③医源性盐摄入过多。在治疗低渗性脱水的患者时，为了纠正其细胞外液的低渗状态，给予了过多高渗盐溶液；或是在等渗性脱水患者，没有严格控制高渗溶液的输入，也能导致盐中毒。此外，在抢救心搏、呼吸骤停的患者时，为了对抗乳酸性酸中毒，常常给予高浓度的碳酸氢钠，如果掌握不当，亦可造成盐中毒。

（2）对机体的影响：盐中毒时，细胞外液高渗，液体自细胞内向细胞外转移，导致细胞脱水，严重者可引起中枢神经系统功能障碍。

（3）防治的病理生理基础：①积极防治原发病。②肾功能正常者，可用强效利尿剂，如呋塞米，以除去过量的钠。③肾功能低下或对利尿剂反应差者，或血清 Na^+ 浓度 >200mmol/L 的患者，可用高渗葡萄糖液进行腹膜透析，但需连续监测血浆电解质水平，避免透析过度。④针对原发性高钠血症治疗，主要是强制饮水 2000～2500mL/d，给予氯磺丙脲和氢氯噻嗪，也可给予去氨加压素治疗；合并有垂体功能减低者，应给予激素补充治疗。

6.5.3 钾代谢紊乱

正常成人体内的含钾量为 $50\sim55$ mmol/kg，其中 98% 存在于细胞内，在细胞内液中的浓度为 $140\sim160$ mmol/L；很少一部分分布在细胞外，在细胞外液中的浓度约为 4.2mmol/L，而在血清中的浓度为 $3.5\sim5.5$ mmol/L。因此，K^+ 是细胞内液中最主要的阳离子。细胞内、外 K^+ 浓度梯度是依靠细胞膜上的 Na^+-K^+-ATP 酶通过耗能的主动转运过程来维持的。两者的浓度比和细胞膜对 K^+ 的通透性是可兴奋组织（如心肌、骨骼肌）细胞膜电位的主要决定因素。因此，K^+ 具有维持细胞新陈代谢、保持细胞膜静息电位和调节细胞内外渗透压与酸碱平衡等生理功能。保持进出平衡是维持正常钾代谢的基本条件，如健康成人每日饮食摄入钾量约为 100mmol，数小时后，约 90mmol 的钾经尿排出体外，约 10mmol 的钾则由汗液和粪便排出。因此，钾的摄入量与排出量是维持进出平衡的。机体排钾的主要器官是肾，它排钾的特点是多吃多排，少吃少排，不吃也排。即便无钾摄入，人体也能每天排出 $20\sim40$ mmol 的钾，故临床上以低钾血症更为多见。

钾代谢紊乱主要是指细胞外液中 K^+ 浓度，尤其是血清 K^+ 浓度的异常变化，包括低钾血症和高钾血症。

6.5.3.1 低钾血症

低钾血症（hypokalemia）是指血清 K^+ 浓度低于 3.5mmol/L。缺钾是指细胞内钾的缺失或体内钾的总量减少，两者常可同时发生，但有时也可分别出现。

1）病因与发病机制

（1）钾摄入减少：主要见于不能进食（如胃肠道梗阻、昏迷）、禁食（如胃肠道手术后）及长期输液未予补钾者，由于在饮食中摄入钾不足，而肾脏又不断排钾，因此可引起低钾血症。

（2）钾丢失过多：此为低钾血症的最主要原因。①经胃肠道丢失：当剧烈呕吐、严重腹泻、胃肠减压、肠瘘形成时，可经胃肠道丢失大量含钾的消化液，加上此时钾的吸收减少，会使血钾浓度降低。②经皮肤丢失：汗液的 K^+ 浓度为 $5\sim10$ mmol/L，大量出汗时亦能丢失较多的钾，若未及时补充，可引发低钾血症。③经肾丢失：长期应用排钾利尿剂（如噻嗪类、呋塞米等），可抑制肾小管重吸收 Cl^-、Na^+，使 K^+ 随尿排出增多。渗透性利尿：如急性肾衰竭多尿期，患者肾小管原尿中尿素、肌酐等增多，可产生渗透性利尿作用，使尿 K^+ 排出明显增加；肾小管性酸中毒时，肾小管上皮细胞排 H^+ 减少，使得 Na^+-K^+ 交换增强，尿 K^+ 丢失增多。盐皮质激素过多：原发性高醛固酮血症时，醛固酮分泌过多，促使机体保钠保水，尿 K^+ 排出过多。

（3）钾分布异常：①碱中毒时，血浆 H^+ 浓度降低，细胞内、外 H^+-K^+ 交换，H^+ 出细胞，K^+ 入细胞，使血钾浓度降低。②大量应用胰岛素。由于每合成 1g 糖原，需同时动员 0.5mmol 的 K^+ 进入细胞，因此应用大剂量胰岛素治疗糖尿病时，可将大量的 K^+ 动员入细胞，引起血钾浓度下降。③甲亢时，甲状腺素能过度激活 Na^+-K^+-ATP 酶，引起细胞摄 K^+ 过多，从而引发低钾血症。

2）对机体的影响

血清钾降低的速度、程度和持续时间决定着低钾血症对机体的影响程度。一般来说，血清钾降低速度越快或血清钾浓度越低，对机体的影响越大，但这种情况不包括慢性失钾者。

（1）对神经、肌肉的影响：主要是降低神经、肌肉兴奋性，使患者出现四肢无力、肌张力降低、腱反射减弱或消失，以下肢肌肉为甚，且可有肠蠕动减弱、肠鸣音减少和腹胀；严重时，可发生弛缓性麻痹、麻痹性肠梗阻，甚至可因呼吸肌麻痹而致死。这些临床表现的发生机制在于神经、肌肉细胞的兴奋性是由静息膜电位（Em）和阈电位（Et）之间的距离来决定的，当发生急性低钾血症时，细胞外液 K^+ 浓度迅速降低，细胞内液 K^+ 浓度因细胞内 K^+ 来不及外逸而尚无改变。细胞内、外 K^+ 浓度差增大，细胞内 K^+ 外流增多，静息膜电位绝对值增大，与阈电位的距离（Em－Et）加大，以致神经、肌肉细胞兴奋性降低，逐步处于超极化阻滞（hyperpolarized block）状态。

慢性低钾血症时，则因 K^+ 降低较慢，并可不断得到从细胞内逸出的 K^+ 补充，对神经、肌肉兴奋性影响较小。

（2）对心脏的影响：低钾血症对心脏的损害作用主要在于可引发多种心律失常（如窦性心动过速、期前收缩、房室传导阻滞），严重时甚至可发生心室纤颤。它们的发生机制与血清 K^+ 浓度降低所致的心肌电生理异常变化有关。①心肌兴奋性升高：低钾血症可引起心肌细胞膜的钾电导下降，对 K^+ 的通透性减低，细胞内 K^+ 外流减少，Em－Et 间距缩小，兴奋所需的阈刺激变小，心肌兴奋性升高。②心肌自律性增高：K^+ 浓度下降时，心肌细胞膜对 K^+ 的通透性降低，其 4 期 K^+ 外流减少，Na^+ 或 Ca^{2+} 内流增加，自律细胞自动除极加快，心肌自律性增高。③心肌传导性降低：低钾血症时，可使心肌细胞 Em 上移和 Em－Et 间距减小，造成动作电位 0 期除极化速度慢，锋电位减小，心肌传导性降低。④心肌收缩性变化：轻度低钾血症时，心肌细胞复极 2 期 K^+ 外流减少，Ca^{2+} 内流加速，Ca^{2+} 浓度升高较快，通过兴奋-收缩耦联使心肌收缩性增强。重度低钾血症时，心肌细胞内缺钾，其组织结构因代谢活动障碍而被破坏，以致心肌收缩性降低。

低钾血症时，心肌电生理活动异常，反映在心电图上则具有 P－R 间期延长、QRS 复合波增宽（示传导性降低），ST 段压低（示 2 期 Ca^{2+} 内流加速），T 波低平增宽（U 波明显），Q－T 间期延长（示 3 期 K^+ 外流减慢）及期前收缩（示自律性增高）等特征。

（3）对肾脏的影响：见于慢性低钾血症。肾脏长期缺钾使集合管和远曲小管上皮细胞损害，对抗利尿激素反应性降低，造成病变的肾小管重吸收 Na^+、水减少，尿浓缩功能障碍，出现多尿、夜尿和低比重尿等。

（4）对酸碱平衡的影响：低钾血症可致碱中毒。其机制在于血钾浓度降低一方面造成细胞内、外 K^+－H^+ 交换，K^+ 出细胞，H^+ 入细胞；另一方面使肾小管上皮细胞内 K^+ 浓度下降而 H^+ 浓度升高，以致 K^+－Na^+ 交换减弱、H^+－Na^+ 交换增强，结果血浆 H^+ 浓度下降，形成代谢性碱中毒，此时患者的尿 H^+ 浓度升高而呈酸性，称为反常性酸性尿（paradoxical acidic urine）。

3）防治的病理生理基础

（1）积极治疗原发病，去除病因。

（2）适当补钾：轻度低钾血症者，应尽早恢复进食富钾食物来纠正。重度低钾血症者，首选口服补钾，以每日口服氯化钾 40 ~ 120mmol 为宜；若病情严重或不能口服，可采用静脉滴注补钾，但必须按低浓度（30 ~ 40mmol/L）、慢滴速（10 ~ 20mmol/h）、见尿量（每日大于 500mL）、有心电图监护等原则进行。

6.5.3.2 高钾血症

高钾血症（hyperkalemia）是指血清钾浓度高于 5.5mmol/L。确诊时，应注意排除因静脉穿刺不当或血标本溶血所致的假性高钾血症（pseudo hyperkalemia）。

1）原因与发病机制

（1）钾摄入过多：临床上多见于因给肾功能欠佳者静脉输入含钾溶液，或过多、过快地静脉滴注库存血液，或误将钾盐做静脉推注等所致的血钾升高。一般在肾功能正常的情况下，因高钾饮食引起的高钾血症十分罕见。

（2）肾排钾减少：此为导致高钾血症的最主要原因。①肾衰竭：以急性肾衰竭少尿期最多见，此时肾小球滤过率显著降低，肾小管排钾功能明显障碍，故无尿患者的血清 K^+ 浓度以每日增高 0.70mmol/L 的速度上升。②长期应用保钾利尿剂（如安体舒通）可通过竞争性阻断醛固酮的作用抑制肾远曲小管和集合管排 K^+，促成体内钾潴留和高钾血症。③肾上腺皮质功能不全（如艾迪生病）或低醛固酮血症时，醛固酮分泌明显减少，肾小管保钠排钾功能减弱，可引起血 K^+ 浓度增高。

（3）细胞内 K^+ 大量逸出细胞外：①大量溶血与严重组织损伤，如输入异型血造成大量溶血、大面积烧伤或挤压综合征使组织细胞大量破坏，均可直接引起细胞内的 K^+ 大量外释而升高血清 K^+ 浓度。②组织缺氧。组织缺氧使细胞 ATP 生成减少，膜钠泵功能障碍，于是细胞 $Na^+ - K^+$ 交换减弱，细胞外 K^+ 增多。③酸中毒。H^+ 升高，不仅促使细胞内外 $K^+ - H^+$ 交换，细胞内 K^+ 外逸增多，而且使肾小管 $Na^+ - H^+$ 交换增强，$Na^+ - K^+$ 交换减弱，尿 K^+ 排出减少，导致血清 K^+ 浓度增高。④胰岛素缺之与高血糖 糖尿病时，患者体内胰岛素不足，糖原合成减弱，K^+ 进入细胞减少；同时高血糖使血浆渗透压升高，水分从细胞内液转移至细胞外液，K^+ 增高，可促进 K^+ 从细胞内外逸，两者均可促成血清 K^+ 浓度升高。

2）对机体的影响

（1）对神经、肌肉的影响：骨骼肌的兴奋性随高钾血症的程度而相应变化。轻度高钾血症时，肌肉兴奋性增高，会出现肌肉轻度震颤、手（足）感觉异常（如刺痛）。重度高钾血症时，肌肉兴奋性明显降低，甚至消失，会出现四肢无力、腱反射减弱、消失，甚至弛缓性麻痹，可波及呼吸肌。其发生机制：急性轻度高钾血症时，细胞外液 $[K^+]_e$ 升高，细胞内液 $[K^+]_i$ 变化不大，$[K^+]_i / [K^+]_e$ 比值降低，Em 绝对值减小（即上移），Em - Et 间距变小，故肌肉兴奋性增高。当重度高钾血症时，$[K^+]_e$ 明显升高，$[K^+]_i / [K^+]_e$ 比值显著降低，Em 过小（接近 Et），Em - Et 间距几乎消失，快钠通道失活，肌肉兴奋性明显降低，甚至消失，处于除极化阻滞（depolarized block）状态。

（2）对心脏的影响：同低钾血症一样，高钾血症可引起各种心律失常，尤其是一些致死性心律失常，如心室纤颤、心脏停搏等。致死性心律失常已成为高钾血症对机体的最主要危害，其发生与高钾血症对心肌电生理特性的影响有关。①心肌兴奋性改变：与骨骼肌相似，即伴随高钾血症的程度而变化。当 $[K^+]_e$ 轻度增高时，心肌细胞 Em 绝对值减小，Em-Et 间距缩小，心肌兴奋性增高；当 $[K^+]_e$ 明显增高时，心肌细胞 Em 绝对值过小（已接近 Et），Em-Et 间距几乎消失，心肌兴奋性显著降低，甚至消失，处于除极化阻滞状态。②心肌自律性降低：$[K^+]_e$ 增高，心肌快反应自律细胞膜复极化后对 K^+ 通透性相应增大，4 期 K^+ 外流加快，Na^+ 内流减慢，自动除极化变慢，心肌自律性降低。③心肌传导性降低：$[K^+]_e$ 增高时，心肌细胞 Em 绝对值减小，Em-Et 间距缩小，0 期除极化减慢，锋电位减低，心肌传导性降低。④心肌收缩性降低：当 $[K^+]_e$ 增高时，可抑制 2 期 Ca^{2+} 内流，心肌细胞内 Ca^{2+} 浓度降低，兴奋-收缩耦联障碍，心肌收缩性降低。

高钾血症时的心电图特征主要有 P-R 间期延长、R 波变低、QRS 复合波增宽（示心肌传导性降低）、T 波高耸、Q-T 间期缩短（提示 3 期 K^+ 外流加速，复极化增快，有效不应期缩短）、P 波低平、增宽或消失（提示心房肌细胞动作电位降低）。心率减慢伴心律不齐甚至停搏，则是心肌自律性、传导性和兴奋性均降低的客观反映，它们构成了心搏骤停的异常电生理活动基础。

（3）对酸碱平衡的影响：高钾血症可引起酸中毒，是因为血清 K^+ 浓度升高不仅可通过细胞内、外的 K^+-H^+ 交换，使 K^+ 入细胞、H^+ 出细胞，而且使肾小管上皮细胞内 K^+ 浓度增高、H^+ 浓度降低，以致肾小管 K^+-Na^+ 交换增强、H^+-Na^+ 交换减弱。于是，血浆 H^+ 浓度增高，引起代谢性酸中毒。此时，患者尿液 H^+ 浓度降低而呈碱性，故称为反常性碱性尿（paradoxical alkaline urine）。

3）防治的病理生理基础

（1）防治原发病，及时去除病因。

（2）降低血清 K^+ 浓度：①静脉滴注葡萄糖和胰岛素，促使 K^+ 进入细胞；同时可静脉输入 $NaHCO_3$ 溶液，通过升高血浆 pH 达到促 K^+ 进入细胞的目的。②口服阳离子交换树脂，加速肠道排 K^+。③进行腹膜透析，经腹膜排 K^+；或经血液透析来降低血清 K^+ 浓度。

（3）拮抗高 K^+ 对心肌的毒性作用：可静脉输入钙剂（如葡萄糖酸钙）和钠剂（如乳酸钠或 $NaHCO_3$ 溶液），发挥 Ca^{2+}、Na^+ 对 K^+ 的拮抗效应，使高 K^+ 对心肌的毒性作用减轻或消除。

6.6 酸碱平衡紊乱

在生物化学反应中，凡能释放出 H^+ 的化学物质称为酸，如 HCl、H_2SO_4、H_2CO_3 和 NH_4^+；而把能接受 H^+ 的化学物质称为碱，如 OH^-、SO_4^{2-}、NH_3、HCO_3^- 等。人体内环境适宜的酸碱度在 7.35～7.45。人体在代谢过程中不断产生并经常摄入酸性或碱性物质，但通过体液缓冲系统，以及肺、肾的调节，使内环境的 pH 值仍然稳定在一个变动很窄的范围内。体液 pH 相对稳定性的维持，称为酸碱平衡。在疾病过程中，许多原因可以引起体内酸性物质或碱性物质产生过多或损伤机体调节酸碱平衡的能力，导致酸碱平衡紊乱，其基本类型是酸中毒和碱中毒，也可出现混合型酸碱平衡紊乱。

6.6.1 酸碱物质的来源及平衡调节

6.6.1.1 体内酸碱物质的来源

体液中的酸性物质主要是由细胞在物质代谢过程中产生的。在普通膳食条件下，酸性物质的产量远远超过碱性物质。

1）酸性物质的来源

按照 H^+ 的来源和产生过程，酸性物质可分为呼吸性酸性物质（即挥发酸）和代谢性酸性物质（即固定酸）。

（1）挥发酸：体内代谢过程中不断产生 CO_2，其与水作用，生成碳酸（H_2CO_3）。H_2CO_3 是体内产生最多的酸性物质，因可以从肺呼出，故称挥发酸。

（2）固定酸：主要来源于蛋白质的分解，如含硫氨基酸分解产生硫酸，核蛋白和磷脂水解生成磷酸，糖、脂肪代谢过程中产生的丙酮酸、乳酸、β-羟丁酸、乙酰乙酸等。因这些酸性代谢产物必须经肾随尿排出，故称固定酸或非挥发酸。

2）碱性物质的来源

碱性物质主要来源于蔬菜和水果中的有机酸盐，如枸橼酸钠、苹果酸钠等，在体内代谢过程中生成碳酸氢钠，使体液碱化。另外，肾小管上皮泌 NH_3、氨基酸脱氨基产 NH_3，亦可在体内代谢产碱。

6.6.1.2 体内酸碱平衡的调节

尽管机体不断生成和摄取酸、碱物质，但血液的 pH 值并不发生显著的变化，这是由于体内存在着一系列的调节机制，主要是体液中的**缓冲系统**以及肺和肾等对酸碱的调节。

1）血液缓冲系统的调节

缓冲作用指既能和酸又能与碱起反应，使溶液 pH 保持不变或甚少变化的化学反应。缓冲作用的实施是由缓冲系统完成的。所谓缓冲系统，是由弱酸（缓冲酸）和其对应的缓冲碱所组成的具有缓冲酸碱能力的溶液。血液缓冲系统主要包括血浆缓冲对（$NaHCO_3/H_2CO_3$、Na_2HPO_4/NaH_2PO_4、$NaPr/HPr$）和红细胞中的缓冲对（$KHCO_3/H_2CO_3$、K_2HPO_4/KH_2PO_4、KHb/HHb、$KHbO_2/HHbO_2$）。其中，以血浆碳酸氢盐缓冲系统和红细胞中的血红蛋白和氧合血红蛋白缓冲系统最为重要。

（1）碳酸氢盐缓冲系统：关于弱酸和弱酸盐的比例和细胞外液 pH 之间的关系，以碳酸和碳酸氢盐为例，正常血浆 $[HCO_3^-]$ 平均为 24mmol/L，$[H_2CO_3]$ 平均为 1.2mmol/L，二者之比为 20：1。此时，血浆 pH 值正好为 7.4。细胞外液的 pH 主要取决于 $[HCO_3^-]/[H_2CO_3]$ 的比值。任何一方的浓度发生改变时，只要另一方做相应的增减，使两者仍能维持原来的比值，pH 值仍在正常范围。血浆碳酸氢盐缓冲对的优势在于：①其缓冲能力大，占全血缓冲碱的一半；②为开放性缓冲对，可通过肺排出 CO_2 和肾重吸收 $NaHCO_3$ 来维持其含量的相对稳定，从而保持 20：1 的比值。

（2）非碳酸氢盐缓冲系统：指碳酸氢盐缓冲对以外的各缓冲对，其功能相同，对碳酸、固定酸和碱都有缓冲作用。其中以 KHb/HHb 为主要缓冲对。

2）肺在调节酸碱平衡中的作用

机体在代谢过程中产生的大量 CO_2 必须由肺排出，以维持体内的酸碱平衡。肺是通过呼吸运动的频率和幅度来调节血浆 H_2CO_3 浓度的。

当动脉血二氧化碳分压（$PaCO_2$）升高或 pH 降低时，通过中枢化学感受器和外周化学感受器，使延髓呼吸中枢兴奋，呼吸加深、加快，CO_2 由肺排出增多，血中 H_2CO_3 含量减少；反之，$PaCO_2$ 降低或 pH 升高时，呼吸就变浅、变慢，从而减少 CO_2 的排出，增加血中的 H_2CO_3 含量。以此维持血浆［HCO_3^-］／［H_2CO_3］的比值在正常范围，使血液 pH 相对稳定。

3）肾在调节酸碱平衡中的作用

肾主要是通过排出多余的酸或碱来调节血浆 HCO_3^- 含量，以维持血液 pH 的恒定。其主要方式是肾小管上皮细胞生成和排泌 H^+ 或 NH_4^+，或排出 K^+，与原尿中的 Na^+ 进行交换（H^+-Na^+ 交换、K^+-Na^+ 交换），从而重吸收 $NaHCO_3$。

4）细胞内外离子交换对酸碱平衡的调节作用

细胞内外可进行 H^+ 和 K^+、Na^+ 和 Ca^{2+} 的交换，HCO_3^- 和 Cl^- 也可通过细胞膜进行交换，从而缓冲细胞外液 H^+ 浓度的变动。红细胞、肌细胞和骨组织均能发挥相应作用。如酸中毒时，细胞外液 H^+ 可弥散入细胞内，细胞内 K^+ 则移出细胞外，使细胞外液 H^+ 浓度降低，但常导致血清钾含量升高；碱中毒时则相反，会导致血清钾含量降低。由此可见，酸碱平衡紊乱与代谢之间有着密切的联系。

上述调节共同维持着体内的酸碱平衡。血清缓冲系统反应迅速，但缓冲作用有限；肺的调节效能快而强大，12～24 小时作用即达最高峰，但只对 CO_2 有调节作用；细胞的缓冲能力较强，3～4 小时即可发挥作用，但常导致血清钾含量异常；肾的调节作用强而持久，但作用发挥比较缓慢。

6.6.2 反映血液酸碱平衡状况的检测指标

反映酸碱平衡的常用指标有 pH 和 H^+ 浓度、动脉血二氧化碳分压（$PaCO_2$）、标准碳酸氢盐和实际碳酸氢盐、缓冲碱、碱剩余、阴离子间隙。

6.6.2.1 pH 值

pH 值是指溶液内 H^+ 浓度的负对数，取决于 $NaHCO_3$/H_2CO_3 的比值。正常人动脉血 pH 值维持在 7.35～7.45，平均为 7.40。pH 值的变化反映了酸碱平衡紊乱的性质及严重程度，pH 值 <7.35 为失代偿性酸中毒；pH 值 >7.45 为失代偿性碱中毒。pH 值在正常范围，说明体内酸碱是平衡的、可能存在代偿性酸中毒或碱中毒、存在酸碱混合

人体机能学

型酸碱平衡紊乱，故应综合分析判断。

6.6.2.2 动脉血二氧化碳分压（$PaCO_2$）

动脉血二氧化碳分压是指动脉血中物理溶解的 CO_2 产生的张力，正常平均值为 5.32kPa（40mmHg）。由于 CO_2 经呼吸膜弥散速度很快，因此 $PaCO_2$ 与肺泡中二氧化碳分压基本相等，若低于正常，说明通气过度，CO_2 排出过多，见于呼吸性碱中毒或代偿后代谢性酸中毒；若高于正常，说明通气不足，有 CO_2 蓄积，见于呼吸性酸中毒或代偿后代谢性碱中毒。因此，$PaCO_2$ 是反映呼吸性酸碱平衡紊乱的最佳指标。

6.6.2.3 标准碳酸氢盐和实际碳酸氢盐

（1）标准碳酸氢盐（standard bicarbonate，SB）：指全血在标准条件下（38℃，Hb 氧饱和度为 100%，平衡气体的 $PaCO_2$ 为 5.32kPa）测得的血浆碳酸氢盐含量。因已排除了呼吸因素的影响，故标准碳酸氢盐是反映代谢性因素的指标。标准碳酸氢盐的正常值为 22～27mmol/L，平均为 24mmol/L。标准碳酸氢盐在代谢性酸中毒时降低，在代谢性碱中毒时增高；在慢性呼吸性酸中毒或碱中毒时，由于肾的代偿调节，也可继发性增高或降低。

（2）实际碳酸氢盐（actual bicarbonate，AB）：指隔绝空气的血液标本，在实际条件下测得的血浆碳酸氢盐的含量。实际碳酸氢盐受呼吸和代谢两方面因素的影响，实际碳酸氢盐和标准碳酸氢盐的差值反映了呼吸因素对酸碱平衡的影响。正常情况下，AB = SB。若 AB > SB，表明有 CO_2 蓄积，见于呼吸性酸中毒或代偿后的代谢性碱中毒；反之，若 AB < SB，表明有 CO_2 呼出过多，见于呼吸性碱中毒或代偿后的代谢性酸中毒。两者数值均低，表明有代谢性酸中毒或代偿后的呼吸性酸中毒。

6.6.2.4 缓冲碱

缓冲碱（buffer base，BB）是指血液中一切具有缓冲作用的负离子（碱性物质）的总和。这些负离子包括 HCO_3^-、Hb^- 和 Pr^-，通常用氧饱和的全血测定。缓冲碱的正常值为（50±5）mmol/L。其中，HCO_3^- 为 24mmol/L，Pr^- 为 17mmol/L，Hb^- 为 6.3mmol/L。缓冲碱是反映代谢性因素的指标，代谢性酸中毒时，缓冲碱减少；代谢性碱中毒时，缓冲碱增多。

6.6.2.5 碱剩余和碱缺失

碱剩余（BE）是指在标准条件下（38℃，PCO_2 为 5.32kPa，Hb 为 150g/L，Hb 氧饱和度为 100%），用酸或碱将 1L 全血或血浆滴定至 pH 值 = 7.40 时所消耗的酸或碱的毫摩尔（mmol）数。若 pH 值 >7.40，需用酸滴定，说明受测血样碱过剩，用正值（即 +BE）表示，见于代谢性碱中毒。若 pH 值 < 7.40，需用碱滴定，表示受测血样碱缺失，用负值（即 -BE）表示，可见于代谢性酸中毒。但在呼吸性酸碱平衡紊乱时，由于肾的代偿作用，碱剩余也可增加或减少。碱剩余的正常值为（0±3）mmol/L。

6.6.2.6 阴离子间隙

血清阳离子浓度和阴离子浓度各为 151mmol/L，两者维持着电荷平衡。Na^+ 占全部正离子的 90%，称为可测定的阳离子；主要阴离子为 HCO_3^- 和 Cl^-，占全部阴离子的 85%，称为可测定的阴离子。血清中还有未测定的阳离子（UC）和未测定的阴离子（UA）。

阴离子间隙（AG）是指血清中未测定的阴离子与未测定的阳离子含量的差值，即 AG = UA − UC，AG 的正常值为（12 ± 2）mmol/L。阴离子间隙是反映血浆中固定酸含量的指标，其增大提示有代谢性酸中毒。阴离子间隙的测定对区分不同类型的代谢性酸中毒和诊断某些混合型酸碱平衡紊乱有重要意义。

6.6.3　单纯型酸碱平衡紊乱

单纯型酸碱平衡紊乱最为常见，根据其原发改变分为 4 种类型：①代谢性酸中毒；②呼吸性酸中毒；③代谢性碱中毒；④呼吸性碱中毒。

6.6.3.1　代谢性酸中毒

因固定酸增加或 HCO_3^- 丧失过多而引起的血浆 HCO_3^- 原发性减少，称为代谢性酸中毒，在临床最常见。血浆 SB、AB、BB 均降低，BE 负值增大，$PaCO_2$ 代偿性降低，在失代偿时 pH 下降。

1）分类、原因和机制

根据阴离子间隙的改变，可将代谢性酸中毒分为以下两大类。

（1）阴离子间隙增大型代谢性酸中毒：其特点是血浆 HCO_3^- 降低，固定酸增加，阴离子间隙增大，血氯基本正常。其原因有：①乳酸酸中毒，发生于各种原因引起的缺氧，见于休克、低氧血症、严重贫血、肺水肿及剧烈运动等引起的组织细胞缺氧，糖酵解增强，乳酸生成增多。②酮症酸中毒，发生于糖尿病、酒精中毒和饥饿，因脂肪分解加速，氧化不全，产生大量酮体，超过组织的摄取利用及肾的排出能力，从而引起酮症酸中毒。③肾排酸功能障碍，见于急、慢性肾衰竭，因肾小球滤过率降低，使体内的酸性代谢产物不能经尿排泄，特别是硫酸、磷酸等固定酸在体内积蓄，而受损的肾小管上皮细胞又泌 H^+、NH_4^+ 障碍，引发酸中毒。④水杨酸中毒，摄入大量阿司匹林（乙酰水杨酸）类药物，使血浆中有机酸阴离子增加；此外，阿司匹林对胃的刺激可使患者进食减少，从而导致体内酮体产生增多。

（2）阴离子间隙正常型代谢性酸中毒：其特点是血浆 HCO_3^- 降低，阴离子间隙正常，血氯代偿性增高。①消化道丢失 HCO_3^-：肠液、胰液和胆汁的 HCO_3^- 都高于血液，严重腹泻、小肠和胆道瘘管、肠吸引术等均可引起 HCO_3^- 大量丢失，使血浆和原尿中 HCO_3^- 减少，肾小管重吸收 Cl^- 增加，血氯代偿性升高。②肾丢失 HCO_3^-，见于轻或中度肾衰竭，虽然肾小球滤过率不明显，但肾小管的泌 H^+ 和重吸收 HCO_3^- 能力降低；肾小管性酸中毒，分为近端型（以重吸收 HCO_3^- 功能障碍为主）和远端型（以泌 H^+ 功能障碍为主）肾小管性酸中毒，因肾小管上皮细胞泌 H^+ 能力减弱或重吸收 HCO_3^- 的减少，Cl^- 的重吸收增多，大量 HCO_3^- 随尿排出，尿呈碱性（称反常性碱性尿），血氯增高，血钾降低；应用碳酸酐酶抑制剂，如乙酰唑胺可抑制肾小管上皮细胞的碳酸酐酶活性，

使细胞内 H_2CO_3 生成减少，泌 H^+ 和重吸收 HCO_3^- 均减少，血氯增高。③含氯盐类药物摄入过多：如摄入过多氯化铵、盐酸精氨酸或盐酸赖氨酸时，因它们在体内易解离出 HCl 而消耗血浆 HCO_3^-，使血氯升高。

2）机体的代偿调节

（1）缓冲系统的作用：代谢性酸中毒时，细胞外液 H^+ 增高，立即与血液 HCO_3^- 和其他缓冲碱作用，使缓冲碱不断被消耗。

（2）肺的代偿调节：血液 H^+ 浓度升高，刺激化学感受器，反射性兴奋呼吸中枢，使呼吸加深、加快，CO_2 排出增多，$PaCO_2$ 和血浆 HCO_3^- 随之降低，使〔H_2CO_3〕/〔HCO_3^-〕的比值又得以接近 20：1。肺的这种代偿作用在数分钟内即可出现，并能较快达到高峰。

（3）肾的代偿调节：酸中毒时，肾小管上皮细胞中的碳酸酐酶及谷胺酰胺酶活性增高，泌 H^+、泌 NH_4^+ 作用增强，重吸收 HCO_3^- 增多。肾代偿一般在酸中毒持续数小时后开始，3～5 天内发挥最大效应。

（4）细胞内、外离子交换：酸中毒时，细胞外液过多的 H^+ 进入细胞内，被细胞内液的缓冲系统所缓冲。与此同时，细胞内 K^+ 外移，使血钾升高，并发高血钾症；但需注意，失碱性酸中毒和肾小管性酸中毒时，常伴有血钾降低。

3）对机体的影响

代谢性酸中毒主要影响心血管、神经和骨骼系统的功能。

（1）心血管系统：血浆 H^+ 浓度升高时，可引起下列变化。①毛细血管前括约肌因对儿茶酚胺的反应性降低而松弛，但小静脉的反应性变化不大，故毛细血管容量不断扩大，回心血量减少，严重时可发生休克。②心律失常：酸中毒时，可出现心传导阻滞，甚至心室纤颤及心脏停搏等严重心律失常。这是因细胞内、外离子交换和肾小管上皮细胞排钾减少而导致的高钾血症。③心肌收缩力减弱：轻度酸中毒可刺激肾上腺髓质释放儿茶酚胺，表现为正性肌力作用；但在严重的酸中毒时，又可阻断儿茶酚胺对心血管系统的效应。酸中毒时，H^+ 可抑制细胞外的 Ca^{2+} 内流，并能抑制心肌细胞肌浆网对 Ca^{2+} 的释放，竞争性地抑制 Ca^{2+} 与肌钙蛋白结合，从而使心肌收缩力减弱，心排出量减少。

（2）中枢神经系统：酸中毒时，主要表现为神经系统功能障碍，严重者可发生嗜睡或昏迷。其发生与下列因素有关：①酸中毒时，脑组织中谷氨酸脱羧酶活性增强，故 γ-氨基丁酸（抑制性神经递质）生成增多；②酸中毒时，生物氧化酶类的活性受抑制，氧化磷酸化进程减弱，致使 ATP 生成减少，脑组织能量供应不足。

（3）骨骼系统改变：慢性肾衰竭伴酸中毒时，由于不断从骨骼释放钙盐进行缓冲，因此不仅会影响骨骼的发育，延迟小儿的生长，而且还可引起纤维性骨炎和肾性佝偻病；在成人，则可导致骨软化症。

4）防治原则

（1）防治原发病，去除引起代谢性酸中毒的原因。

（2）适当补液，注意纠正水、电解质紊乱，尤其应防止高钾血症的发生。

（3）对于阴离子间隙正常型，应给予碳酸氢钠溶液，或其他碱性药物（如乳酸钠、三羟甲基氨基甲烷）；而对于阴离子间隙增大型，一般不要给予碳酸氢钠溶液。

6.6.3.2　呼吸性酸中毒

由于 CO_2 排出减少或 CO_2 吸入过多而引起的血浆 H_2CO_3 原发性增高，称为呼吸性酸中毒。其血气指标的变化是 $PaCO_2$、AB 增大，AB > SB。经代偿调节后，SB、BB 也增高，BE 正值增大；失代偿后，pH 下降。

1）原因和机制

引起呼吸性酸中毒的主要原因是通气功能不足而致的 CO_2 排出受阻，也可见于 CO_2 吸入过多。

（1）呼吸中枢抑制：颅脑损伤、脑炎、脑膜脑炎、脑血管意外、麻醉药或镇静药用量过大均可抑制呼吸中枢，导致通气不足或呼吸停止，使 CO_2 在体内蓄积。

（2）呼吸肌麻痹：见于急性脊髓灰质炎、多发性神经根炎、重症肌无力、有机磷中毒、重度低钾血症和脊髓高位损伤等。由于呼吸运动失去动力，而致 CO_2 排出困难。

（3）呼吸道阻塞：见于喉头痉挛、喉头水肿、溺水、异物堵塞气管等。

（4）胸廓病变：胸部创伤、严重气胸或大量胸膜腔积液和胸廓畸形等均可严重影响肺通气功能，从而使体内 CO_2 蓄积。

（5）肺部疾患：见于严重的肺炎、支气管哮喘、慢性阻塞性肺疾患等，可使 CO_2 在体内蓄积。

（6）CO_2 吸入过多：见于通风不良使空气中 CO_2 浓度过高（如矿井坍塌意外事故）时，机体吸入 CO_2 过多。

（7）呼吸机使用不当：人工呼吸机若使用不当，通气量过小，可使 CO_2 排出减少。

2）分类

呼吸性酸中毒按病程可分为 2 类。

（1）急性呼吸性酸中毒：常见于急性气道阻塞、中枢或呼吸肌麻痹引起的呼吸暂停等。

（2）慢性呼吸性酸中毒：见于气道及肺部慢性炎症引起的慢性阻塞性肺疾病（COPD）及肺广泛性纤维化或肺不张时，一般指 CO_2 高浓度蓄积持续达 24 小时以上者。

3）机体的代偿调节

呼吸性酸中毒的基本发病原因是通气功能障碍，故肺往往不能起代偿作用。HCO_3^- 对 H_2CO_3 亦无缓冲能力，因而代偿调节的主要方式如下。

（1）细胞内、外离子交换和细胞内缓冲：这是急性呼吸性酸中毒时的主要代偿方式。①细胞内、外 K^+ 与 H^+ 交换：因 CO_2 的蓄积，使血浆 H_2CO_3 浓度不断升高，H_2CO_3 解离为 H^+ 和 HCO_3^-，H^+ 进入细胞，可被细胞蛋白质阴离子所缓冲；细胞内 K^+ 外移，使血浆 K^+ 浓度升高。②细胞内 HCO_3^- 与 Cl^- 交换：血浆 CO_2 弥散进入红细胞，在碳酸酐酶催化下生成 H_2CO_3，进一步解离为 H^+ 和 HCO_3^-，H^+ 被 Hb 所缓冲，生成的 HCO_3^- 与血浆中的 Cl^- 进行交换入血，使血浆 HCO_3^- 浓度有所增高。但是，$PaCO_2$ 每升高 10mmHg

（1.33kPa），血浆 HCO_3^- 浓度仅增加 1mmol/L，所以不足以维持［$NaHCO_3$］/［H_2CO_3］的正常比值，因此急性呼吸性酸中毒常常是失代偿性的。其指标变化是 $PaCO_2$ 升高、pH 降低，其他指标（如 BB、SB、BE）变化不明显。

（2）肾的代偿调节：这是慢性呼吸性酸中毒时的主要代偿方式。由于 $PaCO_2$ 和 H^+ 浓度升高，肾小管上皮细胞的碳酸酐酶和谷胺酰胺酶活性增强，促使泌 H^+、泌 NH_4^+ 和重吸收 HCO_3^-，从而使 H^+ 随尿排出，导致血浆 HCO_3^- 浓度有较大的提高。这种作用 3～5 天之后才发挥最大的效应。一般 $PaCO_2$ 每升高 10mmHg（1.33kPa），血浆 HCO_3^- 浓度可增加 3.5～4.0mmol/L，可使血浆［HCO_3^-］/［H_2CO_3］的比值保持于正常范围，则 pH 也在正常范围之内，为代偿性呼吸性酸中毒。此时，SB、BB、AB 值均高于正常，BE 正值增大。但呼吸性酸中毒严重（$PaCO_2$ > 81.5mmHg，即 10.84kPa）时，可转变为失代偿性呼吸性酸中毒。

4）对机体的影响

呼吸性酸中毒对人体的危害与代谢性酸中毒相似，对中枢神经系统的危害更为突出，常致中枢神经系统功能障碍。在严重失代偿的急性呼吸性酸中毒，早期表现为头痛、视物模糊、疲乏无力，进一步发展可出现神经错乱、震颤、谵妄或嗜睡，即易发生"CO_2 麻醉"现象。其机制是：①高浓度的 CO_2 可使脑血管扩张，引起颅内压和脑脊液压力升高，并可有视神经盘水肿；②可能与脑脊液的 pH 下降有关，急性呼吸性酸中毒时脑脊液 pH 的下降，脑细胞酸中毒使其能量代谢障碍，发生水肿、变性、坏死。

5）防治原则

（1）应先治疗原发病。

（2）治疗的关键是改善肺泡通气，以排出过多的 CO_2；必要时做气管插管，以进行人工呼吸，保证足够通气。

（3）对于慢性阻塞性肺疾病的患者，则要采取控制感染、祛痰等措施。

（4）对于酸中毒严重者，可谨慎给予适当的碱性药物。

6.6.3.3 代谢性碱中毒

因碱性物质摄入过多或固定酸大量丢失所造成的血浆 HCO_3^- 原发性升高，称为代谢性碱中毒。血气变化的特点是血浆 SB、AB、BB 均增高，同时 $PaCO_2$ 也可发生代偿性增高，BE 正值增大，失代偿后 pH 增高。

1）分类、原因和机制

代谢性碱中毒按照对生理盐水治疗的反应性不同，可分为以下两大类。

（1）盐水反应性碱中毒。①胃肠道 H^+ 丢失过多：剧烈呕吐，使 HCl 大量丢失，则肠腔内的 $NaHCO_3$ 被吸收入血，使血浆 $NaHCO_3$ 升高；在胃液丢失时，往往伴有 Cl^- 和 K^+ 的丧失，引起低氯血症和缺钾，从而影响肾排出 HCO_3^- 的能力，这也是促进发生代谢性碱中毒的原因。给予等张或半张的盐水来扩充细胞外液，补充 Cl^-，能促进过多的 HCO_3^- 经肾排出，使碱中毒得到纠正。②低氯性碱中毒：主要见于长期应用利尿剂（如呋塞米、依他尼酸等），这些利尿剂主要作用于肾小管髓袢的升支，抑制 $NaHCO_3$ 的主动重吸收，导致远端小管内 Na^+ 含量增高，H^+-Na^+ 交换加强，排 H^+ 增多，使肾小管重吸收 HCO_3^- 相应增加，故血浆 HCO_3^- 浓度升高，而 Cl^- 则以 NH_4Cl 的形式从尿中排出增多，发生低氯性碱中毒。

（2）盐水抵抗性碱中毒。①肾上腺皮质激素过多：肾上腺皮质激素中无论是盐皮质激素（如醛固酮）还是糖皮质激素（如氢化可的松）的增多，都能增强肾远端小管和集合管对 Na^+ 和水的重吸收，促进 H^+、K^+ 的排泌，加强并增加 $NaHCO_3$ 的重吸收，从而导致代谢性碱中毒。②缺钾：低钾血症时，细胞外液 K^+ 含量降低，细胞内 K^+ 向细胞外移动，而细胞外液中的 H^+ 向细胞内转移。同时，肾小管上皮细胞内钾缺乏可导致 H^+ 排泌增多和 HCO_3^- 重吸收增强，因而发生代谢性碱中毒。③碱性物质输入过多：常为医源性，见于过量口服或输入 HCO_3^- 的患者。此外，库存血含有枸橼酸盐（抗凝剂），代谢后可生成 HCO_3^-，故大量输入库存血易发生代谢性碱中毒。

2）机体的代偿调节

（1）血液的缓冲作用：血液对碱中毒的缓冲作用较小，调节能力有限。

（2）肺的代偿调节：代谢性碱中毒时，细胞外液的 HCO_3^- 和 pH 增高，H^+ 浓度降低，对呼吸中枢有抑制作用，呼吸运动变浅、变慢，肺泡通气量减少，从而使 $PaCO_2$ 和血浆 H_2CO_3 上升，$[NaHCO_3]/[H_2CO_3]$ 比值趋于正常。但肺的代偿调节是很有限的，因为浅慢的呼吸虽可提高 $PaCO_2$ 的水平，但同时也引起 PaO_2 降低。后者对外周化学感受器具有刺激作用，反而使呼吸中枢兴奋。

（3）细胞内、外离子交换：碱中毒时，细胞内 H^+ 外移，同时细胞外 K^+ 进入细胞内，以维持电中性，故碱中毒时常伴有低钾血症。

（4）肾的代偿调节：碱中毒时，肾小管上皮细胞内的碳酸酐酶和谷氨酰胺酶的活性降低，使肾泌 H^+、排 NH_4^+ 和 HCO_3^- 的重吸收均减少，血液 HCO_3^- 浓度降低，尿液呈碱性。但是，由缺钾或肾排 H^+ 增多引起的碱中毒的尿液呈现酸性，称为反常性酸性尿，提示肾的代偿作用受阻。肾在代谢性碱中毒时对 HCO_3^- 排出增多的最大代偿时限往往要 3～5 天，因此急性代谢性碱中毒时肾代偿不起主要作用。

3）对机体的影响

（1）对神经、肌肉的影响：急性代谢性碱中毒最常见的是神经、肌肉应激性增高，表现为面部肌肉抽搐、手足搐搦。这与血浆 pH 偏高时血液中游离 Ca^{2+} 降低，并发低钙血症有关。若患者伴有明显的血钾下降，则可出现肌肉无力或麻痹、腹胀甚至麻痹性肠梗阻。

（2）对中枢神经系统的影响：严重的代谢性碱中毒可引起烦躁不安、精神错乱、谵妄等症状。这是由于：①pH 增高时，酪氨酸转氨酶活性增高而谷氨酸脱羧酶活性降低，故酪氨酸分解加强而生成减少，对中枢神经系统的抑制作用减弱；②血红蛋白氧解离曲线左移，氧合血红蛋白不易释出氧，脑组织缺氧，因而出现精神症状。

（3）低钾血症：碱中毒时，细胞内 H^+ 逸出而细胞外 K^+ 进入细胞内；同时，由于肾小管上皮细胞泌 H^+ 减少，因此 H^+-Na^+ 交换减少而 K^+-Na^+ 交换加强，肾排 K^+ 增多，血钾降低。碱中毒与低钾血症可互为因果。

4）防治原则

（1）积极防治原发病，以消除引起碱中毒的原因。

（2）纠正碱中毒，轻症只需输入生理盐水或葡萄糖盐水即可得以纠正。对于严重的碱中毒，可给予一定量的弱酸性药物或酸性药物，如可用盐酸的稀释液或盐酸精氨酸溶液来迅速排出过多的 HCO_3^-。

（3）盐皮质激素过多的患者，应尽量少用髓袢利尿剂或噻嗪类利尿剂，可给予碳酸酐酶抑制剂乙酰唑胺等治疗；失氯、失钾引起者，则需同时补充氯化钾，以促进碱中毒的纠正。

6.6.3.4 呼吸性碱中毒

由于肺通气过度、呼出 CO_2 过多而引起血浆 HCO_3^- 的原发性降低，称为呼吸性碱中毒。其血气变化特点是 $PaCO_2$ 降低，AB 降低，AB < SB，失代偿后 pH 增高。

1）原因和机制

（1）低张性缺氧：外呼吸功能障碍，如肺炎、肺水肿等，以及吸入气氧分压过低，均可因 PaO_2 降低而反射性地引起呼吸中枢兴奋，使呼吸深快，CO_2 排出增多。

（2）精神性通气过度：如癔症发作时或小儿哭闹时，可出现过度通气。

（3）中枢神经系统疾患：如脑膜炎、脑炎、脑肿瘤、脑血管意外、颅脑损伤等疾病，可刺激呼吸中枢，引起过度通气。

（4）某些药物服用过量：如水杨酸、氨等，可直接刺激呼吸中枢，使通气增强。

（5）代谢过盛：如甲状腺功能亢进、高热等，由于机体代谢增强和体温升高，可刺激呼吸中枢。

（6）人工呼吸机使用不当：常因通气量过大而发生急性呼吸性碱中毒。

2）机体的代偿调节

发生呼吸性碱中毒时，肺的代偿作用极弱或不存在，机体主要通过以下途径代偿。

（1）细胞内、外离子的交换和细胞内缓冲：这是急性呼吸性碱中毒的主要代偿方式。发生急性呼吸性碱中毒时，大约在 10 分钟内，H^+ 从细胞内移出，并与细胞外 HCO_3^- 结合，生成 H_2CO_3，细胞外的 K^+ 进入细胞内，引起血钾降低。此外，部分血浆 HCO_3^- 进入红细胞，与红细胞内 Cl^- 交换，进入红细胞内的 HCO_3^- 与 H^+ 结合，并进一步生成 CO_2，CO_2 自红细胞弥散入血，形成 H_2CO_3，使血浆 H_2CO_3 浓度又有所回升。这种缓冲作用是有限的。血浆 $PaCO_2$ 每下降 10mmHg（1.3kPa），血浆 HCO_3^- 浓度降低 2mmol/L，所以难以维持 $[HCO_3^-]/[H_2CO_3]$ 的正常比值。

（2）肾脏代偿：肾脏代偿调节是个缓慢的过程，一般需 3～5 天才能达到最大效应，故它是慢性呼吸性碱中毒的主要代偿方式。发生慢性呼吸性碱中毒时，肾小管上皮细胞代偿性排泌 H^+ 和 NH_4^+ 减少，HCO_3^- 重吸收减少而随尿排出增加，血浆 HCO_3^- 浓度减低。

3）对机体的影响

（1）中枢神经系统功能障碍：急性呼吸性碱中毒时，中枢神经系统的功能障碍除与

γ-氨基丁酸含量减少、缺氧有关外，还与低碳酸血症引起的脑血管收缩、脑血流量减少有关。患者易出现头痛、眩晕、易激动、抽搐等症状，严重者甚至会出现意识不清。

（2）神经肌肉应激性增高：与游离 Ca^{2+} 浓度降低有关。

（3）低钾血症：与细胞外液 K^+ 内移及肾排 K^+ 增多有关。

4）防治原则

（1）防治原发病，去除引起通气过度的原因。

（2）吸入含 CO_2 的气体：急性呼吸性碱中毒患者可吸入 CO_2 的混合气体，或用纸杯罩于患者口鼻上，使其吸入自己呼出的气体，以提高 $PaCO_2$ 和 H_2CO_3 浓度。

（3）对症处理：有反复抽搐的患者，可静脉注射钙剂；有明显缺钾者，应补充钾盐；缺氧症状明显者，可给予吸氧。

6.6.4　混合型酸碱平衡紊乱

同一患者有 2 种或 2 种以上单纯性酸碱平衡紊乱同时并存，称为混合型酸碱平衡紊乱。当 2 种原发性酸碱平衡紊乱使 pH 向同一方向移动时，称为酸碱一致型（相加型）酸碱平衡紊乱，则 pH 显著偏离正常。如果一种酸中毒与一种碱中毒合并存在，使 pH 向相反的方向移动时，称为酸碱混合型（相消型）酸碱平衡紊乱，血浆 pH 由主要紊乱的一方来决定。如果这两种紊乱对 pH 的效应互相抵消时，则血浆 pH 可以在正常范围。

6.6.4.1　酸碱一致型（相加型）酸碱平衡紊乱

（1）呼吸性酸中毒合并代谢性酸中毒：见于慢性阻塞性肺疾病伴有严重缺氧所致的乳酸酸中毒、急性肺水肿、心脏停搏或呼吸骤停发生急性呼吸性酸中毒和乳酸酸中毒的患者，其血浆 pH 显著下降，常见血浆 HCO_3^- 降低、$PaCO_2$ 增高。

（2）呼吸性碱中毒合并代谢性碱中毒：见于肝衰竭、败血症和严重创伤的患者分别因高血氨、细菌毒素和疼痛刺激呼吸中枢发生通气过度，加上因利尿剂应用不当而发生代谢性碱中毒，以及高热合并呕吐，血温增高刺激呼吸中枢引起过度通气，反复呕吐使胃液丢失而发生代谢性碱中毒的患者，其血浆 pH 显著升高，常见 $PaCO_2$ 降低、HCO_3^- 增高。

6.6.4.2　酸碱混合型（相消型）酸碱平衡紊乱

（1）呼吸性酸中毒合并代谢性碱中毒：见于慢性肺源性心脏病患者，因呕吐或长时间使用大量排钾利尿剂，可在呼吸性酸中毒基础上合并代谢性碱中毒。其血浆 pH 可以正常、轻度升高或降低，血浆 HCO_3^- 和 $PaCO_2$ 显著升高。

（2）呼吸性碱中毒合并代谢性酸中毒：①败血症导致急性肾小管坏死，发生代谢性酸中毒，又可因高热伴有通气过度而出现呼吸性碱中毒；②肝功能不全患者因过度通气而发生呼吸性碱中毒时，又可合并乳酸酸中毒。此时，患者血浆 pH 可以正常、轻度升高或降低，血浆 HCO_3^- 和 $PaCO_2$ 显著降低。

（3）代谢性酸中毒合并代谢性碱中毒：①尿毒症或糖尿病患者因频繁呕吐而大量丢失 H^+ 和 Cl^-；②剧烈呕吐伴有严重腹泻的患者。此时，两种紊乱可使血浆 pH、HCO_3^-

和 $PaCO_2$ 都向相反的方向移动，因而这 3 项指标的最终数值取决于何种紊乱占优势。如果 2 种紊乱的严重程度相仿，这 3 项指标也可能完全正常，这在分析病情时是很值得注意的问题。

6.7 肾功能不全

各种病因引起肾功能严重障碍时，会出现多种代谢产物、药物和毒物在体内蓄积，水、电解质和酸碱平衡紊乱，以及肾脏内分泌功能障碍的病理过程，称为肾功能不全（renal insufficiency）。肾功能不全与肾衰竭没有本质区别，前者包括肾功能障碍由轻到重的全过程，而后者指的是肾功能不全的晚期阶段。实际上，两者往往通用。

肾功能不全的原因主要有两类：肾脏疾病（原发性）、肾外疾病（继发性）。

6.7.1 肾功能不全的基本发病环节

6.7.1.1 肾小球滤过功能障碍

肾小球滤过功能以肾小球滤过率（GFR）来衡量，正常约为 125mL/min。肾血流量的减少、肾小球有效滤过压的降低、肾小球滤过面积的减少、肾小球滤过膜通透性的改变都可能导致肾小球滤过率下降。

6.7.1.2 肾小管功能障碍

因各段肾小管功能不同，故其功能障碍时表现各异。近曲小管功能障碍可引起重吸收功能受损，导致肾性糖尿、氨基酸尿、钠水潴留和肾小管性酸中毒，另外对酚红、对氨马尿酸、青霉素等排泄减少；髓袢功能障碍可使原尿浓缩条件受损，导致多尿、低渗或等渗尿；远曲小管功能障碍可导致钠、钾代谢障碍和酸碱平衡失调；集合管功能障碍可引起肾性尿崩症。

6.7.1.3 肾脏内分泌功能障碍

肾素-血管紧张素-醛固酮系统（RAAS）参与调节循环血量、血压以及水、钠代谢。某些肾脏疾病可导致 RAAS 活性增强，形成肾性高血压。促红细胞生成素（EPO）分泌障碍可导致肾性贫血。$1,25-(OH)_2-D_3$ 可促进肠道吸收钙、磷，并可促进骨骼钙、磷代谢，肾实质损害后，其生成减少，可发生用维生素 D 治疗无效的低钙血症，并诱发肾性骨营养不良。慢性肾衰竭时，激肽释放酶-激肽-前列腺素系统（KKPGS）活性下降，为引起肾性高血压的因素之一。甲状旁腺激素和胃泌素在肾脏灭活，慢性肾衰竭时，易发生肾性骨营养不良和消化性溃疡。

6.7.2 急性肾衰竭

急性肾衰竭（acute renal failure，AFR）是指各种原因在短期内引起肾脏泌尿功能急剧障碍，以致机体内环境出现严重紊乱的病理过程。其临床表现有水中毒、氮质血症、高钾血症和代谢性酸中毒。急性肾衰竭是临床较为常见的一种危重症，病情凶险，但若及时诊断、治疗，肾功能可以完全恢复。

6.7.2.1　分类和原因

根据病因学，可将急性肾衰竭分为肾前性急性肾衰竭、肾性急性肾衰竭和肾后性急性肾衰竭三大类。

(1)肾前性急性肾衰竭(肾灌注不足)：各种原因导致肾血液灌流量急剧减少引起的急性肾衰竭，称为肾前性急性肾衰竭。比如休克早期，肾小管功能尚正常，肾脏并未发生器质性病变，故又称之为功能性急性肾功能衰竭。

(2)肾性急性肾衰竭(肾实质损伤)：指各种原因引起肾实质病变而产生的急性肾衰竭，临床上以肾缺血和肾毒物引起的急性肾小管坏死最为常见。

(3)肾后性急性肾衰竭(原尿排出障碍)：指由肾以下尿路梗阻引起的急性肾衰竭，常见于双侧尿路结石、盆腔肿瘤以及前列腺增生、前列腺癌等引起的尿路梗阻。

6.7.2.2　发病机制

不同原因引起的急性肾衰竭，其发生机制也不尽相同，但肾小球滤过率降低已被认为是急性肾衰竭发病机制的中心环节。肾小球滤过率降低不仅与肾小球的功能有关，还与肾小管、肾血管功能障碍密切相关。

1)肾血流量减少(肾缺血)

(1)肾灌注压下降：肾前性急性肾衰竭时，全身血压常低于 80mmHg，肾血流因失去自身调节作用而明显减少，肾小球毛细血管血压下降，导致肾小球有效滤过压降低。肾后性急性肾衰竭时，由于尿路梗阻，引起肾小球囊内压增加，当囊内压和血浆胶体渗透压之和超过肾小球毛细血管血压时，肾小球有效滤过压也可降到零。

(2)肾血管收缩：休克、创伤或肾中毒导致交感-肾上腺髓质系统兴奋使儿茶酚胺增多，肾素-血管紧张素系统激活，前列腺素合成减少，内皮素合成增加，这些都可引起入球小动脉收缩，从而使有效滤过压和肾小球滤过率下降。

(3)肾血管内皮细胞肿胀：肾缺血、肾中毒引起肾组织细胞水肿，特别是毛细血管内皮细胞肿胀，导致管腔狭窄。肾缺血一定时间后，再恢复血液灌注，因产生大量氧自由基，再次损伤肾组织细胞和血管内皮细胞，使管腔狭窄进一步加重，甚至引起血管闭塞，可加重肾衰竭。

(4)肾血管内凝血：感染性休克、产后出血、严重烧伤等易引起 DIC。若肾血管内发生 DIC，则纤维蛋白原增多，引起血液黏度增高，红细胞集聚和变形能力降低，血小板集聚，白细胞黏附、嵌顿可阻塞肾小球毛细血管，使肾小球滤过率降低，引起急性肾衰竭。

2)肾小球病变

急性肾小球肾炎等疾病可使肾小球滤过膜受损、滤过面积减少，导致肾小球滤过率下降。

3)肾小管阻塞

(1)肾小管上皮细胞坏死：肾缺血、肾中毒导致肾小管上皮细胞坏死脱落，细胞碎片形成管型，引起肾小管阻塞，肾小囊内压升高，可导致肾小球滤过率下降。

（2）肾小管原尿反流：肾小管上皮细胞坏死使原尿回漏（原尿漏入周围肾间质），肾间质水肿，囊内压升高，可导致肾小球滤过率下降。

6.7.2.3 功能代谢变化

肾性急性肾衰竭按其尿量减少与否可分为少尿型急性肾衰竭和非少尿型急性肾衰竭。少尿型急性肾衰竭一般分为少尿期、多尿期和恢复期3个发展过程。

1）少尿期

在肾遭到严重损害后的 1～2 天内会出现少尿，是急性肾衰竭病情最危重的时期。少尿期内环境严重紊乱，持续几天到几周，持续愈久，愈后愈差。少尿期的主要功能和代谢变化如下。

（1）尿变化：可出现少尿或无尿、低比重尿、尿钠高、血尿、蛋白尿、管型尿。

（2）水中毒：内生水及摄入水过多，可造成体内水钠潴留、稀释性低钠血症和细胞水肿。

（3）高钾血症：此为急性肾衰竭最危险的变化，常是少尿期致死的原因。其发生机制：①尿量减少，使 K^+ 随尿排出减少；②组织损伤和分解代谢增强，使 K^+ 大量释放到细胞外液；③酸中毒时，细胞内 K^+ 外逸；④低钠血症，使远曲小管的 Na^+-K^+ 交换减少；⑤输入库存血或食入含钾量高的食物、药物等。

（4）代谢性酸中毒：特点是呈进行性，不易纠正。其发生机制：①肾小球滤过率降低，使酸性代谢产物在体内蓄积；②肾小管分泌 H^+ 和 NH_3 能力降低，使碳酸氢钠重吸收减少；③分解代谢增强，体内固定酸产生增多。

（5）氮质血症：血中尿素、肌酐、尿酸等非蛋白氮含量显著升高。其机制是肾脏排泄功能降低和体内蛋白分解增强。

2）多尿期

尿量增加到400 mL/d时，表明已经进入多尿期。多尿期尿量明显增多，可达3～5L/d或更多。其发生机制：①肾脏功能逐渐恢复；②新生肾小管上皮功能尚不成熟，钠、水重吸收功能仍低下；③肾间质水肿消退，肾小管内管型被冲走，阻塞解除；④少尿期中潴留在血中的尿素等经肾小球大量滤出，产生渗透性利尿。多尿期后期，患者易出现脱水、低钾血症和低钠血症。多尿期可维持1～2周。

3）恢复期

多尿期后，患者进入恢复期。此期患者的肾功能已显著改善，尿量逐渐恢复正常，血尿素氮和血肌酐也接近正常水平，但肾功能恢复到正常需要3个月至1年或更长时间。一般而言，少尿期越长，肾功能恢复需要的时间也越长。少数患者因治疗不当或病情迁延，可发展为慢性肾衰竭。

非少尿型急性肾衰竭是指无少尿表现的急性肾衰竭。其特点包括：①尿量不减少；②尿比重低而固定，尿钠含量也低；③有氮质血症。患者肾内病变和临床表现比较轻，病程短，预后较好。但若不及时治疗，病情加重，可转化为少尿型急性肾衰竭。

6.7.3 慢性肾衰竭

各种慢性肾脏疾病引起肾单位进行性、不可逆破坏，使残存的有功能的肾单位越来越少，以致不能充分排出代谢废物及维持内环境稳定，出现代谢废物和毒物在体内潴留，水、电解质和酸碱平衡紊乱以及内分泌功能障碍，由此引起一系列临床症状，这一病理过程称为慢性肾衰竭（chronic renal failure，CFR）。慢性肾衰竭是一种常见的临床综合征，病程迁延并呈渐进性发展，最后可因导致尿毒症而死亡。近年来，随着透析疗法的广泛应用和肾移植的开展，慢性肾衰竭患者的生命已明显延长。

6.7.3.1 病因

凡能造成肾实质进行性破坏的疾患，均可引起慢性肾衰竭，如慢性肾小球肾炎、肾小动脉硬化症、肾盂肾炎、肾结核、肾肿瘤、多囊肾、系统性红斑狼疮、高血压性肾硬化、糖尿病、淀粉样变性等。慢性肾小球肾炎是慢性肾衰竭最常见的原因。近年来，糖尿病肾病和高血压性肾损害所致的慢性肾衰竭逐年增多。

6.7.3.2 病变发展过程

慢性肾衰竭的病程是呈进行性加重的，根据病变发展和肾功能损害程度，可分为4期。

（1）肾功能代偿期（肾储备功能降低期）：此期肾单位减少25%～70%，内生肌酐清除率在正常值的30%以上，临床上无症状。

（2）肾功能不全期：此期肾单位减少50%～70%，肾脏已经不能维持内环境稳定，出现多尿、夜尿、轻度氮质血症和贫血，内生肌酐清除率为正常的25%～30%。

（3）肾衰竭期：此期肾单位减少75%～90%，内生肌酐清除率为正常的20%～25%，肾功能障碍较严重，临床表现加重，多尿、夜尿明显，有较重的氮质血症、代谢性酸中毒、高磷血症及低钙血症、高氯血症及低钠血症，也可有轻度的高钾血症，并出现严重贫血。

（4）尿毒症期：此期肾单位减少90%以上，内生肌酐清除率降至正常的20%以下，有明显的内环境紊乱，出现一系列全身性中毒症状，并有明显的水、电解质和酸碱平衡紊乱，会出现继发性甲状旁腺功能亢进症以及各系统功能障碍。

6.7.3.3 发病机制

慢性肾衰竭是各种原因引起肾损害并进行性恶化的结果，造成肾损害进行性加重的机制至今尚未完全明了。目前，阐述慢性肾衰竭的发病机制主要有以下学说：健存肾单位学说、肾小球超滤过学说、矫枉失衡学说。

（1）健存肾单位学说：该学说认为，慢性肾脏疾病导致肾单位进行性破坏，健存的肾单位则发生代偿性肥大，肾小球滤过功能和肾小管重吸收分泌功能增强，以进行代偿。随着肾单位进行性、不可逆破坏，健存肾单位数量越来越少，即使超负荷工作，也难以排出代谢废物、维持内环境的恒定，从而出现肾衰竭的临床表现。

（2）肾小球超滤过学说：该学说认为，慢性肾衰竭时，除了原发疾病的损伤外，当肾组织破坏到一定程度时，健存肾单位发生代偿性血流动力学变化，入球小动脉和出球小动脉阻力下降，且前者阻力下降更明显，由此引起健存肾单位的高灌注、高压力与高滤过，使肾小动脉壁增厚和毛细血管壁张力增加，引起内皮细胞损害以及系膜细胞和基质增生，导致肾小球硬化，使健存肾单位进一步减少，肾功能进一步恶化。

（3）矫枉失衡学说：该学说指出，慢性肾衰竭时，机体内环境失衡并非完全由肾排泄减少所致，也可能是机体为了矫正某些内环境紊乱而引起新的内环境失衡，导致机体进行性损害，肾衰竭进一步加剧。

总之，肾单位功能丧失的机制主要是原发病的作用以及继发性、进行性肾小球硬化。在慢性肾衰竭的进程中，3 种机制相互联系，可能都参与作用，也可能以某种为主。

6.7.3.4 慢性肾衰竭时的功能代谢变化

1）尿的变化

（1）夜尿、多尿、低比重尿：慢性肾衰竭早期患者突出的表现是夜间尿量增多，接近甚至超过白天尿量（尿量 >2000mL/d）。夜尿、多尿的主要原因包括以下几个方面。①原尿流速增快：健存肾单位血流量代偿性增多，原尿流量大、流速快，肾小管上皮细胞来不及充分重吸收；②渗透性利尿：由血液及原尿中尿素等溶质含量增多造成；③尿浓缩功能降低：慢性肾疾患损害髓袢功能，使肾髓质高渗环境难以形成，尿液不能充分浓缩。慢性肾衰竭早期因肾浓缩功能障碍，会出现低渗尿（尿相对密度低于1.020）。

（2）少尿、等渗尿：慢性肾衰竭晚期，健存肾单位极度减少，总滤过面积太小，每日尿量仍可少于400mL；因肾浓缩与稀释功能均障碍，尿渗透压接近血浆晶体渗透压，故为等渗尿。

（3）蛋白尿、血尿、脓尿：由于肾小球滤过膜和肾小管损伤，使蛋白质滤出增多而重吸收减少，因此会出现轻度至中度蛋白尿。当肾小球基底膜严重损伤时，红细胞和白细胞也可从肾小球滤过，随尿排出，分别称为血尿和脓尿。

2）氮质血症

肾衰竭时，由于肾小球滤过率下降，含氮的代谢产物（如尿素、肌酐、尿酸等）在体内蓄积，使血液非蛋白氮的含量增高（ >28.6mmol/L，即 >40mg/dL），称为氮质血症。测定血浆与尿中肌酐含量，计算内生肌酐清除率，能较好地反映肾小球滤过率。血浆尿素氮及尿酸则由于影响因素较多，对肾小球滤过功能的改变不太敏感。

3）水、电解质和酸碱平衡紊乱

（1）水、钠代谢障碍：慢性肾衰竭时，由于健存肾单位数量减少以及肾浓缩与稀释功能障碍，肾对水负荷的调节能力减退。当水的摄入量增加时，可因不能相应增加排泄而发生水潴留、水肿、水中毒甚至充血性心力衰竭；若水摄入过少或伴有呕吐、腹泻引起体液丢失，则易发生血容量减少、脱水等；若血容量持续减少，则将进一步减少肾血流量，使肾功能进一步恶化。慢性肾衰竭早期，在肾小球滤过率减少的同时，肾小管重吸收钠的功能亦下降，尿钠含量较高，患者血钠水平仍能在较长时间内保持在正常范围，但此时肾调节钠平衡的能力远较正常人低，平衡的上、下限度较小。当限制钠盐摄入或应用利尿剂，或因水负荷过度而发生水中毒时，易出现低钠血症，引起软弱乏力、血压偏低等；当钠盐摄入过多时，则会加重水钠潴留，导致血容量过高、水肿、高血压及心力衰竭等后果。

（2）钾代谢障碍：慢性肾衰竭患者的肾小球滤过率虽降低，但由于醛固酮分泌增加及肾小管上皮细胞钠钾泵的活性增强，使远端肾小管泌钾代偿增多，因此只要尿量不减少，血钾可长期维持正常。有些患者因进食甚少或伴有腹泻，可出现严重的低钾血症。但当肾小球滤过率极度降低、肾小管泌钾功能障碍、组织分解加强、严重酸中毒时，可促使高钾血症的发生。不论高钾血症还是低钾血症，均可影响神经、肌肉和心脏功能，严重时可危及患者的生命。

（3）镁代谢障碍：慢性肾衰竭患者的肾小球滤过率 <30mL/min 时，可因镁排出减少而引起血镁升高。部分慢性肾衰竭患者因高血压采用硫酸镁治疗，如用量过大或时间过久，则可引起高镁血症。

（4）钙磷代谢障碍：慢性肾衰竭时，可发生高磷血症、低钙血症。血磷升高的机制：由于肾小球滤过率降低，肾排磷减少，在早期时，机体通过甲状旁腺素（PTH）分泌增多，抑制近端小管重吸收磷，增加磷的排出，可使血磷在一定时间内不出现明显升高；但当肾小球滤过率降至 25mL/min 以下时，PTH 增多已不能使磷充分排出，导致血磷增高，而且 PTH 的显著增多可加强溶骨活性，使骨骼磷酸盐释放增多，形成恶性循环。血钙降低的机制：①血磷与血钙的乘积为一常数，磷增高，则钙降低；血磷增高可刺激甲状腺滤泡旁细胞分泌降钙素，抑制肠道吸收 Ca^{2+}；②血磷增高，磷从肠道排泄增多，并在肠内与食物中的 Ca^{2+} 结合成难溶解的磷酸钙排出，妨碍 Ca^{2+} 的吸收；③肾实质破坏，$1,25-(OH)_2-D_3$ 的生成减少，影响肠道对 Ca^{2+} 的吸收；④体内潴留的某些毒物会破坏肠黏膜，影响 Ca^{2+} 的吸收。此外，由于厌食或低蛋白饮食等，可使 Ca^{2+} 摄入不足。

（5）代谢性酸中毒：在慢性肾衰竭早期，主要由肾小管上皮细胞分泌 H^+ 和产 NH_3 的能力下降或丧失引起；严重或晚期的肾衰竭患者是由体内酸性代谢产物不能从尿中排出，特别是硫酸、磷酸、有机酸等在体内蓄积引起。

4）肾性高血压

由肾疾患引起的高血压，称为肾性高血压（renal hypertension）。肾衰竭时，常伴有高血压。例如，慢性肾小球肾炎引起的慢性肾衰竭，高血压的发生率为90%；糖尿病肾病所致慢性肾衰竭者，高血压的发生率几乎为100%。慢性肾衰竭引起高血压的机制包括：①钠水潴留使血容量增多，引起心排血量增加；②肾素-血管紧张素系统活性增强，使外周阻力提高；③肾脏降压物质（如 PGE_2、PGA_2 等扩血管物质）合成减少，引起血管收缩，进一步提高外周阻力。高血压能增加肾小球毛细血管张力，增加肾小球的滤过负荷，加速肾小球硬化。

5）骨性营养不良

骨性营养不良又称肾性骨病，包括儿童的佝偻病和成人的骨软化症、纤维性骨炎、骨硬化及骨质疏松症等，是慢性肾病的常见并发症之一。其发生机制：①高血磷、低血钙与继发性甲状旁腺功能亢进，PTH 的溶骨作用。②维生素 D_3 活化障碍；③酸中毒使骨动员加强，促进骨盐溶解。

6）出血倾向

出血倾向表现为皮下淤血和黏膜出血，主要由蓄积在体内的毒性物质抑制血小板的功能所致。

7）肾性贫血

慢性肾衰竭患者中有 97% 都伴有贫血，且贫血程度往往与肾功能损害程度一致，这种贫血称为肾性贫血。其发生机制是肾脏产生的促红细胞生成素合成减少，潴留的毒性物质抑制骨髓造血，毒性物质抑制血小板功能，毒性物质破坏红细胞。

6.7.4 尿毒症

尿毒症（uremia）是急、慢性肾衰竭发展的严重阶段，除存在水、电解质、酸碱平衡紊乱及内分泌功能失调外，还有代谢产物和内源性毒物在体内蓄积，从而引起的一系列自体中毒症状。

6.7.4.1 功能代谢变化

（1）神经系统：中枢神经系统功能紊乱是尿毒症的主要表现。早期患者表现为疲乏、淡漠、头痛、头昏、理解力和记忆力减退等中枢抑制症状；严重者可出现烦躁不安、惊厥、精神错乱、嗜睡，最后出现昏迷，称为尿毒症性脑病。

（2）消化系统：症状出现最早、最突出，表现为厌食、恶心、呕吐、腹泻、口腔黏膜溃疡、消化道出血等。其发生与尿毒症毒素引起的纤维素性（假膜性）胃肠炎及溃疡有关。

（3）心血管系统：心血管系统并发症是尿毒症患者的重要死亡原因之一。肾性高血压，水、电解质和酸碱平衡紊乱，贫血，毒性物质等，可引起充血性心力衰竭、心律失常和心肌损害，晚期可出现尿毒症心包炎（纤维素性心包炎），临床上可听到心包摩擦音。自开展透析疗法以来，心包炎的预后已明显得到了改善。

（4）呼吸系统：尿毒症患者常伴有酸中毒，出现深大呼吸，严重时可抑制呼吸中枢，使患者出现潮式呼吸，且呼出气有氨味；严重时会伴有肺炎、肺水肿、纤维素性胸膜炎等。患者可出现呼吸困难、咳泡沫痰，两肺可闻及干、湿啰音。

（5）免疫系统：以细胞免疫异常为主，T 细胞绝对数下降，故尿毒症患者常有严重感染。

（6）皮肤改变：尿毒症患者的面色多苍白或呈黄褐色，皮肤瘙痒、干燥、脱屑，眼皮肿胀。有的患者皮肤表面可见有细小的白色结晶沉着，称为"尿素霜"。皮肤瘙痒为困扰患者的常见症状，其机制被认为与 PTH 增多使钙盐沉积在皮肤和神经末梢有关；某些毒性物质也可刺激皮肤感觉神经末梢，引起瘙痒；切除甲状旁腺能解除皮肤瘙痒症状的困扰。

（7）代谢障碍：表现为糖耐量降低、负氮平衡、高脂血症、低蛋白血症。

6.7.4.2　尿毒症毒素

尿毒症的发病机制十分复杂，至今尚未完全阐明。目前认为，尿毒症主要与代谢产物及内源性毒物在体内蓄积有关。尿毒症患者体内有百余种代谢产物或毒性物质含量高于正常值，其中与尿毒症的特异性症状有关的，称为尿毒症毒素（uremia toxin）。常见的尿毒症毒素有蛋白质代谢产物、肠道细菌分解产物及内分泌激素等。下面介绍几种比较公认的尿毒症毒素。

（1）甲状旁腺素：一种主要的尿毒症毒素。经观察，几乎所有的尿毒症患者都有继发性甲状旁腺功能亢进，血 PTH 增多。PTH 升高所致的尿毒症症状和体征主要包括神经系统功能障碍、软组织钙化及坏死、骨性骨营养不良、皮肤瘙痒、胃酸分泌过多、氮质血症、高脂血症、贫血等。

（2）胍类化合物：体内精氨酸的代谢产物，主要包括甲基胍、胍基琥珀酸和肌酐等。正常情况下，精氨酸主要在肝通过鸟氨酸循环合成尿素、胍乙酸和肌酐。慢性肾衰竭患者肝中精氨酸水平增高，出现精氨酸代谢异常，使胍类化合物生成增多，加之肾排泄功能障碍，引起体内胍类化合物蓄积。甲基胍被认为是胍类化合物中毒性最强的毒素。甲基胍是 NO 合成的抑制剂，可引起血管收缩、高血压、缺血性肾小球损伤、免疫缺陷、神经传导速度下降、意识障碍，还可引起肌张力亢进、肌痉挛，诱导抽搐。此外，甲基胍会抑制骨髓造血功能，促进红细胞自溶，从而促进贫血的发生；胍基琥珀酸能抑制血小板功能，引起出血、溶血、心功能异常等。

（3）其他尿毒症毒素：包括尿素、尿酸、胺类（如芳香族胺、脂肪族胺和多胺等）以及中分子毒性物质（指相对分子量在 500～5000 的一类物质，包括正常代谢产物、细胞代谢紊乱产生的多肽、细菌或细胞碎裂产物等）。

（李　楠　李晓明　孟婷婷）

课件　　　　　拓展阅读　　　　自测习题

第7章 消化和吸收

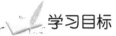

机体要生存，就得不断地从环境中摄取营养物质，这是新陈代谢的重要环节。机体对营养素的获取是通过消化系统的消化和吸收功能完成的。人的消化系统由消化道和消化腺组成，消化道包括口腔、咽、食管、胃、小肠和大肠，主要的消化腺有唾液腺、肝、胰和散在分布于消化道壁内的腺体。消化系统的基本功能是消化食物和吸收营养物质，部分消化器官还有重要的排泄、内分泌功能和免疫功能。本章将对消化系统各器官的消化和吸收功能进行论述。

7.1 概　述

食物中所含的营养物质，如糖类、蛋白质和脂肪，绝大多数以结构复杂的大分子形式存在，不能被人体直接吸收利用，须在消化道内经消化而分解成结构简单的小分子物质，如氨基酸、甘油、脂肪酸和葡萄糖等，才能被机体吸收和利用。维生素、无机盐和水则不需要分解就可直接被机体吸收利用。

7.1.1 消化和吸收的概念

(1)消化(digestion)：指食物在消化道内被分解为可吸收的小分子物质的过程。食物的消化可分为机械性消化(mechanical digestion)和化学性消化(chemical digestion)。前者是指通过消化道肌肉的舒缩活动将食物磨碎的过程，该过程还可使食物与消化液充分搅拌、混合，并将食物不断地向消化道远端推送；后者则为通过消化液中各种消化酶的作用，将食物中的大分子物质(主要是蛋白质、脂肪和糖类)分解为可被吸收的小分子物质的过程。正常情况下，两种方式紧密配合、互相促进、同时进行，共同完成对食物的消化过程。

(2)吸收(absorption)：指食物经消化后形成的小分子物质，以及不需消化的物质(如维生素、无机盐和水)通过消化道黏膜进入血液和淋巴的过程。未被吸收的食物残渣则以粪便的形式经肛门排出体外。

消化和吸收是两个相辅相成、紧密联系的过程。

7.1.2 消化道平滑肌的生理特性

在消化道中，除口腔、咽、食管上端的肌肉和肛门外括约肌是骨骼肌外，其余部分都由平滑肌组成。消化道平滑肌的舒缩活动与食物的机械性消化、化学性消化及吸收过程有着密切的关系。

7.1.2.1 消化道平滑肌的一般生理特性

消化道平滑肌具有肌组织的共同特性，如兴奋性、传导性和收缩性，同时又具有其自身的特点。

(1)兴奋性较低，收缩迟缓。消化道平滑肌的兴奋性较骨骼肌低，其收缩的潜伏期、收缩期和舒张期所占的时间均比骨骼肌长，有的一次收缩过程可达 20 秒以上。

(2)具有自律性。消化道平滑肌在离体后置于适宜的环境中，仍能进行节律性舒缩，但其节律缓慢且不规则，自律性远不如心肌。

(3)富有伸展性。消化道平滑肌具有较大的伸展性，其中胃的伸展性最大。良好的伸展性具有重要的生理意义，能使消化道容纳几倍于原初容积的食物，而内部压强却不明显升高。

(4)具有紧张性。消化道平滑肌经常保持一种微弱的持续收缩状态，即平滑肌的紧张性。这种紧张性能使消化道内经常保持一定的基础压力，有助于消化液向食物中渗透。平滑肌的各种收缩活动也都在紧张性的基础上进行。

(5)对不同刺激的敏感性不同。消化道平滑肌对电刺激较不敏感，而对机械牵拉、温度和化学性刺激特别敏感。这一特性与它的功能密切相关，食物对消化道平滑肌的机械扩张、温度和化学性刺激可促进消化道运动和消化腺分泌，有助于食物的消化和吸收。

7.1.2.2 消化道平滑肌的电生理特性

消化道平滑肌与其他可兴奋组织一样，也有生物电活动，但较骨骼肌复杂。其电位变化主要有 3 种形式，即静息电位、慢波电位和动作电位。

(1)静息电位：消化道平滑肌静息电位的特点是电位较低，且不稳定，其值为 $-60 \sim -50mV$。其机制主要是 K^+ 由膜内向膜外扩散和生电性钠泵的活动所形成的。此外，少

量的 Ca^{2+} 向膜内扩散和膜内 Cl^- 向膜外扩散也起一定的作用。

（2）慢波电位：消化道平滑肌在静息膜电位基础上可自发地周期性产生去极化和复极化，形成缓慢的节律性电位波动，因其频率较慢，故称慢波（slow wave）。慢波可决定消化道平滑肌的收缩节律，故又称基本电节律（basal electrical rhythm，BER）。慢波的幅度为 5～15mV，持续时间为数秒至十几秒。慢波的频率随所在消化道部位的不同而异，人类胃平滑肌的慢波频率为每分钟 3 次，十二指肠为每分钟 11 次或 12 次，回肠末端为每分钟 8 次或 9 次。

慢波起源于胃体、胃窦及幽门部的环形肌和纵行肌交界处的 Cajal 间质细胞（interstitial Cajal cell，ICC）。Cajal 间质细胞既非神经细胞，又非平滑肌细胞，它能产生节律性电活动，因而被认为是胃肠活动的起搏细胞。关于慢波产生的离子基础，目前尚不十分清楚。

（3）动作电位：在慢波的基础上，消化道平滑肌在受到各种理化因素的刺激后，慢波进一步去极化，当达到阈电位（约 -40mV）时，即可爆发动作电位；与慢波相比，动作电位的时程很短，为 10～20 毫秒，故又称快波。动作电位常叠加在慢波的峰顶上，幅度为 60～70mV，可为单个，也可成簇出现（1～10 次/秒）。动作电位的升支主要由慢钙通道开放、大量 Ca^{2+} 内流和少量 Na^+ 内流产生，而降支则主要由钾通道开放、K^+ 外流所引起。

消化道平滑肌的慢波、动作电位和肌肉收缩之间是紧密联系的。只有慢波而无动作电位时，平滑肌仅发生轻度收缩，在慢波去极化的基础上产生动作电位；而当发生动作电位时，平滑肌收缩幅度明显增大，并随动作电位频率的增高而增强，即动作电位频率较高时引起的平滑肌收缩也较强（图 7-1）。因此，慢波被认为是平滑肌收缩的起步电位，是平滑肌收缩节律的控制波，决定着消化道运动的方向、节律和速度。

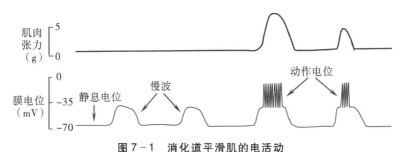

图 7-1　消化道平滑肌的电活动

7.1.3　消化腺的分泌功能

唾液腺、胰和肝，以及消化道黏膜内散在分布的小腺体，它们可向消化道内分泌多种消化液，包括唾液、胰液、胆汁、胃液、小肠液和大肠液等（表 7-1）。成人每日由各种消化腺分泌的消化液总量达 6～8L，主要成分包括水、无机盐和多种有机物，其中以消化酶的作用最为重要，是食物化学性消化的核心物质。

表 7 - 1 各种消化液的分泌量、pH 和主要消化酶

消化液	分泌量（L/d）	pH	主要消化酶
唾液	1.0 ~ 1.5	6.6 ~ 7.1	唾液淀粉酶
胃液	1.5 ~ 2.5	0.9 ~ 1.5	胃蛋白酶
胰液	1.0 ~ 2.0	7.8 ~ 8.4	胰淀粉酶、胰脂肪酶、胰蛋白酶、糜蛋白酶
胆汁	0.8 ~ 1.0	6.8 ~ 7.4	无
小肠液	1.0 ~ 3.0	7.6 ~ 8.0	肠激酶
大肠液	0.6 ~ 0.8	8.3 ~ 8.4	少量二肽酶、淀粉酶

消化液的主要功能：①分解食物，并对大分子物质进行化学性消化，使之便于被吸收；②稀释食物，使胃肠内容物与血浆渗透压接近，以利于各种物质的吸收；③提供适宜的 pH 环境，以适应消化酶活性的需要；④黏液、抗体和大量液体能保护消化道黏膜，以防物理性损伤和化学性损伤。

消化腺的分泌过程是腺细胞主动活动的过程，包括从血液中摄取原料、在细胞内合成并经浓缩、以酶原颗粒和囊泡等形式储存起来、需要时由细胞排出等复杂的过程。

7.1.4 消化道血液循环的特点

消化道是机体最大的储血器官。在静息状态下，消化系统（包括胃、肠、肝、胰、脾）的血流量约占心输出量的 1/3。在进餐后，小肠绒毛及其邻近的黏膜下层的血流量可增加至平时的 8 倍以上，胃肠壁肌层的血流量也随之增加，直至 2 ~ 4 小时后才降至进餐前的水平。可见，消化道的血流量与局部组织的活动水平密切相关。

7.2 口腔内消化

消化过程从口腔开始。食物在口腔内停留的时间为 15 ~ 20 秒，在这里，食物被咀嚼、磨碎并与唾液混合，形成食团，被吞咽后，经食管进入胃。唾液中的消化酶对食物还有较弱的化学性消化作用。

7.2.1 唾液及其分泌

人的口腔内有 3 对主要的唾液腺：腮腺、下颌下腺和舌下腺。此外，口腔内还有众多散在的小唾液腺。唾液就是由这些大、小唾液腺体所分泌的混合液。

7.2.1.1 唾液的性质和成分

唾液（saliva）是无色、无味、近于中性（pH 6.6 ~ 7.1）的低渗液体。正常成人每日唾液的分泌量为 1.0 ~ 1.5L。唾液中的水约占 99%，有机物主要是黏蛋白、唾液淀粉酶（salivary amylase）、溶菌酶、免疫球蛋白、尿素、尿酸和游离氨基酸等，无机物有 Na^+、K^+、Ca^{2+}、Cl^-、HCO_3^- 等。此外，唾液中还有一定量的气体，如 O_2、N_2、NH_3

和 CO_2。某些进入体内的重金属（如铅、汞）和狂犬病病毒也可经唾液腺分泌而出现在唾液中。唾液几乎全被吞下，其中的水分和离子在消化道中被重吸收回血液循环。

7.2.1.2 唾液的作用

唾液具有如下作用：①湿润口腔，利于吞咽和说话；②溶解食物，利于产生味觉；③清洁和保护口腔，冲洗和清除食物残渣，减少细菌繁殖；其中的溶菌酶和免疫球蛋白具有杀灭细菌和病毒的作用；④消化作用，唾液淀粉酶可把食物中的淀粉水解为麦芽糖，进入胃后，因 pH 变化，唾液淀粉酶失去活性，但位于食团深部唾液淀粉酶的活性仍可发挥一段时间作用；⑤排泄功能，某些进入体内的重金属（如铅、汞）、氰化物和狂犬病病毒可通过唾液分泌而被排泄。

7.2.1.3 唾液分泌的调节

安静情况下，唾液约以 0.5mL/min 的速度分泌，量少而稀薄，以润湿口腔，称为基础分泌。在进食过程中，唾液的分泌量会明显增加。

唾液的分泌是反射性调节，包括非条件反射和条件反射。进食时，食物对口腔黏膜机械性、化学性和温热性刺激所引起的唾液分泌为非条件反射性分泌。在进食活动中，食物的形状、颜色、气味以及进食的环境乃至语言文字描述引起的唾液分泌称为条件反射性唾液分泌。"望梅止渴"就是条件反射性唾液分泌的一个典型例子。此外，在睡眠、疲劳、失水、恐惧等情况下，机体可通过抑制延髓唾液分泌中枢的活动而使唾液分泌减少。

此外，唾液分泌还受嗅觉、味觉感受区等高级中枢神经系统信号的调节。

7.2.2 咀嚼和吞咽

7.2.2.1 咀嚼

咀嚼（mastication）是咀嚼肌群按一定的顺序收缩所完成的复杂的节律性动作。咀嚼肌属于骨骼肌，可做随意运动。咀嚼的作用：①对食物进行机械性消化，将食物切碎、研磨、搅拌，使食物与唾液混合而成食团，便于吞咽；②使食物与唾液淀粉酶充分接触，从而引起化学性消化；③咀嚼动作能反射性地引起胃肠、胰、肝和胆囊等消化器官的活动，为食物的进一步消化做好准备。

7.2.2.2 吞咽

吞咽（deglutition，swallowing）是指口腔内的食团在舌背推动下经咽和食管送入胃内的过程，它是口腔和咽、喉各部分以及食管密切配合的有顺序的复杂动作。根据食团在吞咽时所经过的部位，可将吞咽动作分为 3 个时段。

（1）口腔期：指食团由口腔进入咽的时期，主要依靠舌的运动把食团由舌背推向咽部。这些动作是在大脑皮质控制下进行的随意动作。

（2）咽期：指食团由咽到食管上端，是由食团对软腭和咽部触觉感受器的刺激所引起的一系列反射动作。此过程主要包括：①软腭上升，咽后壁向前突出，封闭鼻咽通路，防止食物逆流到鼻腔；②声带内收，会厌下沉，喉头升高并向前紧贴会厌，封闭咽与气管的通路(图 7-2)，呼吸暂停，防止食物进入气管；③食管上括约肌舒张，食团被挤推入食管。昏迷、深度麻醉或有些神经功能障碍的患者，其吞咽功能会出现障碍，进食时食物(尤其是流质饮食)易误入气管。

(3)食管期：指食团从食管上端通过食管后经贲门入胃的时期。当食团通过食管上端括约肌后，该括约肌反射性地收缩，食管随即产生由上而下的蠕动，将食团推送入胃。蠕动(peristalsis)是消化道平滑肌的一种基本运动形式，其作用是使消化道内容物向前推进。蠕动的机制是在神经介导下的平滑肌进行有顺序的舒缩反射活动，即食团上端平滑肌有顺序地收缩和食团下端平滑肌有序地舒张，食团因此而被推送前进(图 7-3)。

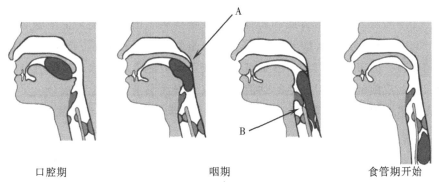

口腔期　　　　　　　　　　咽期　　　　　　　　　　食管期开始

A. 软腭上举，咽后壁向前突出，封闭鼻咽通路；B. 声带内收，会厌下沉，喉头升高并向前紧贴会厌，封闭咽与气管的通路。

图 7-2　吞咽过程示意图

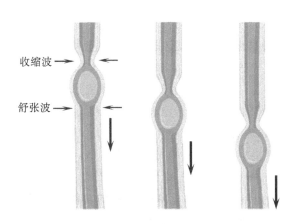

收缩波

舒张波

图 7-3　食管蠕动示意图

在食管下端近胃贲门处有一宽 2.5～5cm 的高压区，其内压比胃内压高 5～10mmHg，作用是阻止胃内容物逆流入食管。该区并不存在括约肌，但起到了括约肌的作用，故也被称为食管下括约肌(lower esophageal sphincter，LES)。食管下括约肌若不能弛缓，将导致食管推送食团入胃受阻，引起吞咽困难，临床上称为贲门失弛缓症；反之，食管下括约肌张力减弱，可造成酸性胃液逆流入食管，会损伤食管黏膜。

7.3 胃内消化

胃是消化道中最膨大的部分。成人胃的容量为 1~2L，具有暂时储存食物和对食物进行初步消化的功能。胃内消化包括机械性消化和化学性消化。食物入胃后，食团在胃液分解和胃运动研磨的作用下，逐渐形成食糜。胃的运动还可使食糜逐次、少量地通过幽门，进入十二指肠。

7.3.1 胃液及其分泌

胃黏膜内含有 3 种外分泌腺。①贲门腺：分布于胃与食管连接处，分泌稀薄的碱性黏液；②泌酸腺：分布于胃底和胃体部，数量最多，由壁细胞、主细胞和黏液颈细胞组成，其中壁细胞分泌盐酸和内因子、主细胞分泌胃蛋白酶原、黏液颈细胞分泌黏液；③幽门腺：分布于幽门部，分泌碱性黏液。除上述 3 种胃腺外，还有分布于胃的所有区域的上皮细胞，它们分泌的黏液是构成胃表面黏液层的主要成分。另外，胃黏膜内还含有多种内分泌细胞，通过分泌胃肠激素来调节消化道和消化腺的活动。

7.3.1.1 胃液的性质、成分和作用

纯净的胃液是无色透明的酸性液体，pH 值为 0.9~1.5。正常成人每日胃液的分泌量为 1.5~2.5L。胃液的主要成分有盐酸、HCO_3^-、Na^+、K^+ 等无机物以及胃蛋白酶原、黏液和内因子等有机物。

1）盐酸

盐酸（hydrochloric acid，HCl）也称胃酸（gastric acid），由壁细胞（parietal cell）所分泌。胃液中的盐酸包括大部分的游离酸和小部分与蛋白质结合的结合酸。两者在胃液中的总浓度称为胃液的总酸度。正常人空腹时盐酸的分泌量称为基础酸排出量，为 0~5mmol/h。基础酸排出量有昼夜节律性，即早晨 5—11 时分泌率最低，下午 6 时至次晨 1 时分泌率最高。在食物、药物等因素的刺激下，胃酸分泌量可大幅增加，最大分泌量可达 20~25mmol/h。盐酸的分泌量与壁细胞的数目和功能状态直接相关，男性的酸分泌速率大于女性，50 岁以后分泌速率有所降低。

（1）盐酸的分泌及其机制：胃液中的 H^+ 浓度为 150~170mmol/L，比血浆中的 H^+ 浓度约高 300 万倍。这么大的浓度差是壁细胞顶端分泌小管膜中的质子泵逆浓度主动转运的结果。质子泵具有转运 H^+ 和催化 ATP 水解的功能。质子泵每水解 1 分子 ATP，可驱使 1 个 H^+ 分泌进入分泌小管腔内，同时从分泌小管腔内换回 1 个 K^+。因此，该质子泵也称为 H^+-K^+-ATP 酶。

壁细胞分泌盐酸的基本过程如图 7-4 所示：①壁细胞分泌的 H^+ 来自细胞质中 H_2O 的解离。在质子泵的作用下，H^+ 主动转运至分泌小管内，并从分泌小管内换回 K^+。与此同时，顶端膜上存在的钾通道和氯通道也同时开放，故进入壁细胞内的 K^+ 又经钾通道再次进入分泌小管腔，细胞内的 Cl^- 也由氯通道分泌至分泌小管腔内，然后与 H^+ 形成 HCl。当需要时，HCl 则由壁细胞分泌入胃腔。②留在细胞质中的 OH^- 则与 CO_2 在

碳酸酐酶(carbonic anhydrase，CA)的催化下形成 HCO_3^-。细胞质内的 HCO_3^- 通过壁细胞的基底侧膜上的 Cl^-、HCO_3^- 逆向转运体与来自血浆中的 Cl^- 进行交换，被转运至细胞外，进入血液，与 Na^+ 形成 $NaHCO_3$，而 Cl^- 则被转运入壁细胞，再经顶端膜上的氯通道进入分泌小管，不断地与 H^+ 形成 HCl。③壁细胞基底侧膜上存在的 $Na^+ - K^+ - ATP$ 酶可将细胞内的 Na^+ 泵出细胞，最终转运回血液，同时将 K^+ 泵入壁细胞内，以补充转运到分泌小管腔内的部分 K^+。

在消化期，因胃酸的大量分泌，同时有大量的 HCO_3^- 进入血液，使血液暂时碱化，从而形成餐后碱潮(postprandial alkaline tide)。因壁细胞分泌小管上的质子泵可被其选择性抑制剂奥美拉唑所阻断，故该药在临床上被用来抑制胃酸分泌，如用于治疗消化性溃疡。

(2)盐酸的生理作用：①可将无活性的胃蛋白酶原激活为有活性的胃蛋白酶，并为胃蛋白酶提供适宜的酸性环境；②促使食物中的蛋白质变性，使之易于被消化；③杀灭随食物进入胃内的细菌；④可与 Ca^{2+} 和 Fe^{2+} 结合，形成可溶性盐，从而促进其在小肠内的吸收；⑤进入十二指肠后，可促进胰液、胆汁和小肠液的分泌。

因胃酸酸性强，故对胃、十二指肠黏膜有潜在的侵蚀作用。若盐酸分泌过多，会使胃和十二指肠黏膜层受损，诱发溃疡；若盐酸分泌过少，则可产生腹胀、腹泻等消化不良症状。

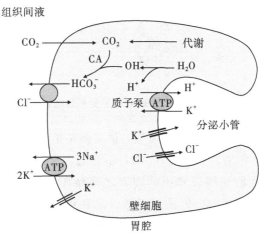

图 7 - 4　壁细胞分泌盐酸的过程模式图

2)胃蛋白酶原

胃蛋白酶原(pepsinogen)主要由泌酸腺的主细胞合成和分泌。迷走神经兴奋、进餐以及其他刺激可引起胃蛋白酶原释放增多。胃蛋白酶原本无活性，进入胃腔后，在盐酸的作用下或在酸性环境中，可分离出 1 个小分子多肽，从而形成有活性的胃蛋白酶(pepsin)。胃蛋白酶发挥作用的最适 pH 值为 1.8 ~ 3.5，当 pH 值 > 5.0 时失活。胃蛋白酶的功能是水解蛋白质，生成际和胨以及少量多肽和氨基酸。

3)黏液和碳酸氢盐

胃的黏液(mucus)是由胃黏膜表面的上皮细胞、黏液颈细胞、贲门腺和幽门腺共同分泌的，主要成分是糖蛋白。胃黏液具有较高的黏滞性和形成凝胶的特性，分泌后即覆盖于胃黏膜表面，可在胃黏膜表面形成一层厚 0.5～1mm 的黏液凝胶保护层。胃黏液的主要作用有二：一是润滑胃壁，有利于食糜在胃内的往返运动，同时避免胃黏膜受坚硬食物的机械性损伤；二是形成黏液-碳酸氢盐屏障，避免胃壁受胃酸和胃蛋白酶的侵蚀和消化。

胃内 HCO_3^- 主要由胃黏膜非泌酸细胞所分泌，仅有少量 HCO_3^- 是从组织液渗入胃内的。进入胃内的 HCO_3^- 并非直接进入胃液中，而是与胃黏膜表面的黏液联合形成一个抗胃黏膜损伤的屏障，称为黏液-碳酸氢盐屏障（mucus - bicarbonate barrier）（图 7 - 5）。黏液的黏稠度为水的 30～260 倍，可显著减慢胃腔内的 H^+ 通过黏液层向黏膜细胞方向扩散的速度，并不断地与向胃腔扩散的 HCO_3^- 发生中和。在这个过程中，黏液层中会形成一个 pH 梯度，黏液层近胃腔侧呈酸性，pH 值约为 2.0；而近黏膜细胞侧呈中性，pH 值约为 7.0。因此，胃黏膜表面的黏液层可有效防止胃内 H^+ 对胃黏膜的侵蚀，同时也使胃蛋白酶原在上皮细胞侧不能被激活，因而可防止胃蛋白酶对胃黏膜的消化。

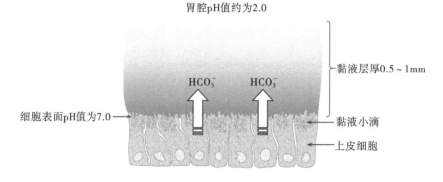

图 7 - 5　胃黏液-碳酸氢盐屏障模式图

除黏液-碳酸氢盐屏障外，胃上皮细胞的顶端膜和相邻细胞之间存在的紧密连接对胃黏膜的保护也起重要作用。它们对 H^+ 相对不通透，可防止胃腔内的 H^+ 向黏膜内扩散。因此，胃上皮细胞的顶端膜和相邻细胞之间存在的紧密连接被称为胃黏膜屏障（gastric mucosal barrier）。同时，胃黏膜还能合成和释放某些前列腺素（PGE_2、PGI_2）。这些前列腺素能抑制胃酸和胃蛋白酶原的分泌，刺激黏液和碳酸氢盐的分泌，使胃黏膜的微血管扩张，增加黏膜的血流量，有助于胃黏膜的修复和维持其完整性。

许多因素，如酒精、胆盐、吲哚美辛、阿司匹林类药物、肾上腺素及幽门螺杆菌感染等，均可破坏或削弱胃黏膜的屏障作用，严重时可造成胃黏膜的损伤，引起胃炎或胃溃疡。

4）内因子

内因子（intrinsic factor）是壁细胞分泌的一种糖蛋白。它有 2 个活性部位，一个部位与进入胃内的维生素 B_{12} 结合，形成内因子-维生素 B_{12} 复合物，可保护维生素 B_{12} 不被小肠内水解酶破坏；另一部位与远侧回肠黏膜上的受体结合，可促进维生素 B_{12} 的吸收。缺乏内因子可造成维生素 B_{12} 缺乏症，影响红细胞生成，出现巨幼红细胞性贫血。

能促使胃酸分泌的各种刺激均可使内因子分泌增多，而萎缩性胃炎、胃酸缺乏的人则会出现内因子分泌减少。

7.3.1.2 消化期胃液分泌的调节

空腹时，胃液的分泌量很少，且几乎无酸性，称为基础胃液分泌或非消化期胃液分泌。进食时可刺激胃液大量分泌，称为消化期胃液分泌。依据接受食物刺激部位的不同，消化期胃液分泌可分为头期、胃期和肠期 3 个时相。

（1）头期胃液分泌：进食时，食物的色、香、味、形、声以及咀嚼、吞咽动作可刺激眼、鼻、耳、口腔、咽等处的感受器，反射性地引起胃液分泌，称为头期胃液分泌。用假饲（sham feeding）实验可证明头期胃液分泌的存在，即事先给狗进行手术，造一个食管瘘和一个胃瘘，当狗进食时，摄取的食物从食管瘘流出体外，并未进入胃内，但这时却有胃液从胃瘘流出（图 7-6）。

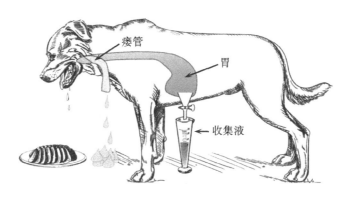

图 7-6　假饲实验示意图

头期胃液分泌包括条件反射分泌和非条件反射性分泌。前者是由食物的色、香、味、形、声等刺激眼、鼻、耳等感觉器官而引起的；后者则是在食物入口后刺激口腔和咽等处的感受器而引起的。这些感受器的传入冲动传到延髓、下丘脑、边缘叶及大脑皮质的反射中枢后，再由迷走神经传出，引起胃液分泌（图 7-7）。当切断支配胃的迷走神经后，可完全消除头期的胃液分泌。

头期胃液分泌的特点：①有 5~10 分钟的潜伏期；②分泌持续时间长，可达 2~4 小时；③胃液分泌量较多，占整个消化期胃液分泌量的 30%；④酸度和胃蛋白酶原含量都很高，因而消化力强；⑤受食欲影响十分明显，喜爱的食物引起的分泌量远高于厌恶的食物；⑥在情绪抑郁或惊恐时，头期胃液分泌可受到显著抑制。

（2）胃期胃液分泌：指食物入胃后引起的胃液分泌。其机制是：①食物的机械性扩张可刺激胃底、胃体部感受器，产生的兴奋性冲动通过迷走-迷走神经反射（迷走神经中的传入纤维传至中枢，再通过迷走神经中的传出纤维传至胃引起胃液分泌）和壁内神经丛的短反射，直接或通过胃泌素中介引起胃腺分泌；②食物的机械性扩张可刺激幽门部感受器，通过壁内神经丛作用于 G 细胞，促进胃泌素释放，进而引起胃液分泌；③食物的化学成分（主要是蛋白质消化产物）可直接作用于 G 细胞，促进胃泌素释放，

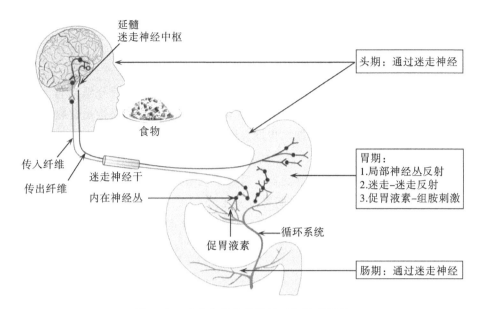

延髓
迷走神经中枢

头期：通过迷走神经

食物

传入纤维
传出纤维
迷走神经干
内在神经丛

胃期：
1.局部神经丛反射
2.迷走-迷走反射
3.促胃液素-组胺刺激

循环系统

促胃液素

肠期：通过迷走神经

图7-7 消化期胃液分泌的时相及其调节

从而引起胃液分泌(图7-7)。不同氨基酸对胃酸分泌的刺激作用不同。在人类，苯丙氨酸和色氨酸的作用最强，而糖和脂肪本身并不直接刺激促胃液素分泌。其他化学物质，如咖啡、茶、牛奶、白酒、Ca^{2+}等，也能引起胃液大量分泌。

胃期胃液分泌的特点：①胃液分泌量多，占整个消化期分泌量的60%；②酸度很高，但胃蛋白酶原的含量比头期少，故消化力比头期弱。

(3)肠期胃液分泌：指食物进入小肠上段(主要是十二指肠)后继续引起的胃液分泌(图7-7)。食物进入小肠后，可通过机械扩张和消化产物的化学性刺激使小肠分泌一种或几种胃肠激素，经过血液循环再作用于胃。在食糜的作用下，十二指肠黏膜除能释放促胃液素外，还能释放肠泌酸素(entero-oxyntin)，从而刺激胃酸分泌。

肠期胃液分泌的特点：①胃液的分泌量较少，约占胃液分泌总量的10%；②总酸度和胃蛋白酶含量均较低。

7.3.1.3 消化期抑制胃液分泌的因素

在消化期内，胃液的分泌除受上述兴奋性因素调节外，还受到许多抑制性因素的调节。抑制胃液分泌的因素除精神、情绪因素外，主要有盐酸、脂肪和高张溶液。

(1)盐酸：消化期胃酸分泌过多，使胃窦部 pH 值在 1.2~1.5 或十二指肠内 pH 值 ≤2.5 时，则胃酸分泌受到抑制。其可能的机制有：①胃酸可直接抑制胃窦黏膜 G 细胞释放促胃液素；②胃酸可刺激胃窦部 D 细胞释放生长抑素，间接地抑制 G 细胞释放促胃液素和胃酸分泌；③胃酸可刺激十二指肠黏膜释放促胰液素和球抑胃素(bulbogastrone)，促胰液素对促胃液素引起的胃酸分泌有明显的抑制作用。

(2)脂肪：脂肪及其消化产物进入小肠后，可刺激小肠黏膜分泌多种胃肠激素，如促胰液素、缩胆囊素、抑胃肽、神经降压素和胰高血糖素等。这些具有抑制胃液分泌和胃运动作用的激素，统称为肠抑胃素(enterogastrone)。

（3）高张溶液：当食糜进入十二指肠后，可使肠腔内出现高张溶液，高张溶液可刺激小肠内的渗透压感受器，通过肠-胃反射（entero - gastric reflex）抑制胃液分泌；或通过刺激小肠黏膜释放一种或多种胃肠激素来抑制胃液分泌。

7.3.2 胃的运动

根据胃壁肌层的结构和功能特点，可将胃分为头区和尾区两部分。头区包括胃底和胃体上1/3，这部分运动较弱，主要功能是容纳和暂时储存食物；尾区包括胃体其余2/3和胃窦，运动较强，主要功能是磨碎食物，使之与胃液充分混合，形成食糜，并将食糜逐步排入十二指肠。

7.3.2.1 胃运动的主要形式

（1）紧张性收缩：胃壁平滑肌经常处于一定程度的缓慢持续收缩状态，称为紧张性收缩（tonic contraction）。紧张性收缩是消化道平滑肌共有的运动形式，也是其他运动形式的基础，在空腹时即已存在，充盈后逐渐加强。该运动能使胃内保持一定压力，以利于胃液渗入食团，并能使胃保持一定的形状和位置，防止胃下垂。进食后，头区的紧张性收缩加强，可协助胃内容物向幽门方向移动。

（2）容受性舒张：进食时，食物对口腔、咽、食管等处感受器的刺激反射性地引起胃底和胃体肌肉舒张，称为容受性舒张（receptive relaxation）。这种舒张可使胃容量由空腹时的50mL左右增大到进食后的1500mL左右，其生理意义在于能储存大量食物，同时保持胃内压基本不变。胃的容受性舒张是通过迷走-迷走反射实现的，切断迷走神经后，容受性舒张不再出现。

（3）蠕动：食物入胃后约5分钟，胃即开始蠕动。蠕动波起自胃体中部，逐步向幽门方向推进（图7-8）。人体胃的蠕动波频率约每分钟3次，每个蠕动波约需1分钟到达幽门，通常是一波未平，一波又起。蠕动在开始时较弱，在向幽门推进的过程中逐渐加强，当接近幽门时明显增强。每次可将少量食糜（1~2mL）推入十二指肠，这种作用称为"幽门泵"。并非每个蠕动波都能到达幽门，有些蠕动波到达胃窦部时即已消失。当蠕动收缩波超越胃内容物到达胃窦末端时，由于该部位的有力收缩，可将部分食糜反向推回到近侧胃窦或胃体，经多次往返运动，食糜与消化液得以充分混合和反复研磨，形成微小颗粒。

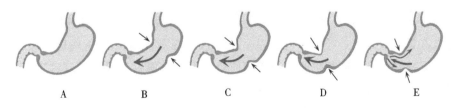

A. 未蠕动的胃；B—D. 胃蠕动始于胃的中部，向幽门方向推进；E. 强有力的蠕动波可将部
分食糜反向推回到近侧胃窦或胃体，使食糜在胃内进一步被磨碎。

图7-8 胃蠕动示意图

胃蠕动的意义在于使食物和胃液充分混合，以利于胃液发挥化学性消化作用，也有利于块状食物进一步被磨碎和粉碎，并将食糜由胃排入十二指肠。

7.3.2.2 胃的排空及其影响因素

1）胃排空

食糜由胃排入十二指肠的过程，称为胃的排空（gastric emptying）。一般在食物入胃后5分钟即开始胃排空，其速度受食糜的物理性状和化学成分影响。一般而言，稀的流体食物比稠的固体食物排空快，碎小的颗粒食物比大块食物排空快，等渗溶液比高渗溶液排空快。三大营养物质中，糖类排空最快，蛋白质次之，脂肪最慢。混合性食物由胃完全排空的时间为4~6小时。

2）影响胃排空的因素

（1）胃内促进排空的因素：①胃内的食物量越大，对胃壁的扩张刺激就越强，通过壁内神经丛反射和迷走-迷走反射，可使胃的运动加强，从而促进排空。②食物的机械扩张刺激或化学刺激（主要是蛋白质消化产物）可引起胃窦部G细胞释放促胃液素，后者可促进胃体和胃窦的收缩，有利于增加胃内压，同时又能增强幽门括约肌的收缩，其综合效应是延缓胃的排空。

（2）十二指肠内抑制胃排空的因素：①肠-胃反射。进入小肠的酸、脂肪、脂肪酸、高渗溶液以及食糜本身的体积等均可刺激十二指肠壁上的多种感受器，通过肠-胃反射来抑制胃的运动，使胃排空减慢。②胃肠激素。当大量食糜特别是酸或脂肪进入十二指肠后，可引起小肠黏膜释放促胰液素、缩胆囊素、抑胃肽等，这些激素可抑制胃的运动，从而延缓胃的排空。

7.3.2.3 非消化期的胃运动

胃在空腹状态下除存在紧张性收缩外，还会出现以间歇性强力收缩伴有较长时间的静息期为特点的周期性运动，称为消化间期移行性复合运动（migrating motor complex，MMC）。这种运动始于胃体上部，并向肠道方向传播。

消化间期移行性复合运动可将胃肠内容物，包括上次进食后遗留的残渣、脱落的细胞碎片和细菌，以及空腹时咽下的唾液、胃黏液等清除干净，为下次进餐做好准备。若消化间期移行性复合运动减退，可引起功能性消化不良及肠道内细菌过度繁殖等。

7.3.2.4 呕吐

呕吐（vomiting）是将胃内容物从口腔驱出的过程，剧烈呕吐也会将肠内容物呕出。呕吐前常有恶心、流涎、呼吸急迫、心率加快且不规则等自主神经兴奋等表现。呕吐时，食管下端舒张，膈肌和腹肌强烈收缩而挤压胃体，使胃内容物通过食管经口呕出。剧烈呕吐时，十二指肠和空肠上段的运动显著增强，蠕动加快，并转为痉挛，使十二指肠内容物倒流入胃。因此，呕吐物中常混有胆汁和小肠液。

呕吐是一种反射活动。呕吐中枢位于延髓的孤束核附近。例如，消化道炎症、胆绞痛、肾绞痛、盆腔炎等病变可刺激胃肠道感受器，通过迷走神经和交感神经传入呕吐中枢；晕车、晕船时，前庭器官受刺激，其传入冲动经前庭神经传入呕吐中枢；视觉、嗅觉刺激可在传入间脑和大脑皮质后，再作用于呕吐中枢；颅内压增高可直接刺激呕吐中枢。传出冲动沿迷走神经、交感神经、膈神经和脊神经等传至胃、小肠、膈肌、腹壁肌等，引起呕吐。

呕吐是具有保护意义的反射，可将胃肠内有害物质在未被吸收前排出体外，但持续、剧烈、频繁地呕吐会影响进食和正常的消化活动，大量消化液流失，也会导致水、电解质代谢紊乱和酸碱平衡失调。

7.4 小肠内消化

食糜由胃进入小肠后，即开始小肠内的消化过程。小肠是食物消化和吸收最重要的部位。小肠内的消化也是整个消化过程中最重要的阶段。在小肠内，食物受到胰液、胆汁和小肠液的化学性消化和小肠运动的机械性消化。在这里，食物的消化基本完成，并且许多物质也是在这里被吸收的，余下的食物残渣进入大肠。食物在小肠内所经历的时间随其性质不同而有差异，一般混合性食物在小肠内停留的时间为 3~8 小时。

7.4.1 胰液的分泌

胰腺兼有外分泌和内分泌双重功能。胰腺的外分泌部分由腺泡及导管组成，它们所分泌的胰液具有很强的消化能力，是最重要的消化液。

7.4.1.1 胰液的性质、成分和作用

胰液（pancreatic juice）是无色的碱性液体，pH 值为 7.8~8.4，渗透压与血浆相等。成人每日分泌的胰液量为 1~2L。胰液的成分包括水、无机物和有机物。

1）胰液中的无机成分

胰液中的无机物主要是由胰小导管上皮细胞分泌的 Na^+、K^+ 和 HCO_3^- 和 Cl^-。HCO_3^- 的作用最为重要，其主要作用是中和进入十二指肠的胃酸，保护肠黏膜，免受强酸的侵蚀；此外，HCO_3^- 可为小肠内多种消化酶发挥作用提供最适宜的 pH 环境。当胰液大量分泌时，HCO_3^- 的浓度可达到血浆中的 5 倍，是胰液呈碱性的主要原因。

2）胰液中的有机成分

胰液中的有机物主要是由胰腺腺泡细胞分泌的多种消化酶，包括消化淀粉、蛋白质和脂肪的水解酶。

（1）胰淀粉酶（pancreatic amylase）：一种 α 淀粉酶，可将淀粉、糖原及大多数其他碳水化合物水解为糊精、麦芽糖和麦芽寡糖，但不能水解纤维素，其最适 pH 值为 6.7~7.0。在小肠内，淀粉与胰液接触约 10 分钟就能全部被水解，故胰淀粉酶的水解效率高、速度快。

（2）胰脂肪酶（pancreatic lipase）：可分解甘油三酯为脂肪酸、甘油一酯和甘油，是消化脂肪的主要酶，最适 pH 值为 7.5~8.5。胰脂肪酶对脂肪的分解需要胰腺分泌的辅脂酶（colipase）的辅助，后者对胆盐微胶粒具有较高的亲和力。这一特性使胰脂肪酶、辅脂酶和胆盐形成复合物，有助于胰脂肪酶锚定于脂滴表面发挥其分解脂肪的作用，

防止胆盐将胰脂肪酶从脂肪表面清除掉。

此外，胰液中还有一定量的胆固醇酯酶和磷脂酶 A_2，可分别水解胆固醇酯和磷脂。

（3）蛋白质水解酶：主要有胰蛋白酶（trypsin）、糜蛋白酶（chymotrypsin）和羧基肽酶（carboxypeptidase），其中以胰蛋白酶的含量最多。它们均以无活性的酶原形式存在于胰液中。小肠液中的肠激酶（enterokinase）是激活胰蛋白酶原的特异性酶。在肠激酶的作用下，无活性的胰蛋白酶原（trypsinogen）可转变为有活性的胰蛋白酶，随后胰蛋白酶又可激活胰蛋白酶原（正反馈），也可激活糜蛋白酶原（chymotrypsinogen）和羧基肽酶原，使它们分别转化为相应的有活性的酶。胰蛋白酶和糜蛋白酶作用相似，都能将蛋白质分别分解为䏡和胨，当它们协同作用于蛋白质时，则可使蛋白质进一步分解成小分子的多肽和氨基酸，多肽则可被羧基肽酶进一步分解成氨基酸；此外，糜蛋白酶还有较强的凝乳作用（使乳中蛋白质凝聚成乳酪，乳酪易被各种蛋白酶消化）。

胰液中还含有 RNA 酶、DNA 酶等核酸水解酶，它们也以酶原的形式存在，可被胰蛋白酶激活，激活后能使相应的核酸水解为单核苷酸。

胰液是消化功能最全、最重要的消化液。当胰液分泌缺乏时，即使其他消化腺的分泌都很正常，食物中的脂肪和蛋白质仍然不能完全被消化和吸收，常可引起脂肪泻；同时，胰液分泌缺乏也可使脂溶性维生素 A、维生素 D、维生素 E、维生素 K 等吸收受到影响，但对糖的消化和吸收影响不大。

7.4.1.2 胰液的分泌过程及其调节

在非消化期，胰液几乎不分泌或很少分泌。进食后，胰液开始分泌。食物是刺激胰液分泌的自然因素。胰液分泌的调节像胃液分泌的调节一样，也可分为头期、胃期和肠期。头期主要是神经调节，胃期和肠期以体液调节为主（图 7-9）。

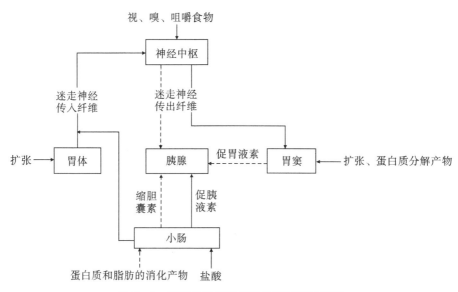

图 7-9 胰液分泌的神经和体液调节示意图
实线表示水样分泌；虚线表示酶的分泌。

1）头期的胰液分泌

头期的胰液分泌是指食物的色、香、味等对头部感受器的刺激引起的胰液分泌。其传出神经是迷走神经，递质为乙酰胆碱（ACh）。ACh 主要作用于胰腺的腺泡细胞，而对导管细胞的作用较弱。此外，迷走神经还可通过促进促胃液素释放，经血液循环作用于胰腺，间接引起胰液的分泌，但这一作用较小。头期胰液分泌的特点是含酶多但液体量少，分泌量占消化期胰液分泌总量的 20% 左右。

2）胃期的胰液分泌

食物扩张胃，可通过迷走-迷走反射引起胰液分泌。扩张胃以及蛋白质的消化产物也可刺激胃窦黏膜释放促胃液素，间接引起胰液分泌。此期胰液分泌的特点还是含酶多但液体量少，分泌量只占消化期胰液分泌量的 5% ~ 10%。

3）肠期的胰液分泌

食糜进入十二指肠和上段空肠后，可刺激小肠黏膜释放促胰液素和缩胆囊素，引起胰液分泌。此外，消化产物刺激小肠黏膜通过迷走-迷走反射也可在这一时相引起胰液的分泌。该期是胰腺分泌反应最重要的时相，特点是分泌量最多（占消化期胰液分泌量的 70%）、碳酸氢盐和酶含量均高。

4）胃肠激素对胰液分泌的调节

胰液的分泌受多种胃肠激素的调节，主要有以下几种。

（1）促胰液素（secretin）：由小肠上段黏膜内的 S 细胞分泌。HCl 是引起促胰液素释放最强的刺激因素，其次是蛋白质分解产物和脂肪酸，糖类则无刺激作用。促胰液素的主要作用是使胰腺小导管上皮细胞分泌大量的水和碳酸氢盐，而酶的含量则不高，碳酸氢盐可迅速中和酸性食糜，同时使进入十二指肠的胃消化酶失活，并使肠黏膜免受损伤；大量的碳酸氢盐还为胰腺分泌的消化酶提供了适合的 pH 环境。此外，促胰液素还可促进肝胆汁的分泌，抑制胃酸分泌和促胃液素的释放。

（2）缩胆囊素（cholecystokinin，CCK）：又称促胰酶素。其作用有：①促进胰腺腺泡分泌多种消化酶；②促进胆囊平滑肌强烈收缩，促使胆囊胆汁排出；③对胰腺组织具有营养作用，促进胰腺组织蛋白质和核糖核酸的合成。

能促进缩胆囊素释放的因素按强弱顺序依次为蛋白质分解产物、脂肪酸、HCl 和脂肪，而糖类则无促进作用。

促胰液素和缩胆囊素对胰腺分泌的调节具有协同作用，二者可相互加强。神经和激素之间也存在这种作用，这对进食时胰液的大量分泌有着重要的生理意义。

影响胰液分泌的体液因素还有许多，如促胃液素可促进胰液中胰蛋白酶原、糜蛋白酶原和淀粉酶的分泌，血管活性肠肽可促使胰导管上皮分泌水和碳酸氢盐。另外，胰高血糖素、生长抑素、胰多肽、降钙素基因相关肽等则有抑制胰腺分泌的作用。

7.4.2　胆汁的分泌及其作用

肝细胞能持续分泌胆汁（bile）。在非消化期，肝脏分泌的胆汁主要储存于胆囊，仅有少量间断进入小肠。进食后，食物及消化液可刺激胆囊收缩，将储存于胆囊内的胆汁排入十二指肠，同时肝胆汁也直接排入小肠。直接从肝细胞分泌的胆汁称为肝胆汁，储存在胆囊内被浓缩并由胆囊排出的胆汁称为胆囊胆汁。

7.4.2.1 胆汁的性质和成分

胆汁是一种有色、味苦、黏稠、呈弱碱性的液体。肝胆汁呈金黄色或橘棕色，透明清亮，pH 值约为 7.4；胆囊胆汁为深棕色，并因 HCO_3^- 被胆囊吸收而呈弱酸性，pH 值约为 6.8。成人每日分泌的胆汁为 800 ~ 1000mL，胆囊的储存量为 40 ~ 70mL。

胆汁成分复杂，除水和 Na^+、K^+、Cl^-、Ca^{2+}、HCO_3^- 等无机成分外，有机成分有胆盐、卵磷脂、胆固醇、胆色素、脂肪酸等。胆汁中不含消化酶，是唯一不含消化酶的消化液。

胆汁中最重要的成分是胆盐，占胆汁固体成分的 50% 左右。胆盐是由肝细胞分泌的胆汁酸与甘氨酸或牛磺酸结合而形成的钠盐或钾盐，是胆汁中参与脂肪消化和吸收的主要成分。胆盐随胆汁排至小肠后，约有 95% 在回肠末端被吸收入血，经门静脉进入肝脏，再合成胆汁，而后又被排入肠内，这个过程称为胆盐的肠 - 肝循环（enterohepatic circulation of bile salts）。每循环 1 次，胆盐约损失 5%，胆盐的肠-肝循环在每次餐后可进行 2 或 3 次。卵磷脂和胆固醇分别占胆汁固体成分的 30% ~ 40% 和 4%，卵磷脂是胆固醇的有效溶剂，当胆固醇含量过多或卵磷脂含量过少时（主要因素），胆固醇便从胆汁中析出，从而形成胆固醇结石。胆色素占胆汁固体成分的 2%，是血红蛋白的分解产物。

7.4.2.2 胆汁的作用

胆汁在消化中的作用主要由胆盐来承担，对脂肪的消化和吸收具有重要意义。

（1）乳化脂肪，促进脂肪消化分解：胆汁中的胆盐、胆固醇和卵磷脂可作为乳化剂，降低脂肪的表面张力，使脂肪乳化成直径仅为 3 ~ 10μm 的脂肪微滴，分散在肠腔内，从而增加了与胰脂肪酶的接触面积，可加快脂肪酶对脂肪的消化分解。

（2）促进脂肪的吸收：在小肠绒毛表面覆盖有一层不流动水层，即静水层，脂肪分解产物因不易穿过静水层到达肠黏膜表面而被上皮细胞吸收。但脂肪分解产物，如脂肪酸、甘油一酯及胆固醇等均可渗入到胆盐形成的微胶粒中，形成水溶性复合物。这样，胆盐作为运载工具，能将不溶于水的脂肪分解产物运送到小肠黏膜表面，从而促进脂肪消化产物的吸收。如果缺乏胆盐，食入的脂肪将有 40% 左右不能被消化和吸收。

（3）促进脂溶性维生素的吸收：由于胆汁能促进脂肪的消化吸收，因此对脂溶性维生素 A、维生素 D、维生素 E、维生素 K 的吸收也有促进作用，其机制同脂肪吸收。

（4）其他作用：胆汁在十二指肠内可中和胃酸；通过肠-肝循环而被重吸收后的胆盐返回到肝脏后，可直接刺激肝细胞合成和分泌胆汁，这种作用被称为胆盐的利胆作用。

7.4.2.3 胆汁的分泌、排放及其调节

1）胆囊的作用

胆囊在储存和浓缩胆汁以及调节胆管内压力和排放胆汁中具有重要作用。在非消

化期，由肝细胞持续分泌的胆汁大部分流入胆囊进行储存。胆囊可吸收胆汁中的水和无机盐，使胆汁浓缩 4 ~ 10 倍，从而增加储存效能。在消化期，胆汁可直接由肝脏以及由胆囊经胆总管排至十二指肠。在胆汁排出的过程中，胆囊和奥迪括约肌的活动具有相互协调的作用；在非消化期，奥迪括约肌收缩，胆汁不能流入肠腔，胆囊舒张容纳胆汁，使胆管内压力不至于过高；进食后，胆囊收缩，奥迪括约肌舒张，胆汁被排至十二指肠。

2）胆汁分泌与排放的调节

消化道内的食物是引起胆汁分泌和排出的自然刺激物，其中以高蛋白食物刺激作用最强，高脂肪和混合食物次之，糖类食物作用最弱。胆汁分泌与排出受神经和体液因素的调节，但以体液调节为主。

（1）神经调节：进食动作或食物对胃和小肠的刺激都可通过神经反射引起肝胆汁分泌的少量增多，胆囊收缩也轻微加强。其传出途径是迷走神经，神经递质是乙酰胆碱，切断迷走神经或应用阿托品后，上述反应消失。同时，迷走神经还可促进促胃液素释放，间接引起肝胆汁分泌和胆囊收缩。

（2）体液调节：具体如下。①促胃液素：能通过血液循环直接作用于肝细胞和胆囊，促进肝胆汁分泌和胆囊收缩，还可以通过刺激胃酸分泌间接引起十二指肠黏膜分泌促胰液素，从而刺激肝胆汁的分泌。②促胰液素：主要作用是刺激胰液分泌，同时对肝胆汁分泌也有一定刺激作用，主要促进胆管上皮分泌大量的水和 HCO_3^-，而刺激肝细胞分泌胆盐的作用不显著。③缩胆囊素：可作用于胆囊平滑肌和奥迪括约肌，引起胆囊收缩，奥迪括约肌舒张，促使胆汁排出；此外，也有较弱的促胆汁分泌的作用。④胆盐：通过肠-肝循环重新回到肝脏，对肝细胞分泌胆汁具有很强的促进作用，因而具有利胆作用（胆盐是临床上常用的利胆剂之一）。

7.4.3　小肠液的分泌

小肠中有两种腺体，即位于十二指肠黏膜下层的十二指肠腺和分布于整个小肠黏膜层内的小肠腺。小肠液是这两种腺体分泌液的混合液。

7.4.3.1　小肠液的性质、成分和作用

小肠液呈弱碱性，pH 值约为 7.6，渗透压与血浆相近，其分泌量在成人每日为 1 ~ 3L，是消化液中最多的一种。除大量水外，小肠液中无机成分有 Na^+、K^+、Ca^{2+}、Cl^-、HCO_3^- 等，有机成分有黏蛋白、IgA 和肠激酶等。在不同的条件下，小肠液的性状变动很大，有时较稀薄，有时则因含有大量黏蛋白而变得很黏稠。小肠液中还常混有脱落的肠上皮细胞、白细胞等。

小肠液可润滑肠道、中和胃酸以及为多种消化酶提供适宜的 pH 环境。大量的小肠液可以稀释肠道内的消化产物，使其渗透压下降，有利于消化和吸收。小肠腺分泌的消化酶只有肠激酶一种，它能激活胰蛋白酶原，以利于蛋白质的消化。除此之外，小肠上皮细胞内还存在有一些特殊的消化酶，如肽酶、蔗糖酶、麦芽糖酶、乳糖酶、肠酯酶等，它们对一些进入上皮细胞内的营养物质继续起消化作用。这些酶可随脱落的

上皮细胞进入肠腔内，但它们对肠腔内的消化不起作用。

7.4.3.2 小肠液分泌的调节

食糜及其消化产物对肠黏膜局部机械性刺激或化学性刺激所引起的肠神经系统的局部反射是小肠液分泌的主要调节方式。小肠黏膜对扩张性刺激最为敏感，小肠内食糜量越大，小肠液的分泌量就越多。迷走神经兴奋能引起十二指肠腺分泌增加，交感神经兴奋则抑制十二指肠腺的分泌。因此，长期交感神经兴奋，小肠液分泌减少，中和胃酸等保护机制削弱，可能是导致十二指肠溃疡的原因之一。此外，一些能促进其他消化液分泌的激素，如促胃液素、促胰液素、缩胆囊素、血管活性肠肽和胰高血糖素等，都能刺激小肠液的分泌。

7.4.4 小肠的运动

小肠肠壁的外层是较薄的纵行肌，内层是较厚的环形肌。小肠的运动是靠其肠壁内、外两层平滑肌的舒缩活动完成的。空腹时，小肠的运动很弱，进食后逐渐增强。

7.4.4.1 小肠运动的形式

（1）紧张性收缩：此为小肠其他运动进行的基础，空腹时就存在，进食后则显著增强。紧张性收缩使小肠保持一定的紧张度，能维持一定的形状和腔内压，有助于肠内容物的混合，并使食糜与肠黏膜密切接触，有利于吸收的进行。

（2）分节运动：小肠的分节运动（segmental motility）是一种以肠壁环形肌为主的节律性收缩和舒张活动。在食糜所在的一段肠道，环形肌在许多不同部位同时收缩，把食糜分割成许多节段；随后，原来收缩的部位发生舒张，而原先舒张的部位发生收缩，将原先的食糜节段分为两半，而相邻的两半则合并为一个新的节段，如此反复交替进行，使食糜不断分开又不断混合（图 7 - 10）。

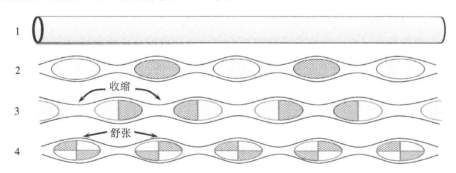

1. 肠管表面观；2—4. 肠管纵切面观，表示不同阶段的食糜节段分割与合拢的情况。

图 7 - 10　小肠分节运动示意图

分节运动在空腹时几乎不存在，进食后逐渐加强。小肠各段分节运动的频率不同，上部频率较高，下部较低，十二指肠的分节运动约为每分钟 11 次，回肠末段的分节运动约为每分钟 8 次。

分节运动的意义：①使食糜与消化液充分混合，有利于化学性消化的进行；②通过对肠壁的挤压，不但增强了食糜与小肠黏膜的接触，而且有助于血液和淋巴的回流，有助于吸收；③分节运动存在由上而下的频率梯度，这种频率梯度有助于将食糜向下推进。

（3）蠕动：小肠的蠕动可发生于小肠的任何部位，推进速度为 0.5~2.0cm/s，近端大于远端（图 7-11）。由于每个蠕动波一般行数厘米后消失，因此只能把食糜推进数厘米的距离。小肠蠕动的意义在于使经过分节运动的食糜向前推进，到达新的肠段，再开始新的分节运动。此外，小肠还有一种进行速度很快（2~25cm/s）、传播较远的蠕动，称为蠕动冲（peristaltic rush）。蠕动冲可一次将食糜从小肠的始端一直推送到末端或直达结肠。蠕动冲可由进食时的吞咽动作或食糜刺激十二指肠而引起。此外，在回肠末段也可出现与一般的蠕动方向相反的逆蠕动，其作用是防止食糜过早地通过回盲瓣进入大肠，有利于食物的充分消化和吸收。

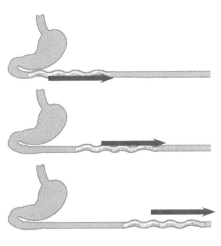

图 7-11　小肠蠕动示意图

此外，小肠在非消化期也存在与胃相似的周期性移行性复合运动，是胃移行性复合运动向下游扩布形成的，其生理意义与胃移行性复合运动相似。

7.4.4.2　回盲括约肌的活动

在回肠末端与盲肠交界处的环形肌显著加厚，称为回盲括约肌，其长度约为 4cm。该括约肌平时保持轻度收缩状态，一方面可防止小肠内容物过快排入大肠，有利于小肠的完全消化和吸收；另一方面具有活瓣样作用，能阻止大肠内食物残渣倒流入回肠。进食后，食物入胃，引起胃-回肠反射，使回肠蠕动加强，当蠕动波到达回肠末端时，回盲括约肌舒张，有 3~4mL 食糜被排入结肠。盲肠的充盈刺激可通过肠段局部的壁内神经丛反射引起回盲括约肌收缩和回肠运动减弱，以延缓回肠内容物的通过。

7.4.4.3　小肠运动的调节

（1）壁内神经丛反射：肌间神经丛对小肠运动的调节起主要作用。食糜对小肠的刺激可通过局部神经丛反射使小肠蠕动加强，切断支配小肠的外来神经后，蠕动仍可进行，说明小肠内在神经丛对小肠的运动起主要调节作用。

（2）外来神经调节：副交感神经兴奋可加强小肠运动，交感神经作用则相反。它们的作用一般是通过小肠壁内神经丛实现的。小肠的运动还受高级中枢的影响，如情绪的波动可改变肠的运动功能。

（3）体液调节：促胃液素、缩胆囊素、胃动素、胰岛素等能促进小肠的运动，而促胰液素、生长抑素、肾上腺素等则可抑制小肠的运动。

7.5 肝脏的消化功能和其他生理作用

肝脏是人体内最大的消化腺，也是体内新陈代谢的中心站。据推算，在肝脏中发生的化学反应有 500 种以上。实验证明，动物在完全摘除肝脏后无法存活，这说明肝脏是维持生命活动一个必不可少的器官。

7.5.1 肝脏的功能特点

7.5.1.1 肝脏的血供特点

肝脏的血液供应极为丰富，其所含血量相当于人体血液总量的 14%。成人肝每分钟血流量为 1500~2000mL。其血液有门静脉和肝动脉双重来源，两种血液在窦状隙内混合，门静脉收集来自腹腔内脏的血液，内含从消化道吸收入血的丰富的营养物质，它们在肝内被加工、储存或转运；同时，门静脉血中的有害物质及微生物抗原性物质也将在肝内被解毒或清除。正常情况下，肝内静脉窦可储存一定量的血液；在机体失血时，可从窦内排出较多的血液，以补充循环血量的不足。肝血供的 1/4 来自肝动脉，其内含有丰富的 O_2，为肝细胞供氧的主要来源，流经肝脏的血液最后由肝静脉进入下腔静脉而回到心脏。

7.5.1.2 肝脏的代谢特点

肝脏的主要功能是进行三大营养物质的代谢，包括糖的分解、糖原合成、蛋白质和脂肪的分解与合成，以及维生素和激素的代谢等。肝脏内的各种代谢活动十分活跃，这与它所含有的酶类十分丰富有关。肝细胞内存在体内几乎所有的酶类，酶蛋白含量约占肝内总蛋白量的 2/3，大体可分为两类：①肝内和肝外组织均有的酶，如磷酸化酶、碱性磷酸酶、组织蛋白酶、转氨酶、核酸酶和胆碱酯酶等；②仅存在于肝内的酶，如组氨酸酶、山梨醇脱氢酶、精氨酸酶、鸟氨酸氨基甲酰转移酶等。

7.5.2 肝脏主要的生理功能

肝脏具有分泌胆汁，吞噬和防御，制造凝血因子，调节血容量以及水、电解质平衡，产生热量等多种功能。在胚胎时期，肝脏还具有造血功能。

7.5.2.1 分泌胆汁的功能

胆汁是重要的消化液，可促进脂肪在小肠内的消化和吸收。肝细胞能不断地合成和分泌胆汁，肝胆汁的分泌量为每天 800~1000mL。

7.5.2.2 肝脏在物质代谢中的功能

（1）肝与糖代谢：单糖经小肠黏膜吸收后，由门静脉到达肝脏，在肝内转变为肝糖原而储存起来。一般成人肝内约含 100g 肝糖原，仅够禁食 24 小时之用。肝糖原在调节血糖浓度以维持其稳定中具有重要作用。当运动、饥饿、发热时，血糖大量消耗，肝细胞又能把肝糖原分解为葡萄糖，进入血液循环，所以患肝病时血糖常有变化。

（2）肝与蛋白质代谢：由消化道吸收的氨基酸在肝脏内进行蛋白质合成、脱氨、转氨等作用，合成的蛋白质进入血液循环，供全身器官组织之需要。肝脏是合成血浆蛋白的主要场所，由于血浆蛋白可作为体内各种组织蛋白的更新之用，因此肝脏合成血浆蛋白的作用对维持机体蛋白质代谢有重要意义。肝脏将氨基酸代谢产生的氨合成尿素，后者经肾脏排出体外，所以患肝病时会出现血浆蛋白减少、血氨升高。

（3）肝与脂肪代谢：肝脏是脂肪运输的枢纽。消化吸收后的一部分脂肪进入肝脏，以后再转变为体脂而储存起来。饥饿时，储存的体脂可先被运送到肝脏，然后进行分解。在肝内，中性脂肪可水解为甘油和脂肪酸，此反应可被肝脂肪酶加速，甘油可通过糖代谢途径被利用，而脂肪酸则可完全被氧化为 CO_2 和水。肝脏还是体内脂肪酸、胆固醇、磷脂合成的主要场所之一，多余的胆固醇随胆汁排出。人体内血脂的各种成分是相对恒定的，其比例靠肝细胞调节。当脂肪代谢紊乱时，可使脂肪堆积于肝脏内，形成脂肪肝。

（4）肝与维生素代谢：肝脏可储存脂溶性维生素，比如人体 95% 的维生素 A 都储存在肝内。此外，肝脏是维生素 C、维生素 D、维生素 E、维生素 K、维生素 B_1、维生素 B_6、维生素 B_{12}、烟酸、叶酸等多种维生素储存和代谢的场所。

（5）肝与激素代谢：正常情况下，血液中的各种激素都保持一定含量，多余的则经肝脏处理而被灭活。当患肝病时，可出现雌激素灭活障碍，引起男性乳房发育、女性月经不调及性征改变等。如果出现醛固酮和血管升压素灭活障碍，则可引起钠水潴留，从而发生水肿。

7.5.2.3 肝脏的解毒功能

肝脏是人体的主要解毒器官。门静脉收集来自腹腔的血液，血液中的有害物质及微生物抗原性物质能被肝脏处理为无毒或溶解度大的物质，再随胆汁或尿液排出体外，即是肝脏的解毒功能。肝脏解毒的方式主要有以下 4 种。

（1）化学作用：包括氧化、还原、分解、结合和脱氧等作用。例如，氨可在肝内被合成为尿素，随尿排出体外；有的有毒物质可与葡萄糖醛酸、硫酸、氨基酸等结合而变成无毒物质。

（2）分泌作用：一些重金属（如汞）以及来自肠道的细菌，可随胆汁分泌排出。

（3）蓄积作用：某些生物碱（如士的宁、吗啡等）可蓄积于肝脏，然后再被肝脏逐渐少量释放，以消除或减缓中毒过程。

（4）吞噬作用：肝细胞中含有大量的库普弗细胞（Kupffer cell）。其是由血液单核细胞黏附于肝窦壁上分化而成的，可通过吞噬作用清除血液循环中的异物颗粒或红细胞。如果肝脏受损，人体就易中毒或发生感染。

7.5.2.4 肝脏的防御和免疫功能

肝静脉窦内皮层含有大量的库普弗细胞，能吞噬血液中的异物、细菌、染料及其他颗粒物质。在肠黏膜因感染而受损伤等情况下，致病性抗原物质便可穿过肠黏膜而进入肠壁内的毛细血管和淋巴管，其中大分子抗原可经淋巴结至肠系膜淋巴结，而小分子抗原则主要经过肝门静脉至肝脏。肝脏中的库普弗细胞可吞噬这些抗原物质，经过处理的抗原物质可刺激机体的免疫反应。因此，健康的肝脏可发挥其免疫调节作用。

7.5.2.5 肝脏的其他功能

除上述功能外，肝脏也是多种凝血因子合成的主要场所。人体内的 12 种凝血因子中，因子Ⅱ、Ⅶ、Ⅸ、Ⅹ都是由肝细胞合成的，肝病时，可引起因凝血因子缺乏，从而造成凝血时间延长，出现出血倾向。此外，肝脏还具有参与调节循环血量，以及水、电解质的平衡，为机体产热等重要功能。

7.6 大肠的功能

大肠位于整个消化管道的末端，食糜到大肠时，消化过程已基本完成。大肠的功能主要是吸收水分、无机盐以及由结肠内微生物合成的维生素 B 和维生素 K，同时完成对食物残渣的加工，形成并暂时储存粪便。

7.6.1 大肠液的分泌

大肠液由大肠黏膜表面的柱状上皮细胞及杯状细胞分泌，富含黏液和 HCO_3^-，pH 值为 8.3~8.4，主要作用在于其中的黏液蛋白能保护肠黏膜和润滑粪便。大肠液的分泌主要由食物残渣对肠壁的机械性刺激或通过局部壁内神经丛反射而引起。刺激副交感神经可使大肠液分泌增加，而刺激交感神经则可使其分泌减少。

7.6.2 大肠内细菌的活动

大肠内有大量细菌，它们体内含有能分解食物残渣的酶，参与大肠对食物残渣的处理。细菌对糖和脂肪的分解称为发酵，能产生乳酸、乙酸、CO_2、甲烷、脂肪酸、甘油等。细菌对蛋白质的分解则称为腐败，可产生氨、硫化氢、组胺、吲哚等。有些分解产物由肠壁吸收后，到肝脏中进行解毒。大肠内的细菌能利用肠内较为简单的物质合成维生素 B 复合物和维生素 K，这些维生素在大肠内被吸收利用。据估计，粪便中死的细菌和活的细菌共占粪便固体总量的 20%~30%。

7.6.3 大肠的运动和排便

大肠的运动少而缓慢，对刺激的反应也较迟缓，这些特点有利于粪便的暂时储存。

7.6.3.1 大肠运动的形式

（1）袋状往返运动：这是大肠在空腹和安静时最多见的一种运动形式，由环形肌无规律地收缩而引起。它可使结肠出现一串结肠袋，使结肠内压力升高，结肠袋中的内容物向前、后两个方向做短距离位移，但不能向前推进。这种运动对肠内容物有缓慢的搓揉作用，有助于促进水的吸收。

（2）分节推进运动和多袋推进运动：分节推进运动是指通过环形肌有规律的收缩，将一个结肠袋的内容物推移到邻近肠段。如果在一段较长的结肠上同时发生多个结肠袋收缩，并使其内容物向下推移，则称为多袋推进运动，进餐后或副交感神经兴奋时可见这种运动形式。

（3）蠕动：与消化道其他部位一样，大肠蠕动的意义也在于将肠内容物向远端推进。此外，大肠还有一种进行快而行程远的蠕动，称为集团蠕动（mass peristalsis）。集团蠕动通常始于横结肠，可将大肠内一部分内容物推送到乙状结肠或直肠。这种蠕动每日可发生 3 或 4 次，常见于餐后或胃内有大量食物充盈时。这种餐后结肠运动的增强称为胃-结肠反射，主要是通过内在神经丛的传递实现的。胃-结肠反射敏感的人往往在餐后或餐间即产生便意，此属于生理现象，多见于儿童。

7.6.3.2 排便

食物残渣一般在结肠内可停留 10 余小时。在这一过程中，除了部分水分被结肠吸收外，剩余的食物残渣经结肠内细菌的发酵和腐败作用后形成粪便。粪便的成分包括食物残渣、细菌、细菌活动产物和脱落的肠上皮细胞。此外，粪便内还可能含有机体的某些代谢产物，包括由肝排出的胆色素衍生物以及肠壁排泄的某些金属，如钙、镁、汞等的盐类。

正常人的直肠内通常没有粪便。当肠蠕动将粪便推入直肠时，刺激直肠壁内的感受器，冲动经盆神经和腹下神经传入脊髓腰、骶段的初级排便中枢，并同时上传到大脑皮质而引起便意。当条件许可时，即可发生排便反射（defecation reflex）。此时，传出冲动沿盆神经下传，使降结肠、乙状结肠和直肠收缩，肛门内括约肌舒张；同时，阴部神经的冲动减少，使肛门外括约肌舒张，于是将粪便排出体外。在排便过程中，支配膈肌和腹肌的神经也参与活动，这些神经的兴奋可使膈肌和腹肌收缩、腹内压升高，以促进粪便的排出。

排便反射受大脑皮质的意识控制。如果对便意经常予以制止，可使直肠对粪便压力刺激的敏感性逐渐降低，便意的刺激阈就会提高。粪便在大肠内滞留过久，水分吸收过多而干硬，引起排便困难和排便次数减少，称为便秘。另外，直肠黏膜因炎症而敏感性提高，即使肠内只有少量粪便或黏液等，也可引起便意及排便反射，并在便后有排便未尽的感觉，临床上称之为"里急后重"，常见于痢疾或肠炎。

7.6.3.3 食物中纤维素对肠功能的影响

食物中的纤维素（膳食纤维）虽不能被人体消化吸收，但其对肠功能有重要影响。适当增加食物中纤维素的摄入有益于增进健康，可预防便秘、痔疮、结肠癌等疾病的发生。膳食纤维对肠功能的影响主要有：①多糖纤维能与水结合而形成凝胶，可限制水的吸收，增加粪便的体积，有利于粪便的排出；②纤维素能刺激肠运动，缩短粪便在大肠内停留的时间，以减少有害物质的吸收；③纤维素可降低食物中热量的比例，减少含高能量物质的摄取，有助于纠正肥胖。

7.7 吸 收

吸收是消化的目的。食物经消化后形成的小分子物质，以及不需消化的物质在通过消化道时被吸收入血液和淋巴。不同物质的吸收部位及吸收途径各有不同。

7.7.1 吸收的部位和途径

7.7.1.1 吸收的部位

消化道不同部位对各种物质的吸收能力和速度各有不同(图7-12)。口腔和食管吸收功能差，食物一般不在此吸收。舌下黏膜内有丰富的静脉丛，有利于药物的迅速吸收，必要时可舌下含服给药。食物也很少在胃内被吸收，但乙醇、水及某些药物(如阿司匹林)可在胃内被少量吸收。大肠具有对水分和无机盐吸收的功能。

小肠是最主要的吸收部位，绝大多数物质在此被吸收。小肠具备诸多有利于吸收的因素：①吸收面积大。成人小肠长5~7m，黏膜具有许多环状皱褶，皱褶上有大量绒毛，在绒毛的每个柱状上皮细胞顶端约有1700条微绒毛，这样的结构可使小肠黏膜的总面积增加600倍，达到200~250m²(图7-13)。②绒毛内富含毛细血管、毛细淋巴管、平滑肌纤维和神经纤维网等结构。淋巴管纵贯绒毛中央，称为中央乳糜管。消化期内，小肠绒毛产生节律性的伸缩和摆动，可

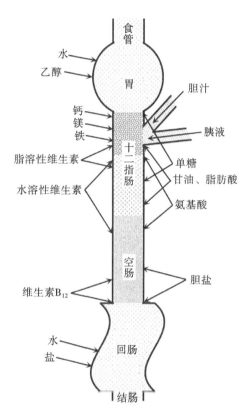

图 7-12 消化道内物质吸收部位示意图

促进绒毛内毛细血管网和中央乳糜管内的血液和淋巴向小静脉和淋巴管流动，有利于吸收。③在小肠内，营养物质已被消化为结构简单的可吸收物质。④食物在小肠内停留时间较长，一般为3~8小时。

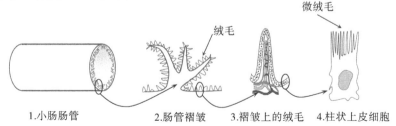

1.小肠肠管　　　2.肠管褶皱　　　3.褶皱上的绒毛　　　4.柱状上皮细胞

图 7-13 小肠表面积增加示意图

这样的结构可使小肠黏膜的总面积增加600倍，达到200~250m²。

7.7.1.2 吸收的途径

营养物质可通过 2 条途径进入血液或淋巴：一是跨细胞途径（transcellular pathway），即通过绒毛柱状上皮细胞的顶端膜进入细胞，再通过细胞基底侧膜进入血液或淋巴；二是旁细胞途径（paracellular pathway），即通过相邻上皮细胞之间的紧密连接进入细胞间隙，然后转入血液或淋巴（图 7 - 14）。营养物质通过质膜的机制包括被动转运、主动转运以及入胞、出胞等。

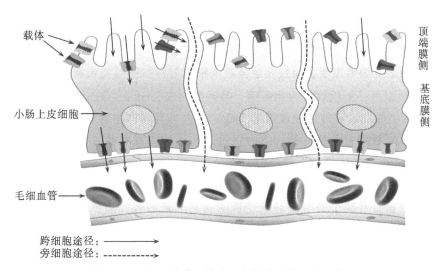

图 7 - 14 小肠黏膜吸收水和小的溶质的途径示意图

7.7.2 小肠内主要物质的吸收

一般情况下，成人小肠每日要吸收 6 ~ 8L 水、数百克糖、100g 以上脂肪、50 ~ 100g 氨基酸以及 50 ~ 100g 离子等。实际上，小肠具有巨大的储备，吸收能力远超过这些数字。在小肠中被吸收的物质不仅包括经口摄入的食物和水，还包括各种消化腺分泌入消化道内的水、无机盐和某些有机成分。

7.7.2.1 水的吸收

成人每日摄入水量为 1 ~ 2L，每日分泌入消化道内的各种消化液为 6 ~ 8L，而每日随粪便排出的水仅为 0.1 ~ 0.2L，所以小肠每日吸收的液体总量多达 8L 左右。若大量的水不能被吸收，则会造成脱水，致使内环境稳态遭受破坏，如频繁大量呕吐和腹泻时造成脱水的原因就在于此。

水的吸收是被动的，各种溶质尤其是 NaCl 的主动吸收所产生的渗透压梯度是水吸收的动力。在十二指肠和空肠上部，水从肠腔进入血液和水从血液进入肠腔的量都很大，因此肠腔内液体的减少并不明显。在回肠，离开肠腔的液体比进入的多，因而肠内容量大为减少。

7.7.2.2 无机盐的吸收

单价碱性盐类，如 Na$^+$、K$^+$、NH$_4^+$ 的吸收很快；多价碱性盐则吸收很慢；而与

Ca^{2+}结合形成沉淀的盐，如硫酸盐、磷酸盐、草酸盐等，则不能被吸收。

（1）Na^+的吸收：成人每日摄入的 Na^+ 为 5～8g，每日随消化液分泌入消化道中的 Na^+ 为 20～30g，而每日吸收的 Na^+ 为 25～35g，表明肠内容物中 97%～99% 的 Na^+ 被吸收。

Na^+ 的吸收是通过跨细胞途径进行的。钠泵的活动造成小肠上皮细胞内低 Na^+，同时，细胞内电位也比其顶端膜外的肠腔负 40mV 左右。故在顶端膜侧，肠腔内 Na^+ 在电-化学梯度的推动下，借助载体进入细胞；基底膜侧，在钠泵的作用下，Na^+ 被泵至细胞外。基底膜外，Na^+ 浓度升高，渗透压升高，又可吸引肠腔内的水透过细胞膜和细胞间隙，进入基底膜外组织间隙，随后 Na^+ 和水一起进入毛细血管。

Na^+ 在肠上皮细胞顶端膜通过转运体进入细胞时，往往与葡萄糖、氨基酸和 HCO_3^- 同向转运，所以 Na^+ 的吸收可为葡萄糖、氨基酸、水、HCO_3^- 等的吸收提供动力。

（2）铁的吸收：成人每日吸收铁约 1mg，仅占每日膳食中含铁量的 5%～10%。铁的吸收与人体对铁的需要量有关。体内铁过多，可抑制其吸收；体内缺铁者，对铁的吸收量可是正常人的 2～5 倍。食物中的铁绝大部分是 Fe^{3+}（高铁），不易被吸收；当它被还原为 Fe^{2+}（亚铁）时，则较易被吸收。维生素 C 能将 Fe^{3+} 还原为 Fe^{2+}，从而促进铁的吸收。铁在酸性环境中易溶解而便于被吸收，故胃酸有促进铁吸收的作用，胃大部切除的患者可伴发缺铁性贫血。

铁的吸收是一个跨细胞主动转运的过程，主要吸收部位在小肠上部。上皮细胞的顶端膜上存在铁的载体，即转铁蛋白，它对 Fe^{2+} 的转运效率比 Fe^{3+} 高 2～15 倍，所以 Fe^{2+} 更容易吸收。当机体对铁的需要量增加时，则铁的载体表达增多，小肠对铁的吸收能力增强。铁进入细胞后，只有一小部分通过基底侧膜被主动转运出细胞进入血液，大部分则被氧化为 Fe^{3+}，并与细胞内的脱铁铁蛋白结合成铁蛋白，储存于细胞内，留待以后缓慢释放。肠上皮细胞内铁蛋白水平与机体内的铁量相适应。当机体铁充裕时，上皮细胞内的铁蛋白会释放缓慢，含量就会增多，这也成为再吸收铁的抑制因素。

（3）Ca^{2+}的吸收：食物中的结合钙须转变成 Ca^{2+} 才能被吸收。通常食物中的钙只有 20%～30% 被吸收，大部分随粪便排出。Ca^{2+} 的吸收与机体对 Ca^{2+} 的需要量有关，儿童和哺乳期妇女因对 Ca^{2+} 的需要量增大而吸收增多。维生素 D 能促进小肠对 Ca^{2+} 的吸收，因此也是影响 Ca^{2+} 吸收的主要因素之一。此外，钙盐只有在水溶液状态（如 $CaCl_2$、葡萄糖酸钙溶液）而且在不被肠腔中其他任何物质沉淀的情况下，才能被吸收。此外，如食物中钙与磷的适当比例、肠内一定的酸度、脂肪、乳酸、某些氨基酸（如色氨酸、赖氨酸和亮氨酸）等都可促进 Ca^{2+} 的吸收；食物中的草酸和植酸均可与 Ca^{2+} 形成不溶解的化合物，从而妨碍 Ca^{2+} 的吸收。

小肠黏膜对 Ca^{2+} 的吸收有跨细胞和旁细胞两种途径。十二指肠是跨细胞主动吸收 Ca^{2+} 的主要部位，小肠各段都可通过旁细胞途径被动吸收 Ca^{2+}。从 Ca^{2+} 的吸收量来看，可能以后一种形式吸收的 Ca^{2+} 更多，部位以空肠和回肠更为主要。Ca^{2+} 吸收的跨细胞途径包括 3 个步骤：①Ca^{2+} 经上皮细胞顶端膜中钙通道顺电-化学梯度进入细胞；②进入细胞质内的 Ca^{2+} 迅速与钙结合蛋白结合，以维持细胞质中低水平的游离 Ca^{2+} 浓度；③基底侧膜处，Ca^{2+} 与钙结合蛋白分离，通过基底侧膜中的钙泵和 $Na^+ - Ca^{2+}$ 交换体被转运出细胞，然后进入血液。

（4）负离子的吸收：在小肠内吸收的负离子主要是 Cl^- 和 HCO_3^-。由钠泵产生的电位差可促进肠腔负离子向细胞内移动，但负离子也可独立进行跨膜移动。

7.7.2.3　糖的吸收

食物中的糖类一般须被消化分解为单糖后才能被小肠上皮细胞吸收。各种单糖的吸收速率差异很大，己糖吸收很快，戊糖吸收则很慢。在己糖中，又以半乳糖和葡萄糖的吸收最快，果糖次之，甘露糖最慢。

大部分单糖的吸收是逆浓度主动转运过程。肠黏膜上皮细胞顶端膜中存在 Na^+-葡萄糖同向转运载体，它能选择性地将葡萄糖或半乳糖从肠腔转运入细胞内，这种转运方式属于继发性主动转运。进入细胞的单糖则以易化扩散的方式通过基底膜上的载体离开细胞进入组织间液，随后入血。因与载体的亲和力不同，各种单糖的吸收速率也不相同。

7.7.2.4　蛋白质的吸收

蛋白质的吸收部位主要在小肠，但必须消化分解为氨基酸和寡肽后才能被吸收。经加热处理后的蛋白质因变性而易于被消化，在十二指肠和近端空肠即被迅速吸收，未经加热处理的蛋白质则较难被消化，须到达回肠后才基本被吸收。

与葡萄糖的吸收相似，氨基酸的吸收也与钠同向转运，也属于继发性主动转运，但所涉及的转运载体远比单糖复杂。通常中性氨基酸的转运比酸性氨基酸或碱性氨基酸速度快。进入上皮细胞的氨基酸也以易化扩散的方式经载体进入组织间液，然后进入血液循环。

小肠内的寡肽（由 2~6 个氨基酸残基组成的肽）也可被上皮细胞摄取。上皮细胞顶端膜上存在二肽和三肽转运系统，进入细胞的二肽和三肽可被细胞内的二肽酶和三肽酶进一步分解为氨基酸，后者经基底侧膜上的载体转运出细胞，然后进入血液循环。

此外，少量小分子食物蛋白可完整地进入血液，由于吸收量很少，因此并无营养意义，但可作为抗原引起过敏反应或中毒反应，从而对机体造成不良影响。

7.7.2.5　脂肪的吸收

在小肠内，脂类的消化产物脂肪酸、甘油一酯、胆固醇等很快与胆汁中的胆盐结合形成水溶性混合微胶粒，然后透过肠黏膜上皮细胞表面的静水层到达细胞的微绒毛。在这里，甘油一酯、脂肪酸和胆固醇等又从混合微胶粒中释出，以单纯扩散（为主）或载体转运的形式通过细胞膜进入上皮细胞，而胆盐则被留在肠腔内继续发挥作用。

长链（含 12 个碳原子以上）脂肪酸及甘油一酯进入上皮细胞后，在内质网中大部分被重新合成为甘油三酯，并与细胞中生成的载脂蛋白合成乳糜微粒（chylomicron）。乳糜微粒形成后，即进入高尔基复合体中，被质膜结构包裹而形成囊泡，再以出胞的方式进入细胞外组织间隙，然后扩散至淋巴管。

中、短链（含 12 个碳原子以下）甘油三酯水解产生的脂肪酸和甘油一酯是水溶性的，在小肠上皮细胞中不再变化，可直接经扩散出基底膜进入血液循环而不进入淋巴管。由于动、植物油脂中含有 15 个以上碳原子的长链脂肪酸居多，因此脂肪的吸收以淋巴途径为主。

7.7.2.6 胆固醇的吸收

胆固醇主要来自食物和肝脏分泌的胆汁，每日进入小肠的胆固醇为 1～2g。来自胆汁的胆固醇是游离的，而食物中胆固醇部分是酯化的。酯化的胆固醇须在肠腔中经胆固醇酯酶水解为游离胆固醇后才能被吸收。游离胆固醇通过形成混合微胶粒，在小肠上部被转运至小肠上皮细胞内。胆固醇在细胞内的变化与脂肪类似，重新被酯化后生成胆固醇酯，最后与载脂蛋白一起组成乳糜微粒，以出胞的形式进入细胞外组织间隙，然后扩散至淋巴管。

胆盐可与胆固醇形成混合微胶粒，有助于胆固醇的吸收。食物中不能被利用的纤维素、果胶、琼脂等易与胆盐结合而形成复合物，可阻碍微胶粒的形成，从而能降低胆固醇的吸收。抑制肠黏膜细胞载脂蛋白合成的物质可因妨碍乳糜微粒的形成而减少胆固醇的吸收。

7.7.2.7 维生素的吸收

大部分维生素在小肠上段被吸收，只有维生素 B_{12} 在回肠被吸收。大多数水溶性维生素（如维生素 B_1、维生素 B_2、维生素 B_6、维生素 PP）是通过依赖于 Na^+ 的同向转运体被吸收的。维生素 B_{12} 须先与内因子结合成复合物后，再到回肠被主动吸收。当发生萎缩性胃炎或胃大部切除等病症后，内因子分泌不足，可因维生素 B_{12} 吸收障碍而发生巨幼红细胞性贫血。脂溶性维生素 A、维生素 D、维生素 E、维生素 K 的吸收与脂类消化产物相同。

7.7.3 大肠的吸收功能

大肠黏膜对水和电解质的吸收能力很强。人体每天消化的食糜经过小肠后有 1000～1500mL 进入大肠，其中的水和电解质大部分被吸收，仅约 100mL 液体和少量 Na^+、Cl^- 随粪便排出。如果粪便在大肠内停留时间过久，则会因水分被吸收过多而导致粪便干燥。当从回肠进入大肠的液体超出大肠吸收能力或大肠吸收功能障碍时，则可因水不能被正常吸收而出现腹泻。

大肠还能吸收肠内细菌合成维生素以及由细菌分解食物残渣产生的短链脂肪酸，如乙酸、丙酸和丁酸等。细菌合成的维生素 B 复合物和维生素 K 被大肠吸收，可补充从食物中摄入的不足。

由于大肠具有很强的吸收能力，因此临床上可采用直肠灌药的方式作为给药途径。直肠给药不但吸收快，而且大部分不经过肝脏，可避免首过效应；又因不经过胃和小肠，又能避免部分药物对胃和小肠的直接刺激，同时也避免了强酸、强碱和消化酶对药物的影响和破坏。因此，直肠给药可显著提高药物的生物利用度。

（薛盟举）

7.8　肝功能不全

　　肝是人体内最大的腺体,由肝实质细胞(肝细胞)和非实质细胞组成。肝非实质细胞包括肝星形细胞(又称贮脂细胞)、窦内皮细胞、Kupffer 细胞及肝相关淋巴细胞等。肝具有分泌、排泄、合成、生物转化及免疫等多种生理功能。各种致肝损害因素严重损害肝脏细胞,使其代谢、分泌、合成、解毒、免疫等功能严重障碍,机体可出现黄疸、出血、感染、肾功能障碍及肝性脑病等临床综合征,称为肝功能不全(hepatic insufficiency)。肝衰竭一般是指肝功能不全的晚期阶段,主要表现为肝性脑病和肾衰竭(肝肾综合征)。

7.8.1　肝功能不全的病因和分类

7.8.1.1　病因

1)生物性因素

　　目前已发现 7 种病毒可导致病毒性肝炎,其中最重要的是乙型肝炎病毒(HBV)。一般认为,T 细胞介导的细胞免疫反应是引起病毒性肝细胞损伤的主要因素。

2)药物

　　肝在药物代谢中起着十分重要的作用。大多数药物在肝内经生物转化而被排出体外。许多药物本身或其代谢产物对肝具有明显的毒性作用,可造成肝的损害和病变。需要注意的是,临床上以正常剂量应用某一种药物时一般不会引起肝损害,但 2 种或 2 种以上药物合用时,常可出现肝病变,甚至造成严重的后果。药物所致肝损害一般有以下 3 种类型。

　　(1)肝细胞毒损害:许多药物可引起肝实质细胞坏死、脂肪变性,其中异烟肼、氟烷和对乙酰氨基酚等造成的肝细胞坏死最受重视;甲氨蝶呤和四环素等可引起脂肪肝,其原因可能与抑制肝内蛋白质合成使极低密度脂蛋白减少,肝分泌甘油三酯受阻有关。

　　(2)肝内胆汁淤积:肝细胞对胆汁的排泌有赖于细胞膜运载胆盐的受体、细胞内转运过程、$Na^+ - K^+ - ATP$ 酶、离子交换、细胞膜等结构及功能的正常。许多药物及其代谢产物(如氯丙嗪)可通过上述多个环节产生毒性作用,引起肝内胆汁淤积。

　　(3)混合性肝损害:兼有肝细胞毒损害和胆汁淤积的双重特点。

3)酒精

　　酒精性肝病在发达国家的病死率与恶性肿瘤、心血管系统疾病相近。在我国,随着人们生活水平的不断提高,酒精性肝病的发病率近年来呈上升趋势,应引起高度重视。

　　肝是酒精的主要代谢器官,进入体内的酒精被肝细胞线粒体和细胞液中的乙醇脱氢酶系统氧化为乙醛,部分酒精也可被微粒体中的乙醇氧化酶系统氧化为乙醛,乙醛再经肝细胞线粒体内的乙醛脱氢酶氧化为乙酸。酒精本身及其代谢物均能导致肝损伤,尤其是乙醛,对肝细胞具有很强的毒性作用,可使肝线粒体的结构和功能发生改变、抑制蛋白质的合成和分泌以及脂肪酸的氧化，从而形成脂肪肝；还可促进肝纤维化，最终可发展为肝硬化。

4）遗传性因素

遗传性酶缺陷所致物质代谢紊乱引起的疾病称为遗传代谢障碍性肝病，主要表现为肝结构和功能改变，常伴有其他脏器的损害。例如，肝豆状核变性（Wilson病）是铜代谢障碍的常染色体隐性遗传病，因肝合成铜蓝蛋白障碍而使铜不能被分泌到胆汁中，过量铜沉积在肝脏，导致肝硬化；原发性血色病时，含铁血黄素在肝内沉积，也可导致肝损害。

5）免疫性因素

机体的免疫功能状态对肝病的发生、发展起着非常重要的作用。肝脏细胞自分泌和旁分泌很多炎症性细胞因子，原发性胆汁性肝硬化、慢性活动性肝炎可激活以T淋巴细胞为介导的细胞免疫功能，尤其是杀伤性T细胞是最重要的效应细胞，肝损害后的免疫激活可促进肝病的发生和发展。

6）营养性因素

随食物一起摄入的毒物，如黄曲霉素、亚硝酸盐和毒蕈等，也可促进肝病的发生。近年来，随着人们生活水平的提高，营养过剩可使脂肪在体内过多堆积，从而发生超重和肥胖，这也是造成脂肪肝不可忽视的因素。

7.8.1.2 分类

肝功能不全在临床上根据病情经过可分为急性肝功能不全和慢性肝功能不全两种类型。

（1）急性肝功能不全：又称暴发性肝衰竭，起病急骤，特征为进行性发展迅速，发病数小时后即出现黄疸，很快进入昏迷状态，有明显出血倾向，并常伴发肾衰竭。病毒及药物导致的急性重症肝炎是急性肝功能不全的代表疾病。

（2）慢性肝功能不全：病程较长，进展缓慢，临床上常因上消化道出血、感染、碱中毒、服用镇静剂等诱因作用使病情突然恶化，进而发生昏迷。慢性肝功能不全多见于各类肝硬化的失代偿期和部分肝癌晚期。

7.8.2 肝功能不全时机体的功能与代谢变化

肝脏由肝实质细胞（即肝细胞）和非实质细胞构成。肝非实质细胞包括肝巨噬细胞（即Kupffer细胞）、肝星形细胞（即贮脂细胞）、肝脏相关淋巴细胞和肝窦内皮细胞。在肝功能不全发生的机制中，肝细胞和肝非实质细胞的异常都起到了重要的作用。肝功能障碍的主要表现如下。

7.8.2.1 物质代谢障碍

（1）糖代谢障碍：低血糖的机制包括以下几个方面。①肝细胞大量死亡，导致肝糖原贮备明显减少；②受损肝细胞内质网葡萄糖-6-磷酸酶活性降低，肝糖原转变成葡萄糖的过程发生障碍；③肝细胞灭活胰岛素功能降低。

（2）脂质代谢障碍：肝在脂质的消化、吸收、运输、分解和合成等过程中均发挥重要的作用。肝功能不全时，由于胆汁分泌减少，引起脂质吸收障碍，患者可出现脂肪泻、厌油腻食物等临床表现。当肝功能障碍时，由于磷脂及脂蛋白的合成减少，使肝内脂肪输出障碍，从而出现脂肪肝；胆固醇酯化障碍，转化为胆汁酸的能力下降，可使血浆胆固醇总量升高。

（3）蛋白质代谢障碍：肝是人体合成和分解蛋白质的主要场所，有 30 余种血浆蛋白在肝脏合成，特别是白蛋白，约占肝合成蛋白的 25%。肝功能不全可使白蛋白合成减少，血浆胶体渗透压下降，导致低蛋白血症，形成腹水。由于凝血因子合成减少，从而造成出血倾向。此外，蛋白质物质运输功能亦会受影响。

7.8.2.2 水、电解质代谢及酸碱平衡紊乱

（1）水肿：严重肝功能不全患者常有腹腔内体液的异常积聚，称为肝性腹水。随着病情进一步加重，可出现尿量减少、下肢水肿。其发生机制：①假小叶形成可使肝静脉回流受阻，肝血窦内压升高，导致体液滤出过多。另外，假小叶形成还可使门静脉压、肠系膜静脉及毛细血管内压升高，组织液生成增多，当超过淋巴回流的代偿能力时，淋巴液便从肝及肠道表面渗入腹腔，形成腹水。②低蛋白血症可使血浆胶体渗透压降低，导致组织液生成增多。③醛固酮和血管升压素灭活减少，可引起淋巴循环障碍及钠水潴留（这是肝性腹水形成的全身性因素）。

（2）低钠血症（稀释性低钠血症）：在肝功能不全患者较为常见，往往是病情危重的表现。其发生原因：①有效循环血量减少，引起抗利尿激素分泌增多，同时肝脏对抗利尿激素灭活障碍，导致水潴留。②长期进食限盐饮食，使钠摄入不足。③长期使用利尿药或大量抽吸腹腔积液，使钠丢失过多。

（3）低钾血症：重症肝功能不全患者易发生低钾血症。其原因主要有：①患者食欲不振，可使钾摄入减少。②患者呕吐、长期利尿或大量抽吸腹腔积液，使钾丢失过多。③有效循环血量减少，可刺激醛固酮分泌增加，肝细胞损伤又使醛固酮灭活减少，两者导致血浆醛固酮升高，从而使肾排钾增多，引起低钾血症。

（4）碱中毒：肝功能不全患者常因合并低氧血症和高氨血症而导致过度换气，从而引起呼吸性碱中毒；血氨升高和血钾降低又可导致代谢性碱中毒。

7.8.2.3 胆汁分泌和排泄障碍

胆红素的摄取、运载、酯化、排泄以及胆汁酸的摄入、运载和排泄均由肝细胞来完成。肝功能发生障碍后，可导致高胆红素血症或黄疸以及肝内胆汁淤积。

7.8.2.4 凝血功能障碍

大部分凝血因子都由肝细胞合成。重要的抗凝物质，如蛋白 C、抗凝血酶Ⅲ等也由肝细胞合成。肝功能受损后，凝血与抗凝血平衡失调，易产生出血倾向。

7.8.2.5 生物转化功能障碍

机体在药物代谢、灭活激素或神经递质、清除代谢产物或肠源性内毒素时，常需对其进行生物转化，使其变成无毒或毒性小而水溶性较高的物质，以便于从胆汁或尿

中排出体外。肝功能不全时，由于生物转化功能障碍，可造成上述物质在体内蓄积，从而影响机体的正常功能。

7.8.2.6 免疫功能障碍

（1）细菌性感染：肝功能不全患者常并发感染，如自发性细菌性腹膜炎、细菌性心内膜炎、尿道感染、菌血症等。这是由于：①肝功能障碍导致补体合成严重不足，对细菌调理作用缺陷；②肝功能障碍使血浆纤维蛋白严重减少，影响 Kupffer 细胞的功能；③肝功能不全时，糖皮质激素灭活减少，使机体的免疫功能受抑制。

（2）肠源性内毒素血症：肝功能不全患者可出现肠源性内毒素血症。其机制为：①内毒素入血增加。严重肝病时，门体侧支循环建立，来自肠道的内毒素不经过肝脏直接进入体循环；肠壁水肿使得漏入腹腔内毒素增多；肠黏膜屏障功能障碍，使内毒素被吸收入血增多。②内毒素清除减少。严重肝病时，肝内淤滞的胆汁酸、胆红素均可抑制 Kupffer 细胞功能，对内毒素清除减少。

7.8.3 肝性脑病

由于急性或慢性肝功能严重障碍，大量毒性代谢产物在体内聚集，经血液循环入脑，引起中枢神经系统功能障碍，临床上出现以意识障碍为主的一系列神经精神症状，最终出现昏迷，这种继发于严重肝脏疾病的神经精神综合征称为肝性脑病（hepatic encephalopathy）。

7.8.3.1 肝性脑病的分类

（1）内源性：多由病毒性暴发性肝炎、肝细胞坏死中毒或药物性肝炎引起，呈急性经过，无明显诱因，血氨可不增高。

（2）外源性：多由门脉性肝硬化、血吸虫性肝硬化等引起，有明显诱因，血氨往往增高。

7.8.3.2 肝性脑病的分期

根据肝性脑病的发展进程，临床分为 4 期。一期（前驱期）：有轻微的神经精神症状；二期（昏迷前期）：出现嗜睡、定向理解力减退等，并具有特征性的扑翼样震颤；三期（昏睡期）：有明显精神错乱、昏睡；四期（昏迷期）：神志丧失，不能唤醒，没有扑翼样震颤，称为肝昏迷（hepatic coma）。肝昏迷是肝性脑病的最后阶段，是肝功能衰竭的终末临床表现。

7.8.3.3 肝性脑病的发病机制

肝性脑病的发生机制至今尚未完全阐明，目前比较公认的学说有氨中毒学说、假性神经递质学说、血浆氨基酸失衡学说等。

1）氨中毒学说

正常人血氨不超过 $59\mu mol/L$，并且氨的来源和去路保持动态平衡。60% ~80% 的肝性脑病患者有血氨升高。

（1）血氨升高的原因：①尿素合成减少，氨清除不足。在生理情况下，氨的清除主要在肝脏经鸟氨酸循环合成尿素排出体外。肝功能严重障碍时，由于肝内多酶系统受损，导致 ATP 供给不足、鸟氨酸循环障碍，血氨经肝脏合成尿素的能力降低，导致血氨升高。②氨的产生增多。肠道产氨增多，肠道内氨的来源主要是肠道内蛋白质经消化变成氨基酸，在肠道细菌释放的氨基酸氧化酶作用下可产氨；经尿素的肠-肝循环弥散入肠道的尿素，在细菌释放的尿素酶的作用下也可产氨。肝脏功能严重障碍时，门脉血流受阻，肠黏膜淤血、水肿，肠蠕动减弱以及胆汁分泌减少等，均可使消化功能降低，导致肠道细菌活跃，从而使肠道氨基酸氧化酶和尿素酶增多；同时，未经消化的蛋白质成分在肠道潴留，使肠内氨基酸增多；肝硬化晚期合并肾功能障碍，尿素排出较少，可使弥散入肠道的尿素增加。这些因素都可导致肠道产氨增多。如果合并上消化道出血，则由于肠道内血液蛋白质的增多，也可经细菌分解产氨增多。

（2）氨对脑的毒性作用：氨可自由通过血-脑屏障，进入脑内产生毒性作用。氨对中枢神经系统的毒性作用主要包括以下几个方面。①干扰脑细胞能量代谢：消耗了大量 α-酮戊二酸，造成 ATP 产生减少；消耗了大量 NADPH，使 ATP 产生减少；氨抑制了丙酮酸脱羧酶的活性，使乙酰辅酶 A 生成减少，也可使 ATP 产生减少；大量氨与谷氨酸合成谷氨酰胺时消耗了大量 ATP。这样可导致脑细胞能量严重不足，不能维持中枢神经系统的兴奋活动而昏迷。②脑内神经递质发生改变：兴奋性递质谷氨酸、乙酰胆碱减少，而抑制性递质谷氨酰胺、γ-氨基丁酸增多。③氨对神经细胞膜的抑制作用：氨可与 K^+ 竞争，通过细胞膜上的钠泵进入细胞内，造成细胞缺钾；另外，氨还可以干扰神经细胞膜上的钠泵活性。

2）假性神经递质学说

去甲肾上腺素和多巴胺等在维持脑干网状结构上行激动系统的唤醒功能中具有重要作用。当真性递质被假性递质所取代时，可使大脑皮质进入抑制状态。与去甲肾上腺素和多巴胺相对应的假性递质分别是羟苯乙胺和羟苯乙醇胺。

假性递质的来源：芳香族氨基酸苯丙甘酸和酪氨酸经肠道脱羧作用被分解成苯乙胺和酪胺，正常时，这两种物质可被肝脏的单胺氧化酶作用氧化分解而解毒。肝功能严重障碍时，解毒功能降低，大量苯乙胺和酪胺入血，在脑内可被脑干网状结构的神经细胞内的 β-羟化酶作用生成苯乙醇胺和羟苯乙醇胺。

假性神经递质学说的根据之一就是利用左旋多巴可以明显改善肝性脑病的病情。

3）血浆氨基酸失衡学说

支链氨基酸/芳香族氨基酸的正常值为 3～3.5，肝性脑病时可下降至 0.6～1.2。

血浆氨基酸不平衡的原因：肝脏对胰高血糖素和胰岛素的灭活功能降低，导致两种激素浓度都升高，但胰高血糖素升高更加显著，导致胰高血糖素/胰岛素比值升高，体内分解代谢增强。大量芳香族氨基酸释放入血，一方面在肝脏降解减少，另一方面肝脏利用芳香族氨基酸糖异生的能力降低，从而使芳香族氨基酸大量增加。此外，主要在骨骼肌进行代谢的支链氨基酸在升高的胰岛素的作用下更多地进入骨骼肌组织被利用，从而使血中的含量降低。

血中芳香族氨基酸增多，则进入脑内的芳香族氨基酸也增多，主要是苯丙氨酸、酪氨酸和色氨酸，从而生成大量假性神经递质。色氨酸在脑内色氨酸羟化酶的作用下，生成5-羟色胺(5-HT，抑制性神经递质，可抑制酪氨酸转变成多巴胺)。

4)γ-氨基丁酸学说

γ-氨基丁酸(GABA)属于抑制性神经递质，既是突触后抑制递质，又是突触前抑制递质。γ-氨基丁酸可使突触后膜Cl^-通透性增高，Cl^-由突触间隙进入细胞内，产生超极化，发挥突触后抑制作用。γ-氨基丁酸还可以作用于突触前的轴突末梢，也可使其Cl^-通透性增强，Cl^-由轴突内流向轴突外，进而产生去极化，使末梢在冲动到来时释放神经递质减少，从而产生突触前抑制作用。

神经细胞内的γ-氨基丁酸主要是由谷氨酸在谷氨酸脱羧酶的作用下脱羧而产生的。血中γ-氨基丁酸主要由肠道细菌作用于肠内容物产生。肝功能严重障碍时，可使原本进入肝脏代谢的γ-氨基丁酸降解减少，从而大量进入血液。正常时，γ-氨基丁酸不能通过血-脑屏障进入脑内，但严重肝病时，血-脑屏障通透性增高，γ-氨基丁酸进入脑内，并在突触间产生抑制作用，导致中枢神经系统功能抑制。

5)其他神经毒素的作用

血中硫醇增多，从呼吸道排出，气味难闻，称为肝臭，其毒性是抑制尿素合成而干扰氨的解毒、抑制线粒体的呼吸过程和脑内钠泵活性。

短链脂肪酸增多，抑制脑神经细胞的钠泵活性。

酪氨酸增多还可经肠道细菌作用产生酚，对肝性脑病也有一定作用。

色氨酸经肠道细菌可产生吲哚、甲基吲哚等。

总之，肝性脑病的发生机制极为复杂，是多种因素综合作用的结果，其确切机制有待于进一步研究。

7.8.3.4 肝性脑病的诱因

(1)氮负荷增加：这是诱发肝性脑病的最常见原因，分为外源性负荷增加和内源性负荷增加。外源性氮负荷增加见于肝硬化、上消化道出血、高蛋白饮食和输血。内源性氮负荷增加见于碱中毒和感染等。

(2)血-脑屏障通透性增加：TNF-α、IL-6的作用可增强血-脑屏障通透性，合并的高碳酸血症、脂肪酸以及饮酒等都可使血-脑屏障通透性增强。

(3)脑敏感性增高：脑对药物或氨等毒性物质的敏感性增强。因此，使用止痛、镇静、麻醉以及氯化铵等药物时易诱发肝性脑病。感染、缺氧、电解质紊乱也可以增高脑对毒性物质的敏感性。

7.8.3.5 肝性脑病的防治原则

肝性脑病是一种严重的急症，病死率极高，应根据其发病机制及早进行预防和治疗。

(1)防治诱因：防止继发感染和压疮的形成，给予高糖、多种维生素、低蛋白、低脂肪饮食，防止便秘和食管曲张静脉破裂出血，慎用镇静药和麻醉药。

(2)降低血氨：①口服肠道抑菌药物，如新霉素等，可减少产氨。②以食醋灌肠，或口服乳果糖等药物，可降低肠道 pH，减少肠道产氨和利于氨的排出。③应用谷氨酸、精氨酸等药物，可降低血氨。④纠正碱中毒，以减少氨的生成。

（3）恢复神经传导功能：左旋多巴可在脑内转变为多巴胺。应用左旋多巴可以补充正常神经递质，使其与脑内假性神经递质竞争，有利于恢复神经传导功能。

（4）其他措施：纠正水、电解质代谢和酸碱平衡紊乱，及时处理可能出现的大出血、脑水肿、肾衰竭等病理情况。

（5）肝移植：对暴发性肝衰竭、终末期肝功能不全者，应优先安排；而对慢性肝功能不全失代偿期者，则根据评分分级排序。

（李　楠）

课件　　　　　　拓展阅读　　　　　自测习题

第8章 能量代谢与体温

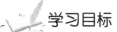

学习目标

识记：

(1) 人体主要的供能物质。

(2) 影响能量代谢的主要因素和体温的生理变动。

(3) 基础代谢、基础代谢率、食物的热价、氧热价和呼吸商的概念。

理解：

(1) 能量代谢的测定原理和方法。

(2) 机体产热的机制以及散热的途径和方式。

(3) 机体维持体温相对稳定的机制。

运用：

(1) 能运用机体散热原理为体温升高的患者进行降温。

(2) 能运用调定点学说解释机体发热的机制。

能量是维持生命活动的必要条件，机体各种功能活动所需要的能量来源于营养物质分子中的化学能。糖、脂肪和蛋白质是机体的供能物质，它们在体内进行化学反应的同时释放出能量，最终这些能量大部分转化为热能。部分热能用于维持体温，为生理功能活动提供相对稳定的内环境；部分热能则通过散热途径释放到体外。

8.1 能量代谢

新陈代谢是生命的基本特征之一。新陈代谢包括合成代谢和分解代谢两个方面，前者是指生物体不断地从外界摄取营养物质来构筑和更新自身，并储存能量；后者则为机体利用储存的能量或分解体内自身物质而转变成能量，用以维持体温和进行各种功能性活动，如躯体运动、心脏射血、细胞的生物电活动和生物分子的合成等。可见，物质代谢与能量代谢是伴随发生的。生理学中通常将生物体内物质代谢过程中伴随发生的能量的释放、转移、储存和利用称为能量代谢（energy metabolism）。

8.1.1 机体能量的来源与利用

8.1.1.1 能量的来源

1) 三磷酸腺苷的生成与作用

机体能利用的能量来源于食物中糖、脂肪和蛋白质分子结构中蕴藏的化学能。当这些营养物质被氧化分解时，碳氢键断裂，释放出能量。机体的组织细胞在进行各种生理活动时并不能直接利用这种能量形式，组织细胞所需要的能量实际上是由三磷酸腺苷(adenosine triphosphate，ATP)直接提供的。ATP 是糖、脂肪和蛋白质在生物氧化过程中合成的一种高能化合物，当 ATP 水解为二磷酸腺苷(adenosine diphosphate，ADP)及磷酸时，同时释放出能量(在生理条件下可释放 51.6kJ/mol)供机体利用。ATP 既是体内直接的供能物质，又是体内能量储存的重要形式。人体在生命活动过程中所消耗的 ATP 可由营养物质在体内被氧化分解所释放的能量不断地使 ADP 重新氧化磷酸化而得到补充。

除 ATP 外，体内还有其他高能化合物，如磷酸肌酸(creatine phosphate，CP)等。磷酸肌酸主要存在于肌肉和脑组织中。当物质氧化释放的能量过剩时，ATP 将高能磷酸键转给肌酸，在肌酸激酶催化下，合成磷酸肌酸。反过来，当组织消耗的 ATP 量超过营养物质氧化生成 ATP 的速度时，磷酸肌酸的高能磷酸键又可快速转给 ADP，生成 ATP，以补充 ATP 的消耗。因此，磷酸肌酸是体内 ATP 的储存库。从机体能量代谢的整个过程来看，ATP 的合成与分解是体内能量转化和利用的关键环节。

2) 三大营养物质的能量转化

(1)糖(carbohydrate)：主要生理功能是供给机体生命活动所需要的能量。一般情况下，人体所需能量的 50% ~70% 是由糖类物质的氧化分解提供的。食物中的糖经过消化被分解为单糖，在被吸收的单糖中，葡萄糖占总量的 80%，通常所说的血糖是指血中的葡萄糖。体内的糖代谢途径可因供氧情况的不同而有所不同。在氧供应充足的情况下，葡萄糖进行有氧氧化，生成 CO_2 和水，此时 1mol 葡萄糖完全氧化所释放的能量可合成 38mol ATP；在缺氧的情况下，葡萄糖进行无氧酵解，生成乳酸，此时 1mol 葡萄糖只能合成 2mol ATP。在一般情况下，大多数组织细胞有足够的氧供应。因此，机体以糖的有氧氧化供能为主。葡萄糖无氧酵解虽然只能释放少量能量，但在人体处于缺氧状态时极为重要，因为这是人体的能量物质唯一不需 O_2 的供能途径。例如，人在进行剧烈运动时，骨骼肌的耗氧量剧增，但由于循环、呼吸等功能活动只能逐渐加强，不能很快满足机体对 O_2 的需要，骨骼肌因而处于相对缺氧的状态，这种现象称为氧债(oxygen debt)。在这种情况下，机体只能动用储备在磷酸肌酸等分子中的高能磷酸键和进行无氧酵解来提供能量。在肌肉活动停止后的一段时间内，循环、呼吸活动仍维持在较高水平，因而可摄取较多的 O_2 以偿还氧债。此外，某些细胞(如成熟红细胞)由于缺乏有氧氧化的酶系，也主要依靠糖酵解来供能。正常成人脑组织主要依赖葡萄糖的有氧氧化供能。脑组织的耗氧量高，对缺氧非常敏感。成人脑组织每日需消耗 100 ~150g 葡萄糖，由于脑组织的糖原储存量较少，对血糖的依赖性较高，因此当发生低血糖时会引起脑功能活动障碍，出现头晕等症，重者可发生抽搐甚至昏迷。

糖原（glycogen）是葡萄糖的多聚体，是糖在体内的储存形式，主要有肌糖原和肝糖原两种形式。肌糖原是存在于骨骼肌中的储备能源，需要时，肌糖原分解产生的6-磷酸葡萄糖可经有氧氧化及无氧糖酵解途径供能，为骨骼肌活动提供所需能量。由于肌肉组织中不含葡萄糖-6-磷酸酶，肌糖原分解后不能直接转变为葡萄糖，因此不能改变血糖水平。肝糖原则在维持机体血糖浓度的相对稳定中起重要作用。当空腹血糖浓度降低时，由于肝脏中含有葡萄糖-6-磷酸酶，肝糖原可转变为葡萄糖，因此可使血糖浓度升高到正常水平。反之，当血糖浓度升高时，血糖则在肝脏中合成肝糖原并储存起来，使血糖浓度下降到正常水平。体内肝糖原的储存量较少，仅可供机体在饥饿24～48小时内的能量消耗。

（2）脂肪（fat）：主要功能是储存和供给能量。体内储存的脂肪量较多，可占体重的20%左右。每克脂肪在体内氧化所释放的能量约为糖的2倍。通常成人储备的肝糖原在饥饿24小时后即被耗尽，而储存的脂肪所提供的能量可供机体使用长达10多天至2个月之久。当机体需要时，储存的脂肪首先在脂肪酶的催化下分解为甘油和脂肪酸。甘油主要在肝脏被利用，经过磷酸化和脱氢而进入糖的氧化分解途径供能，或转变为糖。脂肪酸的氧化分解可在心、肝、骨骼肌等许多组织细胞内进行。脂肪酸与辅酶A结合后，经过β氧化，逐步分解为乙酰辅酶A而进入糖的氧化途径，同时释放能量。

（3）蛋白质（protein）：基本组成单位是氨基酸。不论是由肠道吸收的氨基酸，还是由机体自身蛋白质分解所产生的氨基酸，都主要用于重新合成蛋白质，成为细胞的构成成分，以实现组织的自我更新，或用于合成酶、激素等生物活性物质。为机体提供能量则是氨基酸的次要功能，只有在某些特殊情况下，如长期不能进食或体力极度消耗时，机体才会依靠由组织蛋白质分解所产生的氨基酸供能，以维持基本的生理功能。由于蛋白质在体内的氧化分解不完全，因此所释放的能量低于它在体外燃烧时释放的能量。

8.1.1.2 能量的利用

各种能源物质在体内氧化过程中释放的能量，50%以上转化为热能，其余部分是以化学能的形式储存于ATP等高能化合物的高能磷酸键中，供机体完成各种生理功能，如肌肉的收缩和舒张、生物活性物质的合成、跨膜物质的主动转运、产生生物电活动的某些离子转运、神经传导等。除骨骼肌收缩对外界物体做一定量的机械功（简称外功）外，其他用于进行各种功能活动所做的功最终都转化为热能。热能是最低形式的能量，主要用于维持体温，而不能转化为其他形式的能，因此不能用来做功。用于维持体温的这部分体热最终由体表散发到外界环境中去。此外，还有小部分体热则通过呼气、排泄物等被带出体外。

8.1.1.3 能量平衡

人体的能量平衡是指机体摄入的能量与消耗的能量之间的平衡。若在一段时间内体重不变，便可认为此时人体的能量达到"收支"平衡，即这段时间内人体摄入的能量与消耗的能量基本相等。人体每日消耗的能量主要包括基础代谢的能量消耗、食物的特殊动力效应、身体运动的能量消耗和其他的生理活动(包括生长发育)所需能量。若摄入食物的能量少于消耗的能量,机体即动用储存的能源物质,因而体重减轻,称为能量的负平衡;反之,若机体摄入的能量多于消耗的能量,多余的能量则转变为脂肪等机体组织,导致体重增加,称为能量的正平衡。肥胖是能量正平衡的结果,它与许多疾病(如糖尿病、高血压)的发生或代谢异常(如血脂紊乱)有关。临床上常用体重指数(body mass index,BMI)、腰围和腰臀围比作为判断肥胖的简易诊断指标。体重指数是以身高(m)的平方除体重(kg)所得之商,即 $BMI = 体重(kg)/身高(m)^2$,主要反映全身性超重和肥胖。在我国,体重指数以 $24kg/m^2$ 为超重界限($28kg/m^2 < BMI \leqslant 24kg/m^2$ 为超重),以 $28kg/m^2$ 为肥胖界限($BMI \geqslant 28kg/m^2$ 为肥胖)。腰围和腰臀围比也能反映体内脂肪总量和脂肪分布的情况。因此,在日常生活中,人们须根据自身的实际生理状况、活动强度等给予适当的能量供应,以保证机体的能量平衡。

8.1.2　能量代谢的测定

8.1.2.1　能量代谢的测定原理

机体的能量代谢遵循能量守恒定律,即在整个能量转化过程中,机体摄入食物中的化学能等于最终转化的热能和所做的外功。因此,想测定整个机体的能量代谢率(energy metabolism rate),即单位时间内所消耗的能量,可通过测定机体在一定时间内所消耗的食物所包含的能量,也可测定机体一定时间内产生的热量与所做的外功。但由于一定时间内所消耗的食物量很难测出,因此如果排除机体所做的外功,则在一定时间内机体产生的热量即为机体消耗的全部能量。这样,只需要测量单位时间内机体的产热量,即可得到机体的能量代谢率。

8.1.2.2　与能量代谢测定有关的几个概念

利用测定单位时间内机体的产热量来测定能量代谢率,需了解与能量代谢测定有关的几个基本概念,主要包括食物的热价、食物的氧热价和呼吸商。

(1)食物的热价:1g 某种食物氧化时所释放的能量,称为这种食物的热价(thermal equivalent of food)。食物的热价通常用焦耳(J)作为计量单位(1cal = 4.184J)。食物的热价分为生物热价和物理热价,分别指食物在体内氧化和体外燃烧时释放的能量。糖、脂肪和蛋白质这三种主要营养物质的热价详见表 8 - 1。从表中可见,糖和脂肪的生物热价和物理热价相同,蛋白质则不同。这是由于蛋白质在体内不能完全被氧化,有一部分包含在尿素、尿酸和肌酐等分子中的能量从尿中排泄,还有很少量含氮产物在粪便中排出,因此其生物热价小于物理热价。

(2)食物的氧热价:某种食物氧化时消耗 $1L$ O_2 所产生的热量,称为这种食物的氧热价(thermal equivalent of oxygen)。氧热价表示某种物质氧化时的耗氧量和产热量之间的关系。由于各种营养物质中所含的碳、氢和氧等元素的比例不同,因此同样消耗 $1L$ O_2,各种物质氧化时所释放的热量也不相同(表 8 - 1)。

（3）呼吸商：能量物质在细胞内氧化供能的过程中需要消耗 O_2，并产生 CO_2。一定时间内机体呼出的 CO_2 量与吸入的 O_2 量的比值，称为呼吸商（respiratory quotient，RQ）。由于各种营养物质中 O_2 的含量不同，其呼吸商也有差异。测算呼吸商时，本应以 CO_2 和 O_2 的摩尔数来计算，但由于在同一温度和气压条件下摩尔数相同的不同气体其容积也相等，因此常可用 CO_2 与 O_2 的容积数（mL 或 L）来计算呼吸商，即：

$$呼吸商（RQ）= \frac{CO_2\ 产生量（mol）}{O_2\ 消耗量（mol）} = \frac{CO_2\ 产生量（mL）}{O_2\ 消耗量（mL）}$$

营养物质氧化时的需 O_2 量和产生的 CO_2 量与其分子中所含 C、H 和 O 元素的比例有关。糖、脂肪和蛋白质氧化时各自的呼吸商见表 8-1。葡萄糖氧化时，产生的 CO_2 量与消耗的 O_2 量是相等的，所以其糖氧化时的呼吸商等于 1.00，蛋白质和脂肪氧化时的呼吸商分别为 0.80 和 0.71。一般情况下，呼吸商可反映机体中 3 种营养物质氧化分解的比例。例如，某人的呼吸商接近于 1.00，说明此人在这段时间内所利用的能量主要来自糖的氧化。在糖尿病患者，因葡萄糖的利用发生障碍，机体主要依靠脂肪代谢供能，故呼吸商偏低，接近于 0.71；在长期饥饿的情况下，因人体的能量主要来自自身蛋白质的分解，故呼吸商接近于 0.80。正常人进食混合食物时，呼吸商一般在 0.85 左右。

表 8-1　糖、脂肪和蛋白质氧化时的热价、氧热价和呼吸商

营养物质	产热量（kJ/g）		耗氧量（L/g）	CO_2 产量（L/g）	呼吸商（RQ）	氧热价（kJ/L）
	物理热价	生物热价				
糖	17.2	17.2	0.83	0.83	1.00	21.1
脂肪	39.8	39.8	2.03	1.43	0.71	19.6
蛋白质	23.4	18.0	0.95	0.76	0.80	18.9

一般体内能量主要来自糖和脂肪的氧化，蛋白质的代谢量可忽略不计。由糖和脂肪氧化时产生的 CO_2 量和消耗的 O_2 量的比值称为非蛋白呼吸商（non-protein respiratory quotient，NPRQ）。不同的非蛋白呼吸商所对应的糖和脂肪各自氧化的百分比以及相应的氧热价详见表 8-2。利用这些数据，可使能量代谢的测算更为方便。

表 8-2　非蛋白呼吸商和氧热价

呼吸商	糖（%）	脂肪（%）	氧热价（kJ/L）
0.707	0.00	100.00	19.62
0.71	1.10	98.90	19.64
0.72	4.75	95.20	19.69
0.73	8.40	91.60	19.74
0.74	12.00	88.00	19.79
0.75	15.60	84.40	19.84
0.76	19.20	80.80	19.89

呼吸商	糖(%)	脂肪(%)	氧热价(kJ/L)
0.77	22.80	77.20	19.95
0.78	26.30	73.70	19.99
0.79	29.00	70.10	20.05
0.80	33.40	66.60	20.10
0.81	36.90	63.10	20.15
0.82	40.30	59.70	20.20
0.83	43.80	56.20	20.26
0.84	47.20	52.80	20.31
0.85	50.70	49.30	20.36
0.86	54.10	45.90	20.41
0.87	57.50	42.50	20.46
0.88	60.80	39.20	20.51
0.89	64.20	35.80	20.56
0.90	67.50	32.50	20.61
0.91	70.80	29.20	20.67
0.92	74.10	25.90	20.71
0.93	77.40	22.60	20.77
0.94	80.70	19.30	20.82
0.95	84.00	16.00	20.87
0.96	87.20	12.80	20.93
0.97	90.40	9.58	20.98
0.98	93.60	6.37	21.03
0.99	96.80	3.18	21.08
1.00	100.00	0.00	21.13

8.1.2.3 能量代谢率的测定方法

测定整个机体能量代谢率通常使用直接测热法或间接测热法。

（1）直接测热法：如图 8-1 所示，让受试者居于一个特殊的隔热小房间内，收集受试者安静状态下在一定时间内发散的总热量，这种方法称为直接测热法（direct calorimetry）。直接测热法所使用的装置结构较为复杂，操作也很繁琐，一般主要用于科学研究。利用图 8-1 的原理也可以测定出受试者的耗氧量和 CO_2 产生量。

（2）间接测热法：根据化学反应中反应物与产物的量之间呈一定比例的关系，即定比定律，可知体内糖、脂肪、蛋白质氧化时的耗氧量和 CO_2 产生量以及释放的热量都有一定的比例。间接测热法（indirect calorimetry）就是利用这种定比关系来测定受试者在一

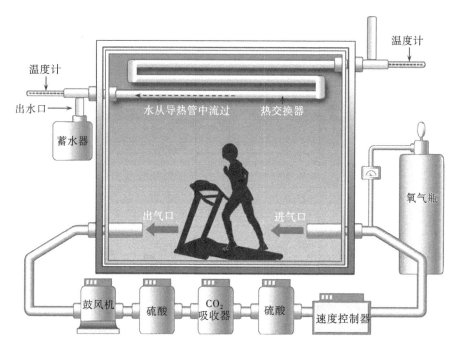

图8-1　能量代谢的测定方法

定时间内产热量的一种方法。

计算蛋白质氧化的产热量时，先测定机体在一定时间内尿氮的排出量。蛋白质的含氮量一般为16%左右，即在体内氧化1g蛋白质可产生0.16g左右的尿氮（粪便中的氮排出量忽略不计）。以0.16除测出的尿氮量，即为体内蛋白质的氧化量。根据蛋白质的生物热价（表8-1），即可计算出氧化蛋白质食物的产热量。

计算非蛋白氧化的产热量时，先测定机体在一定时间内总的耗氧量和总的CO_2产生量，再算出该段时间内蛋白质氧化时的耗氧量和CO_2产生量，分别从总耗氧量和总CO_2产生量中减去蛋白质食物氧化时的耗氧量和CO_2产生量，即为非蛋白部分（糖和脂肪）食物氧化时的耗氧量和CO_2产生量，由此即可求得非蛋白呼吸商；然后查表8-2，可得此非蛋白呼吸商相对应的非蛋白氧热价，从而计算出氧化非蛋白物质的产热量。

将蛋白质与非蛋白质两部分的产热量相加，即可算出总产热量。

（3）简化测热法：上述测算方法较为繁琐，故在实践中，能量代谢率的测定常用以下两种简化方法计算。①忽略不计蛋白质食物的氧化量，测得一定时间内的耗氧量和CO_2产生量，将求出的呼吸商视为非蛋白呼吸商，经查表取得相对应的氧热价，便可计算出这段时间内的产热量。②仅测定一定时间内的耗氧量，根据国人的统计资料，基础状态下的非蛋白呼吸商约为0.82，与此相对应的氧热价则为20.20kJ/L，以测定的耗氧量与此氧热价相乘，即可求得这段时间内的产热量。实际上，用简化法所得数值与上述经典测算方法所得数值非常接近。

以上介绍的直接测热法和间接测热法通常是在受试者保持安静状态、不做外功的条件下进行的。

8.1.3　影响能量代谢的因素

影响机体能量代谢的因素有很多，如年龄、性别、环境、精神活动、肌肉活动等。下面从肌肉活动、环境、精神活动、食物的特殊动力效应等几个主要方面介绍其对机体能量代谢的影响。

8.1.3.1　肌肉活动

肌肉活动对于能量代谢的影响最为显著，轻微的运动即可提高代谢率。机体产热量与肌肉活动的强度呈正比关系，机体运动或劳动时的产热量可达安静时的数倍至十多倍。肌肉活动的强度通常用单位时间内机体的产热量来表示，因此可以把能量代谢率作为评估肌肉活动强度的指标。从表 8-3 可以看到不同劳动强度或运动时的能量代谢率。

表 8-3　机体不同状态下的能量代谢率

机体的状态	产热量 $[kJ/(m^2 \cdot min)]$	机体的状态	产热量 $[kJ/(m^2 \cdot min)]$
静卧	2.73	扫地	11.37
开会	3.40	打排球	17.50
擦玻璃窗	8.30	打篮球	24.22
洗衣	9.89	踢足球	24.98

8.1.3.2　环境温度

安静状态下，人的能量代谢以环境温度在 20～30℃时最为稳定。寒冷刺激会引起寒战以及肌肉紧张度的增强，当环境温度低于 20℃时，代谢率便开始增加；在 10℃以下时，则显著增加。当环境温度超过 30℃时，代谢率又将逐渐增加，这与体内化学反应速度加快、发汗功能旺盛以及呼吸、循环功能增强等因素有关。

8.1.3.3　精神活动

与肌肉相比，脑组织的血流量大、代谢水平高。在安静状态下，每 100g 脑组织的耗氧量为 3～3.5mL/min，约为安静状态下肌肉组织耗氧量的 20 倍。虽然脑组织代谢率较高，但在不同精神活动状态下的能量代谢率却变化不大。研究发现，在睡眠时和在精神活动活跃的状态下，脑组织的糖代谢率几乎没有差异，但当人处于精神紧张状态时，如烦恼、恐惧或情绪激动时，能量代谢率可显著增高。这是由机体出现的无意识肌紧张以及交感神经兴奋、甲状腺激素和肾上腺素等刺激代谢的激素释放增多，使机体代谢活动增强所致。

8.1.3.4　食物的特殊动力效应

进食能刺激机体额外消耗能量的作用，称为食物的特殊动力效应(specific dynamic effect)。人在进食后的一段时间内，即使在安静状态下，能量代谢率也会增加，一般从进食后 1 小时左右开始，延续 7～8 小时。实验证明，在 3 种主要营养物质中，进食蛋白质产生的特殊动力效应最为显著，能提供 100kJ 能量的蛋白质，在被摄入后所产生的额外耗能可达 30kJ，即蛋白质的特殊动力效应约为 30%；糖和脂肪的特殊动力效应分别为 6% 和 4% 左右；混合性食物约为 10%。因此，在计算所需能量摄入量时，应注意到额外消耗的这部分能量而给予相应的补充。食物特殊动力效应产生的确切机制目前尚不清楚。但已知的是其与食物在消化道内的消化和吸收无关，可能与肝脏处理氨基酸或合成糖原等过程有关。

除了上述因素外，能量代谢还受神经和体液因素的调控。

8.1.4 基础代谢

如上所述，影响能量代谢的因素很多，在比较不同机体能量代谢的高低或判断能量代谢是否正常时需要消除这些因素的影响。为了能客观评价机体能量代谢的水平和不同机体之间能量代谢水平的差异，生理学中引入了基础代谢这一概念。

8.1.4.1 基础代谢的概念

人体在基础状态下的能量代谢，称为基础代谢（basal metabolism）。所谓基础状态，是指人体处在清醒而又非常安静，不受肌肉活动、精神紧张、食物及环境温度等因素影响时的状态。因此，测定基础代谢需要具备以下条件：①在清醒、静卧且肌肉放松的状态下，以避免肌肉活动的影响；②无精神紧张、焦虑、恐惧心理，以避免精神因素的影响；③空腹，即距上次进食 12～14 小时，以避免食物的特殊动力效应影响；④室温保持在 20～25℃，以避免环境温度的影响；⑤测定前夜睡眠应充足。机体在基础状态下能量的消耗主要用以维持血液循环、呼吸等基本生命活动，在这种状态下，代谢水平是比较稳定的。基础代谢比一般安静时的代谢率低，是人体在清醒时的最低能量代谢水平。在熟睡时，机体的各种生理功能减弱至更低水平，此时的能量代谢更低，但在做梦时可增高。

8.1.4.2 能量代谢率

不同身材的个体，能量代谢量差异较大。为了能客观评价不同机体间能量代谢水平的差异，人们先以每千克体重的产热量进行比较，发现身材矮小的人每千克体重的产热量要高于身材高大的人。后经研究表明，以每平方米体表面积的产热量进行比较，则不论身材大小，单位时间的产热量就非常接近。即能量代谢水平的高低不与体重成正比，而是与体表面积成正比。因此，引入了能量代谢率这一概念，即每体表面积单位时间内的能量代谢。能量代谢率常以单位时间内每平方米体表面积的产热量为单位，即用 kJ/（m² · h）或 kJ/（m² · d）来表示。

计算人体体表面积常用以下两种方法。

（1）Stevenson 公式测算法：体表面积（m²）= 0.0061 × 身高（cm）+ 0.0128 × 体重（kg）- 0.1529。

近年来，对国人体表面积的测算结果显示，利用 Stevenson 公式的计算值较实测值略小，但目前尚无公认的更准确的计算公式。

（2）测算图法：在体表面积测算图（图 8－2）中，把受试者的身高值和体重值对应点连线，此线与体表面积标尺交点对应的值，就是该受试者的体表面积。

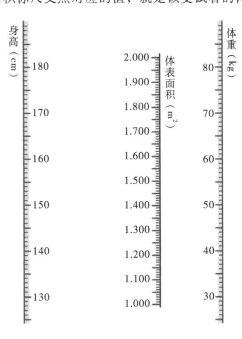

图 8－2　人体表面积测算图

8.1.4.3 基础代谢率及其相对值

基础代谢率（basal metabolism rate，BMR）是指基础状态下的能量代谢率，除了与体表面积有关外，还随性别、年龄的不同而有差异，国人正常基础代谢率的平均值见表 8－4。

表 8－4　国人正常基础代谢率平均值[kJ/(m² · h)]

性别	年龄						
	≥11～15 岁	≥15～18 岁	≥18～20 岁	≥20～30 岁	≥30～40 岁	≥40～50 岁	50 岁及以上
男性	195.5	193.4	166.2	157.8	158.6	154.0	149.0
女性	172.5	181.7	154.0	146.5	146.9	142.4	138.6

在对基础代谢率进行测定时，一般采用能量代谢测定的简化方法测算，即将非蛋白呼吸商定为 0.82，与之相对应的氧热价为 20.20kJ/L，因此，只需在基础状态下测定一定时间内的耗氧量和体表面积，即可计算出基础代谢率。如某受试者在基础状态下 1 小时的耗氧量为 14L，测算的体表面积为 1.6m²，其基础代谢率为：

$$20.20kJ/L \times 14L/h \div 1.6m^2 = 176.75kJ/(m^2 \cdot h)$$

临床上在评价基础代谢率时，常将实测值和表 8－4 中的正常平均值进行比较，即采用相对值来表示。

$$基础代谢率（相对值）= \frac{实测值 - 正常平均值}{正常平均值} \times 100\%$$

8.1.4.4 基础代谢率的变化

从表 8 - 4 可以看出，基础代谢率在不同性别和年龄段有一定的生理变动：男性比同年龄的女性高，儿童比成人高；年龄越大，基础代谢率越低。

很多疾病都伴有基础代谢率的改变。对于某一个体而言，如基础代谢率的相对值在 ±15% 之内，可视为正常；若差值超过 20%，则可能存在病理性变化。能影响基础代谢率的疾病有很多，特别是甲状腺功能的异常。当甲状腺功能低下时，基础代谢率可比正常值低 20% ~ 40%；而甲状腺功能亢进时，基础代谢率可比正常值高 25% ~ 80%。因此，基础代谢率的测定可作为甲状腺疾病的辅助诊断方法，如在甲状腺功能亢进的治疗过程中测定基础代谢率，可用于疗效观察。其他如肾上腺皮质和垂体功能低下、肾病综合征、病理性饥饿等，常出现基础代谢率降低；糖尿病、红细胞增多症、白血病以及伴有呼吸困难的心脏病等，基础代谢率可升高。当人体发热时，基础代谢率也升高。一般情况下，体温每升高 1℃，基础代谢率将升高 13% 左右。此外，测定基础代谢率还可以用于指导肥胖者控制摄入的食物热量及运动强度，以达到适当降低体重的目的。

8.2 体温及其调节

温度对生命具有重要的影响。对于人类和其他哺乳动物等恒温动物而言，虽然外环境四季、昼夜温度变化可能很大，但其体温却相对稳定。保持正常的体温是人体进行新陈代谢和生命活动的重要条件。另外，人体的体温作为基本的生命体征之一，也是判断健康状况的重要指标。

8.2.1 体温

人虽然是恒温动物，但人体各部位的温度却并不完全一致。通常，体表的温度易受环境温度影响，而脑和躯干核心部位的温度却能保持相对稳定。因此，在研究体温时，通常将人体分为核心与表层两个部分。核心部分的温度称为核心温度（core temperature）或体核温度；表层部分的温度称为表层温度（shell temperature）。临床上所说的体温（body temperature）是指机体核心部分的平均温度。

8.2.1.1 表层温度与核心温度

机体核心部分与表层部分的比例会随着环境温度的变化而改变。如图 8 - 3 所示，在寒冷的环境中，核心温度分布区域缩小，主要集中在头部与胸腹内脏，表层温度分布区域相应扩大，表层部分与核心部分之间存在着温度梯度。相反，在炎热环境中，核心温度分布区域扩大，可扩展到四肢，而表层温度分布区域明显缩小。

（1）表层温度：低于核心温度，而且由表层向深部存在着比较明显的温度梯度。表层温度的特点是易受环境温度的影响，各部位之间的温度差异较大。

体表皮肤的温度称为皮肤温度（skin temperature）。当环境温度为 23℃ 时，足部皮

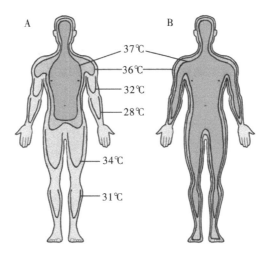

A. 环境温度为 20℃；B. 环境温度为 35℃。

图 8－3 不同环境温度下人体体温分布状态

肤温度约为 27℃，手部温度约为 30℃，躯干部温度约为 32℃，额部温度为 33～34℃。四肢末梢皮肤温度最低，越近躯干、头部，皮肤温度越高。当气温达 32℃以上时，皮肤温度的部位差别将变小。在寒冷环境中，随着气温下降，手、足部皮肤温度降低最为显著，而头部皮肤温度的变动相对较小。

皮肤温度与局部血流量有密切的关系。凡能影响皮肤血管舒缩的因素，如环境温度变化或精神紧张等都能改变皮肤温度。例如，人在情绪激动时，交感神经兴奋，皮肤血管紧张性增高，皮肤温度特别是手的皮肤温度显著降低，可从 30℃骤降至 24℃。由于皮肤温度的变化在一定程度上可以反映血管的功能状态，因此临床上常用皮肤温度作为诊断外周血管疾病的指标。

（2）核心温度：相对稳定，各部位之间温差虽较小，但核心温度的范围会随环境温度而变化。温热环境下核心温度区扩大，其范围可扩展到四肢；寒冷环境下核心温度区域缩小，其范围集中在头部和躯干。因肝脏代谢旺盛，估其在全身各器官中温度最高，约为 38℃，脑温也接近 38℃，肾、胰腺及十二指肠等器官温度略低，直肠的温度则更低，约为 37.5℃。虽然核心区各个器官的温度略有差异，但通过循环的血液交换热量，可使温度趋于一致。因此，机体深部血液的温度可以代表核心温度的平均值，通常简称为体温。

因机体深部血液温度不易测量，故临床上常用腋窝、口腔、直肠等部位的温度来代表核心温度。腋窝是临床常用的体温测量部位。腋窝温度（axillary temperature）的正常值为 36.0～37.4℃。测量腋温时，需让被测者将上臂紧贴胸廓并夹紧体温计，使腋窝温度逐渐升高，一般在 10 分钟后可升至接近核心温度水平，此时所测得的温度才能反映体温。口腔温度（oral temperature）的正常值为 36.7～37.7℃。由于测量口腔温度比较方便，因而口腔也是临床常用的测温部位。测量时，应将温度计含于舌下热窝（图8－4），该处是口腔中温度最高的部位，在舌系带两侧。但需注意的是，口腔温度易受经口呼吸及进食食物温度等因素的影响，测量时要注意避免这些干扰因素。此外，对于不能配合测量的患者，如哭闹的小儿和精神病患者，则不宜测量口腔温度。直肠温度（rectal temperature）的正常值为 36.9～37.9℃，测量时，应将温度计插入直肠 6cm 以上，这样才能比较接近核心温度区。测量直肠温度适用于婴幼儿、昏迷患者及精神异常者。

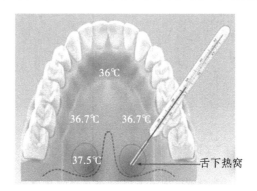

图 8-4　口腔温度测量示意图

8.2.1.2　体温的正常变动

在生理情况下，体温可随昼夜、年龄、性别、环境温度、体力活动、精神活动等因素的变动而变动，但这种变动幅度一般不超过 1℃。

（1）昼夜变化：人的体温在清晨 2—6 时最低，午后 1—6 时最高。体温的这种昼夜周期性波动称为体温的昼夜节律或日节律（circadian rhythm）。体温的日节律是由生物节律所决定的，与机体的精神或肌肉活动状态等没有关系。目前认为，生物节律主要受下丘脑视交叉上核的控制。

（2）性别的影响：在相同状态下，男性和女性的体温略有差别，一般成年女性的体温平均高于男性 0.3℃。此外，女性的基础体温会随月经周期而变动（图 8-5）。基础体温是指在基础状态下的体温，通常在早晨起床前测定。在卵泡期内体温较低，排卵日最低，排卵后可升高 0.3～0.6℃。因此，每天测定基础体温，有助于了解有无排卵和排卵的日期。排卵后体温升高是黄体分泌的孕激素作用于下丘脑所致。

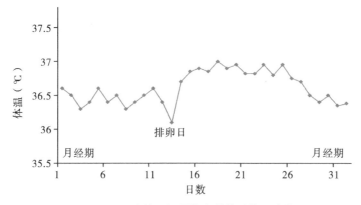

图 8-5　女性月经周期中的基础体温变化

（3）年龄的影响：因基础代谢率随着年龄的增长而降低，故儿童和青少年的体温较高，而老年人体温偏低。新生儿，特别是早产儿，因其体温调节机制还未发育完善，体温调节能力差，加上新生儿体表面积相对较大，容易散热，故其体温易受环境因素的影响，应注意保温和做好体温的监测。

（4）肌肉活动的影响：肌肉活动时代谢增强，产热量增加，体温升高。因此，测量体温时，应让受试者安静一段时间后再进行；尤其是测量小儿体温，应防止小儿哭闹。

（5）其他因素：麻醉药可能抑制体温感受器和体温调节中枢，又可扩张皮肤血管而增加散热，因此在手术中和术后应注意对麻醉患者的保温护理。此外，情绪激动、精神紧张、环境温度、进食等因素对体温也会产生影响，这些因素在测定体温时应予充分考虑。

8.2.1.3　异常体温以及对人体的影响

正常情况下，人的体温相对稳定，但很多因素也会导致体温异常升高或降低。

（1）发热：一种常见的临床症状，对机体既有利也有弊。一方面，发热是机体的一种防御反应，可增强白细胞的游走和吞噬能力，促进干扰素的产生，促进 T 淋巴细胞增殖及抗体产生，从而提高机体的免疫能力，对感染性疾病的转归有积极意义。另一方面，发热对机体也有不利影响，若超过一定界限，将危及生命。发热时，机体可出现心率加快、食欲减退、头痛和头晕等不适症状。当体温大于 42℃ 时，脑功能将严重受损，因此当体温异常升高时，应及时用物理降温等方法，防止脑温过度升高。当体温超过 44～45℃ 时，可因体内蛋白质发生不可逆性变性而导致死亡。

（2）低体温：一般将低于 36℃ 的体温称为体温过低或低体温，常因长时间处于低温环境所致。当体温过低时，可导致组织损伤、神经系统功能降低或障碍；低于 34℃ 时，可出现意识障碍；低于 30℃ 时，会导致神经反射消失，心脏兴奋传导系统功能异常，可发生心室纤颤。当体温进一步降低至 28℃ 以下时，则可引起心脏活动停止。但低温对机体也有有利的方面，比如低温可使机体代谢率降低和耗氧量减少，从而提高组织对缺氧的耐受力。研究发现，动物在常温下脑组织血供只能阻断 3～5 分钟，但体温在 15～25℃ 时血供可阻断 13～30 分钟，故临床上常用低温麻醉为手术赢得时间。

8.2.2　机体的产热与散热

恒温动物之所以能维持体温的相对稳定，是机体产热（heat production）和散热（heat loss）两个生理过程取得动态平衡的结果。产热和散热的平衡有赖于体温调节系统的调控。

8.2.2.1　机体的产热

1）主要产热器官

代谢水平高的组织器官产热量大。人体主要的产热器官是内脏、骨骼肌和脑（表 8-5）。一般环境温度下，机体在安静时以内脏产热为主，此时内脏产热约占总产热量的 56%。在体内各器官中，肝脏的代谢最为旺盛，产热量最多。当机体运动时，骨骼肌则成为主要的产热器官。由于骨骼肌的总重量约占体重的40%，因而具有巨大的产热潜力。骨骼肌的紧张度稍有增强，其产热量即可发生明显改变。研究表明，机体运动时骨骼肌的产热量可由总产热量的18%增加到73%，剧烈运动时可达总产热量的90%。此外，在寒冷环境下，褐色脂肪组织可发挥重要的产热作用，特别是在新生儿，这种产热作用尤为重要。

表8-5　一般环境温度下几种组织器官在不同状态下的产热量

组织器官	重量（占体重的百分比）	产热量（占机体总产热量的百分比）	
		安静状态	运动或劳动
脑	2.5	16	3
内脏	34	56	22
肌肉	40	18	73
其他	23.5	10	2

2）寒冷环境下的两种产热形式

由表8-5可知，安静状态时，一般环境温度下，内脏器官和脑组织的产热量约占基础代谢产热量的72%，是主要的热源。但在寒冷环境中，机体则主要依靠寒战产热（shivering thermogenesis）和非寒战产热（non - shivering thermogenesis）两种形式增加产热量。

（1）寒战产热：寒战是指在寒冷环境中骨骼肌发生不随意的节律性收缩。其特点是屈肌和伸肌同时收缩，肌纤维集中同步放电，可达每分钟9~11次。此时肌肉收缩不做外功，能量全部转化为热量。寒战时，机体的代谢率可增加4~5倍，有利于维持机体在寒冷环境中的体热平衡。

（2）非寒战产热：指通过"燃烧"棕色脂肪等高能组织来增加热量的产热形式，故又称为代谢产热。棕色脂肪组织的代谢产热量大，约占非寒战产热的70%，多分布在肩胛下区、颈部大血管周围、腹股沟等处，但成人体内含量很少，在新生儿体内则较多。新生儿体温调节功能尚不完善，不能发生寒战，故寒冷条件下主要依赖非寒战产热维持体温。

3）产热活动的调节

（1）体液调节：甲状腺激素是调节产热活动最重要的体液因素。研究显示，机体若生活在寒冷环境中数周，甲状腺的活动会明显增强，甲状腺激素分泌量增大，可使机体代谢率增加20%~30%。甲状腺激素调节代谢的特点是作用缓慢，但持续时间长。除甲状腺激素外，肾上腺素、去甲肾上腺素以及生长激素等也可刺激产热，其特点是起效较快，但维持时间较短。

（2）神经调节：寒战中枢位于下丘脑后部，寒冷刺激可使其兴奋，兴奋经传出通路到达脊髓前角运动神经元，引起寒战。寒冷刺激还能引起下丘脑释放促甲状腺激素释放激素，后者刺激腺垂体释放促甲状腺激素，从而促进甲状腺产生和分泌甲状腺激素；也可通过交感神经系统兴奋促进肾上腺素和去甲肾上腺素的释放，或通过神经-体液调节使代谢性产热增加。

8.2.2.2 机体的散热

1）散热的部位和途径

人体主要的散热器官是皮肤。皮肤以热传递和蒸发汗液的方式向体外散热，其散热量约占机体总散热量的85%。另外，呼出的气体，以及排出的尿液、粪便等也可以带走部分热量。

2）皮肤散热的方式

热传递（或称传热）是指由于温度差引起的热能传递现象，主要存在 3 种基本形式，即热传导、热辐射和热对流。只要在物体内部或物体间有温度差存在，热能就必然会以上述 3 种方式中的一种或多种从高温到低温处传递。热传递的速度与两物体的温差、导热性、接触面积等因素相关。若环境温度高于皮肤温度，则机体不仅不能通过传递散热，反而会吸收周围环境中的热量。此时，可通过蒸发散热。

（1）辐射散热（thermal radiation）：指人体以热射线的形式将体热传给外界的散热方式。辐射散热量的快慢主要取决于皮肤与周围环境之间的温度差。当皮肤温度高于环境温度时，温差越大，散热越快。裸体在 21℃ 的环境中，人体约有 60% 的热量是通过辐射散失的。可见，辐射散热是低温环境中散热的主要形式。辐射散热量的快慢还取决于机体的有效散热面积，有效散热面积越大，散热速度越快。

（2）传导散热（thermal conduction）：指通过接触而把热量传递给低温物体的散热方式。传导散热的快慢取决于与接触物之间的温差、接触面积，以及接触物的导热性能等。空气的导热性较小，在空气中通过传导散热量极小。脂肪的导热效能较小，肥胖的人因身体深部的热量不易传向表层，故在高温环境中容易出汗。因水的导热性能较好，且比热大，故临床常用冰帽、冰袋等给高热患者降温。由于棉、毛导热性差，因此常用来制作衣物，以阻止体热的散失。

（3）对流散热（thermal convection）：指通过气体流动进行热量交换的一种散热方式。对流散热的快慢除与温差和有效散热面积有关外，还受气流速度的影响。气流速度越大，散热越快。比如，衣服覆盖于皮肤表面，加之棉、毛纤维间的空气不易流动，这些因素可使对流难以实现，从而有利于保温。

（4）蒸发散热：液体汽化需要吸热，蒸发散热（evaporation）是体热随着体表水分的蒸发而散失的散热方式。正常体温下，蒸发 1g 水约可使机体散发 2.4kJ 的热量。因此，蒸发散热是非常有效的散热形式。蒸发散热的意义还在于当环境温度等于或高于皮肤温度时，蒸发是机体唯一的散热形式。狗由于缺乏汗腺，当环境温度高于其体温时，则较难维持正常的体温。患无汗症的人，在热环境中因不能借助汗液蒸发散热，故容易发生中暑。蒸发散热有不感蒸发和可感蒸发（发汗）两种形式。

不感蒸发（insensible perspiration）是指水从皮肤和黏膜（主要是呼吸道黏膜）表面渗出后，在未形成明显水滴前就蒸发掉的形式，也称不显汗。这种蒸发形式不被人们所察觉，且与汗腺活动无关。在环境温度低于 30℃ 时，人体通过不感蒸发所丢失的水分较稳定，为 $12 \sim 15g/(h \cdot m^2)$。24 小时的不感蒸发量一般约为 1000mL，其中皮肤表面蒸发量为 600 ~ 800mL，呼吸道黏膜蒸发量为 200 ~ 400mL。在肌肉活动或发热状态下，不显汗可增加；婴幼儿不感蒸发的速率比成人大，因此在缺水的情况下，婴幼儿更易发生严重脱水。临床计算补液量时，应计入不感蒸发丢失的这部分体液量。

可感蒸发(sensible evaporation)也称发汗(sweating)，指通过汗腺主动分泌形成汗滴后的蒸发散热形式。人体皮肤上分布有大汗腺和小汗腺。大汗腺仅分布于腋窝、阴部等处，开口于毛根附近。小汗腺可见于全身皮肤，其分布密度因部位而异，手掌和足跖最多，额部次之，四肢和躯干最少。小汗腺的分泌能力以躯干和四肢最强，是体温调节反应重要的效应器，在炎热的环境下以及运动和劳动时对维持体热平衡起关键作用。

能够引起发汗的因素有很多，如温热、精神、味觉等刺激因素都能引起发汗。由温热性刺激引起的发汗称为温热性发汗(thermal sweating)，见于全身各处，主要参与体温调节。在手掌、足跖和前额等处，有些汗腺受肾上腺素能神经纤维支配，精神紧张时，可引起这些部位发汗，称为精神性发汗(mental sweating)。精神性发汗与体温调节的关系不大。通常这两种形式的发汗并非截然分开，常同时出现。此外，当进食辛辣食物时，口腔内的痛觉神经末梢受到刺激，可反射性地引起头面部和颈部出汗，称为味觉性出汗(gustatory sweating)。

在汗液中，水分约占99%，固体成分约占1%。在固体成分中，大部分为 NaCl，也有乳酸及少量 KCl 和尿素等。经实验测量，汗腺分泌时分泌管腔内的压力可高达250mmHg 以上，表明汗液不是简单的血浆滤出物，而是汗腺细胞的主动分泌物。刚从汗腺分泌出来的汗液是与血浆等渗的，但流经汗腺管腔时，在醛固酮的作用下，汗液中的 Na^+ 和 Cl^- 被重吸收，最后排出的是低渗的汗液。因此，当机体大量出汗时，会导致血浆晶体渗透压升高，造成高渗性脱水。当出汗速度快时，由于汗腺管不能充分吸收 NaCl，汗液中的 NaCl 浓度高，机体丢失大量水分的同时也丢失了大量 NaCl，因此应注意在补充水的同时补充 NaCl，以免引起水和电解质平衡紊乱，甚至可因神经和骨骼肌组织的兴奋性改变而发生热痉挛。

3)散热反应的调节

(1)皮肤血流量改变对散热的影响：热传递方式散热的效果取决于皮肤和环境之间的温度差，而皮肤温度的高低与皮肤的血流量有关。机体通过交感神经控制皮肤血管的口径调节皮肤的血流量，且调节范围很大，可使散热量符合当时条件下体热平衡的需要。在炎热环境中，交感神经紧张性降低，皮肤小动脉舒张，动静脉吻合支开放，皮肤血流量显著增多，较多的体热可从机体深部被血液带到表层，以促进散热。另外，皮肤血流量增多也给汗腺分泌带来必要的水源。在寒冷的环境中，交感神经紧张性增强，皮肤小动脉收缩，动静脉吻合支关闭，皮肤血流减少，皮肤温度降低，从而减少皮肤散热。

(2)影响蒸发散热的因素：能影响汗液分泌及其蒸发的因素均能影响蒸发散热。汗腺受交感胆碱能纤维支配，当交感神经兴奋时，末梢释放乙酰胆碱增多，通过作用于 M 受体，促进汗腺分泌。出汗量和出汗速度还受环境温度、湿度及机体活动程度等因素的影响。人在安静状态下，当环境温度达到 30℃ 左右时便开始出汗；如果空气湿度较高且衣着较多，气温在 25℃ 时便可出汗，加之湿度较高时汗液不易被蒸发，体热不易散失，可反射性地引起大量出汗。在劳动或运动时，气温虽在 20℃ 以下，也可出汗，而且出汗量往往较多。但若在高温环境中停留时间过久，出汗速度可因汗腺疲劳而明显减慢。

8.2.3　体温调节

8.2.3.1　体温调节的基本方式

人体体温调节的基本形式有两种，即自主性体温调节和行为性体温调节。自主性体温调节（autonomic thermoregulation）是在体温调节中枢调控下的反射活动，通过调控皮肤血流量、发汗或寒战等生理活动维持产热和散热过程的动态平衡，使体温保持相对稳定的水平。行为性体温调节（behavioral thermoregulation）是指人有意识地通过一定的行为来保持体温恒定，如增减衣物、烤火、吹风扇、乘凉等。这两种体温调节机制相互补充，使人体能更好地适应自然环境的变化。

8.2.3.2　自主性体温调节

自主性体温调节是依靠负反馈控制系统实现的，体温调节中枢位于下丘脑。当体温变化时，温度感受器将信息反馈至体温调节中枢，经过中枢的整合，发出适当信息，调整产热和散热系统的活动，建立起当时条件下的体热平衡。此外，通过前馈系统，及时启动体温调节机制，避免体温出现大幅波动。人和其他恒温动物具备完善的自主性体温调节功能，当环境温度有较大幅度变化时，仍可通过调控产热和散热反应使体温保持相对稳定（图 8−6）。

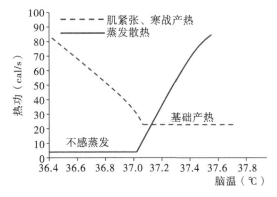

图 8−6　下丘脑温度对肌紧张、寒战产热和蒸发散热的影响

1）温度感受器

根据所在的部位不同，温度感受器可分为外周温度感受器和中枢温度感受器。

（1）外周温度感受器（peripheral thermoreceptor）：指存在于皮肤、黏膜和内脏中的对温度变化敏感的游离神经末梢，包括热感受器和冷感受器。在一定温度范围内，当温度升高时，热感受器兴奋；反之，当温度降低时，冷感受器兴奋。存在于皮肤的温度感受器呈点状分布，且冷感受器较多，是热感受器的 5 ~ 11 倍，因此人对冷刺激更为敏感。另外，皮肤的温度感受器适应性较强，但对温度的变化速率更为敏感。

（2）中枢温度感受器（central thermoreceptor）：指存在于中枢神经系统内对温度变化敏感的神经元。下丘脑、脑干网状结构和脊髓等处都含有温度敏感神经元。其中，热敏神经元（warm - sensitive neuron）在局部组织温度升高时发放冲动频率增加；而冷敏神经元（cold - sensitive neuron）则在局部组织温度降低时发放冲动频率增加。动物实验表明，在视前区-下丘脑前部（preoptic - anterior hypothalamus area，PO/AH），热敏神经元居多；而在脑干网状结构和下丘脑的弓状核，则冷敏神经元较多。当局部脑组织温度变动 0.1℃时，这两种神经元的放电频率都会发生变化，且不出现适应现象。

2）体温调节中枢

实验证明，只要保持下丘脑及其以下的神经结构完整，恒温动物仍具有维持体温相对恒定的能力，这说明调节体温的中枢主要位于下丘脑。PO/AH 中的某些温度敏感神经元不仅能感受局部脑温的变化，尚能对下丘脑以外的部位，如中脑、延髓、脊髓以及皮肤、内脏等处的温度变化发生反应。广泛破坏 PO/AH 区后，与体温调节有关的散热和产热反应都明显减弱或消失。这些事实都说明 PO/AH 是体温调节中枢整合机构的中心部位。

3）体温调节过程——体温调定点学说

正常体温能维持在一定温度（37℃）并保持相对稳定可以用调定点（set point）学说来解释。该学说认为，体温的调节类似于恒温器的工作原理。PO/AH 区确定体温调定点水平，如 37℃。体温调节中枢就按照这个设定温度进行体温调节，即当体温为 37℃ 时，机体的产热与散热取得平衡；当体温 > 37℃ 时，中枢的调节活动会使产热活动降低、散热活动加强；反之，当体温 < 37℃ 时，产热活动加强，散热活动降低，直到体温回到调定点水平。若某种因素（如细菌感染）使体温调定点被重新设置，比如上移到 39℃，称为重调定。重置后，初期由于体温低于 39℃，产热机制活动随之增强，散热机制减弱，表现为皮肤血管收缩以减少散热，并出现寒战等产热反应，直到体温升高到 39℃。此时，产热和散热过程在新的调定点水平达到平衡。由此可见，发热属于调节性体温升高，是体温调节活动的结果。与之不同的是，中暑时出现的体温升高是因体温调节中枢功能障碍，机体产热大于散热所致，而非调定点升高，为非调节性体温升高。关于调定点的设置机制，目前有多种说法，尚无最后定论。

8.2.3.3 行为性体温调节

恒温动物和变温动物都具有行为性体温调节的能力。例如，人能根据气候变化增减衣物、烤火、乘凉、吹风扇等。动物在寒冷环境中具有日光趋向性行为，而在炎热环境下会躲在树荫下或钻进洞穴中。行为性体温调节和自主性体温调节互相补充，共同维持体温的相对稳定。一般当环境温度变化时，首先采取行为性体温调节，体温调节行为是根据温热的舒适感决定的，机体采取的体温调节行为是向着有利于产生温热舒适的感觉方向进行的。

8.2.4　温度习服

机体在低温或高温环境下逐渐产生适应性变化，使机体最大调节能力增强，这种现象称为温度习服（thermal acclimation），包括热习服（heat acclimation）和冷习服（cold acclimation）。

8.2.4.1　热习服

热习服指机体在暴露于高温后产生的适应性变化，表现为引起发汗的体温阈值降低、发汗反应的潜伏期缩短、发汗量增加、汗液中钠盐含量减少，以及引起皮肤血管扩张的体温阈值降低、皮肤血流量增加等。

8.2.4.2　冷习服

冷习服指机体在暴露于冷环境后逐渐出现的适应性改变。例如，基础代谢率增加，非寒战性产热增加，细胞膜流动性改变，细胞骨架重新构建，Na^+,K^+-ATP 酶活性增高，热绝缘层（皮下脂肪层或动物的羽毛密度）增大等。

（薛盟举）

8.3　发　热

发热（fever）是指机体在致热原作用下体温调定点上移而引起的调节性体温升高，超过正常值 0.5℃。发热是许多疾病共有的病理过程和常见的症状，也是疾病的重要信号。因此，认识和掌握发热的一般规律对疾病的诊疗和护理实践有重要意义。

发热并不是体温调节障碍，发热时，体温调节功能仍正常，只是由于调定点上移，体温调节在高水平上进行。但对于非调节性体温升高来说则不同，调定点未发生移动，而是由于体温调节障碍（如体温调节中枢损伤）或散热障碍（如皮肤鱼鳞病或中暑）及产热器官功能异常（如甲亢）等。这属于被动性体温升高，又称为过热（hyperthermia）。另外，在某些生理情况下，体温也会升高，如剧烈运动、月经前期、心理性应激等。

8.3.1　发热的原因

8.3.1.1　发热激活物

发热通常是由发热激活物作用于机体，激活产内生致热原细胞，产生和释放内生致热原（endogenous pyrogen），再经过一些后继环节，引起体温升高。发热激活物又称为内生致热原诱导物，包括外致热原和某些体内产物。

1）外致热原

外致热原是指来自体外的致热物质。

（1）细菌：包括以下几种。①革兰氏阳性菌：最常见的发热原因，主要是葡萄球菌、链球菌、肺炎球菌等，致热物是全菌体及其代谢产物。例如，葡萄球菌释放的可溶性外毒素，A 族链球菌产生的致热外毒素以及白喉杆菌释放的白喉毒素等。②革兰氏阴性菌：如大肠杆菌、伤寒杆菌、淋球菌、脑膜炎球菌等，致热物为全菌体、胞壁所含肽聚糖，最突出的是胞壁所含的脂多糖（lipopolysaccharide，LPS），也叫内毒素（endotoxin）。内毒素是最常见的外致热原，耐热性高，一般方法难以清除，是血液制品和输液过程中的主要污染物，反复注射可耐受。③分枝杆菌：如结核分枝杆菌，致热物为全菌体及胞壁所含肽聚糖。

（2）病毒：如流感病毒、冠状病毒等，致热物为全病毒及其所含的血细胞凝集素。病毒反复注射可导致耐受。

（3）真菌：致热因素是全菌体以及菌体内所含的荚膜多糖和蛋白质。

（4）螺旋体：如钩端螺旋体为钩体内所含溶血素和细胞毒因子等致热，回归热螺旋体是其代谢裂解产物致热，梅毒螺旋体致热物为其所含外毒素。

（5）疟原虫：致热因素是裂殖子和代谢产物（疟色素）。

2）体内产物

（1）抗原抗体复合物：对产内生致热原细胞有激活作用。

（2）类固醇：体内某些类固醇产物有致热作用，睾酮的中间代谢产物——本胆烷醇酮是其典型代表。

（3）体内组织的大量破坏：严重的心脏病急性发作、大手术后、X线或核辐射等导致机体组织大量破坏，均可引起发热，严重者可持续数天。

（4）致炎物：现已证明，硅酸盐结晶和尿酸盐结晶等在体内不仅可引起炎症反应，其本身也可激活产内生致热原细胞，产生和释放内生致热原。

8.3.1.2 内生致热原

在发热激活物的作用下，体内某些细胞产生和释放的能引起体温升高的物质，称为内生致热原。它是发热的基本信号分子，可直接作用于视前区-下丘脑前部体温调节中枢，使调定点上移而引起体温升高。体内能产生和释放内生致热原的细胞称为产内生致热原细胞，包括单核细胞、巨噬细胞、内皮细胞、淋巴细胞、星状细胞和肿瘤细胞等。

1）种类

目前已明确的内生致热原主要有白细胞介素-1（IL-1）、白细胞介素-6（IL-6）、干扰素（IFN）、肿瘤坏死因子（TNF）、巨噬细胞炎症蛋白-1（MIP-1）等。

（1）IL-1：在发热激活物作用下，由单核巨噬细胞、内皮细胞、星状细胞、角质细胞及肿瘤细胞等产生的多肽类物质，其受体广泛分布于脑内，在靠近体温调节中枢的下丘脑外侧密度最高。IL-1的致热性很强，给动物静脉注射IL-1可引起明显的发热。IL-1不耐热，70℃30分钟即可灭活。

（2）TNF：一类能造成肿瘤细胞死亡的细胞因子，有TNF-α和TNF-β两种亚型。多种发热激活物可诱导巨噬细胞、淋巴细胞等产生和释放TNF。给动物脑室内注射TNF可引起明显发热，同时脑室内前列腺素E（PGE）含量升高。另外，TNF在体内和体外都能刺激IL-1产生。TNF不耐热，70℃30分钟可灭活。

（3）IFN：抗病毒、抗肿瘤作用的蛋白质，由白细胞产生，与发热有关的是IFN-α

和 IFN-γ。IFN 所致发热有剂量依赖性,可被前列腺素合成抑制及阻断。与 IL-1 和 TNF 相同的是,IFN 不耐热,60℃ 40 分钟可灭活;与 IL-1 和 TNF 不同的是,IFN 反复注射可产生耐受性。

(4)IL-6:由单核细胞、成纤维细胞和内皮细胞释放,作用弱于 IL-1 和 TNF。TNF-α 和 IL-1β 能诱导 IL-6 产生,而 IL-6 可下调 TNF-α 和 IL-1β 的表达。蛋白激酶 C 激活途径和环磷酸腺苷(cAMP)依赖途径对 IL-6 基因表达有重要调节作用。

2)内生致热原的产生和释放

细胞与发热激活物结合后即被激活,从而开始内生致热原的合成。

脂多糖(LPS)激活细胞有 2 种方式:①在上皮细胞和内皮细胞,脂多糖首先与 LBP(血清中 LPS 结合蛋白)结合,形成复合物,LBP 将 LPS 转移给 sCD14(可溶性 CD14),形成 LPS-sCD14 复合物,该复合物可作用于细胞上的受体,使细胞活化。②在单核/巨噬细胞,LPS 与 LBP 形成复合物,可与细胞表面 CD14(mCD14)结合,形成三重复合物,从而启动细胞内激活。

8.3.2　发热的机制

发热的机制包括致热原信息传入中枢、中枢调节和发热效应 3 个基本环节。

8.3.2.1　致热信号传入中枢

在发热激活物的作用下,产内生致热原细胞合成和释放内生致热原,进入血液循环中,主要通过 3 种方式进入体温调节中枢。

(1)通过血-脑屏障转运入脑:这是一种较直接的信号传递方式。正常情况下,该途径转运的内生致热原量极少,不足以引起发热。当血-脑屏障受损时,内生致热原可直接通过血-脑屏障入脑。

(2)通过终板血管器作用于体温调节中枢:下丘脑终板血管器位于视上隐窝上方,紧邻视前区-下丘脑前部体温调节中枢。此处的毛细血管属有孔毛细血管,通透性较高,内生致热原可通过这种毛细血管作用于血管外间隙中的巨噬细胞,后者释放发热介质,通过室管膜血-脑屏障的紧密连接再作用于视前区-下丘脑前部的神经元。

(3)通过迷走神经向体温调节中枢传递发热信号:有研究发现,细胞因子可刺激肝巨噬细胞周围的迷走神经,将致热信号传入中枢。切除膈下迷走神经(或切断迷走神经肝支)后,腹腔注射小剂量 IL-1 或脂多糖,动物发热程度下降,因此认为胸、腹腔的致热信号可经迷走神经传入中枢。

8.3.2.2　中枢调节

1)体温调节中枢

发热的体温调节中枢包括正调节中枢和负调节中枢。

2)发热中枢调节介质

大量研究证明,内生致热原无论以何种方式入脑,均不是引起调定点上升的最终物质。内生致热原可能首先作用于体温调节中枢,引起发热介质的释放,继而引起调

定点的改变。发热中枢介质分为两类，即正调节介质和负调节介质

（1）正调节介质：包括以下几种。①前列腺素 E（PGE）：PGE 合成抑制剂阿司匹林、布洛芬等具有解热作用。②Na^+/Ca^{2+} 比值：Na^+ 使体温升高，而 Ca^{2+} 使体温下降，Na^+/Ca^{2+} 比值改变不直接引起调定点上移，而是通过脑脊液中的环磷酸腺苷来起作用。发热时，脑脊液（CSF）中的环磷酸腺苷明显升高。③环磷酸腺苷（cAMP）：发热时，环磷酸腺苷升高与发热效应呈明显正相关，但高温引起的过热期间（无调定点的改变），脑脊液中的环磷酸腺苷不发生明显改变。④促肾上腺皮质激素释放激素（CRH）：主要分布于室旁核和杏仁核，可能是一种双向调节介质。⑤一氧化氮（NO）：机制包括 3 个方面，即作用于视前区-下丘脑前部，介导发热时的体温升高；刺激棕色脂肪组织的代谢活动，导致产热增加；抑制发热时负调节介质的合成与释放。

（2）负调节介质：包括以下几种。①精氨酸加压素（AVP）：下丘脑神经元合成的神经垂体肽类激素，特点是在不同环境温度对体温调节效应期产生不同作用。例如，在 25℃时，AVP 的解热效应主要表现在加强散热；在 4℃时，主要表现在减少产热。②促黑素细胞激素（MSH）：解热作用与增强散热有关。内源性的 α-MSH 可以限制发热的强度和持续时间，这可能是热限形成的重要机制。③膜联蛋白 A：又称脂皮质蛋白-1（Lip-1），是一种钙依赖性磷脂结合蛋白，在体内分布十分广泛，但主要存在于脑、肺等器官之中。研究发现，糖皮质激素发挥解热作用依赖于脑内脂皮质蛋白-1 的释放。

8.3.2.3 发热效应

当体温调定点升高超过中心温度时，体温调节中枢发出冲动，一方面通过运动神经引起骨骼肌紧张度增高或寒战，使产热增加（图 8-7）；另一方面通过交感神经系统引起皮肤血管收缩，使散热减少，最终可使产热大于散热，体温升高到与调定点相适应的水平。在体温上升的同时，负调节中枢也被激活，产生负调节介质，进而限制调定点的上移和体温的升高。正、负调节相互作用的结果决定体温上升的水平。也正因如此，发热时，体温很少超过 41℃，从而避免了高热引起的脑细胞损伤。这是机体自我保护和自稳调节机制的结果，具有极其重要的生物学意义。发热持续一定时间后，随着发热激活物被控制或消失，内生致热原及增多的中枢发热介质被清除或降解，调定点恢复到正常水平，体温也相应被调控降至正常。

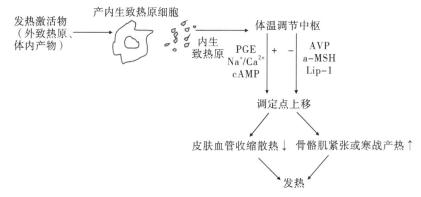

图 8-7　发热机制的基本环节示意图

8.3.3　发热的时相及其热代谢特点

多数发热的临床经过可分为 3 个时相，即体温上升期、高温持续期、体温下降期。

8.3.3.1　体温上升期

发热初期，正调节占优势，调定点上移，患者中心体温开始迅速或逐渐上升。皮肤温度降低，散热减少，引起寒战和物质代谢加强，产热增加。此期热代谢的特点是一方面减少散热，一方面增加产热，使产热大于散热，体温因而升高。

8.3.3.2　高温持续期

此期体温升高至调定点水平，不再上升，也称高峰期或稽留期。皮肤温度上升，皮肤血管由收缩转为舒张，皮肤血流增多，使皮肤发红，散热也因而增加，故不再感到寒冷，有酷热感，出现皮肤、口唇干燥。

8.3.3.3　体温下降期（退热期）

此期因发热激活物在体内的作用减弱或消失，内生致热原及增多的发热介质也被清除，上升的体温调定点回降到正常水平。发汗中枢受刺激，汗腺分泌增加，会出现大汗。

8.3.4　代谢与功能的改变

8.3.4.1　物质代谢的改变

（1）基础代谢率增高：一般体温每增高 1℃，基础代谢率增高 13%，持久发热使物质消耗明显增多，如果营养物质摄入不足，就会大量消耗自身物质。

（2）糖代谢：肝糖原和肌糖原的分解代谢增强，糖原贮备减少。糖异生作用增强，血糖增高。代谢增强使氧相对不足，糖酵解增强，使血液及肌肉中乳酸产量增加，发热时出现的肌肉酸痛可能与之相关。

（3）脂肪代谢：发热时，糖代谢加强，使糖原储备不足，加上食欲下降，摄入相对不足，机体脂肪动员，分解明显加强，伴氧化不全，患者会出现消瘦、酮血症、酮尿等。

（4）蛋白质代谢：发热患者的蛋白分解加强，血浆总蛋白、白蛋白减少，尿氮增加，可出现负氮平衡，机体抵抗力下降，组织修复能力下降。

（5）维生素代谢：发热患者维生素摄取和吸收减少，消耗增加，易出现维生素缺乏，特别是维生素 C 和 B 族维生素缺乏，必须补充适量维生素。

（6）水、电解质代谢：体温上升期及高热持续期，尿量明显减少，尿色加深，Na^+、Cl^- 排泄减少。退热期，皮肤和呼吸道水分大量蒸发，尿量恢复和大量排汗，Na^+、Cl^- 排泄增加，可引起脱水，脱水又可加重发热。因此，发热时必须注意补足水和电解质。此外，因发热时分解代谢增强，K^+ 从细胞内释出，使血 K^+ 和尿 K^+ 增高。代谢紊乱使酸性代谢产物堆积，可引起代谢性酸中毒。

8.3.4.2 生理功能改变

（1）中枢神经系统：高热可使中枢神经系统兴奋性增高，患者常有头痛、头晕，高热（40～41℃）患者可出现烦躁不安、谵语和幻觉，持续高热则会引起昏迷。小儿在高热中可出现全身或局部肌肉抽搐，称为高热惊厥。其机制可能与小儿中枢神经系统发育不健全，持续高热引起脑细胞缺氧，使大脑皮质抑制或损伤，皮质下中枢（部分敏感神经元）兴奋性增高有关。

（2）循环系统：体温上升期，血液温度升高，刺激窦房结，使交感-肾上腺髓质系统活动增强，心率增快，外周血管收缩，血压轻度上升。体温每上升1℃，心率增加18次/分。心率加快一般使心输出量增多，但对心脏病患者可加重其心脏负荷，诱发心力衰竭。发热患者应安静休息，尽量减少体力活动，避免情绪激动，以免心率过快，加重心脏负担和耗氧。在高热持续期和体温下降期，由于外周血管舒张，动脉血压轻度下降。高热骤退，特别是用解热药退热时，可因大量出汗而导致虚脱，应当引起注意。

（3）呼吸功能：呼吸中枢对CO_2敏感性增加，呼吸加快、加强，有助于散热。但若通气过度，CO_2排出过多，可导致呼吸性碱中毒。持续高热可抑制大脑皮质和呼吸中枢，使呼吸变浅、变慢或不规则，甚至呼吸停止。

（4）消化功能：发热时，交感神经兴奋，唾液、胆汁、胰液等消化液分泌减少，消化酶活性降低，使蛋白质、脂肪等消化不良，食糜发酵、产气，患者会出现食欲减退、厌食、恶心、呕吐、便秘、腹胀等。

（5）泌尿系统：在体温上升期，尿量减少，尿相对密度增高，但肾血流量并未减少，反而增加。这可能与抗利尿激素增加，肾对水重吸收增多有关。持续发热期，肾小管上皮细胞变性，发生细胞水肿，出现蛋白尿、管型尿。在体温下降期，尿量逐渐增多，尿相对密度回降。

8.3.4.3 防御功能改变

（1）发热能提高抗感染能力，使免疫细胞功能加强。

（2）产内生致热原细胞在发热时产生的大量内生致热原除了引起发热外，大多具有一定程度的抑制或杀灭肿瘤细胞的作用。

（3）急性期反应：急性期蛋白合成增多，血浆微量元素改变（血浆铁、锌、铜含量降低），白细胞计数升高。

8.3.5 发热的防治原则

（1）治疗原发病：发热的病因可分为感染性和非感染性。治疗感染性发热的关键在于控制感染灶和清除病原体。对于非感染性发热，则针对不同病因，采取对因治疗。

（2）一般性发热的处理：补液，补充营养成分。

（3）必须及时解热的病例：高热病例（>39℃），患者出现明显不适、头痛、意识障碍和惊厥者，心脏病患者，妊娠期妇女，恶性肿瘤患者。

（4）解热措施：①药物解热，比如水杨酸类，可作用于视前区-下丘脑前部，恢复中枢神经元功能，阻断 PGE 合成；类固醇类药物，以糖皮质激素为代表，可抑制内生致热原合成和释放，并可抑制免疫反应和炎症反应。②物理降温，可通过饮水、温水擦浴、酒精擦浴来降低体温。

（李　楠）

课件　　　　　拓展阅读　　　　　自测习题

第9章 感觉器官的功能

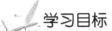学习目标

识记：

(1)感受器的定义、分类和一般生理特性。

(2)与视觉、听觉有关的生理现象：暗适应、明适应、视野、听阈和听域的概念。

理解：

(1)眼的折光系统和感光系统，眼视近物时晶状体的调节，瞳孔对光反射及其意义，视锥细胞和视杆细胞的功能，近视、远视、散光和老花产生的原因和矫正。

(2)外耳和中耳的传音作用，声波传入内耳的途径，耳蜗的感音换能作用。

(3)前庭器官的结构和功能。

运用：

(1)能运用三原色学说，解释人眼能分辨颜色的原因。

(2)能运用声波传入内耳的途径，分析产生耳聋的原因及可能出现病变的部位。

感觉(sensation)是客观物质世界在人脑中的主观反映，它是机体获取内、外环境信息的手段，是机体赖以生存的重要生理功能之一。人类通过感觉辨别和处理从环境中获取的信息，使机体不断适应内、外环境的变化。因需获取的信息种类多样，故机体的感觉形式和感受器的形态结构及工作原理也多种多样，最简单的感受器就是游离的传入神经末梢，而有些复杂的就要形成专门的感觉器官，如眼、耳。人体主要的感觉有视觉、听觉、嗅觉、味觉、躯体感觉(包括皮肤感觉与深部感觉)和内脏感觉等。本章仅论述感受器或感觉器官的基本功能，而各种感觉的最终形成将在神经系统生理中进一步加以阐述。

9.1 感受器及其一般生理特性

感觉的产生是感受器或感觉器官、神经传导通路和感觉中枢三部分共同活动的结果。感受器或感觉器官把机体内、外环境中的多种刺激通过换能作用转换为相应的神经冲动，后者沿一定的神经传入通路到达大脑皮质的特定部位，经过中枢神经系统的

整合，从而产生相应的感觉。但并不是所有感受器发出的信息到达中枢后都能形成感觉，有些感受器只是向中枢提供内、外环境中某些因素改变的信息，引起调节性反射，在主观上并不产生特定的感觉。例如，位于颈动脉窦和主动脉弓的压力感受器能引起压力感受性反射，但不引起特殊的感觉。

9.1.1　感受器和感觉器官

感受器(sensory receptor)是指分布于体表或组织内部的一些专门感受机体内、外环境变化的结构或装置。感受器的结构形式是多种多样的，最简单的感受器就是感觉神经末梢，如痛觉和温觉感受器；有些感受器是在裸露的神经末梢周围包绕一些由结缔组织构成的被膜样结构，如环层小体、触觉小体和肌梭等。另外，体内还有一些结构和功能上都高度分化的感受细胞，如视网膜中的视杆细胞和视锥细胞是光感受细胞，耳蜗中的毛细胞是声感受细胞等。这些感受细胞连同它们的附属结构(如眼的屈光系统、耳的集音与传音装置)就构成了复杂的感觉器官(sense organ)。高等动物最主要的感觉器官有眼(视觉)、耳(听觉)、前庭(平衡觉)、鼻(嗅觉)、舌(味觉)等，这些感觉器官都分布在头部，称为特殊感觉器官。

机体的感受器种类繁多，其分类方法也各不相同。感受器根据分布部位的不同，可分为内感受器(interoceptor)和外感受器(exteroceptor)。内感受器感受内环境的变化，而外感受器则感受外环境的变化。外感受器还可进一步分为远距离感受器和接触感受器，如视、听、嗅觉感受器可归属于远距离感受器，而触、压、味、温觉感受器则可归类于接触感受器。内感受器也可再分为本体感受器(proprioceptor)和内脏感受器(visceral receptor)。前者如肌梭等，后者则存在于内脏和内部器官中。还可以根据所接受刺激性质的不同，把感受器分为光感受器、机械感受器、温度感受器、化学感受器和伤害性感受器等。

9.1.2　感受器的一般生理特性

9.1.2.1　感受器的适宜刺激

一种感受器通常只对某种特定形式的刺激最敏感，这种形式的刺激就称为该感受器的适宜刺激(adequate stimulus)。例如，一定波长的电磁波是视网膜感光细胞的适宜刺激，一定频率的机械振动是耳蜗毛细胞的适宜刺激等。感受器并不只对适宜刺激有反应，对非适宜刺激也有一定的反应，但所需的刺激强度通常要比适宜刺激大得多，如皮肤也能感觉到"辣"。适宜刺激作用于感受器，必须达到一定的强度和持续作用时间，才能引起某种相应的感觉。引起感受器兴奋所需的最小刺激强度，称为强度阈值；而所需的最短作用时间，称为时间阈值。对于某些感受器来说(如皮肤的触觉感受器)，当刺激强度一定时，刺激作用还要达到一定的面积，称为面积阈值。此外，对于同一种性质的两个刺激，其强度的差异必须达到一定程度才能使人在感觉上得以分辨，这种刚能分辨的两个刺激强度的最小差异，称为感觉辨别阈。

9.1.2.2 感受器的换能作用

感受器的工作原理是它能把适宜刺激的能量形式转换为传入神经的动作电位，这种能量转换称为感受器的换能作用(transducer function)。因此，可以把感受器看成是生物换能器。在换能过程中，先在感受器细胞或传入神经末梢产生一种过渡性的电位变化，在感受器细胞产生的膜电位变化称为感受器电位(receptor potential)，而在传入神经末梢产生的膜电位变化则称为发生器电位(generator potential)。对于神经末梢感受器来说，发生器电位就是感受器电位，其感觉换能部位与脉冲发生的部位相同。和体内一般细胞一样，所有感受器细胞对外来不同刺激信号的跨膜转导主要是通过膜上通道蛋白或 G 蛋白耦联受体系统把外界刺激转换成跨膜电位变化实现的。

9.1.2.3 感受器的编码作用

感受器把刺激转换为神经动作电位时，不仅发生了能量的转换，而且把刺激所包含的环境变化的信息也转移到了动作电位的序列之中，起到了信息转移作用，这个过程被称为感受器的编码作用(coding)。编码作用的详细机制还不十分清楚。目前认为，感觉系统将刺激信号转变为可识别的感觉信号，主要包括刺激的类型、部位、强度和持续时间四种基本属性。

9.1.2.4 感受器的适应现象

当某一恒定强度的刺激持续作用于一个感受器时，感觉神经纤维上动作电位的频率会逐渐降低，这一现象称为感受器的适应(adaptation)。根据适应的快慢，可把感受器分为快适应感受器和慢适应感受器两类。前者仅在刺激开始后的短时间内有传入冲动发放，以后虽然刺激仍在作用，但其传入冲动的频率却很快降低甚至消失，如皮肤触觉感受器、嗅觉感受器等。这类感受器适合传递快速变化的信息，有利于机体探索新异的物体或障碍物，有利于感受器和中枢再接受新的刺激。慢适应感受器的特点是在刺激持续作用时，一般仅在刺激开始后不久出现冲动频率的轻微降低，以后可在较长时间内维持这一水平，如肌梭、颈动脉窦和关节囊感受器。慢适应过程有利于机体对某些功能状态进行长时间持续的监测，并根据其变化随时调整机体的活动。例如，引起疼痛的刺激往往可能是潜在的伤害性刺激，如果其感受器显示明显的适应，在一定程度上就会失去报警意义。

适应并非疲劳，因为对某一强度的刺激产生适应之后，如果再增加该刺激的强度，又可引起传入冲动的增加。感受器发生适应的机制比较复杂，可发生在感觉信息转换的不同阶段。感受器的换能过程、离子通道的功能状态以及感受器细胞与感觉神经纤维之间的突触传递特性等均可影响感受器的适应。

9.2 眼的视觉功能

眼睛是心灵的窗户。研究表明，人脑所获得的外界信息中至少有 70% 以上来自视觉(vision)。通过视觉系统，我们能感知外界物体的大小、形状、颜色、明暗、动静、远近等。图 9－1 是人右眼水平切面的示意图。

　　人眼的适宜刺激是波长为 380～760nm 的电磁波，即可见光。外界物体的光线，透过眼的折光系统成像在视网膜上，视网膜上的视杆细胞和视锥细胞能将外界光刺激所包含的视觉信息转变成电信号，并在视网膜内进行编码、加工，由视神经传向视觉中枢做进一步分析，最后形成视觉。因此，研究眼的视觉功能，首先要研究眼折光系统的光学特性，搞清楚它们是如何将不同远近的物体清晰地成像于视网膜上；其次要阐明视网膜是怎样对视网膜上的物像进行换能与编码的。

　　眼内与产生视觉直接有关的结构是眼的折光系统和视网膜。折光系统由角膜、房水、晶状体和玻璃体组成；视网膜上所含的感光细胞以及与其相联系的双极细胞和视神经节细胞构成了眼的感光系统。

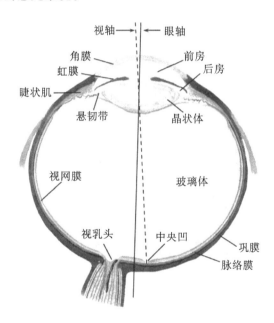

图 9－1　人右眼水平切面示意图

9.2.1　眼的折光系统及其调节

9.2.1.1　眼折光系统的光学特征

　　外界物体发出的光通过眼的折光系统在视网膜上形成真实而清晰的物像，是视觉形成的首要步骤。人眼的折光系统是一个复杂的光学系统，射入眼内的光线通过角膜、房水、晶状体和玻璃体四种折射率不同的介质，并通过各个屈光度不同的折射面，主要是角膜的前表面、后表面和晶状体的前、后表面，才能在视网膜上形成物像。由于角膜的折射率明显高于空气的折射率，而眼内四种折光体的折射率之间以及各折射界面的曲率之间均相差不大，因此入射光线的折射主要发生在角膜的前表面。

　　眼的折光系统是由多个折光体所构成的复合透镜，绘制光线在眼内的行进途径和成像情况十分复杂。因此，人们根据眼的实际光学特点设计了与正常眼在折光效果上相同的等效简化模型，称为简化眼(reduced eye)。简化眼的光学参数和其他特征与正常眼等值，故可用来研究折光系统的成像特性。简化眼模型由一个前后径为20mm的单球面折光体构成，折射率为1.333，与水的折射率相同；入射光线只在由空气进入球形界面时折射一次，此球面的曲率半径为5mm，即节点在球形界面后方5mm的位置，后主焦点恰好位于该折光体的后极，相当于人眼视网膜的位置。正常人的眼在安静而不进行调节时，折光系统后主焦点恰好落在视网膜上。简化眼和正常安静时的人眼一样，正好能使平行光线聚焦在视网膜上(图9-2)。

利用简化眼可方便地计算出不同远近的物体在视网膜上成像的大小。如图9-2所示，△AnB 和△anb 是具有对顶角的两个相似三角形，其计算公式为：

$$\frac{AB(物体的大小)}{Bn(物体至节点的距离)} = \frac{ab(物像的大小)}{nb(节点至视网膜的距离)}$$

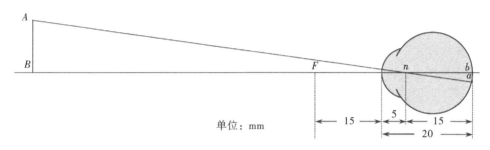

图9-2 简化眼及其成像情况

F 为前焦点，n 为节点，△AnB 和△anb 是两个相似直角三角形；如果物距(近似于 Bn)和物体大小(AB)已知，则可以算出视网膜上物像(ab)的大小，也可计算出两三角形对顶角(即视角)的大小。

正常人的视力有一个限度，如果物体在视网膜上的成像小于4.5μm，一般不能产生清晰的视觉。这个最小视网膜物像的大小大致相当于视网膜中央凹处一个视锥细胞的平均直径。

9.2.1.2 眼的调节

对人眼和一般光学系统来说，来自6m以外物体的各发光点的光线都可以认为是平行光线，正常眼不需要做任何调节，即可在视网膜上形成清晰的像。通常将人眼不做任何调节时所能看清的物体的最远距离称为远点(far point)。远点在理论上可在无限远处，但离眼太远的物体发出的光线过弱，由于这些光线在空间和眼内传播时被散射或被吸收，它们在到达视网膜时已不足以兴奋感光细胞；或由于被视物体太远而使它们在视网膜上形成的物像过小，以至于超出感光细胞分辨能力的下限。在这些情况下，眼将不能看清楚这些离眼太远的物体。

当眼看近物(6m以内)时，从物体上发出进入眼内的光线呈不同程度的辐射状，光线通过眼的折光系统将成像在视网膜之后，由于光线到达视网膜时尚未聚焦，因而只能产生一个模糊的视觉形象。但是，正常眼在看近物时也非常清楚，这是因为眼在看近物时已进行了调节。

1）眼的近反射

眼在注视6m以内的近物或被视物体由远移近时，眼将发生一系列调节，其中最主要的是晶状体变凸，同时瞳孔缩小和双眼视轴会聚，这一系列调节称为眼的近反射（near reflex）。

（1）晶状体变凸：视远物时，睫状肌处于松弛状态，此时悬韧带保持一定的紧张度，晶状体受悬韧带的牵引，形状较为扁平（图9－3A）；视近物时，入射光夹角变大，若晶状体形状不变，将成像于视网膜后方（图9－3B）；视近物时，睫状肌收缩，导致连接于晶状体囊的悬韧带松弛，晶状体因其自身的弹性而变凸，尤以前凸更显著，折光能力增强，从而使物像前移而成像于视网膜上（图9－3C）。

物体距眼睛越近，入眼光线的辐散程度越大，就需要晶状体更大程度地变凸，才能使物像成像于视网膜上。由于睫状肌与缩瞳肌都受副交感神经支配，其递质为乙酰胆碱，临床上做

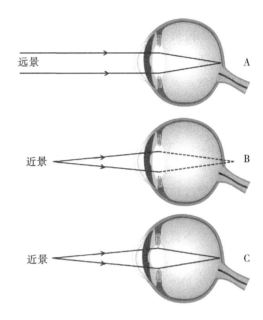

图9－3 晶状体调节示意图

某些眼科检查时，需要放大瞳孔，因此用阿托品点眼可阻断该神经肌接头的兴奋传递，达到散瞳的目的；但因同时阻断了睫状肌收缩，影响晶状体变凸，从而使视网膜成像变得模糊。

晶状体的最大调节能力可用眼能看清物体的最近距离来表示，这个距离称为近点（near point）。近点距眼的距离可作为判断眼的调节能力大小的指标。近点距眼越近，说明晶状体的弹性越好，即眼的调节能力愈强。随着年龄的增长，晶状体的弹性逐渐减弱，导致眼的调节能力降低，这种现象称为老视（presbyopia）。例如，10岁儿童的近点约为9cm，20岁左右成人的近点约为11cm，而60岁老人的近点可增大到80cm以上。

（2）瞳孔调节：瞳孔的大小可调节进入眼内的光量。正常人瞳孔的直径可在1.5～8.0mm变动。当视近物时，可反射性地引起双侧瞳孔缩小，称为瞳孔近反射（near reflex of the pupil）或瞳孔调节反射（pupillary accommodation reflex）。瞳孔缩小可减少入眼的光量，并减少折光系统的球面像差（像边缘模糊的现象）和色像差（像边缘色彩模糊的现象），使视网膜成像更为清晰。

（3）视轴会聚：当双眼注视一个由远移近的物体时，两眼视轴向鼻侧会聚的现象，称为视轴会聚或辐辏反射（convergence reflex）。其意义在于两眼同时看一近物时，物像仍可落在两眼视网膜的对称点上，避免形成复视。

2）瞳孔对光反射

瞳孔的大小主要由入眼光线的亮度决定，环境光线较亮时瞳孔缩小，反之瞳孔散大。我们把瞳孔在强光照射时缩小而在光线变弱时散大的反射称为瞳孔对光反射（pupillary light reflex）。瞳孔对光反射与视近物无关，其意义在于调节进入眼内的光量，使视网膜不致因光量过强而受到损害，也不会因光线过弱而影响视觉。瞳孔对光反射的中枢位于中脑，因此临床上常将它用作判断麻醉深度和病情危重程度的一个指标。

9.2.1.3 眼的折光异常

正常人眼无须做任何调节就可使平行光线聚焦于视网膜上，从而看清 6m 以外的物体。通过眼的近反射，只要近处的物体离眼距离不小于近点，也能看清，这种眼称为正视眼（emmetropia）（图 9-4A）；若眼的折光能力异常，或眼球的形态异常，使平行光线不能聚焦于安静未调节眼的视网膜上，则称为非正视眼（ametropia），也称屈光不正（error of refraction），包括近视、远视和散光。

（1）近视（myopia）：指看远物不清晰，只有当物体距眼较近时才能被看清。其原因是眼球前后径过长（轴性近视）或折光系统的折光能力过强（屈光性近视），致使来自远物的平行光线被聚焦在视网膜的前方（图 9-4B）。近视眼看近物时，由于近物发出的是辐散光线，不需调节或只需做较小程度的调节，就能使光线聚焦在视网膜上，因此近视眼的近点和远点都移近。近视眼可用凹透镜加以矫正。

（2）远视（hyperopia）：其发生是由于眼球的前后径过短（轴性远视）或折光系统的折光能力太弱（屈光性远视），致使来自远物的平行光线聚焦在视网膜的后方（图 9-4C）。远视眼的特点是在看远物时就需进行调节，看近物时则需更大程度的调节才能看清物体，因此远视眼的近点比正视眼远。因不论看近物还是看远物都需要进行调节，故远视眼易发生调节疲劳，尤其是进行近距离作业或长时间阅读时，可因调节疲劳而产生头痛。远视眼可用凸透镜加以矫正。

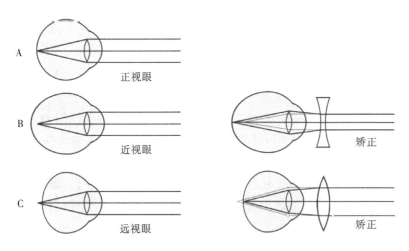

图 9-4　眼的折光异常及其矫正

（3）散光：正常人眼的角膜表面呈正球面，球面各径线上的曲率半径都相等，因而到达角膜表面各个点上的平行光线经折射后均能聚焦于视网膜上。散光(astigmatism)是指角膜表面不同径线上的曲率半径不同,致使平行光线经折射后不能完全聚焦于视网膜上。入射的平行光线,部分经过曲率半径较小的角膜表面,折射后会聚焦于视网膜的后方;如果经过曲率半径较大的角膜表面,折射后则聚焦于视网膜的前方。因此,平行光线入眼后不能聚焦于同一焦平面,因而视物不清。除角膜外,晶状体表面曲率异常也可引起散光。纠正散光通常用柱面镜。

9.2.1.4 房水和眼压

充盈于眼前房、后房中透明的液体称为房水(aqueous humor),其具有营养角膜、晶状体及玻璃体,维持一定眼压的作用。

房水由睫状体脉络膜丛产生,生成后由后房经瞳孔进入前房,然后流过房角的小梁网,经许氏(Schlemm)管进入静脉。房水不断生成,又不断回流入静脉,保持动态平衡,称为房水循环。由于房水量的恒定及前、后房容积的相对恒定,因而眼压也保持相对稳定。

眼压的相对稳定对保持眼球特别是角膜的正常形状与折光能力具有重要意义。若眼球被刺破,会导致房水流失、眼压下降、眼球变形,引起角膜曲度改变。房水循环障碍时(如房水排出受阻)会造成眼压增高,眼压的病理性增高称为青光眼(glaucoma),这时除眼的折光系统出现异常外,还可引起头痛、恶心等全身症状,严重时可导致角膜混浊、视力丧失。

9.2.2 眼的感光换能系统

外界物体通过眼的折光系统在视网膜上所形成的物像是物理范畴的像,它与相机的成像原理相同。视网膜上的物像还要通过视觉系统(视网膜、视觉传导通路和大脑皮质)的处理才能转换成意识或心理学范畴的主观映像。视网膜在这一过程中的作用是感光换能和视觉信息的编码。

9.2.2.1 视网膜的结构特点

视网膜(retina)是位于眼球最内层的神经组织,厚度仅有0.1~0.5mm,但其结构却非常复杂,神经层内主要含有视杆细胞和视锥细胞两种感光细胞以及其他四种神经元,即双极细胞、神经节细胞、水平细胞和无长突细胞(图9-5)。

(1)色素上皮及其功能:色素上皮细胞含有黑色素颗粒,位于视网膜最外层。它不属于神经组织,但具有防止强光对视觉影响和保护感光细胞的功能。当强光照射视网膜时,色素上皮细胞能伸出伪足样突起,包被视杆细胞外段,使其相互隔离;入射光线较弱时,伪足样突起缩回到胞体,使视杆细胞外段暴露,从而能充分接受光刺激。此外,色素上皮细胞在视网膜感光细胞的代谢中起重要作用,许多视网膜疾病都与色素上皮功能失调有关。

(2)感光细胞及其特征:视杆细胞(rod cell)和视锥细胞(cone cell)是视网膜中的两种感光细胞。他们是特殊分化的神经上皮细胞,在形态上均可分为三部分,由外向内

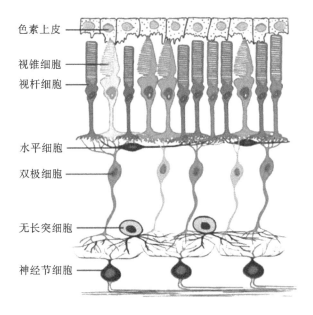

图 9-5　视网膜主要细胞层次及其联系模式图

色素上皮

视锥细胞

视杆细胞

水平细胞

双极细胞

无长突细胞

神经节细胞

依次为外段、内段和突触部(终足)(图 9-6)。视杆细胞的外段呈圆柱状,视锥细胞的外段呈圆锥状。视色素(photopigment)是一种蛋白质,主要集中在感光细胞的外段,能够在光的作用下产生光化学反应,在感光换能中起重要作用,是产生视觉的物质基础。

　　视杆细胞只有一种视色素,称为视紫红质(rhodopsin)。每个人的视杆细胞外段中有近千个膜盘,而每个膜盘中约含有 100 万个视紫红质分子。因此,单个视杆细胞就可以对入射光线发生反应。此外,视杆细胞对光的反应慢,有利于更多的光反应得以总

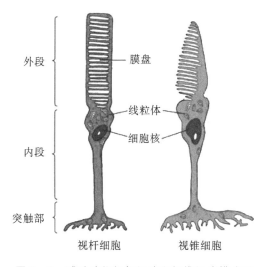

外段 —— 膜盘

线粒体
细胞核

内段

突触部

视杆细胞　　视锥细胞

图 9-6　哺乳动物视杆细胞和视锥细胞模式图

和,这样就提高了单个视杆细胞对光的敏感度,使视网膜能察觉出单个光量子的强度。与视杆细胞不同,视锥细胞含有三种不同的视色素,统称为视锥色素,分别存在于三种不同的视锥细胞中。它们是产生光感和色觉的物质基础。

　　两种感光细胞在视网膜中的分布很不均匀。在黄斑中央凹的中心只有视锥细胞,且密度最高;向周边视锥细胞的分布逐渐减少,在视网膜的周边部主要是视杆细胞。视网膜由黄斑向鼻侧约 3mm 处有一直径约 1.5mm 的淡红色圆盘状结构,称为视神经乳头,是视网膜上视神经纤维汇集穿出眼球的部位。因该处无感光细胞分布,故无感光作用,是生理上的盲点(blind spot)。平时,由于双眼视物,一侧盲点可被对侧眼的视

野所补偿，因此人们并不会感觉到视野中有盲点存在。

9.2.2.2 视网膜的两种感光换能系统

在人和大多数脊椎动物的视网膜中存在两种感光换能系统，即视杆系统和视锥系统。

视杆系统又称晚光觉或暗视觉（scotopic vision）系统，由视杆细胞和与其联系的双极细胞以及神经节细胞等组成。它们对光的敏感度较高，能在昏暗环境中感受弱光刺激而引起暗视觉，但无色觉，对被视物细节的分辨能力较低。自然界中以夜间活动为主的动物，如猫头鹰、鼠等，只有视杆细胞，故夜光觉敏锐。

视锥系统又称昼光觉或明视觉（photopic vision）系统，由视锥细胞和与其相联系的双极细胞以及神经节细胞等组成。它们对光的敏感性较低，只有在强光条件下才能被激活，但视物时可辨别颜色，且对被视物体的细节具有较高的分辨能力。某些只在白昼活动的动物，如鸡、鸽、松鼠等，其光感受器以视锥细胞为主，故表现为"夜盲"。

9.2.2.3 视杆细胞的感光换能机制

（1）视紫红质的光化学反应：视杆细胞内的感光物质是视紫红质（rhodopsin），是一种由视蛋白（opsin）与视黄醛（retinene）组成的结合蛋白质，在暗处呈紫红色，对波长为500nm（蓝绿色）的光线吸收能力最强。当光线照射视紫红质时，可使视紫红质迅速分解为视蛋白与视黄醛，其颜色也由紫红色变为黄色，最后变为白色，称为漂白。视黄醛在光照条件下，其分子构象会发生改变，变为全反型视黄醛（all-trans retinal）。其构象的改变又会引起视蛋白构象的改变，经过较复杂的信号传递系统的活动，可诱导视杆细胞产生感受器电位。

视紫红质在光线照射时会分解为视蛋白和全反型视黄醛，在暗处又可重新合成，是一个可逆反应。合成时，全反型视黄醛从视杆细胞中释放出来，转变为11-顺视黄醛，再返回视杆细胞，与视蛋白结合成视紫红质（图9-7）。此外，全反型视黄醛转变为11-顺视黄醛还可通过另外一条化学途径实现，即全反型视黄醛首先转变为全反型视黄醇，然后在异构酶作用下转变为11-顺视黄醇，最后转变为11-顺型视黄醛，并与视蛋白结合形成视紫红质。

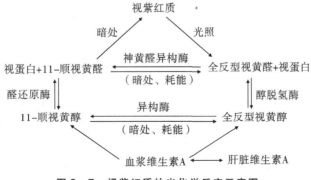

图 9-7 视紫红质的光化学反应示意图

（2）视杆细胞的感受器电位：视杆细胞在暗处的静息电位为$-40 \sim -30 \mathrm{mV}$，明显小于大多数神经元的静息电位。在暗环境中，视杆细胞主要存在两种电流，分别是外段膜的 Na^+ 内流和内段膜的 K^+ 外流，二者保持相对稳定。在暗处，钠通道开放较多，因而可产生稳定的内向电流，称为暗电流（dark current）。这就是视杆细胞静息电位较低的原因。

当受到光照时，视杆细胞外段膜盘上的视紫红质发生光化学反应，分解成视蛋白和全反型视黄醛，由此引发反应，导致外膜上部分钠通道关闭，暗电流减小或消失；而内段膜中的钾通道仍开放，继续允许 K^+ 外流，因而出现膜的超极化。这就是视杆细胞产生超极化型感受器电位的机制。

视杆细胞不能产生动作电位，在外段膜产生的超极化型感受器电位以电紧张的形式扩布到细胞终足，并影响其递质（主要是谷氨酸）释放，于是将光刺激的信息传递给双极细胞，最终在神经节细胞产生动作电位，实现光-电换能作用。

9.2.2.4 视锥系统的换能和颜色视觉

视锥细胞的视色素也是由视蛋白和视黄醛结合而成的，只是视蛋白的分子结构略有不同。正是由于视蛋白分子结构中的这种微小差异，决定了与它结合在一起的视黄醛分子对某种波长的色光线最为敏感。视色素分子分为三种，分别对红、绿、蓝三种色光敏感。不同的视锥细胞含有不同的视锥色素。当光线作用于视锥细胞时，其外段膜也发生与视杆细胞类似的超极化型感受器电位。感受器电位可影响细胞终足的递质释放，最终在相应的神经节细胞上产生动作电位。

（1）色觉与三原色学说：视锥细胞功能的重要特点是它具有辨别颜色的能力。颜色视觉（color vision）是一种复杂的物理心理现象，对不同颜色的识别主要是不同波长的光线作用于视网膜后在人脑引起不同的主观印象。正常视网膜可分辨波长 $380 \sim 760 \mathrm{nm}$ 的 150 种左右不同的颜色，每种颜色都与一定波长的光线相对应。因此，在可见光谱的范围内，波长长度只要有 $3 \sim 5 \mathrm{nm}$ 的增减，就可被视觉系统分辨为不同的颜色。显然，视网膜中并不存在上百种对不同波长的光线起反应的视锥细胞或视色素。

关于颜色视觉的形成，早在 19 世纪初期，就有人提出视觉的三原色学说（trichromatic theory）。该学说认为，在视网膜上存在三种不同的视锥细胞，分别含有对红、绿、蓝三种光敏感的视色素。当某一波长的光线作用于视网膜时，可以一定的比例使三种视锥细胞分别产生不同程度的兴奋，这样的信息传至中枢，就产生某一种颜色的感受。如果红、绿、蓝三种色光按各种不同的比例做适当的混合，就会产生任何颜色的感觉。近年来，三原色学说已被许多实验所证实。

（2）色觉障碍：主要有色盲和色弱两种形式。色盲（color blindness）是一种对全部颜色或某些颜色缺乏分辨能力的色觉障碍。色盲可分为全色盲和部分色盲。全色盲极为少见，表现为只能分辨光线的明暗，呈单色视觉。部分色盲又可分为红色盲、绿色盲及蓝色盲，其中以红色盲和绿色盲最为多见。红绿色盲患者不仅不能识别红色和绿色，也不能区分红与绿之间、绿与蓝之间的颜色等。

色弱（color amblyopia）是另一种常见的色觉障碍，与色盲不同，通常由后天因素引起。患者并不缺乏某种视锥细胞，而是由于某种视锥细胞的反应能力较弱，使患者对某种颜色的识别能力较正常人稍差，即辨色能力不足。

9.2.3　与视觉有关的几种生理现象

9.2.3.1　视力

视力又称视敏度(visual acuity)，是指眼能分辨物体两点间最小距离的能力，亦即眼对物体细微结构的分辨能力。视力通常用视角的倒数来表示。视角(visual angle)是指物体上两点的光线投射入眼内，通过节点相交时所形成的夹角。

正常人的视力是有极限的，人眼能看清最小视网膜像的大小大致相当于视网膜中央凹处一个视锥细胞的平均直径(4~5μm)。国际标准视力表上1.0行的"E"视标，每一笔画的宽度和笔画间的空隙宽度为1.5mm，在眼前方5m处时，各光点发出的光线入眼后，形成的视角为1分角，此时的视网膜像约为4.5μm，正相当于一个视锥细胞的平均直径。受试者能分辨的"E"越小，即视角越小，表明其视力越好；相反，视角越大，则表明视力越差。

我们常用视敏度来表示视觉系统空间分辨率的大小。视敏度与视锥细胞在视网膜中的分布密度及其在视锥系统中的会聚程度有关。在视网膜中央凹部位，视锥细胞密度最高，而视杆细胞则主要分布在视网膜的周边部分，导致视网膜中央凹与周边部的视敏度有明显差异。我们平时测量的视力是指中央凹处的视敏度。

9.2.3.2　暗适应和明适应

当人长时间在明亮环境中而突然进入暗处时，最初看不见任何东西，经过一定时间后，视觉敏感度才逐渐增高，逐渐能看清在暗处的物体，这种现象称为暗适应(dark adaptation)。相反，当人长时间在暗处而突然进入明亮环境时，最初感到一片耀眼的光亮，也不能看清物体，稍待片刻后才能恢复视觉，这种现象称为明适应(light adaptation)。

暗适应是人眼在暗处对光的敏感度逐渐提高的过程。由于在亮处视杆细胞中的视紫红质大量分解，剩余量很少，在暗处对光的敏感度下降，因此刚进入暗处时不能视物。经过一定时间后，视紫红质的合成逐渐增多，对暗光的敏感度逐渐提高，即可恢复在暗处的视觉。研究表明，一般在进入暗处后的最初5~8分钟内，人眼感知光线的阈值会出现一次明显的下降，以后再次出现更为明显的下降；进入暗处25~30分钟时，阈值下降到最低点，并稳定于这一水平。上述视觉阈值的第一次下降主要与视锥细胞视色素的合成增加有关；第二次下降亦即暗适应的主要阶段，则与视杆细胞中视紫红质的合成增加有关。

明适应的进程很快，通常在几秒内即可完成。其机制是视杆细胞在暗处蓄积了大量的视紫红质，进入亮处遇到强光时迅速分解，因而会产生耀眼的光感。只有在较多的视杆色素迅速分解之后，对光相对不敏感的视锥色素才能在亮处感光而恢复视觉。

9.2.3.3　视野

用单眼固定地注视前方一点时，该眼所能看到的空间范围，称为视野(visual

field）。视野的最大界限一般以它和视轴形成的夹角的大小来表示。所谓视轴，是指用单眼固定地注视外界某一点，连接该点与视网膜黄斑中央凹处的假想线。视野的大小受所视物体颜色的影响。在同一光照条件下，看不同颜色的目标物时，视野大小不一，白色视野最大，其次为黄蓝色，再次为红色，绿色视野最小（图9-8）。

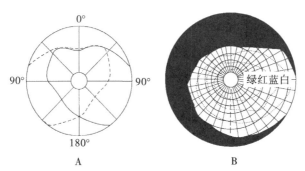

A. 双眼视野（虚线范围内为左眼视野，实线范围内为右眼视野，两眼鼻侧视野相互重叠）；B. 单眼（右眼）视野，白色区中各环行虚线范围内为各种不同颜色视野，黑色区为盲区。

图9-8　人视网膜视野

视野的大小可能与各类感光细胞在视网膜中的分布范围有关。临床上，检查视野可帮助诊断视网膜或视觉传导通路的病变，因为这些病变往往会伴有特殊形式的视野缺损。另外，由于面部结构（鼻和额）阻挡视线，也影响视野的大小和形状。正常人颞侧和下方的视野较大，而鼻侧与上方的视野较小。视野对人的工作和生活有重大的影响，视野狭小者不应驾驶交通工具，也不应从事本身或周围物体有较大范围活动的劳动，以防发生事故。

9.2.3.4　视后像和融合现象

注视一个光源或较亮的物体，然后闭上眼睛，这时可感觉到一个光斑，其形状和大小均与该光源或物体相似，这种主观的视觉后效应称为视后像（afterimage）。如果给予闪光刺激，则主观上的光亮感觉的持续时间比实际的闪光时间长，这是光的后效应所致。后效应的持续时间与光刺激的强度有关，如果光刺激很强，视后像的持续时间也较长。

如果用重复的闪光刺激人眼，当闪光频率较低时，主观上常能分辨出一次又一次的闪光。当闪光频率增加到一定程度时，重复的闪光刺激可引起主观上的连续光感，这一现象称为融合现象（fusion phenomenon）。融合现象是由闪光的间歇时间比视后像的时间更短而产生的。

能引起闪光融合的最低频率称为临界融合频率（critical fusion frequency，CFF）。临界融合频率与闪光刺激的亮度、闪光光斑的大小以及被刺激的视网膜部位有关。光线较暗时，闪光频率低至3~4周/秒即可产生融合现象；在中等光照强度下，临界融合频率约为25周/秒；而光线较强时，临界融合频率可高达100周/秒。例如，电影每秒放映24个画面，电视每秒播放60个画面，因此观看电影和电视时主观感觉其画面是连续的。在测定视网膜不同部位的临界融合频率时也发现，愈靠近中央凹，其临界融合频率愈高。另外，闪光的颜色、视角的大小、受试者的年龄及某些药物等均可影响临界融合频率，尤其是中枢神经系统疲劳可使临界融合频率下降。因此，在劳动生理中，常将临界融合频率作为中枢疲劳的指标。

9.2.3.5 双眼视觉和立体视觉

人的双眼都在头部的前方，两眼的鼻侧视野相互重叠，因此凡落在此范围内的任何物体都能同时被两眼所见。我们把这种两眼同时看某一物体时产生的视觉称为双眼视觉（binocular vision）。双眼视物时，两眼视网膜上各形成一个完整的物像，由于眼外肌的精细协调运动，可使来自物体同一部分的光线成像于两眼视网膜的对称点上，并在主观上产生单一物体的视觉，称为单视。眼外肌瘫痪或眼球遇到病理性压迫等，都可使物像落在两眼视网膜的非对称点上，因而在主观上产生有一定程度互相重叠的两个物体的感觉，称为复视（diplopia）。

双眼视物时，主观上可产生被视物体的厚度以及空间的深度或距离等感觉，称为立体视觉（stereoscopic vision）。其主要原因是同一被视物体在两眼视网膜上的像并不完全相同，左眼从左方看到物体的左侧面较多，而右眼则从右方看到物体的右侧面较多，来自两眼的图像信息经过视觉高级中枢处理后，产生一个有立体感的物体的形象。然而，在单眼视物时，有时也能产生一定程度的立体感觉，这主要是通过调节和单眼运动而获得的。另外，这种立体感觉的产生与生活经验、物体表面的阴影等也有关。良好的立体视觉只有在双眼观察时才有可能获得。

某些哺乳动物，如牛、马、羊等，它们的两眼长在头的两侧，因此两眼的视野完全不重叠，左眼和右眼各自感受不同侧面的光刺激，这种视觉形式称为单眼视觉（monocular vision）。

9.3 耳的听觉功能

听觉器官是由外耳、中耳和内耳的耳蜗组成。由声源振动引起空气产生的疏密波，通过外耳和中耳组成的传音系统传递到内耳，经内耳的换能作用将声波的机械能转变为听神经纤维上的神经冲动，后者传送到大脑皮质的听觉中枢，产生听觉。听觉是动物获取环境信息的重要途径，在人类，有声语言更是交流思想、互通往来的重要工具。

人耳的适宜刺激是空气振动的疏密波，通常人耳能感受的声波频率范围是 $20 \sim 20000\,\text{Hz}$，感受的声压范围是 $0.0002 \sim 1000\,\text{dyn/cm}^2$。对于每一种频率的声波，人耳都有一个刚能引起听觉的最小强度，称为听阈（hearing threshold）。当声音的强度在听阈以上继续增加时，听觉的感受也相应增强，但当强度增加到某一值时，将引起鼓膜的疼痛感觉，这个值称为最大可听阈（maximal hearing threshold）。图 9-9 是以声波的频率为横坐标，以声音的强度或声压为纵坐标绘制而成的听力曲线。图中下方曲线表示不同频率的听阈，上方曲线表示其最大可听阈，两者所包含的面积即为听域。从图上可以看出，人耳最敏感的声波频率在 $1000 \sim 3000\,\text{Hz}$，人类的语言频率也主要分布在 $300 \sim 3000\,\text{Hz}$ 的范围内。

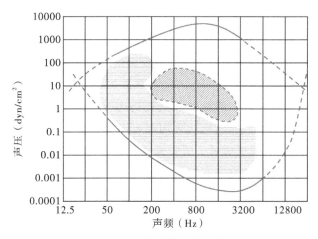

图 9 - 9　人耳的正常听域图

中央斜线区域是通常的语言听域区，其左下方较大的阴影区域为次要语言听域区。

9.3.1 外耳和中耳的传音功能

9.3.1.1 外耳的功能

外耳由耳郭和外耳道组成(图 9 - 10)。耳郭能收集声波，具有采音作用。有些动物能转动耳郭，以探测声源方向。人耳耳郭的运动能力多已经退化，但可通过转动头部来判断声源的方向。

外耳道是声波传导的通路，一端开口于耳郭，另一端终止于鼓膜。根据物理学原理，一端封闭的管道对于波长为其长度 4 倍的声波能产生最大的共振，使声压增强。人的外耳道长约 2.5cm，其共振频率约为 3800Hz，在外耳道口与鼓膜附近分别测量 3000~5000Hz 频率声波的声压时，结果为鼓膜附近比外耳道口增强 12dB 左右。

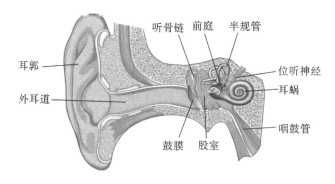

图 9 - 10　人耳结构示意图

9.3.1.2 中耳的功能

中耳结构微小、精细而复杂，由鼓膜、听骨链、鼓室和咽鼓管等组成。其主要功能是将空气中的声波振动能量高效地传递到内耳中。声音在中耳传递的过程中，鼓膜和听骨链的作用很重要，可实现增压机制，在高效传递的同时，补偿了声能在传递过程中的损失。

　　鼓膜形似浅漏斗，顶点朝向中耳，是一个压力承受装置，内侧与锤骨柄相连，具有较好的频率响应性和较小的失真度。当频率小于 2400Hz 的声波作用于鼓膜时，可引起鼓膜以同样的频率振动，并与该声波振动始终同步，几乎没有残余。听骨链由锤骨、砧骨和镫骨依次连接而成。三块听小骨形成一个固定角度的杠杆，锤骨柄为长臂，砧骨长突为短臂。杠杆的支点恰好在听骨链的重心上，因而在能量传递过程中惰性最小，效率最高。

　　声波由鼓膜经听骨链到达前庭窗膜时，其振动的压强增大，而振幅稍减小，这就是中耳的增压作用。增压作用主要通过两个途径实现：主要途径是鼓膜与镫骨底板的面积差，鼓膜面积约为镫骨底板面积的 18 倍，因此镫骨底板接受并传递至内耳的声压是鼓膜外表面接受声压的 18 倍；次要途径是听骨链的杠杆作用，锤骨柄为长臂，砧骨长突为短臂，长臂和短臂的长度比约为 1.3 ∶ 1，故此途径可实现 1.3 倍增压（图 9 - 11）。通过以上两个途径，在整个中耳传递过程中，总的增压

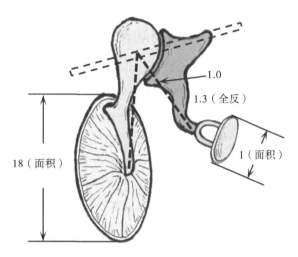

图 9 - 11　中耳的传声增压机制

效应可达到约 23 倍(18 × 1.3)，从而弥补了声波在中耳传递过程中的损失，使声波足以引起内耳淋巴液的振动。

　　与中耳传音功能有关的还有中耳内的鼓膜张肌和镫骨肌。当声强过大时(> 70dB)，可反射性地引起这两块肌肉的收缩，结果使鼓膜紧张，各听小骨之间的连接更为紧密，导致听骨链传递振动的幅度减小，阻力加大，可阻止较强的振动传到耳蜗，从而保护了感音装置，但因这一反射需 40 ~ 160 毫秒，故对突发性爆炸声的保护作用不大。

　　咽鼓管是连接鼓室和鼻咽部的通道，其鼻咽部的开口常处于闭合状态，在吞咽、打哈欠时开放。咽鼓管的主要功能是调节鼓室内的压力，使之与外界大气压保持平衡，这对于维持鼓膜的正常位置、形状和振动性能有重要意义。咽鼓管因炎症被阻塞后，鼓室内的空气被吸收，可造成鼓膜内陷，引起鼓膜胀痛，影响听力。当环境气压变化较快时(如快速上、下山时)，咽鼓管未及时开放，也可因鼓室两侧出现较大的压力差而产生鼓膜膨胀或疼痛感，严重者可造成鼓膜破裂。

9.3.1.3 声波传入内耳的途径

　　声音可以通过空气传导与骨传导两种途径传入内耳，通常以空气传导为主。

　　(1)气传导：声波经外耳道传至鼓膜，引起鼓膜振动，再经听骨链和前庭窗膜进入

耳蜗，此途径称为气传导(air conduction)，是声波传导的主要途径。此外，鼓膜的振动也可引起鼓室内空气的振动，再经蜗窗传入耳蜗。但这一途径在正常情况下并不重要，只有当听骨链运动障碍时，方可发挥一定的传音作用，这时听力会较正常时大为降低。

(2)骨传导：声波直接作用于颅骨，引起颅骨的振动，再引起位于颞骨骨质中的耳蜗的振动，这个传导途径称为骨传导(bone conduction)。骨传导的效能比气传导低得多，因此在引起正常听觉中的作用极小。当鼓膜或中耳病变时，气传导受损，引起传音性耳聋，此时骨传导却不受影响，甚至相对增强。当耳蜗病变引起感音性耳聋时，两种途径均不能引起听觉。因此，临床上可通过检查患者气传导和骨传导受损的情况来判断听觉异常的产生部位和原因。

9.3.2 内耳耳蜗的功能

内耳又称迷路，位于颞骨岩部的骨质内。迷路在功能上可分为耳蜗(cochlea)和前庭器官(vestibular apparatus)两部分。耳蜗的功能是将传到耳蜗的机械振动转变为听神经纤维的神经冲动。

9.3.2.1 耳蜗的结构要点

耳蜗形似蜗牛壳，由一条骨质管腔围绕一锥形骨蜗轴旋转 $2\frac{1}{2} \sim 2\frac{3}{4}$ 周所构成。在耳蜗管的横断面上有两个分界膜，一为斜行的前庭膜，一为横行的基底膜，此二膜将耳蜗管分为三个腔，分别是前庭阶、鼓阶和蜗管(图9-12)。前庭阶在耳蜗底部与前庭窗膜相接，蜗管是螺旋形的膜性盲管，鼓阶在耳蜗底部与蜗窗膜相接。前庭阶和鼓阶内都充满着外淋巴，它们在蜗顶部通过蜗孔相沟通；蜗管内充满着内淋巴，内淋巴与外淋巴不相通。基底膜上有听觉感受器，称为螺旋器(spiral organ)或柯蒂器(organ of Corti)。螺旋器由内、外毛细胞(hair cell)及支持细胞等组成。

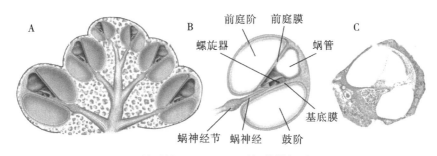

A. 耳蜗纵切面；B、C. 耳蜗管横切面。

图9-12 耳蜗纵切面和耳蜗管横切面示意图

在蜗管的近蜗轴侧有一行纵向排列的内毛细胞，靠外侧有 $3 \sim 5$ 行纵向排列的外毛细胞。每一个毛细胞的顶部表面都有上百条排列整齐的纤毛，称为听毛(图9-13)。外毛细胞中较长的一些纤毛埋植于盖膜的胶冻状物质中。盖膜在内侧连于耳蜗轴，在外侧则游离于内淋巴中。毛细胞的顶部与内淋巴接触，其底部则与外淋巴相接触。毛细胞的底部有丰富的听神经末梢。

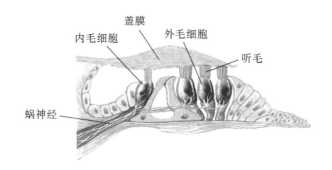

内毛细胞 盖膜 外毛细胞

听毛

蜗神经

图 9 - 13 螺旋器结构示意图

9.3.2.2 耳蜗的感音换能机制

耳蜗的作用是把接收到的机械振动转变成听神经纤维上的神经冲动。当声波振动通过听骨链到达前庭窗膜时，压力变化会立即传给耳蜗内的淋巴液和膜性结构。当前庭窗膜内移时，由于液体的不可压缩性，导致前庭膜和基底膜下移，最后鼓阶的外淋巴压迫蜗窗膜，使蜗窗膜外移；而当前庭窗膜外移时，整个耳蜗内的淋巴液和膜性结构又会做相反方向的移动，如此反复，形成振动。

不同声波频率在基底膜上都有一个特定的传播范围和最大振幅区，位于该区的毛细胞受到的刺激最强，与这部分毛细胞相联系的听神经纤维的传入冲动也就最多。这样，来自基底膜不同部位的听神经纤维冲动传到听觉中枢的不同部位，就可产生不同音调的感觉。在动物实验中和临床上都已证实，耳蜗底部受损时主要影响高频听力，而耳蜗顶部受损时则主要影响低频听力。

由于基底膜和盖膜的附着点不在同一轴上，因此当基底膜振动时，它们便沿各自不同的轴上下移动，使两膜之间发生切向移动，从而引起螺旋器上毛细胞顶部听毛的弯曲(图 9 - 14)，这种机械变化会引起耳蜗毛细胞兴奋，使机械能转变为生物电变化。

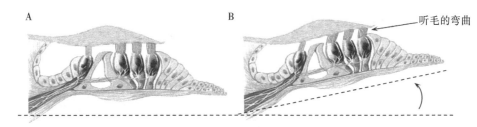

A B

听毛的弯曲

A. 静止时听毛位置；B. 基底膜在振动中上移时，剪切运动引起听毛弯向蜗管外侧。

图 9 - 14 盖膜和基底膜之间的剪切运动引起外毛细胞纤毛弯曲示意图

9.3.2.3 耳蜗的生物电现象

耳蜗及蜗神经的生物电变化主要是耳蜗内电位和微音器电位。

(1)耳蜗内电位：在耳蜗未受刺激时，如果以鼓阶外淋巴的电位为参考零电位，则可测出蜗管内淋巴的电位为 +80mV 左右，称为耳蜗内电位(endocochlear potential)，又称内淋巴电位(endolymphatic potential)；此时毛细胞的静息电位为 $-80 \sim -70$mV。由于毛细胞顶端浸浴在内淋巴中，而其他部位的细胞膜则浸浴在外淋巴中，因此毛细胞顶端膜内、外的电位差可达 $150 \sim 160mV$。由于外淋巴较易通过基底膜，因此毛细胞基底部的浸浴液为外淋巴，在该部位，毛细胞膜内、外的电位差仅约 $80mV$。这是毛细胞电位与一般细胞电位的不同之处。

耳蜗内电位对基底膜的机械位移很敏感，当基底膜向鼓阶方向位移时，耳蜗内电位可增高 $10 \sim 15mV$；当其向前庭阶位移时，耳蜗内电位约可降低 $10mV$；当基底膜持续位移时，耳蜗内电位亦保持相应的变化。

（2）耳蜗微音器电位：当耳蜗受到声音刺激时，在耳蜗及其附近结构所记录到的一种与声波的频率和幅度完全一致的电位变化，称为耳蜗微音器电位（cochlear microphonic potential，CM）。耳蜗微音器电位呈等级式反应，即其电位随着刺激强度的增加而增大。耳蜗微音器电位无真正的阈值，没有潜伏期和不应期，不易疲劳，不发生适应现象，并在人和动物的听域范围内能重复声波的频率。在低频范围内，耳蜗微音器电位的振幅与声压呈线性关系，当声压超过一定范围时，则产生非线性失真。

9.3.2.4 听神经动作电位

听神经动作电位是耳蜗对声音刺激所产生的一系列反应中最后出现的电变化，是耳蜗对声音刺激进行换能和编码的结果，它的作用是向听觉中枢传递声音信息。

9.4 平衡感觉

保持正常的姿势是人和动物进行各种活动的必要条件。正常姿势的维持依赖于前庭器官、视觉器官和本体感受器的协同活动，其中以前庭器官的作用最为重要。内耳的前庭器官由半规管、椭圆囊和球囊组成，其主要功能是感受机体姿势和运动状态（运动觉）以及头部在空间的位置（位置觉）。这些感觉合称为平衡感觉（equilibrium）。

9.4.1 前庭器官的感受装置和适宜刺激

9.4.1.1 前庭器官的感受细胞

前庭器官的感受细胞都是毛细胞，它们具有类似的结构和功能。这些毛细胞有两种纤毛，其中有一条最长，位于细胞顶端的一侧边缘处，称为动纤毛；其余的纤毛较短，数量较多，呈阶梯状排列，称为静纤毛。毛细胞的底部有感觉神经纤维末梢分布。各类毛细胞的适宜刺激都是与纤毛的生长面呈平行方向的机械力的作用。当纤毛都处于自然状态时，细胞膜内侧存在约 $-80mV$ 的静息电位，同时与毛细胞相连的神经纤维上有一定频率的持续放电；此时如果外力使静纤毛朝向动纤毛一侧偏转时，毛细胞膜电位即发生去极化，如果去极化达到阈电位（ $-60mV$ ）水平，支配毛细胞的传入神经冲动发放频率就增加，表现为兴奋效应；相反，当外力使静纤毛向背离动纤毛的一侧弯曲时，则毛细胞的膜电位发生超极化，传入纤维的冲动发放减少，表现为抑制效应（图 9 - 15 ）。这是前庭器官中所有毛细胞感受外界刺激的一般规律。机体的运动状态和头部空间位置的改变都能以特定的方式改变毛细胞纤毛的倒向，使相应的神经纤维的冲动发放频率发生改变，将这些信息传输到中枢，引起特殊的运动觉和位置觉，并出现相应的躯体和内脏功能的反射性变化。

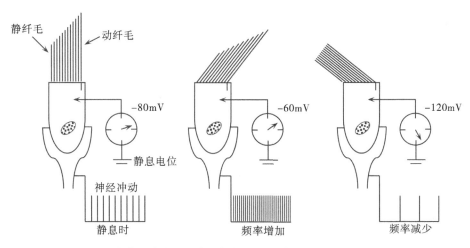

图 9-15　前庭器官中毛细胞顶部纤毛受力情况与电位变化关系示意图

当静纤毛向动纤毛一侧偏转时，毛细胞膜去极化，传入冲动增多；
当动纤毛向静纤毛一侧偏转时，毛细胞膜超极化，传入冲动减少。

9.4.1.2　半规管的功能

人体两侧内耳各有上、外、后三个半规管(semicircular canal)，分别代表空间的三个平面。当头向前倾30°时，外半规管与地面平行，其余两个半规管则与地面垂直。每个半规管与椭圆囊连接处都有一个膨大的部分，称为壶腹(ampulla)。壶腹内有一块隆起的结构，称为壶腹嵴(crista ampullaris)，其上有高度分化的感觉上皮，由毛细胞和支持细胞组成。毛细胞顶部的纤毛埋植在一种胶质性的圆顶形壶腹嵴帽之中。毛细胞上动纤毛与静纤毛的相对位置是固定的。在水平半规管内，当内淋巴由管腔流向壶腹时，能使静纤毛向动纤毛一侧弯曲，引起毛细胞兴奋；而当内淋巴离开壶腹时，则使静纤毛向相反方向弯曲，引起毛细胞抑制。在上半规管和后半规管，由于毛细胞排列方向不同，内淋巴流动的方向与毛细胞反应的方式刚好相反，即内淋巴离开壶腹的流动引起毛细胞兴奋，而朝向壶腹的流动则引起毛细胞抑制。

半规管壶腹嵴的适宜刺激是正、负角加速度，其感受阈值为 $1°/s^2 \sim 3°/s^2$。人体三个半规管所在的平面相互垂直，因此可以感受空间任何方向的角加速度。当人体直立并以身体的中轴为轴心进行旋转运动时，水平半规管的感受器受到的刺激最大；当头部以冠状轴为轴心进行旋转时，上半规管及后半规管受到的刺激最大。旋转开始时，由于半规管腔中内淋巴的惯性，它的启动将晚于人体和半规管本身的运动，因此当人体向左旋转时，左侧水平半规管中的内淋巴将向壶腹的方向流动，使该侧毛细胞兴奋而产生较多的神经冲动；与此同时，右侧水平半规管中内淋巴的流动方向是离开壶腹，于是右侧水平半规管壶腹传向中枢的冲动减少。当旋转进行到匀速状态时，管腔中的内淋巴与半规管呈相同角速度的运动，于是两侧壶腹中的毛细胞都处于不受刺激的状态，中枢获得的信息与不进行旋转时相同。当旋转突然停止时，由于内淋巴的惯性，两侧壶腹中毛细胞纤毛的弯曲方向和冲动发放情况正好与旋转开始时相反。内耳迷路的其他两对半规管也接受与它们所处平面方向一致的旋转变速运动的刺激。

9.4.1.3 椭圆囊和球囊

椭圆囊(utricle)和球囊(saccule)是膜质小囊，内部各有一个特殊的结构，分别称为椭圆囊斑和球囊斑。毛细胞位于椭圆囊斑和球囊斑上，其纤毛埋植在胶质状的位砂膜中(膜表面有许多细小的碳酸钙结晶，称为位砂)。位砂的比重大于内淋巴，因而具有较大的惯性。

椭圆囊斑和球囊斑的适宜刺激是直线加速运动。当人体直立而静止不动时，椭圆囊斑的平面与地面平行，位砂膜在毛细胞纤毛的上方；而球囊斑的平面则与地面垂直，位砂膜悬在纤毛的外侧。在椭圆囊斑和球囊斑上，几乎每个毛细胞的排列方向都不完全相同(图9-16)。毛细胞纤毛的这种配置有利于分辨人体在椭圆囊斑和球囊斑平面上所进行的变速运动的方向。例如，当人体在水平方向做直线变速运动时，总有一些毛细胞的纤毛排列的方向与运动的方向一致，使静纤毛朝向动纤毛的一侧做最大的弯曲。由此产生的传入信息可为辨别运动方向提供依据。另一方面，由于不同毛细胞纤毛排列的方向不同，当头的位置发生改变或椭圆囊斑和球囊斑受到不同方向的重力及变速运动刺激时，其中有的毛细胞发生兴奋，有的则发生抑制。不同毛细胞综合活动的结果可反射性地引起躯干和四肢不同肌肉的紧张度发生改变，从而使机体在各种姿势和运动情况下保持身体的平衡。

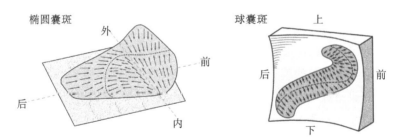

图9-16 椭圆囊斑和球囊斑的位置以及毛细胞顶部纤毛的排列方向

箭头所指方向是该处毛细胞顶部动纤毛所在位置，箭尾是同一细胞顶部静纤毛所在位置。当机体做直线加速度运动而使听毛弯曲的方向与某一箭头的方向一致时，该箭头所代表的毛细胞顶部静纤毛向动纤毛一侧弯曲最显著，与此同时，与该毛细胞有关的神经纤维有最大频率的冲动发放。

9.4.2 前庭反应

前庭器官的传入冲动除引起一定的位置觉和运动觉外，还可引起各种姿势的调节反射、眼震颤和自主性神经功能的改变，这些现象统称为前庭反应。

9.4.2.1 前庭姿势调节反射

来自前庭器官的传入冲动可引起各种姿势的调节反射。例如，当汽车向前开动时，由于惯性，身体会向后倾倒，可是当身体向后倾倒之前，椭圆囊斑的位砂因惯性而使椭圆囊斑毛细胞的纤毛向后弯曲，其传入信息即反射性地使躯干部的屈肌和下肢的伸肌的张力增加，从而使身体向前倾，以保持身体的平衡。乘电梯上升时，椭圆囊斑中的位砂对毛细胞施加的压力增加，球囊斑中的位砂使毛细胞纤毛向下方弯曲，可反射性地引起四肢伸肌抑制而发生下肢屈曲。电梯下降时，位砂对椭圆囊斑和球囊斑的刺激作用可导致伸肌收缩，下肢伸直。这些都是前庭器官的姿势反射，其意义在于维持机体一定的姿势和保持身体平衡。

9.4.2.2 前庭自主神经反应

当半规管感受器受到过强或长时间的刺激时，可通过前庭神经核与网状结构的联系而引起自主神经功能失调，导致心率加速、血压下降、呼吸频率增加、出汗，以及皮肤苍白、恶心、呕吐、唾液分泌增多等现象，称为前庭自主神经反应（vestibular autonomic reaction），也称晕动症。前庭感受器敏感的人容易引起前庭自主神经反应。例如，乘坐车、船等交通工具时，因车身、船身上下颠簸及左右摇摆，可使内耳前庭、眼睛等感受器把混乱的感觉信息传入中枢，当中枢发现内耳所接收到的信息与眼所接收的信息不一致时，便会产生前庭自主神经反应，女性较男性更易患晕动症，2 岁以下的儿童及老年人通常不易发生前庭自主神经反应。

9.4.2.3 眼震颤

躯体做旋转运动时，可引起眼球做往返运动，这种现象称为眼震颤（nystagmus）。眼震颤是眼球不自主的节律性运动。在生理情况下，两侧水平半规管受到刺激（如以身体纵轴为轴心的旋转运动）时，可引起水平方向的眼震颤；上半规管受刺激（如侧身翻转）时，可引起垂直方向的眼震颤；后半规管受刺激（如前、后翻滚）时，可引起旋转性眼震颤。因人类在地平面上的活动较多（如转身、头部向后回顾等），故下面以水平方向的眼震颤为例说明眼震颤出现的情况。当头与身体开始向左旋转时，由于内淋巴的惯性，使左侧半规管壶腹嵴的毛细胞受的刺激增强，而右侧半规管正好相反，这样的刺激可反射性地引起某些眼外肌的兴奋和另一些眼外肌的抑制，于是出现两侧眼球缓慢向右侧移动，这一过程称为眼震颤的慢动相（slow component）；当眼球移动到两眼裂右侧端时，又突然快速地向左侧移动，这一过程称为眼震颤的快动相（quick component）；之后会再出现新的慢动相和快动相，反复不已。

当旋转变为匀速转动时，旋转虽在继续，但眼震颤已停止。当旋转突然停止时，又由于内淋巴的惯性而出现与旋转开始时方向相反的慢动相和快动相组成的眼震颤（图 9－17）。眼震颤慢动相的方向与旋转方向相反是由对前庭器官的刺激而引起的，而快动相的方向与旋转方向一致是中枢进行矫正的运动。临床上，常用快动相来表示眼震颤的方向。进行眼震颤试验时，通常是在 20 秒内旋转 10 次后突然停止旋转，检查旋转后的眼震颤。眼震颤的正常持续时间为 20～40 秒，频率为 5～10 次。如果眼震颤的持续时间过长，说明前庭功能过敏；如果眼震颤的持续时间过短，说明前庭功能减弱。对于某些前庭器官有病变的患者，眼震颤会消失。

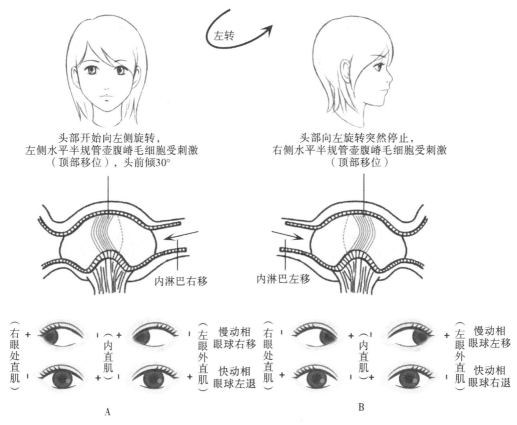

A. 头前倾 30°，旋转开始时的眼震颤方向；B. 旋转突然停止时的眼震颤方向。

图 9 - 17　眼震颤示意图

9.5　其他感觉器官的功能

人类的感觉器官，除上面提到的以外，还有其他几种，如人的嗅觉器官是鼻，味觉器官是舌，它们属于多功能器官，感觉功能是其功能之一。其中，皮肤内分布着多种感受器，可以接受多种形式的刺激，产生多种类型的感觉，如触觉、压觉、冷觉、温觉和痛觉。

9.5.1　嗅觉器官

嗅觉（olfaction）感受器位于上鼻道及鼻中隔后上部的嗅上皮中，两侧总面积约为 $5cm^2$。嗅上皮由嗅细胞、支持细胞、基底细胞和嗅腺组成。嗅细胞是双极神经元，其树突伸向鼻腔，末端有 4～25 条纤毛（嗅毛），埋于嗅腺所分泌的黏液之中；细胞的底端（中枢端）是由无髓纤维组成的嗅丝，穿过筛骨，直接进入嗅球。

嗅觉感受器的适宜刺激是空气中的化学物质，即嗅质。通过呼吸，嗅质被嗅上皮中的黏液吸收，并扩散到嗅毛，与嗅毛的特异受体结合后，这种结合可通过 G 蛋白引起第二信使类物质的产生，最后导致膜上电压门控钙通道开放，Na^+ 和 Ca^{2+} 流入细胞内，引起感受器细胞去极化，并以电紧张方式扩布至嗅细胞中枢突的轴突，产生动作电位，动作电位沿轴突传向嗅球，进而传向更高级的嗅觉中枢，引起嗅觉。

嗅觉的敏感程度可用嗅敏度(olfactory acuity)评定，即能引起嗅觉的某种物质在空气中的最小浓度。人类对不同嗅质的嗅敏度不同，如粪臭素为 4×10^{-10} mg/L、乙醚为 6mg/L。嗅敏度也会因感冒、鼻炎等疾病的影响而明显降低。物种之间嗅敏度差异很大，某些动物的嗅觉更灵敏，如狗对醋酸的敏感度比人高 1000 万倍。嗅觉的适应较快，当某种气味突然出现时，可引起明显的嗅觉，如果引起这种气味的嗅质继续存在，嗅觉便很快减弱，甚至消失。所谓"入芝兰之室，久而不闻其香，入鲍鱼之肆，久而不闻其臭"，就是嗅觉适应的良好例子。

9.5.2　味觉器官

味觉(gustation)的感受器是味蕾(taste bud)，主要分布在舌背部的表面和舌缘，口腔和咽部黏膜的表面也有散在的味蕾存在。味蕾由味细胞、支持细胞和基底细胞组成。味细胞的顶端有纤毛，称为味毛，是味觉感受的关键部位。味细胞的更新率很高，平均每 10 天更新一次。

味蕾的适宜刺激是食物中有味道的物质，即味质。静息时，味细胞的膜电位是 $-60 \sim -40$ mV，当给予味质刺激时，可使不同离子的膜电导发生变化，从而产生去极化感受器电位。

人类能区分的味道千差万别，但都是由咸、酸、甜、苦和鲜五种基本味觉组合形成的。咸味通常由 NaCl 所引起，酸味由 H^+ 所引起，引起甜味的主要味质是糖，苦味通常由毒物或有害物质所引起，鲜味是由谷氨酸钠(味精)所产生的味觉。人舌表面的不同部位对不同味刺激的敏感程度不一样，一般是舌尖部对甜味比较敏感，舌两侧对酸味比较敏感，而舌两侧的前部则对咸味比较敏感，软腭和舌根部对苦味比较敏感。

能影响味觉的因素有很多，主要包括以下几个方面。①食物或刺激物本身的温度：在 20~30℃时，味觉的敏感度最高；②味质的浓度：浓度越高，所产生的味觉越强；③唾液的分泌：唾液可溶解食物中的味质，从而影响味觉，口干时食物乏味；④年龄：味觉的敏感度会随年龄的增长而下降；⑤味质刺激的时间：味觉感受器也是一种快适应感受器，某种味质长时间刺激时，味觉的敏感度就会迅速降低；⑥血液中的某些化学成分：主要影响味觉的分辨力和对某些食物的偏爱，如肾上腺皮质功能低下的人，血液中钠离子减少，这种患者喜食咸味食物。

9.5.3　皮肤的感觉功能

躯体感觉主要有触-压觉、位置觉、运动觉，以及温度觉和伤害性感觉。内脏感觉主要是痛觉，包括内脏痛和牵涉痛两种形式。

分布于皮肤的各种感受器和机体深部本体感受器接受刺激后产生的不同类型的感觉，称为躯体感觉(somatic senses)。一般把躯体感觉分为浅感觉和深感觉两大类，浅感觉有触-压觉、温度觉和痛觉；深感觉即本体感觉，主要包括位置觉和运动觉。

9.5.3.1 触-压觉

给皮肤施以触、压等机械刺激所引起的感觉，分别称为触觉（touch）和压觉（pressure）。触觉是微弱的机械刺激引起的，用于感知外物的存在和识别物体的质地、形状、纹理等。压觉是较强的机械刺激导致深部组织变形时引起的，用于感知和外物接触力的大小。两者在性质上类似，统称为触-压觉。触、压点在皮肤表面的分布密度与该部位对触-压觉的敏感程度成正比，如鼻、口唇、指尖等处感受器密度最大，胸、腹部次之，手腕、足等处最小。

触-压觉感受器可以是游离的神经末梢、毛囊感受器或带有附属结构的环层小体、麦斯纳小体、鲁菲尼小体和梅克尔盘等。不同的附属结构可能决定它们对触、压觉刺激的敏感性或适应出现的快慢。

机械刺激是触-压觉感觉器的适宜刺激。机械刺激引起感受器变形，导致机械门控离子通道开放，产生感受器电位。后者触发传入神经纤维产生动作电位，传至大脑皮质感觉区，产生触-压觉。

9.5.3.2 温度觉

温度觉有冷觉和热觉之分，且各自独立，分别由冷、热两种感受器兴奋引起。温度觉感受器在皮肤上也呈点状分布，人的皮肤上冷点明显多于热点，前者为后者的5～11倍。热感受器和冷感受器的感受野都很小。当皮肤温度升至30～46℃时，热感受器被激活而放电，放电频率随皮肤温度的升高而增高，所产生的热觉也随之增强。当皮肤温度超过46℃时，热觉会突然消失，代之出现痛觉。引起冷感受器放电的皮肤温度在10～40℃；当皮肤温度降到30℃以下时，冷感受器放电便增加，冷觉随之增强。

皮肤的温度觉受皮肤基础温度、温度变化的速度及被刺激皮肤的范围等因素影响。在25～40℃，皮肤温度越高，热觉的阈值越低；反之，皮肤温度越低，冷觉的阈值越低。在30～36℃，温度觉可产生适应。在36℃以上或30℃以下，即使皮肤温度没有变化，也常常会有热或冷的感觉。

9.5.3.3 痛觉

痛觉（pain）是由体内外伤害性刺激所引起的一种主观感觉，常伴有情绪变化、防卫反应和自主神经反应。引起痛觉的组织损伤可以是实际存在的，也可以是潜在的。痛觉感受器不存在适宜刺激，任何形式（机械、温度、化学）的刺激只要达到了对机体伤害的程度，均可使痛觉感受器兴奋，因此痛觉感受器又称伤害性感受器。痛觉感受器不易发生适应，属于慢适应感受器，因而痛觉可成为机体遭遇危险的报警信号，对机体具有保护意义。

（薛盟举）

课件　　　　　　拓展阅读　　　　　　自测习题

第10章 神经系统的功能

学习目标

识记：

（1）能正确比较神经纤维和突触传递兴奋的特征，神经元信息传递和突触后电位的类型和机制；能正确叙述神经递质和受体以及递质共存的概念，乙酰胆碱和儿茶酚胺类递质和受体的分布、效应和阻断剂。

（2）能正确比较特异性感觉传入系统和非特异性感觉传入系统的区别和联系；能正确叙述第一体表感觉区的特点和功能，内脏痛和皮肤痛的特点，牵涉痛的概念和意义。

（3）能正确叙述最后公路和运动单位的概念，牵张反射的概念、分类、特点和意义，脊休克和去大脑僵直的概念和表现，小脑的分类和功能，大脑皮质运动区的特点和功能，运动传导通路和功能。

（4）能正确阐述内脏神经的功能和特点，内脏神经的递质和受体。

（5）能正确叙述脑电图的概念、基本波形和意义，觉醒和睡眠的分类，睡眠的表现。

（6）能正确解释条件反射的概念、特点，人类条件反射的特点，语言的一侧优势。

理解：

（1）能理解神经元的结构和功能，神经的轴浆运输和营养功能，突触抑制的类型、机制和意义，递质和受体的分类，神经系统可塑性的概念。

（2）能理解感觉传导通路，丘脑的核团和功能，第二体表感觉代表区、视觉代表区及其功能。

（3）能说明脊休克和去大脑僵直的机制，基底神经节功能及异常的临床表现。

（4）能理解各级中枢尤其是下丘脑对内脏功能的调节和神经内分泌整合。

（5）能说明皮质诱发电位和皮质自发电位的概念，觉醒的维持机制。

（6）能理解条件反射的形成机制，记忆的分类和过程，语言障碍的类型。

运用：

（1）能运用神经纤维和中枢传导兴奋的特征、神经递质和受体、神经元信息传递等现象联系临床实际。

（2）能运用感觉传入通路的特点说明脊髓或高位中枢损伤时感觉异常的表现。

（3）能运用运动的机制和通路分析临床运动障碍的表现。

神经系统(nervous system)是机体最重要、最复杂，在身体中起主导作用的调节系统。它不仅可使机体内部各器官、各系统之间协调统一，精确地完成正常的生理活动，而且能接受机体内、外环境的各种信息，进行适应性调节，以适应内、外环境的不断变化。同时，随着生产劳动和社会生活的发展，人脑的结构和功能有了质的飞跃，它不仅能使人类被动地适应环境，还能主动地认识和改造周围的环境。神经系统的功能简单概括为"对机体内、外环境的变化进行感觉和分析，并通过其传出信息的变化调控整个机体予以应对"。神经系统通常可分为中枢神经系统和外周神经系统两部分。中枢神经系统指脑和脊髓，周围神经系统为脑和脊髓以外的神经部分。本章从细胞组成和功能活动原理、躯体和内脏感觉分析、躯体和内脏运动调控以及脑高级功能等方面来介绍神经系统的功能。

10.1 神经系统功能活动的基本原理

神经组织主要包括神经细胞和胶质细胞两大类细胞。神经细胞又称神经元(neuron)，是神经系统功能活动的主要承担者，也是构成神经系统最基本的结构和功能单位。

10.1.1 神经元和神经胶质细胞

10.1.1.1 神经元

1)神经元的一般结构和功能

人类中枢神经系统内约含有 10^{11} 个神经元。神经元的形状和大小不一，但大多数神经元由胞体和突起两部分组成(图10—1)。突起可分为树突(dendrite)与轴突(axon)两部分。不同神经元的树突数目多寡不一，但轴突一般只有1个。轴突的起始部分称为始段，神经元的动作电位一般在此处产生，而后沿轴突传出。轴突细而长，常可呈直角发出侧支。轴突末端有许多分支，每个分支末梢的膨大部分称为突触小体(synaptic knob)，其内含有神经递质。突触小体与另一个神经元相接触，从而形成突触。

神经元的基本功能是接受刺激，对信息加以分析、整合并传出。一个

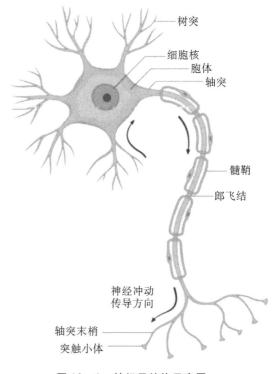

图10－1　神经元结构示意图

树突

细胞核
胞体
轴突

髓鞘

郎飞结

神经冲动
传导方向

轴突末梢
突触小体

神经元一般可有以下 4 个重要的功能部位：①胞体或树突，是接受刺激的部位；②轴突始段，是产生动作电位的起始部位；③轴突，是传导神经冲动的部位；④神经末梢，是释放递质的部位。

2）神经纤维的功能与分类

神经纤维（nerve fiber）是由神经元的长突起和包绕其外的神经胶质细胞共同构成的。根据有无完整的髓鞘，神经纤维可分为有髓神经纤维和无髓神经纤维。神经纤维的末端称为神经末梢（nerve terminal）。

（1）神经纤维的功能：神经纤维的主要功能是传导兴奋。在神经纤维上传导的兴奋或动作电位称为神经冲动（nerve impulse），简称冲动。不同类型的神经纤维在兴奋传导速度上有很大差异，这与神经纤维的直径、有无髓鞘、髓鞘的厚度和温度有关。一般来说，神经纤维直径越大，传导速度越快。神经纤维传导速度与直径的关系：传导速度（m/s）≈6×直径（μm）。有髓神经纤维通过跳跃传导传递兴奋，因此它们的传导速度比无髓神经纤维快。在一定范围内，温度升高可以加速传导，温度降低会使传导速度减慢；若降至 0℃ 以下时，传导就会出现阻滞。测定传导速度有助于诊断神经纤维的疾患和估计神经损伤的预后。

（2）神经纤维传导兴奋的特征：神经冲动沿神经纤维的传导过程是依靠局部电流来完成的，其兴奋传导具有以下特征。①完整性：神经纤维只有在其结构和功能两方面都完整时，才能正常地传导兴奋，如果神经纤维受损或麻醉，兴奋传导将会发生障碍。②绝缘性：一条神经干中含有许多神经纤维，但各纤维在传导兴奋时一般不会相互干扰，以保证兴奋传导的准确性。③双向性：刺激神经纤维中任何一处，只要刺激足够强，引起的兴奋可同时沿神经纤维向两端传导，但在体内由于兴奋多产生于轴突始段，因此神经冲动总是由胞体传向末梢，从而有传入神经和传出神经之分。④相对不疲劳性：指神经纤维能在较长时间内始终保持不衰减传导兴奋的能力，是相对于突触传递的相对易疲劳性而言的。

（3）神经纤维的分类：生理学中常用的神经纤维分类方法有两种，一种是根据神经纤维兴奋传导速度将哺乳动物的周围神经纤维分为 A、B、C 三类，其中 A 类纤维又分为 α、β、γ、δ 四个亚类；另一种是根据神经纤维的来源与直径将神经纤维分为 Ⅰ、Ⅱ、Ⅲ、Ⅳ 四类。目前，前一种分类法多用于传出纤维，后一种分类法多用于传入纤维。两种分类方法及对应关系见表 10-1。

（4）神经纤维的轴浆运输：神经元胞体与轴突之间经常进行物质运输和交换。轴突内的轴浆是经常流动的，轴浆流动具有运输物质的作用，故称为轴浆运输（axoplasmic transport）。轴浆流动是双向的，轴浆由胞体流向轴突末梢称为顺向轴浆运输；反之，轴浆由轴突末梢流向胞体称为逆向轴浆运输。胞体内具有高速合成蛋白质的结构，其合成的物质借轴浆流动向轴突末梢运输；而反向的轴浆流动可能起着反馈控制胞体合成蛋白质的作用，通常以顺向运输为主。如果切断轴突，不仅轴突远端会发生变性，而且近端部分甚至胞体也会发生变性。因此，轴浆运输对维持神经元的结构和功能具有重要意义。

表 10-1　哺乳动物周围神经纤维的分类

纤维分类	纤维直径 （μm）	传导速度 （m/s）	来源	相当于传入 纤维的类型
A类（有髓鞘）				
α	10～22	70～120	肌梭、腱器官传入纤维，支配梭 外肌的传出纤维	Ⅰ
β	8～10	30～70	皮肤的触-压觉传入纤维	Ⅱ
γ	4～8	15～30	支配梭内肌的传出纤维	—
δ	1～4	12～30	皮肤痛觉、温度觉传入纤维	Ⅲ
B类（有髓鞘）	1～2	3～15	自主神经节前纤维	—
C类（无髓鞘）				
后根	0.4～1.2	0.6～2.0	痛觉、温度觉、触-压觉传入纤维	Ⅳ
交感	0.3～1.3	0.7～2.3	交感神经节后纤维	—

　　根据轴浆运输的速度，可将顺向轴浆运输分为两类：一类是快速轴浆运输，一些具有膜的细胞器，如线粒体、递质囊泡、分泌颗粒等可快速由胞体到达末梢，在猴、猫等动物的坐骨神经内，其运输速度约为410mm/d；另一类是慢速轴浆运输，是指由胞体合成的蛋白质所构成的微管和微丝等结构不断向前延伸，其他轴浆的可溶性成分也随之向前运输，其速度为1～12mm/d。逆向轴浆运输可运送一些能被轴突末梢摄取的物质，如神经营养因子、破伤风毒素、狂犬病毒等。这些物质入胞后，可沿轴突被逆向运输到胞体。这种逆向流动的速度约为快速顺向运输速度的一半，速度为205mm/d。

　　（5）神经对效应组织的营养性作用：神经可以改变所支配组织的功能，如引起肌肉收缩、腺体分泌等，这种功能被称为神经的功能性作用（functional action）。此外，神经末梢也释放一些营养因子，并持续调节所支配组织内的代谢活动，从而影响它们的结构、生化和生理变化，这种作用被称为神经的营养性作用（trophic action）。神经的营养性作用在正常情况下不易被察觉，但在神经被损伤时即可明显地表现出来，如脊髓灰质炎患者，当脊髓灰质前角运动神经元受损害后，不仅表现有运动障碍，而且该神经元所支配的肌肉也会发生萎缩。其原因是失去了神经的营养性作用，被支配的肌肉内糖原合成减慢，蛋白质分解加速，肌肉逐渐萎缩。脊髓灰质炎患者的肌肉萎缩，即主要因支配相应肌肉的脊髓中央灰质前角运动神经元变性死亡，对肌肉失去营养作用所致。在实验中，若在靠近肌肉的部位切断神经，肌肉内的代谢改变发生较早；若在远离肌肉的部位切断神经，则肌肉内的代谢改变发生较迟。这是由于前者营养性因子耗尽较快，而后者较慢，当应用局部麻醉药阻断神经冲动的传导时，一般不能使所支配的肌肉发生代谢改变，表明神经的营养性作用与神经冲动关系不大。

　　切断运动神经后，肌肉因失去神经的营养性作用而出现萎缩；如果经常用适当的电刺激使肌肉收缩，则能减慢肌肉萎缩的速度。此外，在神经交叉缝合的动物实验中，如果将支配慢肌和支配快肌的神经分别切断，然后将支配快肌的中枢端与支配慢肌的外周端缝合，待神经再生后，慢肌就可转变成快肌。可见，神经的营养性作用不仅调整着所支配组织的内在代谢活动，而且还决定其生理特性。

10.1.1.2 神经胶质细胞

神经胶质细胞（neurogliocyte）简称胶质细胞（glialcell），是神经组织的重要组成部分，广泛分布于中枢神经系统和周围神经系统中。在人类中枢神经系统中，胶质细胞主要分为三种类型，即星形胶质细胞、少突胶质细胞和小胶质细胞；在周围神经系统中，胶质细胞主要包括形成髓鞘的施万细胞和位于神经节的卫星细胞。胶质细胞数量为神经元的 10 ~ 50 倍。虽然胶质细胞有突起，但无树突和轴突之分，细胞间不形成化学突触，但普遍存在缝隙连接；也有随细胞外液环境变化而改变的膜电位，但不能产生动作电位。在星形胶质细胞膜上还存在多种神经递质的受体。胶质细胞终身具有分裂增殖的能力。

神经胶质细胞的功能十分复杂，主要有以下几个方面。①支持作用：支持和引导神经元迁移。中枢内大量的星形胶质细胞，其长突起在脑和脊髓内交织成网，构成支持神经元的支架；同时引导发育中的神经元沿着胶质细胞突起的方向迁移到它们最终的定居部位。②修复和再生作用：如脑和脊髓受伤时，小胶质细胞可吞噬、清除变性的神经组织碎片；星型胶质细胞则能依靠增生来充填缺损，但过度增生可能形成脑瘤；在周围神经再生中，轴突沿施万细胞所构成的索道生长。③免疫应答作用：星型胶质细胞有抗原呈递作用，其细胞膜上存在特异性的主要组织相容性复合物 II 类蛋白分子，后者能与处理过的外来抗原结合，将其呈递给 T 淋巴细胞。④绝缘和屏障作用：少突胶质细胞和施万细胞分别形成中枢神经系统和周围神经系统内神经纤维的髓鞘，起绝缘作用；星型胶质细胞的血管周足和突起连接毛细血管和神经元，是构成血-脑屏障的重要组成部分。⑤稳定细胞外 K^+ 浓度：星型胶质细胞通过膜上的钠泵活动，稳定细胞外 K^+ 浓度，维持神经元电活动的正常进行。⑥参与物质代谢以及营养性作用和分泌功能：星型胶质细胞通过突起连接毛细血管与神经元，对神经元起运输营养物质和排除代谢产物的作用，参与对神经递质的摄取和清除调节；另外，还能产生神经营养因子，以维持神经元的生长、发育和功能的完整性。目前已发现，某些神经系统疾病与胶质细胞的功能改变密切相关。因此，对神经胶质细胞的进一步认识和研究必将有助于提高人类防治神经系统疾病的能力。

10.1.2 突触传递

在神经调节活动中，神经元与神经元之间的信息联系方式很普遍，也很复杂，其中最重要的、最基本的联系方式就是突触联系。突触通常是指神经元与神经元之间、神经元与效应细胞之间接触并能传递信息的特化结构。突触处的信息传递过程称为突触传递，根据突触传递媒介物性质的不同，可分为化学性突触（chemical synapse）和电突触（electrical synapse）两类，前者的信息传递媒介物是神经递质，而后者的信息传递媒介则为局部电流。根据突触前、后成分的解剖学关系，可将化学性突触分为定向突触（directed synapse）和非定向突触（non - directed synapse）两种模式。

10.1.2.1　定向的化学突触传递

1）经典突触的微细结构

定向的化学突触也称为经典的突触。经典的突触一般由突触前膜、突触间隙与突触后膜三部分组成（图10-2）。突触前膜是突触前神经元突触小体的膜，突触后膜是与突触前膜相对应的突触后神经元胞体或突起的膜。突触前膜与突触后膜较一般的神经元膜稍厚，约为7.5nm，两者之间存在的间隙宽20～40nm，称为突触间隙。在突触前末梢的轴浆内含有较多的线粒体和大量囊泡，后者称为突触小泡，其

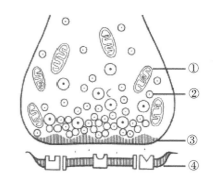

①线粒体；②突触囊泡；
③突触前膜；④突触后膜。

图10-2　突触微细结构模式图

直径为20～80nm，内含高浓度的神经递质。不同的神经元突触小泡的大小和形态不完全相同，其内所含的递质也不同，在突触后膜上则存在着与突触小泡内神经递质相应的特异性受体或递质门控通道。

2）突触的分类

根据神经元相互接触的部位不同，经典的突触一般分为轴突-树突式突触、轴突-胞体式突触和轴突-轴突式突触三类（图10-3），它们分别是由前一神经元的轴突与后一神经元的胞体、轴突或树突相接触而形成的突触，这些类型的突触较为多见。此外，还有较少见的树突-树突式、树突-轴突式、树突-胞体式、胞体-胞体式、胞体-树突式和胞体-轴突式突触等，它们在局部神经元构成的局部神经元回路中多见。

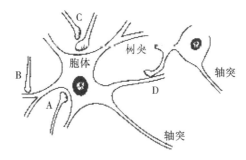

A轴突-胞体式突触；B. 轴突-树突式突触；C. 轴突-轴突式突触；D. 树突-树突式突触。

图10-3　突触分类示意图

3）经典突触的传递过程

当突触前神经元的兴奋传到轴突末梢时，突触前膜发生去极化，当去极化达一定水平时，突触前膜中的电压门控钙通道开放，细胞外液中的Ca^{2+}进入突触前膜轴浆内，Ca^{2+}浓度瞬时升高，突触小泡向前移动，与突触前膜接触，继而发生融合和破裂，导致神经递质释放到突触间隙，此过程为出胞方式，呈量子式释放，而且递质的释放量

与进入神经末梢内的 Ca^{2+} 量呈正相关。递质在突触间隙内经扩散到达突触后膜，作用于突触后膜中的特异性受体或递质，门控通道引起突触后膜对某些离子的通透性改变，使某些离子进出后膜，导致突触后膜发生去极化或超极化，突触后膜上发生的这种电位变化称为突触后电位，从而将突触前神经元的信息传递到突触后神经元，引起突触后神经元的活动变化。

4）突触后电位

根据突触后膜发生去极化或超极化，可将突触后电位分为兴奋性突触后电位和抑制性突触后电位；根据后电位发生的快慢和持续时间长短，可分为快突触后电位和慢突触后电位。

（1）兴奋性突触后电位（图 10-4）：某些神经递质与突触后膜特异性受体结合后，突触后膜的某些离子通道开放，突触后膜对 Na^+、K^+ 的通透性增加，且 Na^+ 的内流大于 K^+ 的外流，故发生净向内流电流，导致突触后膜发生局部去极化，这种电位变化称为兴奋性突触后电位（excitatory postsynaptic potential，EPSP）。EPSP 属于局部电位，可以总和。如果突触前神经元活动增强，或参与活动的突触数量增多，兴奋性突触后电位总和幅度增大，达到突触后神经元的阈电位水平，则可在其轴突始段诱发动作电位；若总和的幅度不够，虽不能引发动作电位，但仍可使突触后神经元的膜电位更接近阈电位而使兴奋性增强，此类作用常称为易化。

（2）抑制性突触后电位（图 10-4）：某些神经递质与突触后膜特异性受体结合后，主要是引起氯离子通道开放，Cl^- 发生内流，使突触后膜发生超极化，这种电位变化称为抑制性突触后电位（inhibitory postsynaptic potential，IPSP）。它使突触后神经元的膜电位离阈电位的距离增大而不易爆发动作电位，即对突触后神经元产生了抑制效应。IPSP 也可以总和，总和后对突触后神经元的抑制作用更强。

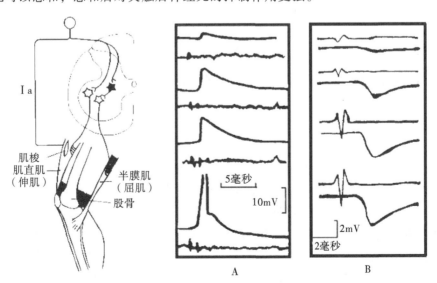

A. 兴奋性突触后电位（伸肌）；B. 抑制性突触后电位（屈肌）。

图 10-4　兴奋性突触后电位和抑制性突触后电位

（3）慢突触后电位：在自主神经节和大脑皮质的神经元中，还可以记录到慢 EPSP 和慢 IPSP，其潜伏期通常为 100 ~ 500 毫秒，并可持续数秒。一般认为，慢 EPSP 由膜上的 K^+ 电导降低所致，而慢 IPSP 则由膜上的 K^+ 电导增高所致。此外，在交感神经节的神经元中还发现一种迟慢 EPSP，其潜伏期为 1 ~ 5 秒，持续时间可达 10 ~ 30 分钟。这种迟慢 EPSP 的形成可能部分由膜上的 K^+ 电导降低所致。

5）突触后神经元的兴奋与抑制

由于一个突触前神经元的轴突末梢通常发出多个分支与许多突触后神经元构成突触联系，而一个突触后神经元也可以与多个神经元的轴突末梢构成突触联系，因此产生的突触后电位既有 EPSP，也有 IPSP。突触后神经元胞体就好比是个整合器，突触后膜上电位改变的总趋势取决于同时产生的 EPSP 和 IPSP 的代数和。当总趋势为超极化时，突触后神经元表现为抑制；而当突触后膜去极化时，则神经元的兴奋性升高，如去极化达阈电位，即可爆发动作电位。动作电位一旦在轴突始段产生，便可沿细胞膜传遍整个细胞，即突触后神经元表现为兴奋。

6）突触传递的特征

兴奋在反射弧中枢部分传递时，往往需要通过多次突触传递。由于化学突触的结构和神经递质的参与，使得兴奋通过突触的传递与在神经纤维上的传递有明显不同。突触（中枢）传递的特征主要表现为以下几个方面。

（1）单向传递：突触传递只能由突触前神经元沿轴突传给突触后神经元，不可逆向传递。因为只有突触前膜才能释放递质，所以兴奋只能由传入神经元经中间神经元，然后再由传出神经元传出，使整个神经系统活动有规律地进行。

（2）中枢延搁：兴奋通过中枢传播时比较缓慢，这一现象称为中枢延搁（central delay）。这是因为化学性突触的传递需要经历突触前膜释放递质、递质在突触间隙的扩散、与突触后膜受体结合以及离子通道开放等一系列过程，使得兴奋通过突触要耗费较长的时间。据测定，兴奋通过一个突触所需的时间为 0.3 ~ 0.5 毫秒。反射通路上通过的突触数越多，兴奋传递所需要的时间就越长。因此，中枢延搁实际上就是突触延搁。兴奋通过电突触时则无时间延搁，因而在多个神经元的同步活动中起重要作用。

（3）突触后电位的总和：突触前神经元传来一次冲动及其引起递质释放的量，一般不足以使突触后膜神经元产生动作电位。只有当一个突触前神经元末梢连续传来一系列冲动，或许多突触前神经元末梢同时传来冲动，释放的递质积累到一定的量，才能激发突触后神经元产生动作电位，这种现象称为总和作用。抑制性突触后电位也可以进行总和。如果总和未达到阈电位，此时突触后神经元虽未兴奋，但其兴奋性有所提高，对原来不易激发其兴奋的刺激的敏感性提高，这种现象称为易化（facilitation）。

（4）兴奋节律的改变：在一个反射活动中，如果同时分别记录背根传入神经和腹根传出神经的冲动频率，可发现两者的频率并不相同。因为传出神经的兴奋除取决于传入冲动的节律外，还取决于传出神经元本身的功能状态。在多突触反射中，则情况更复杂，冲动由传入神经进入中枢后，要经过中间神经元的传递，因此传出神经元发放的频率还取决于中间神经元的功能状态和联系方式，因而最后传出冲动的频率取决于各种因素总和后的突触后电位的水平。

（5）后发放：即使原刺激已经停止，传出通路仍可在一定时间内持续发放冲动，称为后发放（after discharge）。此现象可发生在环式联系的反射通路中。此外，在各种神经反馈活动中，如随意运动时中枢发出的冲动到达骨骼肌引起肌肉收缩后，骨骼肌内的肌梭不断发出传入冲动，将肌肉的运动状态和被牵拉的信息传入中枢。这些反馈信息用于纠正和维持原先的反射活动，而且也是产生后发放的原因之一。

（6）对内环境变化的敏感和易疲劳：在反射活动中，突触部位最容易受内环境变化的影响。由于突触间隙与细胞外液相通，因此缺氧、酸碱度升降、离子浓度变化和某些药物等均可影响化学性突触传递。缺氧可使神经元和突触部位丧失兴奋性，发生传导障碍甚至神经元死亡。碱中毒时，神经元兴奋性异常升高，甚至发生惊厥；酸中毒时，兴奋性降低，严重时可致昏迷。有些药物能阻断或加强突触传递，如咖啡碱、可可碱和茶碱可以提高突触后膜对兴奋性递质的敏感性，对大脑中的突触尤为明显。士的宁能降低突触后膜对抑制性递质的敏感性，导致神经元过度兴奋，对脊髓作用尤为明显，临床常用作脊髓兴奋药。各种受体激动剂或阻断剂可直接作用于突触后膜受体而发挥生理效应。

另外，突触部位也是反射弧中最易疲劳的环节。突触传递发生疲劳的原因可能与递质的耗竭有关，疲劳的出现是防止中枢过度兴奋的一种保护性抑制。

7）突触传递的可塑性

突触的可塑性（synaptic plasticity）是指突触的形态和传递效能可发生较持久改变的特征或现象。这些改变普遍存在于中枢神经系统中，尤其是脑的学习和记忆等高级功能活动的部位，因此被普遍认为是学习和记忆产生机制的生理学基础。突触的可塑性有以下几种形式。

（1）强直后增强：突触前末梢在接受一短串高频刺激后，突触后电位发生明显增强的现象，称为强直后增强（posttetanic potentiation）。强直后增强的持续时间可长达数分钟，最长可达 1 小时或 1 小时以上。这可能是强直性刺激使 Ca^{2+} 大量进入突触前末梢，轴浆内游离 Ca^{2+} 的浓度暂时过剩，使突触前末梢持续释放神经递质，导致突触后电位持续增强。

（2）习惯化和敏感化：当重复给予较温和的刺激时，突触对刺激的反应逐渐减弱，甚至消失，这种可塑性称为习惯化（habituation）。敏感化（sensitization）指用重复出现的较强的刺激（尤其是伤害性刺激）使突触对刺激的反应增强或延长，传递效能提高的现象。习惯化是由重复刺激使突触前膜钙通道逐渐失活，Ca^{2+} 内流减少，突触前末梢递质释放减少所致。与此相反，敏感化则是由突触前末梢 Ca^{2+} 内流增加，递质释放增多所致。

（3）长时程增强和长时程抑制：长时程增强（long-term potential，LTP）指突触前神经元在短时间内受到快速重复性的刺激后，在突触后神经元快速形成的持续时间较长的突触后电位增强的现象，表现为 EPSP 幅度增高、斜率增大、潜伏期缩短。LTP 比强直后增强的持续时间要长得多，最长可达数天。其形成机制也和强直后增强不同，是由突触后神经元细胞质内 Ca^{2+} 增加(而不是突触前神经元细胞质内 Ca^{2+} 增加)所致。LTP 可以在中枢许多部位,尤其在海马等与学习记忆有关的脑区发生。长时程抑制(long - term depression, LTD)则与 LTP 相反,是指突触传递效率的长时程降低。在海马、小脑皮质和新皮质等脑区可观察到 LTD。

10.1.2.2 非定向化学突触传递

除了经典的定向化学突触传递外,神经元信息传递还存在非定向化学突触传递。它首先是在交感神经节后神经元与其所支配的平滑肌和心肌中发现的,该神经元轴突末梢发出许多分支,各分支上形成串珠样的膨大结构,称为曲张体(varicosity)。曲张体内含有大量小而具有致密中心的突触囊泡,内含高浓度的去甲肾上腺素,但曲张体并不与突触后效应器细胞间形成经典的突触联系,而是沿末梢分支抵达效应器细胞近旁(图 10 - 5)。当神经冲动到达曲张体时,其内去甲肾上腺素释放,经扩散作用与附近的效应器细胞受体相结合,引起效应器细胞产生反应,从而实现细胞间的信息传递。这种化学传递不是通过定向的突触进行的,称为非突触性

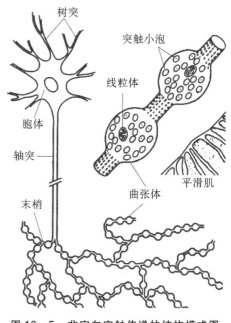

图 10 - 5　非定向突触传递的结构模式图

化学传递(non - synaptic chemical transmission)。非突触性化学传递也见于中枢神经系统中所涉及的神经纤维,不仅有肾上腺素能纤维,还有多巴胺能纤维、5 - 羟色胺能纤维以及胆碱能纤维。

非定向化学突触传递与定向化学突触传递相比有以下特点:①不存在突触前膜与后膜的特化结构;②不存在一对一的支配关系,无特定的靶点,一个曲张体能支配较多的效应细胞;③曲张体与效应细胞间的距离至少在 20nm,距离大的可达几十微米;④递质弥散的距离大,因此传递花费的时间可大于 1 秒;⑤递质弥散到效应细胞时,能否发生传递效应取决于效应细胞上有无相应的受体。

10.1.2.3 电突触传递

电突触传递(electrical synaptic transmission)的结构基础是缝隙连接(gap junction),也称电突触。构成电突触的两个神经元的细胞膜接触特别紧密,两膜间隔只有 2 ~ 4nm,膜两侧近旁细胞的胞质内不存在突触小泡,但有贯穿两膜的由蛋白质形成的水相通道,允许带电小离子或许多有机小分子通过。此结构电阻很低,局部电流可以直接从中通过,故兴奋传导速度快,且传递信息具有双向性。在成年哺乳动物的中枢神经系统和视网膜中,电突触主要发生在同类神经元之间,具有促进神经元同步化活动的功能。

10.1.3 神经递质和受体

10.1.3.1 神经递质

（1）递质的概念：突触传递是一个电—化学—电的过程，必须有神经递质为媒介，神经递质必须作用于相应的受体才能完成信息的传递。所谓神经递质（neurotransmitter），是指由突触前神经元合成并在末梢处释放，能特异性作用于突触后神经元或效应器细胞上的受体，可使突触后神经元或效应细胞产生一定效应的信息传递物质。除递质外，神经元还能合成和释放一些化学物质，但并不在神经元之间直接起信息传递的作用，而是对信息传递的效率起调节作用，即增强或削弱递质传递的效应，此类化学物质称为神经调质（neuromodulator）。调质所发挥的作用称为调制作用，但实际上，递质在某些情况下也会发挥调质的作用，而在另一些情况下，调质也会发挥递质的作用，因此递质和调质并无明显界限。近年来发现，同一神经元内可以存在两种或两种以上的递质（包括调质），该现象称为递质共存（neurotransmitter co-existence）。递质共存的生理意义在于协调某些生理功能活动。

在神经系统内存在许多化学物质，但不一定都是神经递质。一般认为，经典的神经递质应符合或基本符合以下条件：①在突触前神经元内应具有合成该递质的原料及相应的酶系统，能够合成该递质；②合成的递质贮存于囊泡中，以防止被细胞质中相应的酶所破坏，当神经冲动到达突触末梢时，囊泡能释放递质进入突触间隙；③递质在突触间隙中扩散，能与突触后膜相应的受体结合，并产生特定的生理效应，用人工方法将递质施加到神经元或效应细胞旁能引起相同的生理效应；④突触部位存在使递质失活的酶或其他环节（如摄取回收）；⑤用递质的激动剂或受体阻断剂能增强或阻断递质的突触传递效应。上述鉴定递质的条件并不是绝对的，现已发现有一些递质，如一氧化氮、一氧化碳等就不完全符合上述条件，但所起的作用与递质相同。

（2）递质的分类：现已了解的递质和调质达 100 多种。按存在部位的不同，神经递质可分为外周神经递质和中枢神经递质两大类。这里简要介绍几类中枢神经递质（表 10-2）。

（3）递质的合成、释放和清除：不同递质的合成部位和过程各不相同。其中，乙酰胆碱和胺类递质是在细胞质中合成的，它们的前体物质被某些酶催化，最终被合成为递质，然后摄取入突触小泡中储存；肽类递质的合成受基因控制，并通过核糖体翻译、酶加工和其他过程形成，在递质合成后储存在囊泡中，并通过出胞作用释放出来。触发递质释放的关键因素是 Ca^{2+}，由膜外跨膜进入突触小体，如果细胞外液中 Ca^{2+} 的浓度降低或 Mg^{2+} 的浓度升高，神经递质的释放就会受到抑制，递质与受体结合及生效后很快被清除。清除的机制主要有酶水解、吸收回血液、神经末梢重摄取或神经胶质细胞摄取等，如乙酰胆碱发挥生理作用后，迅速被胆碱酯酶水解成胆碱和乙酸而失活，胆碱则被重摄取入末梢内，用于重新合成乙酰胆碱；去甲肾上腺素主要通过神经末梢的重摄取再利用，少部分通过酶解失活而被清除。肽类递质的消除主要依靠酶促降解。递质的迅速失活和被清除对保证神经元之间或神经元与效应器细胞之间信息的正常传递有重要意义。

表 10-2　中枢神经递质的分布和功能特点

分类	递质名称	主要分布部位	功能特点
胆碱类	乙酰胆碱	脊髓、脑干网状结构、丘脑、纹状体、边缘系统等	与感觉、运动、学习记忆等活动有关
胺类	多巴胺	黑质-纹状体中脑边缘系统、结节-漏斗	参与躯体运动、情绪、垂体内分泌等调节；其功能破坏是出现帕金森病的主要原因
	去甲肾上腺素	低位脑干	与心血管活动、体温、摄食、觉醒、情绪活动有关
	肾上腺素	延髓	可能参与心血管活动的调节
	5-羟色胺	低位脑干的中缝核内	与镇痛、睡眠、自主神经功能等活动有关
	组胺	下丘脑的结节乳头核内	可能与觉醒、性行为、腺垂体分泌等有关
氨基酸类	γ-氨基丁酸	大脑、小脑皮质，纹状体-黑质	为抑制性神经递质
	甘氨酸	脊髓(闰绍细胞)、脑干	为抑制性神经递质
	谷氨酸	分布广泛，尤其是大脑皮质和感觉传入纤维	为兴奋性神经递质
肽类	下丘脑调节肽	下丘脑	调节腺垂体的功能
	阿片肽	分布广泛	与痛觉传入的调制有关
	脑-肠肽	胃肠和脑内	与摄食活动调节有关
嘌呤类	腺苷	—	为抑制性神经递质(咖啡和茶的兴奋效应是抑制腺苷的作用而产生的)

10.1.3.2 受体

(1)受体的概念：受体(receptor)是指位于细胞膜上或细胞内能与某些化学物质(如递质、调质、激素等)发生特异性结合并诱发生物效应的特殊生物分子。位于细胞膜上的受体称为膜受体，为带有糖链的蛋白质分子。与递质结合的受体主要为膜受体，且主要分布于突触后膜上。有些受体还存在于突触前膜上，称为突触前膜受体(presynaptic receptor)或自身受体。大多数突触前膜受体起负反馈调节突触前递质释放的作用，如去甲肾上腺素作用于突触前膜的 α_2 受体，可抑制突触前膜对去甲肾上腺素的进一步释放；突触前受体也可易化递质释放，如交感神经末梢的突触前血管紧张素受体激活后，可促进突触前膜释放去甲肾上腺素。

能与受体发生特异性结合并产生生物学效应的化学物质称为受体的激动剂

（agonist）；能与受体发生特异性结合但不产生生物效应的化学物质称为受体的拮抗剂（antagonist）或阻断剂（blocker）。两者统称为配体（ligand）。

（2）受体的分类：目前主要以不同的天然配体进行分类和命名，如以乙酰胆碱为天然配体的胆碱能受体和以去甲肾上腺素为天然配体的肾上腺素能受体。各类受体还可进一步分出若干亚型，如胆碱能 N 受体可再分为 N_1 和 N_2 受体亚型；肾上腺素能 α 受体和 β 受体可分别再分为 α_1、α_2 受体亚型和 β_1、β_2、β_3 受体亚型。受体亚型的出现，表示一种递质能选择性作用于多种效应细胞而产生多种多样的生物学效应。

（3）受体的调节：膜受体蛋白的数量和与递质结合的亲和力在不同的生理或病理情况下均可发生改变。当递质分泌不足时，受体的数量将逐渐增加，亲和力也逐渐升高，称为受体上调（up regulation）；反之，当递质释放过多时，则受体的数量逐渐减少，亲和力也逐渐降低，称为受体下调（down regulation）。

10.1.3.3　主要的递质和受体系统

（1）乙酰胆碱及其受体：乙酰胆碱（acetylcholine，ACh）是中枢神经系统内分布较为广泛的一种递质。凡以乙酰胆碱作为递质神经元，称为胆碱能神经元。例如，脊髓前角运动神经元包括其轴突发出到闰绍细胞的侧支，丘脑后部腹侧的特异性感觉投射神经元等都是胆碱能神经元，脑干网状结构上行激活系统的各个环节、纹状体、边缘系统的梨状区、杏仁核、海马等部位都有胆碱能神经元。以乙酰胆碱为递质的神经纤维称为胆碱能纤维。外周神经系统的胆碱能纤维包括全部交感和副交感神经的节前纤维、大多数副交感神经节后纤维（少数释放肽类或嘌呤类递质的纤维除外）、少数交感节后纤维（如引起温热性汗腺分泌的纤维和支配骨骼肌血管的舒血管纤维）以及支配骨骼肌的运动神经纤维。

胆碱能受体（cholinergic receptor）是指存在于突触后膜或效应器细胞膜上能与乙酰胆碱结合而产生生理效应的特殊蛋白质。根据其药理学特性，胆碱能受体可分为毒蕈碱受体（muscarinic receptor，M 受体）和烟碱受体（nicotinic receptor，N 受体）两类。它们因分别能与天然植物中的毒蕈碱和烟碱结合并产生两类不同生物效应而得名。M 受体已分离出 $M_1 \sim M_5$ 五种亚型，它们均为 G 蛋白耦联受体；N 受体有 N_1 和 N_2 两种亚型，两种都是离子通道受体。

M 受体和 N 受体广泛分布于中枢和周围神经系统中。分布有胆碱能受体的神经元称为胆碱能神经元。中枢胆碱能系统几乎参与了神经系统所有的功能，包括学习和记忆、觉醒与睡眠、感觉与运动、内脏活动以及情绪等多方面的调节活动。

在外周，M 受体分布于大部分的副交感神经节后纤维（除少数释放肽类和嘌呤类递质的纤维外）支配的效应器细胞上和交感胆碱能节后纤维所支配的汗腺和骨骼肌血管的平滑肌上。当这类受体与乙酰胆碱或毒蕈碱结合时，会产生一系列胆碱能节后神经纤维兴奋的效应，包括心脏活动抑制，支气管、消化管平滑肌、胃肠平滑肌、虹膜环形平滑肌和膀胱逼尿肌收缩，消化腺、汗腺分泌增加，瞳孔缩小，骨骼肌血管舒张等反应，这些作用统称为毒蕈碱样作用，简称 M 样作用。阿托品是毒蕈碱受体的阻断剂。N 受体分布于交感和副交感神经节神经元的突触后膜和神经-骨骼肌接头处的终板膜上。N 受体又分为 N_1 和 N_2 两种亚型：前者分布于中枢神经系统和自主神经节后神经元上，因而又称为神经元型烟碱受体；后者位于骨骼肌神经-肌接头处的终板膜上，所以也称为肌肉型烟碱受体。乙酰胆碱与 N_1 受体结合后，可引起自主神经节的节后神经元兴奋；如与 N_2 受体结合，则引起终板电位，导致骨骼肌的兴奋，这些作用称为烟碱样作用或 N 样作用。N_1 受体和 N_2 受体都是化学门控通道，六烃季胺主要阻断 N_1 受体的功能，十烃季胺主要阻断 N_2 受体的功能，筒箭毒碱可同时阻断 N_1 受体和 N_2 受体的功能。

（2）去甲肾上腺素和肾上腺素及其受体：去甲肾上腺素（norepinephrine，NE）和肾上腺素都属于儿茶酚胺类。在中枢，以去甲肾上腺素为递质的神经元称为去甲肾上腺素能神经元，其胞体绝大多数位于低位脑干，尤其是中脑网状结构、脑桥的蓝斑以及延髓网状结构的腹外侧部分。按其纤维投射途径的不同，可分为上行部分、下行部分和支配低位脑干部分。上行部分的纤维投射到大脑皮质、边缘前脑和下丘脑；下行部分的纤维下达脊髓后角的胶质区、侧角和前角；支配低位脑部分的纤维，分布在低位脑干内部。以肾上腺素为递质的神经元称为肾上腺素能神经元，其胞体主要分布在延髓，其纤维投射也有上行和下行部分。在外周，大部分交感节后纤维（除支配汗腺和骨骼肌血管的交感胆碱能纤维外）释放的递质是去甲肾上腺素，以去甲肾上腺素为递质的神经纤维称为肾上腺素能纤维（adrenergic neuron）。

能与去甲肾上腺素或肾上腺素结合的受体称为肾上腺素能受体（adrenergic receptor），主要分为 α 型肾上腺素受体和 β 型肾上腺素受体两种。α 型肾上腺素受体简称 α 受体，它又分为 α_1 和 α_2 两种亚型；β 型肾上腺素受体简称 β 受体，主要有 β_1、β_2、β_3 三种亚型。所有的肾上腺素能受体都属于 G 蛋白耦联受体，它们广泛分布于中枢和周围神经系统中。分布有肾上腺素能受体的神经元称为肾上腺素能敏感神经元。中枢内的去甲肾上腺素能神经元的功能主要涉及心血管活动、情绪、体温、摄食和觉醒等方面的调节；中枢内的肾上腺素能神经元的功能可能在心血管活动的调节中参与作用。

在外周，多数交感神经节后纤维末梢支配的效应器细胞膜上都有肾上腺素能受体，但在某一效应器官上不一定都有 α 受体和 β 受体，有的仅有 α 受体，有的仅有 β 受体，也有的兼有两种受体。如在心肌上主要是 β 受体；在血管平滑肌上则有 α 受体和 β 受体，在皮肤、肾、胃肠的血管平滑肌上以 α 受体为主，在骨骼肌和肝脏的血管中以 β 受体为主。α_2 受体主要存在于突触前膜，属于突触前受体。NE 对 α 受体的作用较强，对 β 受体的作用较弱。一般而言，NE 与 α 受体结合后所产生的平滑肌效应主要是兴奋性的，如血管收缩、子宫收缩、瞳孔开大、肌肉收缩等，但对小肠为抑制性效应，使小肠的平滑肌舒张，酚妥拉明为 α 受体阻断剂。NE 与 β 受体结合后产生的平滑肌效应是抑制性的，包括血管、子宫、小肠、支气管等的舒张，但与心脏 β_1 受体结合产生的效应却是兴奋性的。普萘洛尔（心得安）能阻断 β 受体，但对 β_1 受体和 β_2 受体无选择性。β_3 受体主要分布于脂肪组织，与脂肪分解有关。

（3）多巴胺及其受体：多巴胺（dopamine，DA）也属于儿茶酚胺。多巴胺主要存在于中枢神经系统中，包括黑质-纹状体、中脑边缘系统和结节漏斗三部分。脑内的多巴胺主要由黑质产生，沿黑质-纹状体投射系统分布，在纹状体贮存，其中以尾核含量最多，现已发现并克隆出 $D_1 \sim D_5$ 共 5 种受体亚型，它们都是 G 蛋白耦联受体。中枢多巴胺系统主要参与躯体运动、精神和情绪活动、内分泌系统功能和心血管系统功能等的调节。

（4）5-羟色胺及其受体：5-羟色胺（5-hydroxytryptamine，5-HT）也主要存在于中枢神经系统中。5-HT 能神经元主要集中于低位脑干的中缝核内。其纤维投射分为上行部分、下行部分和支配低位脑干部分。上行部分的神经元位于中缝核上部（此处5-HT 含量最高），纤维投射到纹状体、丘脑、下丘脑、边缘前脑和大脑皮质；下行部分的神经元位于中缝核下部，纤维下达脊髓后角、侧角和前角；支配低位脑干部分的纤维分布在低位脑干内部。5-HT 受体多而复杂，已知有 $5-HT_1 \sim 5-HT_7$ 共 7 种受体，而有些受体有多种亚型。其中，$5-HT_3$ 受体是离子通道受体，其余大多数是 G 蛋白耦联受体。5-HT 在中枢主要调节痛觉、精神和情绪、睡眠、体温、性行为、垂体内分泌、心血管活动和躯体活动等功能。

（5）组胺及其受体：组胺（histamine）分布于中枢神经系统和外周神经系统。中枢组胺能神经元胞体分布非常局限，主要集中在下丘脑后部的结节乳头核内，但其纤维投射广泛，几乎到达中枢的所有部位。组胺系统有 H_1、H_2、H_3 三种受体，广泛存在于中枢神经系统和周围神经系统内。中枢组胺系统可能与觉醒、性行为、腺垂体激素的分泌、血压、饮水和痛觉等调节有关。

（6）氨基酸类递质及其受体：主要有谷氨酸、门冬氨酸、γ-氨基丁酸和甘氨酸，前两种为兴奋性氨基酸，后两种为抑制性氨基酸。

10.1.4　神经反射

反射是神经活动的基本联系方式，反射的结构基础是反射弧。反射的基本过程是受体接受刺激并产生反应，信息通过传入神经传递到反射中枢，由中枢分析和整合，然后通过传出神经传递到效应器。

10.1.4.1　反射的分类及中枢控制

巴甫洛夫将反射分为非条件反射和条件反射两类。非条件反射（unconditioned reflex）是指在出生后无须训练就具有的反射，如防御反射、食物反射、性反射等。这类反射具有生来就有、数量有限、形式固定和较低级等特点，它的建立无须大脑皮质的参与，通过皮质下各级中枢即可形成。在机体初步适应环境，以及个体生存和种系延续方面有重要的生理意义。条件反射（conditioned reflex）是指通过后天学习和训练而形成的反射，是人和动物在个体生活过程中按照所处的生活环境，在非条件反射的基础上不断建立起来的。它可以建立，也可以消退，数量可以不断增加，其形成的主要中枢部位在大脑皮质，因此是反射的高级形式。条件反射的建立扩大了机体的反应范围，条件反射较非条件反射有更大的灵活性，更适应于复杂变化的生存环境。

反射中枢（reflex center）是指中枢神经系统中调节特定生理功能的一组神经细胞，是完成反射的中心部位，也是反射弧中最复杂的部位。不同反射的中枢范围可相差很大。传入神经元和传出神经元之间在中枢只经过一次突触传递的反射，称为单突触反射（monosynaptic reflex）。腱反射（见10.3节）是体内唯一仅通过单突触反射即可完成的反射。在中枢经过多次突触传递的反射，称为多突触反射（polysynaptic reflex）。人和高等动物体内的大部分反射都属于多突触反射。在整体情况下，无论简单的还是复杂的反射，传入冲动进入脊髓或脑干后，除在同一水平与传出部分发生联系并发出传出冲动外，还有上行冲动传到更高级的中枢部位进一步整合，再由高级中枢发出下行冲动来调整反射的传出冲动。因此，进行反射时，既有初级水平的整合，也有较高级水平的整合。在通过多级水平的整合后，反射活动变得更复杂和更具适应性。

10.1.4.2 中枢神经元间的联系方式

神经元按其在反射弧中的不同作用可分为传入神经元、中间神经元和传出神经元三类，其中以中间神经元的数量最多，仅大脑皮质的中间神经元就约有140亿个，可见中间神经元在神经系统活动中的重要地位。如此巨量的神经元，它们之间的联系必然复杂，联系方式多样，归纳起来主要有以下几种（图10-6）。

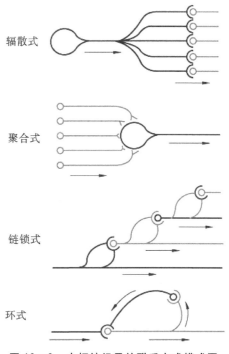

图10-6 中枢神经元的联系方式模式图

（1）单线式联系（single-line connection）：指一个突触前神经元仅与一个突触后神经元发生突触联系，如视网膜视锥细胞的联系方式，这种联系方式可使视锥系统具有较高的分辨能力。绝对的单线式联系其实很少见，会聚程度较低的突触联系也通常被视为单线式联系。

（2）辐散式联系和聚合式联系：辐散式联系（divergent connection）是指一个神经元通过其轴突末梢分支与多个神经元建立突触联系的方式，从而使与之联系的许多神经元同时兴奋或抑制。辐散式联系在传入通路中较多见，如在脊髓中央灰质后角，传入神经元既有纤维分支与本节段脊髓的中间神经元及传出神经元发生联系，又有上升与下降的分支在邻近或远隔的脊髓节段与中间神经元发生突触联系。聚合式联系（convergent connection）是指一个神经元可接受来自许多神经元轴突末梢的投射而建立突触联系，从而使不同神经元的兴奋或抑制在同一神经元上整合，导致该神经元兴奋或抑制。聚合式联系在运动传出通路中较多见，如脊髓中央灰质前角运动神经元接受不同轴突来源的突触传入。

（3）链锁式联系和环式联系：链锁式联系（chain connection）指神经元之间通过侧支依次连接形成传递信息的链接，神经冲动通过这种联系可以在空间上扩大作用的范围。一个神经元通过其轴突侧支与中间神经元相连，中间神经元反过来再与该神经元发生突触联系，构成闭合环路，称为环式联系(recurrent connection)。若环路内中间神经元是兴奋性神经元，则通过环式联系可使兴奋效应得到增强和延续，即产生正反馈效应；若环路内中间神经元是抑制性神经元，则通过环式联系使得兴奋效应及时终止，即产生负反馈效应，此种现象称为后发放或后放电(after discharge)。

10.1.4.3 中枢抑制与中枢易化

中枢神经系统内既有兴奋活动，又有抑制活动，两者相辅相成，这正是反射活动能协调进行的重要原因。中枢抑制(central inhibition)和中枢易化(central facilitation)活动可使各种功能活动准确和精确地完成。

1)中枢抑制

和中枢兴奋一样，中枢抑制也是主动的过程，其产生的机制很复杂，根据抑制机制发生在突触后还是突触前，一般可将中枢抑制分为突触后抑制和突触前抑制两类。

(1)突触后抑制(postsynaptic inhibition)：指兴奋性神经元必须先兴奋抑制性中间神经元，由后者释放抑制性递质，使突触后神经元产生 IPSP，从而使突触后神经元发生抑制。根据抑制性中间神经元的联系方式，突触后抑制又分为传入侧支性抑制和回返性抑制(图 10-7)。

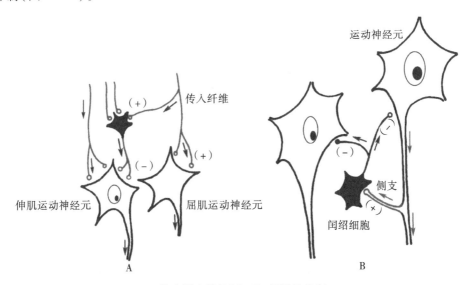

A. 传入侧支性抑制；B. 回返性抑制。

图 10-7　突触后抑制示意图

传入侧支性抑制：传入神经纤维兴奋一个中枢神经元的同时，通过侧支兴奋另一个抑制性中间神经元，进而使其抑制，这种现象称为传入侧支性抑制(afferent collateral inhibition)，也称为交互性抑制。例如，屈肌肌梭的传入冲动进入脊髓后，直接兴奋支配屈肌的运动神经元，同时通过侧支兴奋抑制性中间神经元，使支配伸肌的神经元抑制，从而引起屈肌收缩而伸肌舒张以完成屈肌反射。这种抑制不仅发生在脊髓中，脑内也存在这种抑制，能使不同中枢之间的活动得以协调。

回返性抑制：中枢神经元兴奋时，传出冲动沿轴突外传，同时又经轴突的侧支兴奋抑制性中间神经元,后者通过释放抑制性递质使原先发动兴奋的神经元及其同一中枢的神经元受到抑制,这种现象称为回返性抑制(recurrent inhibition)。例如,当脊髓前角运动神经元兴奋时,其传出冲动一方面使骨骼肌收缩,同时其轴突侧支兴奋抑制性中间神经元——闰绍细胞通过其短轴突(递质是甘氨酸)与原先发放冲动的运动神经元构成抑制性突触,反过来抑制该运动神经元和同类的其他运动神经元的活动,这是一种典型的反馈抑制,其意义在于及时终止运动神经元的活动,防止神经元过度或过久兴奋,促使同一中枢内许多神经元的活动同步化。

(2)突触前抑制(presynaptic inhibition):指通过改变突触前膜的活动而使突触后神经元产生的相对抑制。其结构基础是轴-轴式突触。如图10-8所示,轴突B与轴突A构成轴-轴式突触,轴突A的末梢又与运动神经元C的胞体形成轴-体式突触,但轴突B与运动神经元C不直接形成突触,当仅兴奋轴突A时,可引起运动神经元C产生10mV的EPSP;当刺激轴突B时,该运动神经元不产生反应;如果先刺激轴突B,在一定时间后再刺激轴突A,则可使神经元C产生的EPSP减小(仅有5mV)。其机制是轴突B兴奋时,末梢释放递质γ-氨基丁酸(GABA),激活轴突A的相应受体(如GABA受体),引起末梢A的Cl^-电导增加,膜发生去极化,使传到末梢A的动作电位幅度变小,时程缩短,进入末梢A的Ca^{2+}量减少,从而使末梢A释放的兴奋性递质减少,最终导致该运动神经元产生的EPSP幅度降低。末梢A的动作电位幅度变小的机制目前尚未完全阐明,可能还有其他原因。

突触前抑制广泛存在于中枢神经系统中,尤其在感觉传入途径中多见,对感觉传入活动的调节具有重要作用。产生突触前抑制有较长的潜伏期,可能因为传入神经必

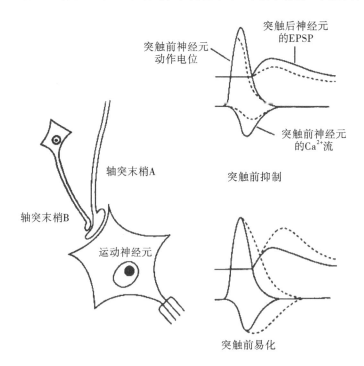

图10-8 突触前抑制和突触前易化的神经元联系方式及机制示意图

须通过两个以上中间神经元的多突触联系，才能与其他感觉传入神经末梢形成轴-轴式突触联系。

2）中枢易化

中枢易化可分为突触后易化和突触前易化。突触后易化（postsynaptic facilitation）表现为 EPSP 的总和。由于突触后膜的去极化，使膜电位靠近阈电位水平，如果在此基础上再出现一个刺激，就较容易达到阈电位而爆发动作电位。突触前易化（postsynaptic facilitation）与突触前抑制具有同样的结构基础。在图 10-7 中，如果到达末梢 A 的动作电位时程延长，则钙通道开放，因此进入末梢 A 的 Ca^{2+} 数量增多，末梢 A 释放递质增多，最终运动神经元的 EPSP 增大，即产生突触前易化。至于末梢 A 的动作电位时程延长，可能是由于轴突-轴突式突触末梢释放某种递质（如 5-羟色胺），引起细胞内环腺苷酸（cAMP）水平升高，使钾通道发生磷酸化而关闭，从而延缓了动作电位的复极化过程。

10.2 神经系统的感觉功能

感觉的产生依赖于感受器、特定感觉传入通路和感觉中枢协调的活动。中枢神经系统在从低级部位的脊髓到最高级部位的大脑皮质的感觉产生中发挥着不同的作用。

10.2.1 感觉传入通路

10.2.1.1 丘脑前的传入系统

各种躯体感觉的传入通路首先是由感受器换能后经初级传入神经元进入，在后根（或脑）神经节中更换神经元（简称换元）后进入脊髓或脑干，上传到上位中枢。感觉传导通路可分成两大类：一类是浅感觉传导通路，另一类是深感觉传导通路。浅感觉传导通路传导痛觉、温度觉和粗略触-压觉，其传入纤维由后根的外侧部进入脊髓，在脊髓后角换元，换元后的第二级神经元再发出纤维在中央管前经白质前联合交叉到对侧，在脊髓前外侧部分别经脊髓丘脑侧束（传递痛、温觉）和脊髓丘脑前束（传递粗略触-压觉）上行抵达丘脑。深感觉传导通路传导肌肉本体感觉、深部压觉以及精细触-压觉，其传入纤维由后根的内侧部（粗纤维部分）进入脊髓后，其上行分支在同侧后索上行，抵达延髓下部薄束核和楔束核后换元，第二级神经元再发出纤维交叉到对侧，组成内侧丘系至丘脑。皮肤触觉中的辨别觉，其传导路径和深感觉传导路径一致。因此，浅感觉传导路径是先交叉再上行，而深感觉传导路径是先上行再交叉。

上述传导束若被破坏，相应的部位就会出现感觉障碍，例如在脊髓一侧发生半离断损伤时，就会出现离断水平以下对侧浅感觉障碍、同侧深感觉和精细触觉障碍；在脊髓空洞症患者，若病变较局限地破坏了中央管前交叉的感觉传导途径，可出现受累脊髓节段平面内浅感觉分离现象，这是因为痛、温觉传入纤维进入脊髓后，在进入水平 1~2 个节段内换元，并经前连合交叉到对侧，而粗触觉传入纤维进入脊髓后分成上行纤维和下行纤维，分别在多个节段内换元，再交叉到对侧，因此仅出现相应部位痛、温觉障碍，而粗触觉基本不受影响。

来自头面部的痛觉和温度觉主要由三叉神经脊束核中继，而触-压觉与本体感觉则主要由三叉神经主核和中脑核中转，换元后发出的二级纤维越至对侧组成三叉丘系到丘脑。

内脏感觉的传入神经主要为自主神经，包括交感神经和副交感神经。它们的胞体主要位于脊髓 $T_7 \sim L_2$ 和 $S_2 \sim S_4$ 后根神经节，以及第 VII、IX、X 对脑神经节内。内脏感觉的传入冲动进入中枢后，沿着与躯体感觉的同一路径上行（脊髓丘脑束）到丘脑（图 10-9）。

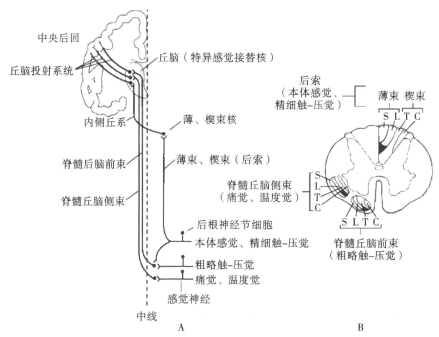

A. 躯体感觉传导通路；B. 感觉通路的脊髓横断面。S—骶；L—腰；T—胸；C—颈。

图 10-9　躯体感觉传导通路示意图

10.2.1.2　丘脑及其感觉投射系统

1）丘脑的核团

丘脑是人体最重要的感觉接替站，人体除嗅觉外的各种感觉传导通路都要在丘脑内交换神经元，再由丘脑感觉接替核发出纤维向大脑皮质投射，丘脑能对传入大脑的感觉信息进行粗略的分析与综合。丘脑的核团或细胞群可分为三类。

（1）特异感觉接替核：这类核群接受除嗅觉外第二级感觉投射纤维（即第三级神经元胞体所在），经换元后，进一步投射到大脑皮质特定的感觉区。在这类核团中，腹后外侧核为脊髓丘系与内侧丘系的换元站，负责躯干、四肢感觉信号的传递；腹后内侧核为三叉丘系的换元站，负责头面部感觉信号的传递。感觉信号向腹后核的投射有一定的空间分布规律，这种空间分布与大脑皮质感觉区的空间定位相对应。此外，内侧膝状体和外侧膝状体也归入此类核团，它们分别是听觉和视觉传导通路的换元站，发出的纤维分别向听区皮质和视区皮质投射。

（2）感觉联络核：主要有丘脑前核、腹外侧核、丘脑枕等，它们不直接接受感觉的投射纤维，而是接受丘脑感觉接替核和其他皮质下中枢的纤维，换元后，投射到大脑皮质特定区域，其功能与各种感觉在丘脑到大脑皮质的联系协调有关。其中，丘脑前核接受来自下丘脑乳头体的纤维，并发出纤维投射到大脑皮质的扣带回，参与内脏活动的调节；丘脑外侧核主要接受来自小脑、苍白球和后腹核的纤维，发出纤维投射到大脑皮质运动区，参与运动调节；丘脑枕核接受内、外侧膝状体的纤维，其发出的纤维到达大脑皮质顶叶、枕叶和颞叶联络区，参与各种感觉的联系功能。

（3）非特异性投射核：指靠近丘脑中线的内髓板内各种结构，主要是髓板内核群，包括中央中核、束旁核等（图 10 - 10）。一般认为，它们并不直接向大脑皮质投射，而是通过多突触换元接替后弥散地投射到整个大脑皮质，具有维持和改变大脑皮质兴奋状态的作用。此外，束旁核可能与痛觉传导有关，刺激人类丘脑束旁核可加重痛觉，而毁损此区则疼痛得以缓解。

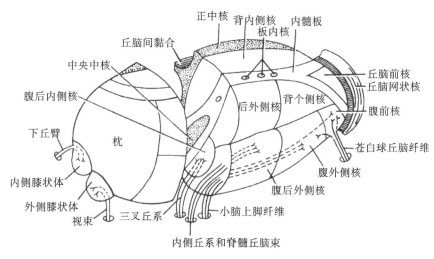

图 10 - 10　丘脑主要核团示意图

2）丘脑的感觉投射系统

根据丘脑各部分向大脑皮质投射特征的不同，可将感觉投射系统分为特异投射系统和非特异投射系统。

（1）特异投射系统：丘脑特异感觉接替核及其投射到大脑皮质的神经通路称为特异投射系统（specific projection system）。经典的各种感觉传导通路，如躯体浅感觉、深感觉、精细触觉、听觉、视觉、味觉（嗅觉除外）的传导束，它们经脊髓或脑干上升到丘脑感觉接替核，换神经元后，投射到大脑皮质的特定感觉区，主要终止于皮质的第四层细胞。每一种感觉的投射路径都是特定的，与大脑皮质具有点对点的投射关系，其主要功能是引起特定的感觉并激发大脑皮质发出神经冲动。丘脑的联络核在结构上与大脑皮质有特定的投射关系，所以也属于特异投射系统，但它不引起特定感觉，主要起联络和协调作用。

（2）非特异投射系统（nonspecific projection system）：指通过髓板内核群换元接替转而弥散地投射到大脑皮质广泛区域的投射系统。感觉信号经该系统的上行通路是上述经典感觉传导通路的第二级感觉纤维经过脑干时发出许多侧支与脑干网状结构内的神经元发生突触联系，经多次换元，抵达丘脑的髓板内核群，再由此发出神经纤维，弥散地投射到大脑皮质的广泛区域（图 10-10）。该系统没有专一的感觉传导功能，因而不能引起各种特定的感觉。非特异投射系统是各种不同感觉信号的共同上行通路，其主要功能是维持和改变大脑皮质的兴奋状态。实验中，电刺激中脑网状结构可唤醒动物出现觉醒状态的脑电波，若切断中脑头端脑干网状结构，则引起类似睡眠的现象以及相应的脑电波，这说明脑干网状结构内存在起唤醒作用的上行功能系统，这一系统因而被称为脑干网状结构上行激动系统（ascending activating system）。目前认为，该系统的作用主要是通过丘脑非特异投射系统来实现的，当这一系统的上行冲动减少时，大脑皮质就由兴奋状态转入抑制状态，动物表现为安静或睡眠；如果这一系统受损伤，可发生昏睡。脑干网状结构上行激动系统需经多个突触传递，因而易受药物影响，临床上使用的巴比妥类催眠药物就是通过阻断脑干网状结构上行激动系统的传递而发挥作用的。

两个投射系统虽在结构和功能上有明显差异，但两者之间又存在紧密联系。正常情况下，需要两个系统之间相互协调和配合，才能使人处于觉醒状态且能产生各种特定的感觉。

10.2.2 大脑皮质的感觉分析功能

大脑皮质是机体感觉的最高级中枢，来自身体不同部位和不同性质的感觉信息投射到大脑皮质的不同区域，大脑皮质通过对这些传入信息的分析与综合，从而产生不同的感觉。因此，大脑皮质有着不同的感觉功能定位，即大脑皮质存在着不同的感觉功能代表区。

10.2.2.1 躯体感觉

从丘脑后腹核携带的躯体感觉信息经特异投射系统投射到大脑皮质的特定区域，该区域称为躯体感觉代表区（somatic sensory area）。

1）体表感觉代表区

该区包括第一体表感觉区和第二体表感觉区，以前者较为重要。

（1）第一体表感觉区：最主要的感觉代表区，位于中央后回和中央旁小叶后部。其感觉投射规律为：①躯体四肢部分感觉为交叉投射，即躯体一侧传入信号向对侧皮质投射，但头面部感觉投射是双侧性的；②投射区域的空间排列是倒置的，即下肢的代表区在中央后回顶部，上肢代表区在中央后回中间，头面部则在中央后回底部，但头面部的内部排列仍是正立的；③投射区的大小与感觉分辨精细程度有关，分辨愈精细的部位代表区愈大，如手指、唇、舌的皮质代表区大；相反，躯干的代表区较小。第一体表感觉区产生的感觉定位明确而且清晰。

各类感觉传入的投射也有一定的规律。中央后回从前到后依次接受肌肉牵张感觉、慢适应感觉、快适应感觉以及关节、骨膜、筋膜等不同的躯体感觉投射。中央后回的皮质细胞呈纵向柱状排列，构成感觉皮质最基本的功能单位，称为感觉柱（sensory column）。同一柱内的神经元对同一感受野的同一类感觉刺激起反应，是一个传入-传出信息整合处理单位。一个细胞柱发生兴奋时，其相邻细胞柱就会受到抑制，形成兴奋和抑制的镶嵌模式。这种柱状结构的形态和功能特点在第二感觉区、视区、听区皮质和运动区皮质中也一样存在。

在感觉皮质神经元之间的广泛联系可发生较快和较多的变化，称为感觉皮质的可塑性。如截去猴的一个手指，则该手指的皮质代表区将被邻近手指的代表区所占据；反之，若截除某手指的皮质代表区，则该手指的感觉投射区将移向被切除的代表区的周围皮质。人类的感觉皮质也有类似的可塑性改变。如盲人在接受触觉和听觉刺激时，其视皮质代谢活动增加；而聋人对刺激视皮质周边区域的反应比正常人更为迅速和准确。其他感觉皮质和运动皮质也具有可塑性变化。

（2）第二体表感觉区：位于中央前回和脑岛之间，较第一体表感觉区面积小，向此区的感觉投射不如第一体表感觉区完善和具体，投射区域的空间安排是正立的和双侧性的。刺激该区可引起体表一定部位产生双侧性的麻木感，切除人类的第二体表感觉区并不产生显著的感觉障碍。此外，第二体表感觉区还接受痛觉传入信号的投射。

2）本体感觉代表区

本体感觉是指来自肌肉、肌腱、骨膜和关节等的组织结构，主要是对身体的空间位置、姿势、运动状态和运动方向的感觉。在猫和兔等较低等的哺乳动物，体表感觉区和运动区基本重合在一起，称为感觉运动区；在猴、猩猩等灵长类动物，体表感觉区和运动区逐渐分离，但这种分化也是相对的，中央前回既是运动区，也是本体感觉的代表区（图 10 - 11）。

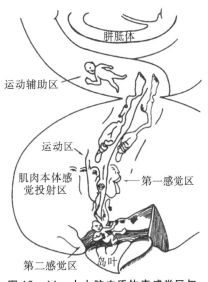

图 10 - 11 人大脑皮质体表感觉区与躯体运动区分布示意图

3）躯体感觉生理

各种躯体感觉的感知取决于皮质兴奋的特定部位。感觉的强度则取决于感觉神经纤维上的动作电位频率和参与反应的感受器数目（见第 9 章）。此外，皮肤感觉（包括触-压觉、温度觉、痛觉等）与感受器的点状分布密度有关，只有在分布有感受器处的皮肤，刺激才能引起相应的感觉。

（1）触-压觉：在内侧丘系（传导精细触-压觉，与刺激的具体定位、空间和时间辨别有关）和前外侧系（传导粗略触-压觉，具有粗略定位功能）两条通路中上行，只有当中枢损伤非常广泛时，触-压觉才可能完全被阻断。

（2）本体感觉：指来自躯体深部的肌肉、肌腱、骨膜和关节等处的感觉，主要是对躯体的空间位置、姿势、运动状态和运动方向的感觉。经脊髓后索上行，大量传入冲动进入小脑，也有部分投射到大脑皮质。本体感觉的传入对躯体平衡感觉的形成具有一定作用。后索疾患产生的运动共济失调是因为躯体感觉至小脑的传导受阻。

（3）温度觉：来自丘脑的温度觉投射纤维除到达中央后回外，还投射到同侧的岛叶皮质，后者可能是温度觉的初级皮质。冷感受器主要感受低于体温（10～38℃）的温度刺激，而热感受器主要感受高于体温（30～45℃）的温度刺激。当超过45℃时，热感觉消失，会出现痛觉。

（4）痛觉：机体受到伤害性刺激时，往往会产生痛觉。痛觉是一种复杂的感觉，常伴有不愉快的情绪活动和防卫反应。疼痛感受器不容易适应，属于慢适应感受器，因此当身体受损时，疼痛是一种报警信号，具有保护意义。痛觉感受器是游离神经末梢，广泛地分布于皮肤、肌肉、关节和内脏等处。各种伤害性刺激只要达到一定的强度，均可引起痛觉。当机体组织损伤或发生炎症时，受损伤的细胞会产生一些致痛的化学物质，如 K^+、H^+、5-羟色胺、缓激肽、组胺等，使游离神经末梢发生去极化，从而引起痛觉。一般组织损伤的程度越高，痛觉也越强烈。躯体痛包括体表痛和深部痛。

发生在体表某处的痛感称为体表痛，因其产生的时间快慢不同，可分为快痛（fast pain）和慢痛（slow pain）两种不同性质的痛觉。传导快痛的外周神经纤维主要是有髓鞘的 Aδ 类纤维，其兴奋阈较低，经特异投射系统到达大脑皮质的第一、第二体表感觉区；而传导慢痛的外周神经纤维主要是无髓鞘的 C 类纤维，其兴奋阈较高。慢痛纤维主要投射到扣带回；快痛是一种尖锐和定位明确的刺痛，发生快，消失也快，常伴有反射性的屈肌收缩等特点；慢痛则是一种定位不明确的烧灼痛，发生慢，消退也慢，常伴有明显的不愉快情绪以及心血管和呼吸等方面的改变。伤害性刺激作用于皮肤，先引起快痛，随后产生慢痛，但不易明确区分，而皮肤炎症时常以慢痛为主。

发生在躯体深部，如骨、关节、骨膜、肌腱、韧带和肌肉等处的痛觉，称为深部痛，一般表现为慢痛。其特点是定位不明确，可伴有出汗、恶心以及血压和呼吸改变的自主神经反应。发生深部痛时，可反射性地引起邻近骨骼肌收缩，从而导致局部组织缺血，缺血又使疼痛进一步加剧，形成恶性循环。

10.2.2.2 内脏感觉

（1）内脏感觉代表区：内脏感觉的投射区混杂于体表第一感觉区的躯干及下肢代表区中，人脑的第二感觉区和运动辅助区也与内脏感觉有关。此外，边缘系统皮质也接受内脏感觉的投射。内脏感觉区同内脏器官的总面积相比非常小，而且不集中，这可能是内脏感觉定位不够准确和性质模糊的原因之一。

（2）内脏痛的特点：内脏中有痛觉感受器，但无本体感受器，所含温度觉和触-压觉感受器也很少，因此内脏感觉主要是痛觉。内脏痛常由于机械性牵拉、平滑肌痉挛、缺血和炎症等刺激所致。内脏痛与躯体痛相比具有以下特点：①定位不准确，这是内脏痛最为主要的特点，是由于痛觉感受器在内脏的分布比在躯体稀疏得多，如腹痛时患者常不能说出所发生疼痛的明确部位，但若病变累及到胸膜或腹膜时，体腔浆膜壁层受到刺激而产生的疼痛称为体腔壁痛，这种疼痛与躯体痛类似，由躯体神经传入，定位较准确。②发生缓慢，持续时间较长，主要表现为慢痛，常呈渐进性增强，但有时也可迅速转为剧烈疼痛。③中空内脏器官（如胃、肠、和胆囊等）壁上的感受器对机械性牵拉、痉挛、缺血、炎症等刺激敏感，而对切割、烧灼等刺激不敏感。④能引起不愉快的情绪反应，常伴有出汗、恶心、呕吐以及血压和呼吸改变等自主神经反应。⑤可伴有牵涉痛。内脏痛是临床常见症状之一，了解疼痛的部位、性质和时间等规律对某些疾病的诊断有重要的参考价值。

（3）牵涉痛：某些内脏疾病引起远隔体表特定部位发生疼痛或痛觉过敏的现象，称为牵涉痛（referred pain）。由于牵涉痛的体表放射部位比较固定，因而在临床上常提示某些疾病的发生。例如，心肌缺血或梗死时，可出现心前区、左肩和左上臂尺侧疼痛；胆囊炎、胆石症发作时，可出现右肩区疼痛；患阑尾炎时，初期常觉上腹部或脐周疼痛；患肾结石时，可引起腹股沟区疼痛；患胃溃疡和胰腺炎时，可出现左上腹和肩胛间的疼痛。

关于牵涉痛的产生机制，目前有两种学说，即会聚学说和易化学说。会聚学说认为，发生牵涉痛的体表部位的传入纤维与患病内脏的传入纤维经同一后根传入，会聚到脊髓同一个后角神经元，即两者通过共同通路上传，且由于疼痛刺激多来自体表部位，大脑皮质习惯于识别体表的刺激信息，因而将来自内脏的痛觉信息误识别为来自体表，以致产生牵涉痛。易化学说认为，来自内脏和躯体的传入纤维到达脊髓后角同一区域内相邻的不同神经元，由患病内脏传入的冲动可提高邻近体表感觉神经元的兴奋性，从而对体表传入冲动产生易化作用，这样就使平常并不引起体表疼痛的刺激变成了致痛刺激（图10-12）。研究表明，局部麻醉有关的躯体部位后，通常可完全取消轻微的牵涉痛，但不能抑制严重的牵涉痛，因此目前倾向于认为上述两种机制可能均起作用。

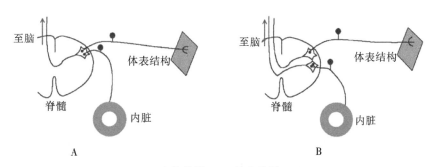

A. 会聚学说；B. 易化学说。

图 10-12　牵涉痛发生机制示意图

10.2.2.3　视觉代表区

传导视觉的视神经在视交叉处，来自两眼鼻侧视网膜的视神经纤维交叉到对侧上行，而来自两眼颞侧视网膜的视神经纤维不交叉直接上行。因此，左眼颞侧视网膜和右眼鼻侧视网膜的纤维汇聚成左侧视束，投射到左侧外侧膝状体。经外侧膝状体换元后，投射到左侧初级视皮质（图10-13）；反之亦然。视觉代表区在大脑半球内侧面枕叶距状沟的上、下缘。左眼颞侧和右眼鼻侧视网膜的传入纤维投射到左侧视区，而右眼颞侧和左眼鼻侧视网膜的传入纤维投射到右侧视区。另外，视网膜的上半部、下半部和黄斑区的传入纤维分别投射到距状沟的上缘、下缘和后部。

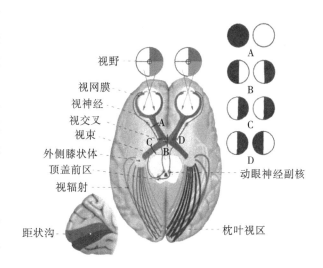

图10-13　视觉传入通路及视网膜各部分在视皮质投射规律示意图

10.2.2.4 听觉代表区

听神经传入纤维在同侧脑干的耳蜗神经核换元，发出纤维大部分交叉到对侧上橄榄核，再次换元后，形成外侧丘系，抵达内侧膝状体换元，投射到初级听皮质；小部分不交叉，在同侧上行。初级听皮质位于颞叶的颞横回和颞上回。由于上橄榄核以上通路听觉的投射是双侧性的，即一侧皮质代表区接受双侧耳蜗听觉感受器传来的冲动，因此该水平以上一侧通路损伤不会产生明显的听觉障碍。不同音频的感觉信号在听觉皮质的投射有一定的分野，耳蜗顶部(低频声音)信号投射到听区的前外侧，耳蜗底部(高频声音)信号投射到听区的后内侧。听皮质的神经元会对听觉刺激的激发、持续时间、重复频率尤其是方向做出反应。

10.2.2.5 嗅觉区和味觉区

嗅觉的皮质投射区位于边缘叶的前底部(包括梨状区皮质的前部、杏仁核的周围皮质)，味觉皮质投射区在中央后回头面部感觉区的下侧。

10.3 神经系统对躯体运动的调节

躯体运动是指在神经系统的控制下由骨骼肌收缩和舒张完成的活动，是人和动物维系生命最基本的功能活动之一。躯体的各种姿势和运动都是在神经系统对肢体和躯干各肌群精巧地控制下实现的，这是十分复杂的反射活动，是由脊髓、脑干、小脑、皮质下核团和大脑皮质共同配合完成的。

10.3.1 脊髓对躯体运动的调节

脊髓是完成躯体运动的最基本反射中枢。脊髓不仅能单独完成屈肌反射和牵张反射等较简单的躯体反射活动，而且是机体各种复杂运动的基础。换言之，高级中枢是通过调节脊髓的基本反射来完成许多复杂的躯体运动的。

10.3.1.1 脊髓的运动神经元和运动单位

(1)脊髓运动神经元：脊髓是躯体运动调节中的初级中枢，在脊髓灰质前角中存在大量的运动神经元，包括 α、β、γ 三类运动神经元。它们的轴突经前根直接分布到所支配的肌肉，其末梢释放的递质均为乙酰胆碱。

α 运动神经元接受从脑干到大脑皮质各级高位中枢的下传，信息也接受来自躯干、四肢皮肤、肌肉和关节等处外周感受器的传入信息，产生一定的反射传出冲动，到达所支配的骨骼肌，引起躯体运动。由于躯体运动反射的传出信息最后都要通过 α 运动神经元传达到所支配的骨骼肌（梭外肌），因此 α 运动神经元是躯体运动反射的最后公路（final common path）。许多来自高位中枢和外周的各种神经元在脊髓（包括脑运动神经元）这个运动的最后公路处进行整合，最终发出一定形式和频率的冲动到达效应器，从而发生随意运动，并且调节姿势，为运动提供一个稳定的背景和基础，同时协调不同肌群的活动，使运动能够平稳而精确地进行。

γ 运动神经元胞体较小，散在分布于 α 运动神经元之间，其胞体较 α 运动神经元的小。γ 运动神经元的轴突经前根传出，称为 γ 传出纤维，其末梢分支直接支配骨骼肌梭内肌纤维，主要终止于梭内肌纤维的两端。γ 运动神经元的兴奋性较高，常以较高的频率持续放电，其主要功能是调节肌梭对牵张刺激的敏感性。

β 运动神经元发出的纤维对骨骼肌的梭内肌和梭外肌都有支配，其功能尚不清楚。

（2）运动单位：正常情况下，一个 α 运动神经元兴奋时可引起它所支配的全部肌纤维收缩。这样由一个 α 运动神经元及其所支配的全部肌纤维所组成的功能单位，称为运动单位（motor unit）。α 运动神经元的胞体较大，神经纤维较粗（属于 Aα 类纤维），其轴突末梢分出许多小支，每一分支支配一根骨骼肌纤维，它兴奋时，可引起所支配的肌纤维收缩。不同肌肉的运动单位大小不同，一般肌肉越粗大，运动单位所含肌纤维数越多；反之，肌肉越细小，运动单位也越少。如一个支配三角肌的运动神经元可支配约 2000 根肌纤维，收缩时能产生巨大的肌张力；一个支配眼外肌的运动神经元仅支配 6～12 根肌纤维，因此有利于眼球的精细运动。同一个运动单位的肌纤维可和其他运动单位的肌纤维交叉分布，因此即使只有少数运动神经元活动，在肌肉中产生的张力也是均匀的。

10.3.1.2　脊髓的调节功能

许多反射可在脊髓水平完成。由于正常机体脊髓处于高位中枢控制之下，本身独立的功能不易表现出来，因此通过脊髓休克的研究有助于了解脊髓本身的功能。

1）脊休克

在机体内，脊髓的活动经常处于高位中枢的调控之下，不易单独表现出来。为研究脊髓本身的功能，在动物实验中保持动物的呼吸功能，常在脊髓第 5 颈段水平以下切断，以保留膈神经对膈肌呼吸运动的支配。这种脊髓与高位中枢离断的动物称为脊髓动物，简称脊动物。

当人和动物的脊髓与高位中枢突然离断后，断面以下的脊髓会暂时丧失反射活动能力而进入无反应的状态，这种现象称为脊休克（spinal shock）。脊休克主要表现为横断面以下的脊髓所支配的躯体和内脏的反射活动均减退甚至消失（如骨骼肌紧张降低甚至消失），外周血管扩张，血压下降，发汗反射消失，大小便潴留。躯体发生脊休克后，一些以脊髓为基本中枢的反射可逐渐在不同程度上恢复，其恢复速度与动物进化程度有关。因为不同动物脊髓反射对高位中枢的依赖程度不同，如蛙在脊髓离断后数分钟内即恢复，狗可于数天后恢复，而人类恢复最慢，需数周至数月。各种反射的恢复也有先后，比较简单和原始的反射恢复较早，如屈肌反射和腱反射等，而较复杂的反射恢复较慢，如对侧伸肌反射等，血压可恢复到一定水平，排便、排尿反射也在一定程度上有所恢复，但恢复后的这些反射功能并不完善。例如，基本的排尿反射可以进行，但排尿不能受意识控制（表现为失禁），而且排不干净，这说明正常情况下脊髓作为这些躯体、内脏反射初级中枢的功能受高位中枢的调控。离断面水平以下的知觉和随意运动能力将永久丧失。

脊休克的产生并不是由脊髓切断的损伤刺激所引起的。动物实验表明，脊休克恢复后，如在离断水平下方行第二次脊髓切断术，脊休克不会再次出现，说明脊休克是由离断面以下的脊髓突然失去高位中枢的调控所致。高位中枢对脊髓反射的调节包括易化作用和抑制作用两个方面，恢复后的伸肌反射往往减弱而屈反射往往增强，说明正常时高位中枢对伸肌反射有易化作用，而对屈反射有抑制作用。脊休克后，屈反射占优势，这不利于肢体支持体重。因此，在低位脊髓横贯性损伤的患者，通过站立姿势的积极锻炼以发展伸肌反射是很重要的，这种锻炼使下肢具有足够的紧张性来保持伸直，以便能依靠拐杖站立或行走。同时，可通过锻炼充分发挥未瘫痪肌肉的功能。例如，背阔肌等由脊髓离断水平以上的神经所支配，但却附着于骨盆，这样就有可能使患者在借拐杖行走时摆动骨盆。

2）脊髓对姿势的调节

中枢神经系统通过调节骨骼肌的紧张度或产生相应的运动，以保持或改正身体在空间的姿势，这种反射活动称为姿势反射（postural reflex）。脊髓能完成的姿势反射有对侧伸肌反射、牵张反射和节间反射等。

（1）屈反射与对侧伸肌反射：当脊动物一侧肢体的皮肤受到伤害性刺激时，可反射性地引起受刺激侧肢体的屈肌收缩而伸肌舒张，肢体出现屈曲这一反射称为屈反射（flexor reflex）。屈反射可使肢体避开伤害性刺激，具有保护性意义。在屈反射中，肢体屈曲程度与刺激强度有关，如较弱的刺激作用于足趾时只引起踝关节屈曲，随着刺激强度增大，可致膝关节甚至髋关节也屈曲。随着刺激强度加大，除引起同侧肢体屈曲外，还可引起对侧肢体伸直的反射活动，称为对侧伸肌反射（crossed extensor reflex）。对侧肢体的伸直可以支持体重，具有维持躯体姿势的作用，故对侧伸肌反射是一种姿势反射。

（2）牵张反射（stretch reflex）：指有完整神经支配的骨骼肌在受外力牵拉伸长时引起的被牵拉的同一肌肉发生收缩的反射。牵张反射包括腱反射和肌紧张两种类型。

腱反射（tendon reflex）：指快速牵拉肌腱时发生的牵张反射，表现为被牵拉肌肉迅速而明显地缩短，如膝跳反射，当膝关节半屈曲时，叩击股四头肌肌腱，可使股四头肌发生快速的反射性收缩。完成一次腱反射的时间很短（约0.7毫秒），只够一次突触传递所需的时间，故腱反射是单突触反射，它的中枢常只涉及1~2个脊髓节段，所以反应的范围仅限于受牵拉的肌肉。正常情况下，腱反射受高位中枢的下行控制，临床上常采用检查腱反射的方法来了解神经系统的某些功能状态。如果腱反射减弱或消失，提示该反射弧损害或中断；若腱反射亢进，提示高位中枢有病变。

肌紧张（muscle tonus）：指缓慢而持续牵拉肌腱时发生的牵张反射，表现为受牵拉的肌肉处于持续、轻度的收缩状态，但不表现为明显的动作。肌紧张是维持姿势最基本的反射活动，也是随意运动的基础。人体直立时的抵抗重力肌一般是伸肌，由于重力的持续牵拉，使得伸肌群肌紧张加强。肌紧张产生的收缩力量并不大，只是抵抗肌肉被牵拉，不会引起躯体明显的位移，且表现为同一肌肉中的不同运动单位交替进行，故收缩能持久而不易产生疲劳。肌紧张的反射弧与腱反射相似，但它的中枢为多突触接替，属于多突触反射。

牵张反射的基本反射弧比较简单，感受器是肌肉中的肌梭，中枢主要在脊髓内，传入和传出纤维都包含在支配该肌肉的神经中，效应器就是该肌肉的肌纤维，因此牵张反射反射弧的显著特点是感受器和效应器都在同一块肌肉中，牵张反射受高位中枢的调节且能建立条件反射。

腱反射和肌紧张的感受器主要是肌梭（muscle spindle）。肌梭是一种感受肌肉长度变化或感受牵拉刺激的梭形结构，位于一般肌纤维之间，其外包被有一层结缔组织囊，囊内含 6 ~ 12 根肌纤维，称为梭内肌纤维；囊外的一般肌纤维称为梭外肌纤维。肌梭附着于肌腱或梭外肌纤维上，与梭外肌纤维平行排列，呈并联关系；梭内肌纤维的收缩成分在两端，感受装置位于中间部分，无收缩功能，它们呈串联关系，肌梭的传入神经纤维有 I 类纤维和 II 类纤维两类，两种纤维的传入信号都终止于 α 运动神经元（图 10 − 14）。

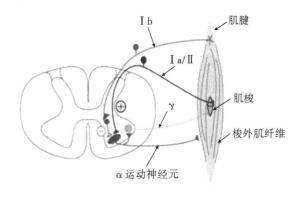

图 10 − 14 牵张反射示意图

当肌肉受外力牵拉变长时，肌梭也被拉长，其中间部分的感受装置受到的刺激加强，导致 I 类纤维的传入冲动增加，进而引起支配同一肌肉的 α 运动神经元兴奋和梭外肌收缩，从而形成牵张反射。γ 运动神经元支配梭内肌，当它兴奋时，可使梭内肌从两端收缩，中间部位的感受装置被牵拉而提高肌梭的敏感性。因此，γ 运动神经元对调节牵张反射有重要的意义。在整体情况下，γ 运动神经元还受到来自许多高位中枢的下行调节，通过调节和改变的敏感性，以适应控制姿势的需要。II 类纤维的功能可能与本体感觉的传入有关。

腱器官（tendon organ）是骨骼肌内另一种感受肌肉张力的感受器，分布于肌腱胶原纤维之间，与梭外肌纤维呈串联关系。肌梭是一种长度感受器，其传入冲动对支配同一肌肉的 α 运动神经元起兴奋作用；而腱器官是一种张力感受器，其传入冲动对同一肌肉的 α 运动神经元起抑制作用。一般情况下，当肌肉受牵拉时，肌梭首先兴奋而引起牵张反射，使受牵拉的肌肉收缩，以对抗牵拉；当牵拉力量进一步增大时，则可兴奋腱器官而抑制牵张反射（图10-15），以避免被牵拉肌肉因过度收缩而受损。

（3）节间反射：指脊髓在某一节段神经元发出的轴突与邻近节段的神经元发生联系，通过上、下神经元的协调活动而发生的反射。脊动物在反射恢复的后期可出现复杂的节间反射，如刺激动物腰背部皮肤，可引起其后肢发生一系列节奏性搔扒动作。

10.3.2 脑干对肌紧张和姿势的调节

10.3.2.1 脑干对肌紧张的调节

脑干是脊髓以上重要的躯体运动中枢之一，对肌紧张有重要调节作用。用

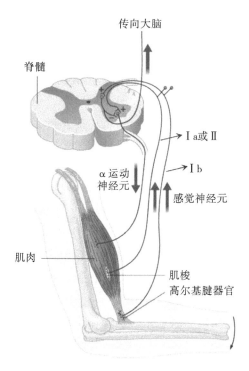

图 10-15　腱器官对 α 运动神经元的抑制作用

电信号刺激动物脑干网状结构的不同区域，发现其中有加强或抑制肌紧张和肌肉运动的区域，分别称为易化区（facilitatory area）和抑制区（inhibitory area）。

（1）脑干网状结构易化区和抑制区及其作用：脑干网状结构易化区的范围较广，包括延髓网状结构的背外侧部分、脑桥的被盖、中脑的中央灰质及被盖，也包括脑干以外的下丘脑和丘脑中线核群等部位（图10-16）。脑干网状结构易化区的作用主要是通过网状脊髓束向下与脊髓前角的 γ 运动神经元联系，兴奋 γ 运动神经元，从而增强肌紧张和肌肉运动。与抑制区相比，易化区的活动较强，在肌紧张的调节中略占优势。

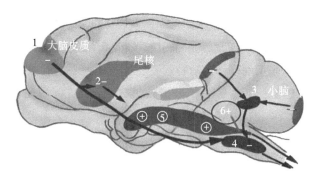

图 10-16　猫脑内与肌紧张调节有关的脑区及其下行路径示意图

抑制作用（-）的路径：4 为网状结构抑制区，发放下行冲动，抑制脊髓牵张反射。这一区接受大脑皮质 1、尾核 2 和小脑 3 传来的冲动；易化作用（+）的路径：5 为网状结构易化区，发放下行冲动，加强脊髓牵张反射。6 为延髓的前庭核，有加强脊髓牵张反射的作用。

脑干网状结构抑制区较小，位于延髓网状结构的腹内侧部分，通过网状脊髓束抑制 γ 运动神经元，使肌梭敏感性降低，从而降低肌紧张。大脑皮质运动区、纹状体、小脑前叶蚓部等处也有抑制肌紧张的作用，这种作用可能是通过加强脑干网状结构抑制区的活动来实现的。

（2）去大脑僵直：正常情况下，易化区的活动较强，抑制区的活动较弱，两者在一定水平上保持相对平衡，以维持正常的肌紧张。在动物的中脑上、下丘之间切断脑干后，动物会出现四肢伸直、头尾昂起、脊柱挺硬等伸肌（抗重力肌）肌紧张亢进的现象，称为去大脑僵直（decerebrate rigidity），如图10-17 所示。如果此时于某一肌肉内注入局麻药或切断相应的脊髓后根以

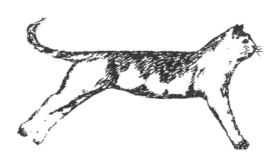

图 10-17　去大脑僵直示意图

消除肌梭传入冲动，则该肌的僵直现象消失，可见去大脑僵直是一种增强的牵张反射。

去大脑僵直的发生是由于切断了大脑皮质、纹状体等部位与脑干网状结构之间的功能联系，使抑制区活动明显减弱，而易化区活动相对占了优势，以致伸肌紧张明显加强，造成了僵直现象。人类在中脑发生损伤、缺血或炎症等疾患时，也可以出现头后仰、上下肢僵硬伸直、上臂内旋、手指屈曲等类似动物去大脑僵直的现象（图10-18），这往往提示病变已严重侵犯脑干，是预后不良的信号。

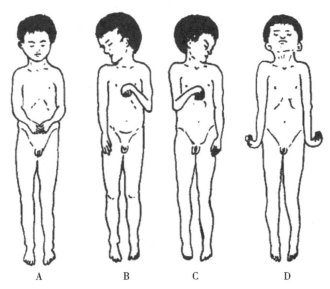

A～C 为去皮质僵直：A. 仰卧，头部姿势正常时，上肢半屈；B 和 C 是转动头部时的上肢姿势。D. 去大脑僵直，上、下肢均僵直。

图 10-18　人类去皮质僵直及去大脑僵直

10.3.2.2 脑干对姿势的调节

脑干还可通过一些反射，如状态反射、翻正反射、直线或旋转加速运动反射等对姿势进行调节。

(1)状态反射：头部在空间的位置发生改变以及头部与躯干的相对位置改变时，可反射性地改变躯体肌肉的紧张性，这种反射称为状态反射。状态反射包括迷路紧张反射与颈紧张反射。迷路紧张反射是指内耳迷路的椭圆囊和球囊的传入冲动对躯体伸肌紧张性的反射性调节。例如，在去大脑动物，由于头部位置不同而刺激内耳迷路感受器，当动物取仰卧位时，伸肌紧张性最高，而取俯卧位时，伸肌紧张性最低。颈紧张反射是指颈部扭曲时，颈部脊椎关节韧带或肌肉本体感受器的传入冲动对四肢肌肉紧张性的反射性调节。当头向一侧扭转时，下颏所指一侧的上肢伸直，而对侧上肢则处于更屈曲状态(图10-18)。在正常人体中由于有高级中枢的存在，因此状态反射常被抑制而不易表现出来。

(2)翻正反射：正常动物可保持站立姿势，如将其推倒，则可翻正过来，这种反射称为翻正反射。如使动物四足朝天从空中落下，则可清楚地观察到动物在坠落过程中首先是头颈扭转，然后四肢和躯干跟着扭转过来，随后后肢也扭转过来，最后四肢安全着地。这一反射包括一系列反射活动，先是由于头部位置不正常，视觉与内耳迷路感受刺激，从而引起头部的位置翻正；头部翻正以后，头与躯干的位置不正常，使颈部关节韧带或肌肉受到刺激，从而使躯干的位置也翻正。

10.3.3 小脑对躯体运动的调节

小脑由皮质和髓质组成，皮质可横向分为前叶、后叶和绒球小结叶；也可纵向分为中间的蚓部和外侧的半球部，半球部可再分为中间部和外侧部。通常，小脑皮质接受来自脊髓、脑干和大脑皮质的传入投射，经过小脑深部核发出传出纤维，向脑干有关核团及大脑皮质投射。依据小脑的传入、传出纤维联系，将小脑分为前庭小脑、脊髓小脑和皮质小脑三个主要的功能部分(图10-19)。

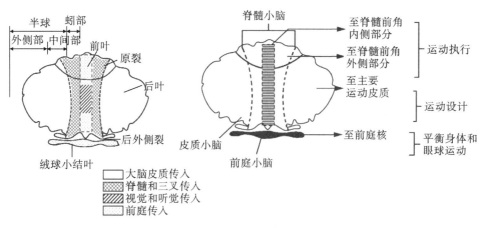

图10-19 小脑分区与传入、传出纤维联系示意图

10.3.3.1 前庭小脑

前庭小脑主要由绒球小结叶构成，与调节身体平衡和眼球运动有关，并与前庭器官和前庭神经核有密切联系。其反射途径为前庭器官—前庭神经核—前庭小脑—前庭神经核—脊髓运动神经元—肌肉。实验证明，猴的绒球小结叶切除时，会出现身体倾斜、站立困难，平衡功能严重失调，但其他随意运动仍能协调。临床发现，第四脑室肿瘤患者由于绒球小结叶受到压迫损伤，可出现站立不稳、步态蹒跚和容易跌倒等平衡失调的表现，但在躯体得到支持物扶持时，其随意运动仍能协调进行。此外，前庭小脑也能通过对眼外肌的调节而控制眼球的运动，从而协调头部运动时眼的凝视运动。切除猫的绒球小结叶后，可出现位置性眼震颤，即当其头部固定于某一特定部位时，会出现眼震颤。

10.3.3.2 脊髓小脑

脊髓小脑由蚓部和半球中间部组成，主要接受来自脊髓、三叉神经、视觉和听觉的传入信息，其传出纤维下行投射到脊髓，也上行投射到运动皮质的躯体远端代表区。小脑前叶的传出信息可抵达脑干网状结构，后叶中间带区的传出信息可抵达红核、丘脑和大脑皮质运动区，因此脊髓小脑与大脑皮质运动区建立双向环路联系，对大脑皮质发动的随意运动起协调作用。当脊髓小脑受损后，由于不能有效利用来自大脑皮质和外周感觉的反馈信息来协调随意运动，使运动变得笨拙而不准确，表现为随意运动的力量、方向及限度发生紊乱，如动作不是过度就是不及，行走摇晃，步态蹒跚，不能进行拮抗肌轮替快速恢复动作（如上臂不断交替进行内旋与外旋），且动作越迅速，则协调障碍越明显，而在静止时则无肌肉运动异常的表现；不能完成精巧动作，在动作进行过程中肌肉抖动而把握不住方向，尤其在精细动作的终末出现震颤（称为意向性震颤）。上述这些小脑损伤后的动作协调障碍称为小脑性共济失调（cerebellar ataxia）。

此外，脊髓小脑对肌紧张也有调节作用，它对肌紧张既有易化作用，也有抑制作用，分别通过脑干网状结构抑制区和易化区发挥作用。易化作用主要在小脑前叶两侧部和后叶中间部，前叶两侧部的空间安排是倒置的。抑制肌紧张的区域是小脑前叶蚓部，其空间分布也是倒置的。在进化的过程中，小脑的肌紧张抑制作用逐渐减退，而易化作用逐渐增强。因此，脊髓小脑损伤后可出现肌张力减退、四肢乏力等表现。

10.3.3.3 皮质小脑

皮质小脑是指小脑半球的外侧部，它不接受外周感觉的传入，而主要与大脑皮质的感觉区、运动区和联络区构成回路来参与随意运动的设计及运动程序的编制。一个随意运动的完成包括运动的策划和执行两个阶段，其中皮质小脑与基底神经节参与设计过程，而脊髓小脑参与执行过程。人进行的各种精巧运动都是通过大脑皮质与小脑不断进行联合、活动设计和执行间多次比较、反复协调而逐步熟练起来的。骨骼肌在完成一个新动作时，最初常常是粗糙且不协调的，这是因为小脑尚未发挥其协调功能，经过反复练习后，通过大脑皮质与小脑之间不断进行的环路联系活动，小脑针对传入的运动信息及时纠正运动过程中出现的偏差，从而贮存了一套运动程序。当大脑皮质要发动某项精巧运动时,可通过环路联系从小脑中提取贮存的程序,再通过皮质脊髓束和皮质核束发动这项精巧运动,使骨骼肌活动协调,动作平稳、准确和熟练,且完成迅速,几乎不需要经过思考。临床病例发现,有些皮质小脑损伤的患者虽无明显的运动障碍,但却丧失了原来从事的技巧性专业工作的能力,如吹奏长笛、演奏钢琴等。

10.3.4 基底神经节对躯体运动的调节

基底神经节(basal ganglia)是大脑皮质下一些神经核群,与躯体调控有关的主要是纹状体,包括尾状核、壳核(合称新纹状体)和苍白球(旧纹状体)。由于丘脑底核、中脑红核和黑质与纹状体存在结构与功能上的密切联系,因此也归入基底神经核。基底神经核受大脑皮质的纤维联系,通过丘脑又返回至大脑皮质,与大脑皮质构成往返回路联系,共同配合进行人体感觉信息的处理、随意运动的协调和稳定、肌紧张的调控。

基底神经节可参与运动的设计和程序的编制,并将一个抽象的设计转换为一个随意运动过程(主要在运动的准备阶段),在随意运动的产生和稳定、肌紧张的调节、本体感受器传入等过程中发挥重要的调节功能。此外,基底神经节中某些核团还参与自主神经的调节、感觉传入、心理行为和学习记忆等功能活动。

基底神经节损害主要表现为肌紧张异常和运动动作过分增减,目前临床上主要表现为以下两类疾病。

10.3.4.1 肌紧张过强而运动过少的疾病

其典型代表是帕金森病(Parkinson disease),又称震颤麻痹,是常见的中老年神经系统退行性疾病。其主要表现为:①运动不能,即患者进行某种活动时不能以正常的方式完成伴随的运动,如行走时不能摆动手臂。②肌张力过强,伴有随意运动减少及动作迟缓,相互拮抗的肌群肌张力都增加,呈现僵硬状态,累及面部肌肉时,表现为刻板的或假面具样的表情。③静止性震颤,常发生于手部,表现为手部屈肌与伸肌接连发生节律性的收缩和弛缓,形成"搓丸样动作",也常发生头部的震颤性摇动。震颤在静止时出现,随意运动时减少,入睡后停止。帕金森病的病因是双侧黑质病变,多巴胺能神经元变性受损,脑内多巴胺含量减少,纹状体内 γ-氨基丁酸和 ACh 递质系统功能相对亢进所致。在动物实验中,用利血平消耗掉儿茶酚胺类递质(包括多巴胺),可使动物出现类似的症状。而在临床实践中,使用左旋多巴以增加多巴胺的合成、M型受体阻断剂安坦(苯海索)等均对帕金森病有治疗作用。

10.3.4.2 肌紧张不全而运动过多的疾病

这类疾病有亨廷顿病(Huntington disease)和手足徐动症(athetosis)。亨廷顿病又称舞蹈病(chorea),也是一种神经退行性疾病,主要表现为肌张力降低及不自主的上肢和头部的运动过多,随意运动幅度夸大。患者进行随意运动时,在正常动作中总伴有一系列无意义、无法控制的多余动作,如行走时上肢与头部常不停地摆动。其病因是双侧新纹状体病变,其中胆碱能神经元和 γ-氨基丁酸能神经元的功能减退,对黑质的反馈抑制功能减弱,导致黑质内多巴胺能神经元功能相对亢进,从而出现舞蹈病症状。

临床上常用利血平消耗掉多巴胺，可缓解其症状。

10.3.5 大脑皮质对躯体运动的调节

大脑皮质是躯体运动调控的最高级中枢，其信息经下行通路最后抵达位于脊髓前角和脑干的运动神经元来控制躯体运动。

10.3.5.1 大脑皮质运动区

（1）主要运动区：灵长类动物（包括人类）大脑皮质运动区包括中央前回、运动前区、运动辅助区和后顶叶皮质等区域。其中，中央前回和运动前区是控制躯体运动的最重要区域，对躯体运动的控制有以下功能特征：①交叉性支配，即一侧皮质支配对侧躯体的肌肉，但在头面部，除下部面肌和舌肌主要受对侧支配外，其余的肌肉均受双侧皮质控制，因此当一侧内囊损伤时，只有对侧下部面肌与舌肌发生麻痹，头部大多数肌肉的活动基本正常。②运动代表区的大小与运动的精细复杂程度有关，运动越精细、越复杂，其相应肌肉代表区就越大，如手掌、五指以及发声部位所占皮质面积很大，而躯干所占面积则很小。③功能定位精细，总体呈倒置排列。一定的皮质运动区支配一定部位的肌肉，且其定位排列与体表感觉区相似，为倒置的人体投影分布，下肢代表区在顶部，膝关节以下肌肉代表区在半球内侧面；上肢肌肉代表区在中间；头面部肌肉代表区在底部，但头面部代表区内部呈正立排列。从运动区的前后安排来看，躯干和肢体近端肌肉的代表区在前，肢体远端肌肉的代表区在后，手指、足趾、唇和舌的肌肉代表区在中央沟前缘。

（2）其他运动区：参与躯体运动调节的还有运动辅助区，位于两半球纵裂的内侧壁（扣带回沟以上，中央前回之前的区域），电刺激这些区域引起的运动效应一般是双侧性的。破坏该区可使双手协调性动作难以完成，复杂动作变得笨拙。此外，第一、第二体表感觉区都与运动有关。应用电刺激大脑皮质引起肌肉收缩的研究表明，传导运动信息的皮质脊髓束和皮质脑干束约40%的纤维来自后顶叶皮质和第一体表感觉区，约30%的纤维来自运动前区，来自中央前回的纤维也仅约30%。

在大脑皮质的运动区也有与感觉皮质相似的纵向柱状排列的细胞柱，构成运动皮质的基本功能单位，称为运动柱（motor column）。一个运动柱可控制同一关节的几块肌肉的活动，而同一块肌肉可接受几个运动柱的控制。运动精细的肌肉，控制其运动的运动柱则较多。

10.3.5.2 运动传导系统及其功能

由大脑皮质运动区发出控制躯体运动的下行系统，包括皮质脊髓束和皮质核束（图10-20）。皮质脊髓束是由皮质发出，经内囊、脑干下行到脊髓前角运动神经元的传导束，其中约80%的纤维在延髓锥体交叉到对侧，沿脊髓外侧索纵贯脊髓全长，为皮质脊髓侧束，此束与脊髓前角外侧部的运动神经元构成突触联系，控制四肢远端肌肉，与精细的、技巧性的运动有关。皮质脊髓束其余约20%的纤维不交叉，沿同侧脊髓前索下行至上胸节，为皮质脊髓前束，该束纤维的部分逐节段经白质前连合交叉至对侧，支配躯干肌和四肢近端的肌肉，另一部分纤维不交叉，支配同侧躯干肌（躯干肌受双侧支配）。皮质脊髓前束的纤维通过中间神经元与脊髓前角内侧部的运动神经元发生联系，主要控制躯干以及四肢近端的肌肉与姿势的维持，和粗大运动有关。皮质核束由皮质发出，经内囊到达脑干内各躯体运动核的神经元传导束。脑干内的脑神经核中有8个躯体运动核，其大多数接受双侧皮质支配，仅面神经核下部（支配眼裂以下面肌）和舌下神经核（支配舌肌）只接受对侧支配。

以往的教材将大脑皮质控制躯体运动的下行通路分为锥体系与锥体外系两部分。上述皮质脊髓束和皮质脑干束称为锥体系。锥体外系则指锥体系以外所有控制脊髓运动神经元活动的下行通路，既包括直接起源于皮质下核团，如尾状核、苍白球、黑质、红核等控制的下行通路，也包括从大脑皮质下行和锥体束侧支进入皮质下核团转而控制脊髓运动神经元的传导系统。该系统经多次接替后，主要经顶盖脊髓束、网状脊髓束、前庭脊髓束以及红核脊髓束等下达脊髓锥体系与锥体外系。由于两个系统在皮质的起源上相互重叠，而且在脑内的下行途径中彼此间亦存在着复杂的纤维联系，而且锥体系的下行纤维也并非全部通过延髓锥体，从皮质到脑干之间的种种病理过程引起的运动障碍往往难以区分究竟是锥体系还是锥体外系的功能受损。因此，近年来，生理学和临床医学已很少应用锥体系和锥体外系的概念了。

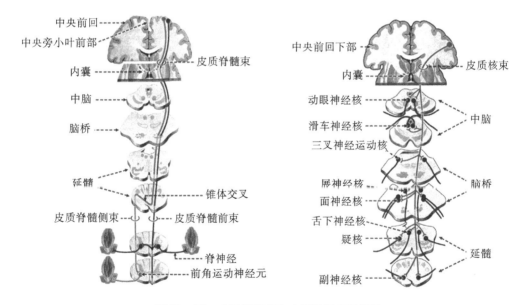

图 10-20　皮质脊髓束和皮质脑干束示意图

运动传出通路损伤，临床上常出现柔软性麻痹（软瘫）和痉挛性麻痹（硬瘫）两种表现。两者都是随意运动的丧失，即瘫痪。但前者伴有牵张反射的减退或消失，常见于脊髓和脑干运动神经元（临床称下运动神经元）损伤，如脊髓灰质炎；而后者伴有牵张反射的亢进，常见于脑内高位中枢（临床称上运动神经元）损伤，如内囊出血引起的卒中。研究表明，单纯皮质脊髓束和皮质脑干束损伤可能仅出现软瘫，只有当与姿势调节通路合并受损时才出现硬瘫。此外，人类皮质脊髓侧束损伤时会出现巴宾斯基征阳性体征(即用钝物划足趾外侧时,立即出现拇趾背屈,其他四趾向外呈扇形展开的体征)。平时,脊髓受高位中枢的控制,这一原始反射被抑制而不表现出来,为巴宾斯基征阴性,表现为所有足趾均发生跖屈。婴儿皮质脊髓束发育尚不完全,成人在深睡或麻醉状态下,都可出现巴宾斯基征阳性体征。临床上,常用此体征来检查皮质脊髓束的功能是否正常。软瘫和硬瘫在临床上的不同表现和产生原因如表 10-3 所示。

表 10-3　软瘫和硬瘫的比较

比较项目	柔软性麻痹(软瘫)	痉挛性麻痹(硬瘫)
麻痹范围	常较局限	常较广泛
随意运动	丧失	丧失
肌紧张(张力)	减退、松弛	过强、痉挛
腱反射	减弱或消失	增强
浅反射	减弱或消失	减弱或消失
巴宾斯基征	阴性	阳性
肌萎缩	明显	不明显
产生原因	脊髓或脑运动神经元损伤	姿势调节系统损伤

10.4　神经系统对内脏活动及本能行为和情绪的调节

神经系统中支配内脏功能活动的系统是内脏神经系统,因其调节内脏活动时不受意识控制,故又称为自主神经系统(autonomic nervous system)。实际上,自主神经系统的活动也受大脑皮质和皮质下各级中枢的调节,所谓自主,是与明显受意识控制的躯体运动相对而言的。

10.4.1　自主神经系统

10.4.1.1　自主神经系统的结构特征

自主神经系统的神经纤维广泛分布于全身各内脏器官(图 10-21),所支配的效应器为平滑肌、心肌和腺体。自主神经系统按结构和功能的不同,可分为交感神经系统和副交感神经系统两部分,两者在形态结构上又各有特点。

交感神经系统起源于脊髓胸腰段($T_1 \sim L_3$)灰质侧角,副交感神经系统起源于脑干内副交感神经核和脊髓骶段第 2~4 节灰质,相当于侧角的部位。

自主神经由中枢到达效应器之前需进入外周神经节内换元,因此自主神经有节前纤维与节后纤维之分(肾上腺髓质直接接受交感神经节前纤维的支配)。交感神经节位于椎旁神经节和椎前神经节内,离效应器官较远,故其节前纤维短,节后纤维长;而副交感神经节通常位于效应器官壁内,因此节前纤维长,节后纤维短。一根交感节前神经元往往与多个节后神经元发生突触联系,故刺激交感节前纤维引起的反应比较弥散；而副交感神经则不同，节前神经元与较少的节后神经元联系，因此引起的反应比较局限，如猫颈上神经节内的交感节前纤维与节后纤维之比为 1 ∶（11~17），而睫状神经节内的副交感节前纤维与节后纤维之比为 1 ∶ 2。

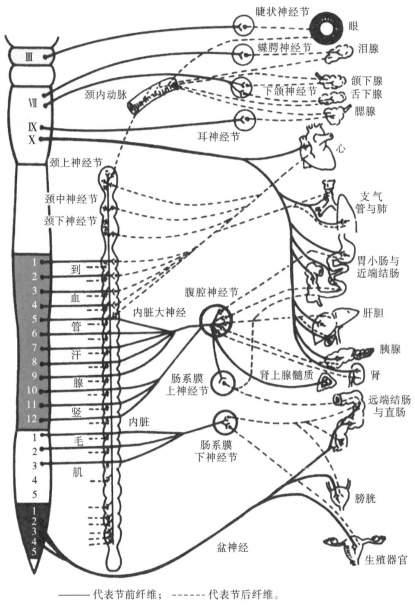

图 10 - 21　人体自主神经分布示意图

—— 代表节前纤维；------ 代表节后纤维。

10.4.1.2 自主神经系统的主要功能

交感神经和副交感神经在体内分布广泛，其功能主要在于调节心肌、平滑肌和腺体（消化腺、汗腺、部分内分泌腺）的活动，其调节作用是通过不同的递质和受体系统来实现的。现将自主神经的主要功能按递质与受体的分布列表综述如下（表 10 - 4）。

表 10 - 4　自主神经系统胆碱能受体和肾上腺素能受体的分布及其效应

效应器		胆碱能系统		肾上腺素能系统	
		受体	效应	受体	效应
心	窦房结	M	心率减慢	β_1	心率加快
	房室传导系统	M	传导减慢	β_1	传导加快
	心肌	M	收缩力减弱	β_1	收缩力增强
血管	脑血管	M	舒张	α_1	轻度收缩
	冠状血管	M	舒张	α_1	收缩
				β_2	舒张（为主）
	皮肤黏膜血管	M	舒张	α_1	收缩
	腹腔内脏血管	—	—	α_1	收缩（为主）
		—	—	β_2	舒张
	骨骼肌血管	M	舒张	α_1	收缩
				β_2	舒张（为主）
呼吸器官	支气管平滑肌	M	收缩	β_2	舒张
	支气管腺体	M	分泌增多	—	—
消化器官	胃平滑肌	M	收缩	β_2	舒张
	小肠平滑肌	M	收缩	α_2	舒张
	括约肌	M	舒张	α_1	收缩
	腺体	M	分泌增多	α_2	抑制分泌（唾液腺除外）
	唾液腺	M	分泌大量稀薄唾液	α_1	分泌少量黏稠唾液
泌尿生殖器官	膀胱逼尿肌	M	收缩	β_2	舒张
	内括约肌	M	舒张	α_1	收缩
	子宫平滑肌	M	可变（受雌激素、孕激素、妊娠和其他因素影响变化）	β_2	舒张（无孕）
				α_1	收缩（有孕）
眼	瞳孔括约肌	M	收缩（缩瞳）	—	—
	瞳孔开大肌	—	—	α_1	舒张（扩瞳）
	睫状肌	M	收缩（视近物）	β_2	舒张（视远物）
皮肤	竖毛肌	—	—	α_1	收缩
	汗腺	M	分泌（交感节后胆碱能纤维）	α_1	促进精神性发汗
代谢	糖酵解	—	—	β_2	加强
	脂肪分解	—	—	β_3	加强

10.4.1.3 自主神经系统的功能特征

（1）紧张性支配：在安静状态下，自主神经持续发放一定频率的神经冲动，使所支配的器官处于一定程度的活动状态，称为自主神经的紧张性作用。各种功能调节都是在紧张性活动的基础上进行的，如切断心交感神经，交感紧张性作用消失，心率减慢；反之，如切断心迷走神经，则心率加快。一般认为，自主神经的紧张性来源于中枢的紧张性活动，而中枢的紧张性来源于神经反射和体液因素等。

（2）双重支配：人体多数器官都接受交感神经和副交感神经的双重支配，两者的作用往往相互拮抗，这种相互拮抗的双重神经支配可使器官的活动状态快速调整，以适合机体当时的需要。例如，在机体安静时，迷走神经作用占优势，能抑制心脏的活动，有利于心脏的休整；而在活动时，交感神经作用占优势，心脏兴奋，有利于机体对血流量增加的需要。此外，双重神经支配有时对某一器官的作用也可以是协同的。

（3）受效应器所处的功能状态影响：自主神经的活动与效应器本身的功能状态有关。例如，刺激交感神经对有孕子宫可增强其运动，而对无孕子宫则抑制其运动。又如，胃幽门处于收缩状态时，刺激迷走神经能使之舒张，而幽门处于舒张状态时则使之收缩。

（4）对整体生理功能调节的意义：交感神经系统的活动常伴有肾上腺髓质分泌，故称之为交感-肾上腺髓质系统。其生理意义是在环境急剧变化的条件下，可以动员机体许多器官的潜在力量，促使机体适应环境的急剧变化。当人体遭遇紧急情况时，如剧痛、失血、窒息、寒冷、恐惧等，交感神经系统将被立即调动起来，表现出一系列交感-肾上腺髓质系统亢进的现象，称为应急反应（emergency reaction），这一反应包括呼吸加快、通气量增大、心率加快、心肌收缩力增强、心输出量增多、血压升高、内脏血管收缩、肌肉血流量增多、血液重新分配、代谢活动加强，以便为肌肉收缩提供充分的能量。

副交感神经系统的活动相对比较局限，其意义主要在于保护机体、促进休整恢复、促进消化吸收、积蓄能量以及加强排泄和生殖功能等，保证机体安静时基本生命活动的正常进行。

10.4.2 中枢对内脏活动的调节

10.4.2.1 脊髓对内脏活动的调节

脊髓是某些内脏反射活动的初级中枢，基本的血管张力反射、发汗反射、排尿反射、排便反射和勃起反射等可在脊髓水平完成，但平时这些反射活动受高位中枢的控制。临床上观察到，脊休克期过后，上述内脏反射可以逐渐恢复，说明脊髓对内脏活动具有一定的调节能力，但由于失去了高位脑中枢的控制，这些反射远不能适应正常生理需要。例如，脊髓离断的患者在脊休克过后由平卧位转成直立位时常感到头晕，这是因为此时体位性血压反射的调节能力很差，外周血管阻力不能及时发生适应性改变。此外，患者虽有一定的反射性排尿能力，但不能受意识控制，且排尿也不完全。

10.4.2.2 低位脑干对内脏活动的调节

脑干是许多重要内脏活动的中枢，延髓发出的自主神经传出纤维支配头面部的所有腺体、心、支气管、喉、食管、胃、胰腺、肝和小肠等。研究发现，如延髓被压迫或受损，可迅速引起呼吸、心跳等生命活动停止，造成死亡，因此延髓有"生命中枢"之称。此外，脑桥是呼吸调整中枢，中脑是瞳孔对光反射中枢。

10.4.2.3 下丘脑对内脏活动的调节

下丘脑内有许多神经核团在内脏活动的调节中起重要作用。下丘脑与边缘前脑、脑干网状结构具有密切的功能联系，现已发现下丘脑不仅能把内脏活动与机体的其他生理过程联系起来，而且与躯体运动及情绪反应等都有密切的关系。因此，下丘脑是调节内脏活动的较高级中枢。下丘脑的主要功能包括以下几个方面。

（1）对体温的调节：下丘脑不仅有大量对温度变化敏感的神经元，而且体温调节的基本中枢即位于下丘脑视前区-下丘脑前部，此处存在温度敏感神经元，可感受所在部位的温度变化，也能对传入的温度信息进行整合处理并发出指令，调节散热和产热活动，使温度保持相对稳定。当此处温度超过或低于调定点（正常时约 36.8℃）时，即可通过调节产热和散热活动使温度保持相对稳定。

（2）对水平衡的调节：水平衡的调节包括摄水与排水两个方面。毁损下丘脑可导致动物烦渴与多尿，说明下丘脑能调节水的摄入和排出。下丘脑控制排水的功能是通过控制视上核和室旁核合成和释放血管升压素实现的。一般认为，下丘脑控制摄水的区域与控制血管升压素分泌的核团在功能上是有联系的，两者协同调节水平衡。

（3）对腺垂体及神经垂体激素分泌的调节：下丘脑内有些神经元可合成多种调节腺垂体功能的肽类物质，统称为下丘脑调节肽，对人体的内分泌功能调节有十分重要的作用。这些肽类物质运输到正中隆起，由此经垂体门脉系统到达腺垂体，促进或抑制某种腺垂体激素的分泌。下丘脑内还存在着监察细胞，能感受血液中某些激素的变化，从而反馈调节下丘脑调节肽的分泌。此外，下丘脑视上核和室旁核能合成血管升压素和催产素，通过下丘脑-垂体束运输到神经垂体储存。目前认为，神经和内分泌这两大调节系统之间无论在功能上或结构上都有着明显的相互联系及影响。因此，将神经系统与内分泌系统联系起来进行的一系列功能研究，就产生了一个新型的综合性很强的神经内分泌系统。下丘脑起着一个神经内分泌换能器的作用，在神经-内分泌整合功能中起着重要的作用。

（4）对生物节律的控制：机体的许多功能活动都按一定时间顺序呈现周期性变化，称为生物节律（biorhythm）。人和动物的生物节律根据其频率高低可划分为高频（周期短于 1 天，如心动周期等）、中频（日周期）和低频（周期长于 1 天，如月经周期等）。三种节律中以日周期节律最为重要，如体温、血细胞数、促肾上腺皮质激素分泌、动脉血压等。研究表明，下丘脑视交叉上核可能是日周期的控制中心，将动物双侧视交叉上核损毁后，机体的正常昼夜节律就会消失。视交叉上核通过视网膜-视交叉上核束与视觉感受装置发生联系，因而能随昼夜光照变化而改变其活动，使体内一些重要的功能活动周期与昼夜交替的周期同步化。若人为改变昼夜的光照变化，可使一些机体功能的日周期发生位相的移动。

（5）其他功能：下丘脑能产生食欲、渴觉和性欲等，并能调节摄食、饮水和性行为等本能行为，还参与睡眠、情绪活动及情绪生理反应等多种功能。

10.4.2.4 大脑皮质对内脏活动的调节

（1）边缘系统：包括边缘叶以及与其有密切关系的皮质和皮质下结构。边缘叶是指大脑半球内侧面皮质下围绕在脑干顶端和胼胝体旁的环周结构，如海马、穹隆、海马回、扣带回、胼胝体回等。边缘叶与大脑皮质的岛叶、颞极、眶回以及皮质下的杏仁核、隔区丘脑前核等皮质下结构在结构和功能上有密切的关系，统称为边缘系统。

边缘系统是调节内脏活动的重要中枢。它可调节呼吸、胃肠、瞳孔、膀胱等的活动，还与情绪、食欲、性欲、生殖和防御等活动有密切关系。此外，边缘系统与学习和记忆功能也有关。

（2）新皮质：新皮质中的某些区域也与内脏活动密切相关。例如，用电流刺激动物新皮质，除引起躯体运动以外，还可分别引起血管舒缩、汗腺分泌、呼吸运动、直肠和膀胱等内脏的改变。这些结果表明，新皮质与内脏活动有关系，而且区域分布和躯体运动代表区的分布有一致的地方。人的大脑皮质高度发达，它除了在产生感觉、调节躯体运动和内脏活动中发挥重要作用外，还有许多更为复杂的功能，如学习、记忆、思维、语言等，这些功能统称为脑的高级功能。它们与条件反射有着密切的联系，大脑皮质活动时，伴随有生物电的变化，可用于研究大脑皮质的功能活动和临床进行脑功能的检查。

10.4.3 神经系统对本能行为和情绪的调节

本能行为（instinctual behavior）是指动物在进化过程中形成而遗传固定下来的对个体和种族生存具有重要意义的行为，如摄食、饮水和性行为等。情绪（emotion）是指人类和动物对客观环境刺激所表达的一种特殊的心理体验和某种固定形式的躯体行为表现。情绪有恐惧、焦虑、发怒、愉快、痛苦、悲哀和惊讶等多种表现形式。发生本能行为和情绪改变时，常伴有自主神经系统和内分泌系统的改变。本能行为和情绪主要受下丘脑和边缘系统的调节。人类的本能行为和情绪受后天学习和社会因素的影响十分明显。

10.4.3.1 本能行为

（1）摄食行为：动物实验已证实，下丘脑内有摄食中枢（feeding center）和饱中枢（satiety center）。破坏动物下丘脑外侧区，动物表现为拒食；而用电流刺激此区时，动物则多食，因此认为该区域内存在摄食中枢。如果刺激下丘脑腹内侧核，可引起动物拒食；毁坏腹内侧核，则出现动物饮食量增大，逐渐肥胖的现象，提示该区中存在饱中枢。动物在饥饿时，摄食中枢放电频率较高，而饱中枢放电频率较低，静脉注射葡萄糖后，则前者放电频率减少而后者放电频率增多，说明摄食中枢与饱中枢之间具有交互抑制的关系。

（2）饮水行为：下丘脑内控制摄水的区域与上述摄食中枢极为靠近。破坏下丘脑外侧区后，动物除拒绝饮食外，饮水也明显减少；刺激下丘脑外侧区某些部位，则可引起动物饮水增多。人类和高等动物的饮水行为是通过渴觉而引起的。引起渴觉的主要因素是血浆晶体渗透压升高和细胞外液量明显减少。前者通过刺激下丘脑前部的脑渗透压感受器发挥作用，而后者通过肾素-血管紧张素系统发挥作用。在人类，饮水为习惯性行为，不一定都是由渴觉引起的。

（3）性行为：动物维持种系生存的基本活动。神经系统中的许多部位参与对性行为的调节。交媾本身是由一系列的反射在脊髓和低位脑干中进行整合的，但伴随它的行为成分、交媾的欲望，发生在雌性和雄性动物一系列协调的顺序性调节，在很大程度上是在边缘系统和下丘脑进行的。刺激大鼠、猫、猴等动物的内侧视前区，雄性和雌性动物均会有性行为的表现；破坏该部位，则出现对异性的冷漠和性行为的丧失。在该区注入性激素，也可诱发性行为。此外，杏仁核的活动也与性行为有密切关系。实验表明，杏仁核以及基底外侧核具有抑制性行为的作用，而杏仁皮质内侧区则具有兴奋性行为的作用。

10.4.3.2　情绪

（1）恐惧和发怒：动物在恐惧（fear）时表现为出汗、瞳孔扩大、左右探头和企图逃跑，而在发怒（rage）时则常表现出竖毛、张牙舞爪等攻击行为。恐惧和发怒一般都是在对动物的机体或生命可能或已经造成威胁和伤害时产生的信号。当危险信号出现时，动物通过快速判断后做出抉择，或者逃避，或者进行格斗。因此，恐惧和发怒是一种本能的防御反应（defense reaction），也称为格斗-逃避反应。

在间脑水平以上切除大脑的猫，只要给予微弱的刺激，就能激发出强烈的防御反应，并且呈现张牙舞爪，好似正常猫在搏斗时的表现，故称之为假怒（sham rage）。这是由于平时下丘脑的这种活动受到大脑皮质的抑制而不易表现出来，切除大脑后，则抑制解除，下丘脑的防御反应功能被释放出来。研究表明，下丘脑内存在防御反应区（defense zone），主要位于下丘脑近中线的腹内侧区。在动物清醒的情况下，电刺激该区可出现防御行为。此外，电刺激下丘脑外侧区也可引起动物出现攻击撕杀行为，电刺激下丘脑背侧区则出现逃避行为。可见，下丘脑与情绪反应的关系很密切，人类下丘脑发生疾病时也往往伴随着不正常的情绪生理反应。此外，与情绪调节有关的脑区还包括边缘系统和中脑等部位。如电刺激中脑中央灰质背侧部，也能引起防御反应。刺激杏仁核外侧部，动物会出现恐惧和逃避反应；而刺激杏仁核内侧部和尾侧部，则会出现攻击行为。

（2）愉快和痛苦：愉快（pleasure）通常由那些能够满足机体需要的刺激所引起，是一种积极的情绪，如在饥饿时得到美味的食物；痛苦（agony）一般由伤害躯体或精神的刺激，或因渴望得到的需求不能得到满足而引起，是一种消极的情绪，如严重创伤、饥饿和寒冷等。

在动物实验中，预先于脑内埋藏一刺激电极，并让动物学会自己操纵开关而进行脑刺激，这种实验方法称为自我刺激（self stimulation）。如果将刺激电极置于大鼠从中脑背盖腹侧区延伸到额叶皮质近中线部分，只要动物无意中有过一次自我刺激的体验后，就会一遍一遍地重复自我刺激，很快发展到长时间连续地自我刺激，表明刺激这些脑区能引起动物的自我满足和愉快，这些脑区称为奖赏系统（reward systm）或趋向系统（approach system）。已知从腹侧背盖区到伏隔核的多巴胺能神经通路与之有关。如果置电极于大鼠下丘脑后部的外侧部分、中脑的背侧和内嗅皮质等部位，则无意中的一次自我刺激将使动物出现退缩、回避等表现，且以后不再进行自我刺激。表明刺激这些脑区可使动物感到嫌恶和痛苦，因此称这些脑区为惩罚系统（punishment system）或回避系统（avoidance system）。据统计，在大鼠脑区，奖赏系统所占脑区约为全脑的 35%，惩罚系统区约为全脑的 5%，而既非奖赏系统又非惩罚系统区约为 60%。在一些患有精神分裂症、癫痫或肿瘤伴有顽痛的患者中，用自我刺激的方法可在一定程度上减轻痛苦症状。

10.4.3.3 情绪生理反应

情绪生理反应（emotional physiological reaction）是指在情绪活动中伴随发生的一系列生理变化，主要包括自主神经系统和内分泌系统活动的改变。

（1）自主神经系统的功能活动改变：在多数情况下，情绪生理反应表现为交感神经系统活动的相对亢进。例如，在动物发动防御反应时，可出现瞳孔扩大、出汗、血压升高、心率加快、骨骼肌血管舒张、皮肤和小肠血管收缩等交感神经活动的改变。这些变化可使各器官的血流得到重新分配，使骨骼肌在格斗和逃跑时获得充分的血液供应。在某些情况下，情绪反应也可表现为副交感神经系统活动的增强，如进食可增强消化液分泌和胃肠运动、性兴奋时生殖器官血管舒张、悲伤时表现为流泪等。

（2）内分泌系统的情绪反应：情绪生理反应常引起多种激素的分泌。例如，在创伤、疼痛等原因引起应激而出现的痛苦、恐惧和焦虑等情绪生理反应中，血液中促肾上腺皮质激素和肾上腺皮质激素浓度明显升高，肾上腺素、去甲肾上腺素、生长激素和催乳素等浓度也在升高；在发生情绪波动时，往往出现性激素分泌紊乱，并引起育龄期女性月经失调和性周期紊乱。

10.4.3.4 激发行为的动机

动机（motivation）是指激发人们产生某种行为的意念。人类和动物的行为不是偶然发生的，本能行为也都是在一定的欲望驱使下产生的，如摄食、饮水、性行为分别由食欲、渴觉和性欲所驱使。脑内奖赏系统和惩罚系统在激发和抑制行为的动机方面具有重要的意义，几乎所有的行为都在某种程度上与奖赏或惩罚有一定的关系。一定的行为常常是通过减弱或阻止不愉快的情绪，并且通过奖赏的作用而激励的。在人和动物学习走迷宫或执行其他任务时，刺激奖赏系统可使人和动物产生完成某种动作或任务的动机以及达到某种目标的欲望，常有利于任务的完成。在情绪反应中，恐惧可引起回避，发怒可使动物发动攻击，愉快与痛苦可促使流泪等，均有一定的奖赏机制参与。成瘾（addiction）是指不能自制并不顾其消极后果反复地做某种事情。吸毒者对毒品的成瘾，可使吸毒者意志消退，甚至丧失人格，为了获得毒品，常会不择手段，甚至犯罪，其动机是为了获得毒品以增加脑内多巴胺对奖赏系统的刺激而产生欣慰感，同时也包括对一旦停止吸毒而产生戒断症状的恐惧心理。

10.5　脑电活动与觉醒和睡眠

10.5.1　大脑皮质细胞的电活动

　　大脑皮质神经元活动产生的电位变化可以通过颅骨传到头皮表面，在大脑皮质表面或头皮上安放记录电极可记录到大脑中神经元活动产生的电变化。脑电活动有两种形式：一种是在无明显刺激情况下大脑皮质自发产生的节律性电位变化，此即自发脑电活动；另一种是在外加刺激引起的感觉传入冲动激发下，大脑皮质的某一局限区域产生的电位变化，即皮质诱发电位。

10.5.1.1　皮质诱发电位

　　皮质诱发电位(evoked cortical potential)是指人工刺激某一感觉传入系统(可以是感觉器官、感觉传入神经或感觉传导通路上任意一点)或脑的某一部位时，在大脑皮质某一局限区域引导出的电位变化。各种感觉诱发电位有一定的形式，躯体感觉诱发电位一般分为主反应、次反应和后发放三种成分(图 10-22)。①主反应为一定的潜伏期后出现的先正(向下)后负(向上)的电位变化，它在大脑皮质的投射有特定的中心区，且与刺激有相关关系。潜伏期的长短与刺激部位离皮质的距离、神经纤维传导速度和经过的突触数目有关。②次反应是跟随主反应之后的扩散性续发反应，可见于皮质的广泛区域，即在大脑皮质无中心区，与刺激亦无锁时关系。③后发放为主、次反应之后一系列正相的周期性电位波动，是皮质与丘脑感觉接替核团之间环路活动的结果。由于皮质诱发电位常出现在自发脑电活动的背景上，因此较难分辨；但由于主反应与刺

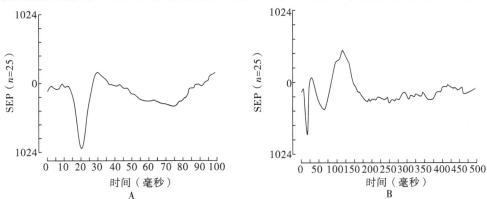

　　A 图为刺激后 0~100 毫秒内的 SEP 描记，即 B 图中前 100 毫秒的展宽；B 图为刺激后 0~500 毫秒内的 SEP 描记，刺激后约 12 毫秒出现先正(向下)后负(向上)的主反应，随后出现次反应，约 300 毫秒后出现后发放。横坐标为描记时间，纵坐标为计算机数字量，n 为计算机叠加次数。

图 10-22　刺激家兔腓总神经引起的躯体感觉诱发电位(SEP)

激有锁时关系，而诱发反应的其他成分和自发脑电均无此关系，因此运用计算机将电位变化叠加和平均处理能使主反应突显出来，而其他成分则相互抵消。用这种方法记录到的电位称为平均诱发电位。利用记录诱发电位的方法有助于了解各种感觉投射的定位。诱发电位也可在颅外头皮上记录到。临床上测定诱发电位对中枢病变定位诊断具有一定价值。

10.5.1.2 自发脑电活动和脑电图

在无明显刺激的情况下，大脑皮质经常性地自发产生节律性的电位变化，称为自发脑电活动。用脑电图仪在头皮表面记录到的脑细胞群自发性电位变化的波形，称为脑电图(electroencephalogram，EEG)；在颅骨打开时直接在皮质表面记录到的电位变化，则称为皮质电图。

正常脑电图的波形不规则，一般主要依据频率的不同分为四种基本波形(图10-23，表10-5)。各种波形在不同脑区和在不同条件下的表现可有显著差别。

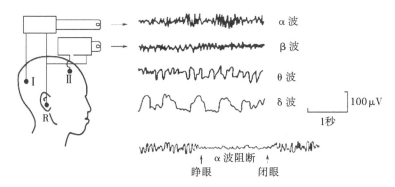

Ⅰ、Ⅱ—引导电极放置位置(分别为枕叶和额叶)；R—无关电极放置位置(耳郭)。

图10-23 脑电图记录方法和正常脑电图波形

表10-5 正常人脑电图的几种基本波形

波形名称	频率(Hz)	波幅(μV)	常见部位	出现条件
α波	8~13	20~100	枕叶	成人清醒、安静、闭目时
β波	14~30	5~20	额叶、顶叶	成人紧张活动时(如睁眼、兴奋、集中思考)
θ波	4~7	100~150	颞叶、顶叶	成人困倦时或少年人的正常脑电波
δ波	0.5~3	20~200	颞叶、枕叶	成人熟睡时或婴幼儿的正常脑电波

人的α波的波幅常先由小变大，再由大变小，如此反复变化而形成α波梭形，每一梭形持续1~2秒，成人在清醒、安静并闭眼时出现，睁开眼睛或接受其他刺激时α波立即消失，转而出现β波，这一现象称为α波阻断；如果被试者又安静闭目，则α波又重现。儿童脑电波一般频率较低，在婴儿的枕叶常可见0.5~2Hz的慢波，在幼儿一般常见到θ样波形，青春期开始时才出现成人型α波。

脑电波可因记录部位及人体所处状态不同而有明显差异。当有许多皮质神经元的电活动趋于一致时，就会出现低频率高振幅的波形，称为同步化；当皮质神经元的电活动不一致时，就出现高频率低振幅的波形，称为去同步化。α 波、θ 波、δ 波为慢波，是一种同步化现象；β 波为快波，是去同步化现象。一般来说，脑电波由高振幅的慢波转化为低振幅的快波时，表示皮质兴奋；反之，由低振幅的快波转化为高振幅的慢波时，则表示皮质抑制。

研究表明，脑电波是由皮质大量神经元同步发生突触后电位经总和后形成的，而大量神经元同步性电活动则与丘脑的功能活动有关。正常情况下，由丘脑上传的非特异投射的节律性兴奋到达大脑皮质，可引起皮质细胞自发脑电活动。例如，对于中等深度麻醉的动物，在皮质广泛区域可记录到 8～12Hz 的类似于 α 波的自发脑电活动，如果切断与丘脑的联系，则这种脑电活动将大大减弱。

临床上，脑电图对某些疾病（如癫痫、颅内占位性病变等）有一定的诊断意义，尤其是癫痫。癫痫患者脑电图可出现异常的高频、高振幅脑电波，或在高频高幅波后跟随一个慢波的综合波，即使在发作间歇期，亦有异常脑电活动出现。

10.5.2 觉醒与睡眠

睡眠与觉醒是人体所处的两种不同状态，两者昼夜交替而形成睡眠-觉醒周期。人们只有在觉醒的状态下，才能进行各种体力和脑力活动；睡眠则能使机体的体力和精力得到恢复，还能增强免疫、促进生长和发育、增进学习和记忆能力，有助于情绪的稳定。充足的睡眠对促进人体身心健康，保证人们充满活力地从事各项活动有重要意义。若睡眠功能障碍，将导致中枢神经系统尤其是大脑皮质的活动失常。

10.5.2.1 觉醒状态的维持

如前所述，脑干网状结构上行激动系统对觉醒状态的维持发挥着重要作用。行为觉醒指动物出现觉醒时的各种行为表现。脑电觉醒状态指脑电图波形呈现去同步化快波的状态，而行为上不一定呈觉醒状态。进一步研究发现，脑电觉醒状态与行为觉醒状态的维持存在着不同的机制，黑质的多巴胺递质系统可能参与行为觉醒状态的维持；蓝斑上部的去甲肾上腺素递质系统和脑干网状结构胆碱递质系统可能参与脑电觉醒状态的维持。

10.5.2.2 睡眠的时相

睡眠是人类生存所必需的，人的一生大约有 1/3 的时间在睡眠中度过。一般情况下，成人每天需要睡眠 7～9 小时，老年人需睡眠 5～7 小时，儿童需睡眠 10～12 小时，新生儿需睡眠 18～20 小时。根据人睡眠时脑电图的情况，睡眠可分为慢波睡眠和快波睡眠两个时相。

（1）慢波睡眠（slow wave sleep，SWS）：脑电波表现为同步化慢波。人体的视、听、嗅、触等感觉功能减退，骨骼肌反射活动（包括肌紧张）减弱，伴有瞳孔缩小、心率减慢、血压下降、代谢率降低、体温下降、呼吸变慢、尿量减少、体液分泌增多、唾液分泌减少、发汗功能增强等一系列自主神经功能的改变。机体能量消耗减少而生长激素的分泌明显增多有利于促进儿童生长发育和体力恢复。

(2)快波睡眠(fast wave sleep, SWS):表现为睡眠加深,而此期脑电波却表现为去同步化快波(β 波),故也称为异相睡眠。人体的各种感觉功能进一步减退,以致唤醒阈升高,骨骼肌反射活动(包括肌紧张)进一步减弱,肌肉几乎完全松弛,还可能有间断的阵发性表现,如部分肢体抽动、血压升高、心率加快、呼吸快而不规则,特别是可出现眼球快速运动,所以此时相又称为快速眼球运动睡眠(rapid eye movement sleep, REMS)。此外,做梦也是异相睡眠的特征之一。异相睡眠期间,脑内蛋白质合成加快,脑血流量和耗氧量增多,而生长激素则分泌减少。因此,有人认为异相睡眠与幼儿神经系统的成熟有关,并有利于建立新的突触联系,从而促进学习记忆和精力恢复。但异相睡眠期间也会出现一些阵发性的表现,这可能与某些疾病易于在夜间突然发作有关,例如哮喘、心绞痛、阻塞性肺气肿的缺氧发作等。

在整个睡眠过程中,慢波睡眠与异相睡眠互相交替出现,成人入睡后一般先进入慢波睡眠,持续 80~120 分钟后,转入异相睡眠,后者持续 20~30 分钟又转入慢波睡眠。在整个睡眠过程中,如此反复交替 4 或 5 次,越接近睡眠后期,异相睡眠持续时间越长。

10.5.2.3 睡眠的发生机制

研究表明,睡眠不是脑活动的简单抑制,而是一种脑活动的主动过程。慢波睡眠可能与下丘脑后部、丘脑髓板内核群邻旁区和丘脑前核的间脑区域活动,以及脑干尾端的网状结构的上行抑制系统等有关;而异相睡眠可能与起自脑桥被盖外侧区的胆碱能神经元,以及在脑桥网状结构、外侧膝状体和视皮质记录到的一种脑桥-外侧膝状体-枕叶电活动有关。此外,在脑内还发现了多种递质与睡眠有关,其中 5-羟色胺可抑制睡眠,而腺苷、前列腺素 D_2 可促进睡眠。

10.6 脑的高级功能

10.6.1 学习与记忆

学习(learning)是指人或动物从外界环境获取新信息的过程。记忆(memory)则是将学习中获得的信息在脑内编码、储存及提取的过程。学习与记忆是两个密不可分的神经活动,学习是记忆的前提,而记忆是学习的结果。从现代神经科学的观点来看,巴甫洛夫的条件反射是一种典型的学习和记忆模式。

10.6.1.1 学习的形式

学习有两种形式,即非联合型学习和联合型学习。前者比较简单,后者比较复杂。

(1)非联合型学习:这种形式的学习不需要在两种刺激或者刺激与反应之间建立某种明确的联系,只要单一刺激重复进行即可产生,例如人们对有规律出现的强噪声会逐渐减弱反应,即出现习惯化;相反,在强的伤害性刺激之后,对弱刺激的反应会加强，即出现敏感化。

（2）联合型学习：指两种刺激或一种行为与一种刺激之间在时间上很接近的重复发生，最后在脑内逐渐形成联系的过程。经典条件反射和操作式条件反射都属于联合型学习，从这个意义上说，学习的过程实际上就是建立条件反射的过程。

10.6.1.2　记忆的形式和过程

（1）记忆的形式：记忆的分类方法有很多，常用的方法是根据记忆保留的时间长短分为短时程记忆、中时程记忆和长时程记忆。短时程记忆保留时间短，仅有几秒到几分钟，易受干扰，不稳定；中时程记忆保留时间可由几分钟到几天，是短时程记忆向长时程记忆转化的中间环节。短时程记忆能否转化为长时程记忆受多种因素的影响。长时程记忆保留时间长，可持续几天到数年，甚至终身保留。

根据记忆的储存和提取方式，记忆可分为陈述性记忆和非陈述性记忆。陈述性记忆是特定的时间、地点和任务有关的事实或事件的记忆，与觉知和意识有关，其形成依赖于记忆在海马、内侧颞叶及其他脑区内的滞留时间；非陈述性记忆是一种下意识的感知与反射，与觉知和意识无关，也不涉及在海马等的滞留时间，如某些技巧性动作、习惯性的行为和条件反射等。陈述性记忆和非陈述性记忆可以转化。

（2）人类的记忆过程：记忆过程可细分为四个阶段：即感觉性记忆、第一级记忆、第二级记忆和第三级记忆。前两个阶段属于短时程记忆，后两个阶段属于长时程记忆。感觉性记忆指人体感觉系统获得信息后，在脑内感觉区贮存的过程，这个阶段一般不超过 1 秒。没有进行加工处理的记忆信息（大多属于视觉和听觉记忆）会很快消失；反之，如果将上述信息经过加工处理，整合成新的连续印象，则可转入第一级记忆。第一级记忆保留的时间仍然很短暂，平均只有几秒。第一级记忆中贮存的信息经反复运用，即在第一级记忆中多次循环，则可转入第二级记忆。第二级记忆是一个大而持久的储存系统，发生在第二级记忆内的遗忘似乎是由被先前或后来的信息干扰所致。有些记忆（如自己的名字或每天都在操作的手艺等）通过日积月累地运用则不易被遗忘，这一类记忆储存在第三级记忆中。

10.6.1.3　遗忘

遗忘（loss of memory）是指部分或全部丧失回忆和再认识的能力，是伴随学习和记忆的一种正常生理现象。前面已经提到，进入人脑的信息量非常巨大，但只有少量信息能被保留在记忆中，大部分信息都被遗忘了。感觉性记忆的信息除少量进入第一级记忆外，全都立即被遗忘；进入第一级记忆的信息若没有进入第二级记忆，也会被迅速遗忘。遗忘并不意味着记忆痕迹的完全消失，因为复习已遗忘的信息或知识总比学习新的信息或知识容易。正常的生理性遗忘实际上具有适应性保护作用，有利于脑内储存更有用的信息。临床医学所指的遗忘症则是由于脑疾患所引起的记忆功能障碍。

人类的学习和记忆能力是进行思维活动的基本环节，也是组成智力结构的重要成分，对人类意识的产生、知识的积累、智慧的形成以及科学文化的发展都起着至关重要的作用。学习和记忆功能障碍，如老年性痴呆以及多种疾病引起的记忆功能障碍，都将会影响人类的生活质量，因此人类更进一步探索自身学习和记忆功能的奥秘是十分必要的。

10.6.2 条件反射

条件反射（conditioned reflex）是联合学习的基本过程，了解其基本规律是研究学习和记忆的重要方法之一。

10.6.2.1 条件反射的形成

在实验中给狗喂食会引起其唾液分泌，这是非条件反射，其中的食物称为非条件刺激，而给狗以铃声刺激则不会引起唾液分泌，因为铃声与进食无关，是无关刺激。但如果每次给狗喂食前都出现铃声，然后再给食物，经多次重复后，单独给予铃声刺激，狗也会分泌唾液，这样铃声刺激引起狗唾液分泌的条件反射就建立起来了，此时铃声已成为进食的信号，即由无关刺激变成了条件刺激。由此可见，条件反射形成的基本条件是无关刺激与非条件刺激在时间上的结合，这个结合过程称为强化（reinforcement）。理论上，任何无关刺激只要多次与非条件刺激结合，都可形成条件反射，但实验表明，非条件刺激如不能激活奖赏系统或惩罚系统引起愉快或痛苦的情绪活动，条件反射将很难建立。

操作式条件反射是一种更为复杂的条件反射，它要求人或动物必须通过自己完成某种动作或操作，并在此操作基础上建立条件反射。例如，将大鼠放在实验箱内，只要它在走动中偶然踩在内设的杠杆上即给予食物，经多次重复，大鼠就学会了为获得食物而主动去踩杠杆。

10.6.2.2 条件反射的泛化、分化和消退

当一种条件反射建立后，给予和条件刺激相近似的刺激也能同样获得条件反射的效果，这种现象称为条件反射的泛化。如果以后只对原来的条件刺激给予强化，而对与它近似的刺激不予强化，经多次重复后，与它近似的刺激就不再引起条件反射，这种现象称为条件反射的分化。分化的形成是由于近似刺激得不到强化，使皮质产生了抑制过程，这种抑制称为分化抑制。分化抑制的出现对大脑皮质完成分析功能具有重要的意义。

条件反射建立以后，如果反复用条件刺激而不给予非条件刺激的强化，该条件反射的效应就会逐渐减弱，甚至完全消失，这个过程称为条件反射的消退。条件反射的消退并不是条件反射的简单丧失，而是中枢把原先引起兴奋性效应的信号转变成了产生抑制性效应的信号。

10.6.2.3 条件反射的意义

条件反射具有重要的生物学意义。机体通过条件反射的建立，可对各种环境变化的刺激产生精确而完善的、具有高度适应意义的反应，从而大大增强机体活动的预见性、灵活性和精确性，使机体对环境具有更加广泛和完善的适应能力。条件反射与非条件反射具有不同的特点（表10-6）。

表 10-6　非条件反射和条件反射的区别

区别点	非条件反射	条件反射
获得方式	先天遗传，种族共有	后天获得，有个体差异
数量	数量相对有限	数量上无限
反射弧	反射弧比较固定	反射弧有较大的可变性，可以新建、消退、分化和改造
适应性	适应性有限	具有精确而完整的高度适应性

10.6.3　人类大脑皮质活动的特征

10.6.3.1　两种信号系统

研究动物条件反射的方法同样可以在人类建立条件反射，但由于人类从事社会性的生活与生产实践，促进了大脑皮质的高度发展，因此人类的条件反射就具有了动物所不具有的特点。

（1）第一信号系统：巴甫洛夫将现实的具体信号称为第一信号，如灯光、铃声、食物的形状及气味等。对第一信号发生反应的大脑皮质功能系统称为第一信号系统（first signal system），是人类和动物所共有的。

（2）第二信号系统：抽象信号称为第二信号，即语言和文字等，对第二信号发生反应的大脑皮质功能系统称为第二信号系统（second signal system），这是人类所特有的，也是人类区别于动物的主要特征。

第二信号系统是在第一信号系统活动的基础上建立的，是个体在后天发育过程中逐渐形成的。人类由于有了第二信号系统活动，条件反射更加高级、复杂，可以借助于语言和文字来表达思维并进行抽象思维，从而不仅能更好地适应环境，而且能进一步改造环境。

10.6.3.2　大脑皮质的语言中枢

人类大脑皮质的语言功能具有一定的分区，不同的语言功能区损伤后可引起相应的语言功能障碍（图 10-24）。例如，颞上回后部损伤可导致感觉性失语，患者能讲话、书写、看懂文字，也能听见别人的发音，但听不懂别人讲话的内容含义；中央前回底部前方受损，也称布罗卡（Broca）区受损，可导致运动性失语症，患者能看懂文字，也能听懂别人的讲话，但自己却不会讲话（并非与发音有关的结构受损），不能用语言来口头表达自己的思想；额中回后部接近中央前回手部代表区的部位损伤，会导致失写症，患者虽能听懂别人说话，看懂文字，自己也会讲话，但不会书写，而其手的其他运动功能正常；角回损伤可导致失读症，患者看不懂文字的含义，但视觉和其他语言功能正常。以上所述各区在语言功能上虽然有不同的侧重面，但各区的活动却是紧密关联的，正常情况下，它们协调活动，得以完成复杂的语言功能。

10.6.3.3　大脑皮质语言功能的优势半球

语言活动的中枢所在的大脑半球称为语言中枢的优势半球（dominant hemisphere）。

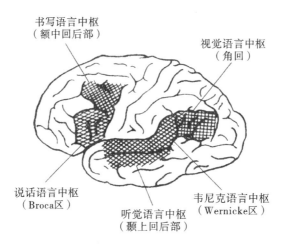

书写语言中枢
（额中回后部）

视觉语言中枢
（角回）

说话语言中枢
（Broca区）

听觉语言中枢
（颞上回后部）

韦尼克语言中枢
（Wernicke区）

图 10－24　大脑皮质语言功能区域示意图

在人类，两侧大脑半球的功能是不对等的，习惯用右手的成人，其语言活动中枢主要在左侧大脑皮质，因此左侧颞叶受损可发生感觉性失语症，而右侧颞叶受损不会发生此病，这种一侧优势的现象仅见于人类。一侧优势现象虽与一定的遗传因素有关，但主要是在后天生活实践中逐渐形成的。人类的左侧优势自 10～12 岁起逐步建立，如在成年后左侧半球受损，就很难在右侧皮质再建立语言中枢。

　　一侧优势的现象充分说明人类两侧大脑半球的功能是不对称的，左侧大脑皮质在语言活动功能上占优势；而右侧半球则在非语词性认知功能上占优势，如对空间的辨认、对深度知觉和触觉的认识以及音乐欣赏等。但是，这种优势也是相对的，左侧半球也有一定的非语词性认知功能，右侧半球也有一定的简单的语词活动功能。

10.6.3.4　大脑皮质的其他认知功能

　　除语言功能外，大脑皮质还有许多其他认知功能。例如，前额叶皮质可能参与短时程情景式记忆和情绪活动，颞叶联络皮质可能参与听、视觉记忆，顶叶联络皮质则可能参与精细躯体感觉和空间深度感觉的学习等。右侧顶叶皮质损伤的患者常表现为穿衣失用症，患者虽无肌肉麻痹，但穿衣困难，常将衬衣前后穿反或只把一个胳膊伸入袖内。右侧大脑皮质顶叶、枕叶、颞叶结合处损伤的患者，常分不清左右侧，穿衣困难，不能绘制图表。右侧半球颞叶中部病变常引起视觉认知障碍，患者不能辨认别人的容貌，只能根据语音来辨认熟人，有的患者甚至不认识镜子里自己的面貌，这种功能障碍称为面容失认症。此外，还发现顶部损伤可能引起失算症，患者表现为计算能力的损害。

10.6.3.5　两侧大脑皮质认知功能的关联

　　两侧大脑皮质之间有许多联合纤维。在哺乳动物中，最大的联合纤维结构是胼胝体，进化愈高等，则胼胝体愈发达。人类的胼胝体估计含有 100 万根纤维，这使得两侧大脑皮质可以互送信息，使未经学习的一侧在一定程度上也能获得另一侧经过学习而获得的某种认知能力。人类两侧大脑半球之间的联合纤维对完成对侧的运动、一般感觉和视觉的协调功能都有重要的作用，如右手学会了某种技巧性运动，左手虽未经训练，但也能在一定程度上完成这种技巧运动。

（李　楠）

课件　　　　　　　拓展阅读　　　　　　自测习题

第 11 章 内分泌

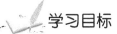
内分泌系统是机体重要的调节系统，以通过分泌各种激素的方式发布调节信息，全面调控与个体生存密切相关的基础功能活动，如维持组织细胞的新陈代谢，调节机体生长、发育、生殖等过程。内分泌系统与神经系统、免疫系统的功能活动相辅相成，共同调节和维持机体的内环境稳态。

11.1 内分泌系统功能的基本原理

11.1.1 内分泌与内分泌系统

腺上皮组织的分泌功能有外分泌和内分泌两种方式。外分泌(exocrine)是腺泡细胞产生的物质通过导管分泌到体内管腔或体外的分泌形式，如唾液腺、胰腺等消化腺将消化液分泌到消化管腔内，泪腺产生的泪液由泪道排出等。内分泌(endocrine)是指腺细胞将其产生的物质(即激素)直接分泌到血液或者细胞外液等体液中，并以它们为媒介，对靶细胞产生调节效应的一种分泌形式。具有这种功能的细胞称为内分泌细胞(endocrine cell)。内分泌细胞集中的腺体称为内分泌腺(endocrine gland)，如垂体、甲状腺、甲状旁腺、肾上腺、胰岛等。此外，神经元、心肌、血管内皮、肝、肾、脂肪以及免疫细胞等非典型的内分泌细胞也可产生激素。在生理学中，内分泌不仅仅是一种分泌形式的表述，就其作用而言，是指机体通过分泌激素的方式发布调节信息的整合性功能活动。

激素（hormone）是内分泌腺或器官组织的内分泌细胞所合成和分泌的以体液为媒介，在细胞之间递送调节信息的高效能生物活性物质。激素在细胞之间递送信息有如下几种途径：远距分泌（telecrine）、旁分泌（paracrine）、自分泌（autocrine）、神经分泌（neurocrine）等（图 11 - 1）。

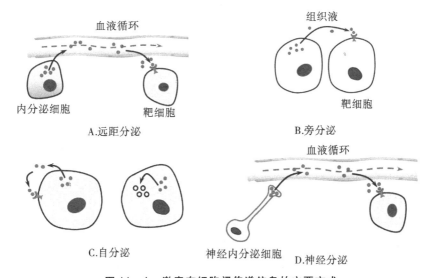

图 11 - 1 激素在细胞间传递信息的主要方式

内分泌系统（endocrine system）由经典的内分泌腺与分布在功能器官组织中的内分泌细胞共同组成，是以激素的形式发布信息调控机体功能的调节系统。

内分泌系统通过激素发挥调节作用。激素主要来源于以下几个方面：①经典内分泌腺体，如垂体、甲状腺、甲状旁腺、胰岛、肾上腺、性腺等。②非内分泌腺器官的分泌，如脑、心、肝、肾、胃肠道等器官的一些细胞，除自身所固有的特定功能外，还兼有内分泌功能，如心肌细胞可生成心房钠尿肽等。③在一些组织器官中转化而生成的激素，如血管紧张素 Ⅱ 和 1,25 - 二羟维生素 D_3，分别在肺和肾组织中转化为具有生物活性的激素。

内分泌系统通过激素发挥调节作用。激素对机体整体功能的调节作用可大致归纳为以下几个方面：①维持机体稳态。激素参与调节水、电解质平衡，酸碱平衡，以及维持体温、血压相对稳定等过程，还直接参与应激反应等，与神经系统、免疫系统协调、互补，全面整合机体功能，适应环境变化。②调节新陈代谢。多数激素都参与调节组织细胞的物质代谢和能量代谢，维持机体的营养和能量平衡，为机体的各种生命活动奠定基础。③促进和维持生长发育。激素可促进全身组织细胞的生长、增殖、分化和成熟，并参与细胞凋亡过程等，调节各系统器官的正常生长发育和功能活动。

④调节生殖过程。激素能维持生殖器官的正常发育成熟和生殖的全过程,并维持生殖细胞的生成直到妊娠和哺乳过程,以保证个体生命的延续和种系的繁衍。

机体内,内分泌系统与神经和免疫系统相互作用,构成复杂的神经-内分泌-免疫调节网络,共同发挥整体性调节功能,以保持内环境稳态。

11.1.2 激素作用的一般特征

靶细胞受体能从体液中识别出特定的激素,并与之结合。激素与靶细胞受体结合后,便启动细胞内信号转导系统,终末信号能改变细胞固有功能,即使靶细胞产生特定的细胞效应,最后也会通过多种机制终止激素所诱导的细胞生物反应。各种激素的化学结构不同,对靶细胞所产生的调节效应也不尽相同,但在发挥调解作用的过程中,可表现出一些共同的特征。

11.1.2.1 特异性

某种激素只选择性地对能识别它的靶细胞起作用,称为激素作用的特异性。尽管多数激素通过血液循环广泛接触各部位的组织、细胞,但某些激素只选择性地作用于特定目标,犹如"靶",故相应的器官、腺体、组织或细胞分别称为该激素的靶器官、靶腺、靶组织和靶细胞,以及靶蛋白、靶基因等。

11.1.2.2 信使作用

在发挥作用的过程中,激素对其所作用的细胞既不添加新功能,也不提供额外能量,其所起的作用是传递信息,犹如"信使"的角色。内分泌细胞发布的调节信息以分泌激素这种化学的方式传输给靶细胞,其作用旨在启动靶细胞固有的、内在的一系列生物效应,而不是作为某种反应物直接参与细胞物质与能量代谢的具体环节。

11.1.2.3 高效作用

激素是高效能的生物活性物质,它的血液浓度很低,一般在纳摩尔(nmol/L),甚至是皮摩尔(pmol/L)的数量级。激素与受体结合后,通过引发细胞内信号转导程序,经逐级放大,可产生效能极高的生物放大效应。因此,体液中激素含量虽低,但其作用十分强大,如1分子胰高血糖素通过cAMP-蛋白激酶等逐级放大,最后可激活10000个分子的磷酸化酶。再如,在下丘脑-垂体-肾上腺皮质轴系的活动中,$0.1\mu g$促肾上腺皮质激素释放激素(CRH)可使腺垂体释放$1\mu g$促肾上腺皮质激素(ACTH),后者再引起肾上腺皮质分泌$40\mu g$糖皮质激素,最终可产生约$6000\mu g$糖原储备的细胞效应。

11.1.2.4 相互作用

各种激素之间产生的效应彼此关联,相互影响,共同维持着生理活动的相对稳定。①协同作用:表现为多种激素联合作用时所产生的效应大于各激素单独作用所产生的效应,如生长激素与胰岛素都有促生长效应,同时应用时,动物体重显著增长。②拮抗作用:表现为一种激素能减弱或消除另一种激素的作用,如胰岛素与生糖激素的作用相反。③允许作用:即某激素对特定器官、组织或细胞没有直接作用,但它的存在却是另一种激素发挥生物效应的必要基础，称为允许作用。糖皮质激素具有广泛允许作用的特征，其他许多激素需要它的存在才能呈现出相应的调节效应。例如，糖皮质激素本身对心肌和血管平滑肌并无直接增强收缩的作用，但只有当它存在时，儿茶酚胺类激素才能充分发挥调节心血管活动的作用。④竞争作用：指一些化学结构上类似的激素能竞争同一受体的结合位点。例如，盐皮质激素（醛固酮）与孕激素在结构上有相似性，二者都可结合盐皮质激素受体，但盐皮质激素与盐皮质激素受体的亲和力远高于孕激素，所以盐皮质激素在较低浓度就可发挥作用。当孕激素的浓度较高时，可竞争结合盐皮质激素受体，从而减弱盐皮质激素的作用。

11.1.3　激素分泌的调控

激素可根据机体的需要适时、适量分泌，及时启动和终止，其分泌除有自然的节律性外，还受到神经和体液等多种机制的严密调控。

11.1.3.1　生物节律性分泌

许多激素具有节律性分泌的特征，短者表现以分钟或小时计的脉冲式分泌，长者可表现为以月、季为周期的波动性。如一些腺垂体激素表现为脉冲式分泌，且与下丘脑调节肽的分泌活动同步；褪黑素、皮质醇等表现为昼夜节律性分泌；女性生殖周期中性激素呈月周期性分泌（图 11-2）；甲状腺激素则存在季节性周期波动。激素分泌的这种节律性受机体生物钟的控制，取决于自身生物节律。下丘脑视交叉上核可能是机体生物钟的关键部位。

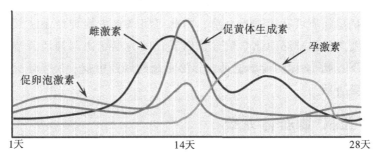

图 11-2　月经周期的激素变化

11.1.3.2　体液调节

反馈调节是激素分泌调节的普遍形式，且主要为负反馈调节。一般情况下，激素在调节物质代谢后可导致血液的理化性质发生变化，这种变化又反过来调节相应激素的分泌水平，形成直接反馈效应。如甲状旁腺激素可促进骨钙入血，引起血钙升高；而血钙升高则可负反馈性地引起甲状旁腺激素分泌减少，从而维持血钙水平的稳态。有些激素的分泌受自我反馈的调控，如当钙三醇生成增加到一定程度时，即可抑制其合成细胞内的 1α-羟化酶系活性，限制钙三醇的生成和分泌，从而使血中钙三醇水平维持稳态。

11.1.3.3 神经调节

下丘脑是神经系统与内分泌系统活动相互联络的重要枢纽。内、外环境各种形式的刺激都可能经下丘脑的上行和下行神经联系通路影响下丘脑神经内分泌细胞的分泌活动，实现对内分泌系统以及整体功能活动的高级整合作用。神经活动对激素分泌的调节对于机体具有特殊的意义，如胰岛、肾上腺髓质等腺体和许多散在的内分泌细胞都有神经纤维支配。应激状态下，交感神经系统活动增强，肾上腺髓质分泌的儿茶酚胺类激素增加，可以配合交感神经系统广泛动员整体功能，释放能量增加，以适应机体活动的需求。而在夜间睡眠期间，迷走神经活动占优势时，又可促进胰岛 β 细胞分泌胰岛素，有助于机体积蓄能量、休养生息。

11.2 下丘脑-垂体内分泌

下丘脑(hypothalamus)位于间脑的腹面，第三脑室下部的两侧，被第三脑室分为左、右两半，是两侧对称的结构。成人下丘脑重约4g，约占脑重的0.3%，但功能却极为重要，与中枢神经系统其他脑区存在错综复杂的传入、传出联系。垂体(hypophysis)位于蝶鞍构成的垂体窝内，根据其发生、结构和功能特点分为腺垂体和神经垂体两个部分，腺垂体主要包括垂体前叶和垂体中叶，神经垂体包括神经部和漏斗部。漏斗部和下丘脑相连。

下丘脑与垂体在结构及功能上都有着密切的联系，共同组成下丘脑-垂体功能单位(hypothalamus - hypophysis unit)。下丘脑的一些神经元兼有神经元和内分泌细胞的功能，其分泌的信息物质可直接进入血液，因此可将来自中枢神经系统其他部位的神经活动电信号转变为激素分泌的化学信号，以下丘脑为枢纽协调神经调节与体液调节的关系。因此，下丘脑-垂体功能单位是内分泌系统的调控中枢。松果体分泌的激素也参与机体的高级整合活动。

11.2.1 下丘脑-腺垂体系统

下丘脑与腺垂体之间并无直接的神经相连，它们的联系依赖其独特的血管网络，即垂体门脉系统(hypophyseal portal system)。垂体上动脉先进入正中隆起，形成初级毛细血管网，然后再汇集成几条垂体长门脉血管进入腺垂体，并再次形成次级毛细血管网。该结构可经局部血流直接实现腺垂体与下丘脑之间的双向沟通，而不需要通过体循环(图11-3)。

下丘脑的内侧基底部的一些神经元胞体发出的轴突终止于下丘脑基底部正中隆起，与初级毛细血管网密切接触，其分泌物可直接释放到垂体门脉血管血液中(图11-3)，因能产生多种调节腺垂体分泌的激素，故又将这些神经元胞体所在的下丘脑内侧基底部称为下丘脑的促垂体区，或称为小细胞神经分泌系统。

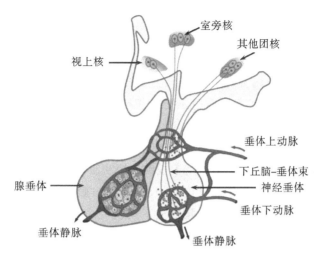

图 11-3　下丘脑-垂体功能结构联系

11.2.1.1　下丘脑调节激素

下丘脑促垂体区小细胞神经元所分泌的各种激素在功能上可分为两类：促释放激素（releasing hormone）以及释放抑制激素（inhibiting hormone，也称抑制激素）。它们双向调节腺垂体相关细胞的内分泌活动。下丘脑调节激素大多为多肽，因此它们也被称为下丘脑调节肽（hypothalamic regulatory peptides，HRP）。尚未明确的活性物质，称为调节因子（表 11-1）。

表 11-1　下丘脑调节激素、相应的垂体激素以及靶腺激素

下丘脑调节肽（因子）	垂体激素	靶腺激素
生长激素抑制激素（GHIH）	生长激素	—
生长激素释放激素（GHRH）	生长激素	—
促甲状腺激素释放激素（TRH）	促甲状腺激素	甲状腺激素
促肾上腺皮质激素释放激素（CRH）	促肾上腺皮质激素	糖皮质激素
促性腺激素释放激素（GnRH）	卵泡激素、黄体生成素	性激素
催乳素释放因子（PRF）	催乳素	—
催乳素抑制因子（PIF）	催乳素	—
促黑激素释放因子（MRF）	促黑激素	—
促黑激素释放抑制因子（PIF）	促黑激素	—

下丘脑调节肽除在下丘脑促垂体区产生外，还可在中枢神经系统其他部位和体内许多组织中生成。因此，除调节腺垂体活动外，它还具有广泛的作用。例如，生长抑素在体内广泛分布于中枢神经系统的大脑皮质、纹状体、杏仁核、海马和脊髓等部位，起着递质、调质的作用；还分布于胃肠道、胰岛、肾脏和甲状腺等外周组织，作用更为广泛。再如，促肾上腺皮质激素释放激素也是在体内有着广泛分布的活性物质，不

仅在中枢神经系统有广泛的分布，在胃肠道、胰腺、胎盘和性腺等处也有分布，在情绪反应、学习记忆、分娩启动以及神经和心血管系统保护中起重要作用。

11.2.1.2 腺垂体激素

腺垂体是人体重要的内分泌腺之一，主要合成和分泌 7 种激素，其中生长激素、催乳素和促黑（素细胞）激素直接作用于靶组织或靶细胞，调节物质代谢、个体生长、乳腺发育与泌乳，以及黑色素代谢等生理过程。促甲状腺激素、促肾上腺皮质激素、卵泡刺激素和黄体生成素可特异性地作用于各自的靶腺而发挥调节作用，故统称为促激素（tropic hormone）。促甲状腺激素与下丘脑、甲状腺构成下丘脑-腺垂体-甲状腺轴，促肾上腺皮质激素与下丘脑、肾上腺皮质构成下丘脑-腺垂体-肾上腺皮质轴，而卵泡刺激素和黄体生成素则与下丘脑、性腺构成下丘脑-腺垂体-性腺轴。本节重点介绍生长激素、催乳素和促黑素细胞激素。

1）生长激素

生长激素（growth hormone，GH）是腺垂体中含量最多的激素。人生长激素（human growth hormone，hGH）是由 191 个氨基酸残基组成的蛋白质，其化学结构与人催乳素十分相似，故二者除自身的特定作用外，还表现为一定的重叠效应，即生长激素有较弱的泌乳始动作用，而催乳素则有较弱的促生长作用。生长激素具有种属特异性，不同种属动物的生长激素化学结构及免疫学特性等差别较大。除猴的生长激素外，从其他动物垂体中提取的生长激素对人类没有作用。

成人血中生长激素基础水平不足 $5\mu g/L$，女性稍高于男性，但也不超过 $10\mu g/L$。生长激素的基础分泌呈节律性脉冲式释放，脉冲的周期与年龄相关，青春期及青春后期平均可达每天 8 次，其波峰也最高。青年期女性连续分泌比男性明显，可高达 $60\mu g/L$，随着年龄的增长，生长激素分泌量逐渐减少。此外，血清生长激素水平还受睡眠、体育锻炼、血糖和性激素水平等多种因素的影响。入睡后，生长激素分泌明显增加，60 分钟左右达到高峰，以后逐渐降低。50 岁以后，睡眠时的生长激素峰逐渐消失，60 岁时生长激素的生成速率仅为青年时的一半左右。血中生长激素主要在肝和肾降解，其半衰期为 6~20 分钟。

（1）生长激素的生理作用：生长激素可促进生长发育和物质代谢，还参与机体的应激反应，是机体重要的应激激素之一。

促进生长：机体的生长发育受多种激素的调节，但生长激素的调节十分关键。生长激素几乎对所有的组织和器官的生长都有促进作用，尤其对骨骼、肌肉和内脏器官的作用更为显著，故生长激素也被称为躯体刺激素（somatotropin）。生长激素能促进骨、软骨、肌肉和其他组织细胞的分裂增殖和蛋白质合成，从而加速骨骼和肌肉等组织的生长发育。实验证明，幼年动物在摘除垂体后，生长即停滞；但若及时补充生长激素，则可使之恢复生长发育。临床可见，若幼年时期生长激素分泌不足，则患儿生长停滞，身材矮小，称为侏儒症（dwarfism）；如果幼年时期生长激素分泌过多，则引起巨人症（gigantism）。成人如果生长激素分泌过多，由于骨骺已闭合，长骨不再生长，但肢端的短骨、颅骨和软组织可出现异常生长，表现为手、足粗大，鼻大唇厚，下颌突出和内脏器官增大等现象，称为肢端肥大症（acromegaly）。

调节代谢：生长激素对物质代谢具有广泛作用。相对于对生长的调节，生长激素对肝、肌肉和脂肪等组织新陈代谢的作用在数分钟内即可出现，表现为即时效应。生长激素对蛋白质代谢的总体效应是促进合成代谢，特别是促进肝外组织的蛋白质合成，主要促进氨基酸向细胞内转运，并抑制蛋白质分解，增加蛋白质含量。生长激素能加速软骨、骨、肌肉、肝、肾、肺、肠、脑及皮肤等组织的蛋白质合成，有助于促进生长发育和组织修复。同时，生长激素可使机体的能量来源由糖代谢向脂肪代谢转移，并可激活对激素敏感的脂肪酶，促进脂肪分解，增强脂肪酸的氧化分解，提供能量，并使组织特别是肢体的脂肪量减少。此外，生长激素还可抑制外周组织摄取和利用葡萄糖，减少葡萄糖的消耗，升高血糖水平。生长激素分泌过多时，可因血糖升高而引起糖尿，造成垂体性糖尿。

（2）生长激素分泌的调节：生长激素的分泌受多种因素的调节。

首先，生长激素的分泌受下丘脑生长激素释放激素与生长激素抑制激素的双重调节，生长激素释放激素促进生长激素分泌，生长激素抑制激素则抑制生长激素的分泌。实验中，若将大鼠的垂体柄切断，以消除下丘脑生长激素释放激素和生长激素抑制激素对腺垂体生长激素分泌的调节作用，或将腺垂体进行离体培养，则垂体分泌生长激素的量迅速减少，说明在整体条件下，生长激素释放激素的作用占优势。一般认为，生长激素释放激素对生长激素的分泌起经常性的调节作用，而生长激素抑制激素则主要在应激等刺激引起生长激素分泌过多时才对生长激素分泌起抑制作用。研究发现，胃黏膜和下丘脑等处可生成类似生长激素释放激素作用的生长激素释放肽，它不仅能促进生长激素的分泌，还能刺激食欲，从多方面参与机体能量平衡的调节。

其次，生长激素与其他垂体激素一样，也可对下丘脑和腺垂体产生负反馈调节作用。血中生长激素浓度降低，可反馈性地引起下丘脑生长激素释放激素的释放增加。在大鼠侧脑室内注射生长激素释放激素，可引起下丘脑内生长激素释放激素的含量减少、生长激素分泌减少和生长激素脉冲性释放的抑制。此外，胰岛素样生长因子对生长激素的分泌也有负反馈调节作用。胰岛素样生长因子可直接抑制在体外培养的垂体细胞生长激素的基础分泌和生长激素释放激素刺激引起的分泌。在整体动物中，胰岛素样生长因子能刺激下丘脑释放生长激素抑制激素，从而抑制垂体分泌生长激素。因此，胰岛素样生长因子可通过下丘脑和垂体两个水平对生长激素的分泌进行负反馈调节。

除上述因素外，生长激素的脉冲式分泌可不受血糖、代谢成分等影响，但存在年龄、性别差异。青春期及其后期，生长激素分泌脉冲平均约 3 小时一次。在人类，青年女性生长激素的连续分泌比青年男性明显，最高可达 $60\mu g/L$，其机制可能与性激素水平有关。

2）催乳素

人催乳素（prolactin，PRL）是由 199 个氨基酸残基组成的蛋白质，分子量为 22000，其序列结构与人生长激素的同源性为 35%。成人垂体中的催乳素含量极少，仅为生长激素的 1/100。血浆中催乳素的基础浓度为 $0.5 \sim 0.8 \mu g/dL$，女性高于男性，在青春期、排卵期均升高。在妊娠期，垂体催乳素分泌细胞数目和体积均显著增加。催乳素也有类似生长激素的昼夜节律和分泌脉冲。催乳素主要经肝脏及肾脏清除，半衰期约为 20 分钟。催乳素受体在垂体外组织有广泛分布。

（1）催乳素的生理作用：其作用十分广泛，除对乳腺、性腺发育和分泌起重要作用外，还参与对应激反应和免疫的调节。

调节乳腺活动：催乳素可促进乳腺发育，启动并维持乳腺泌乳。在女性一生的不同时期，催乳素作用有所不同。在女性青春期乳腺发育中，生长激素、雌激素、孕激素、糖皮质激素、甲状腺激素和催乳素协同作用，但主要是生长激素对乳腺间质和脂肪组织的作用。在妊娠期，随着催乳素、雌激素和孕激素分泌增多，可使乳腺组织进一步发育，但此时血中雌激素和孕激素水平很高，可抑制催乳素的泌乳作用，故乳腺虽已具备泌乳能力，却不泌乳。分娩时，乳腺催乳素受体可增加 20 倍左右；分娩后，血中雌激素和孕激素水平明显降低，催乳素才发挥其始动和维持泌乳的作用。催乳素还可促进乳汁成分中酪蛋白、乳糖和脂肪等重要成分的合成。

调节性腺功能：催乳素对性腺的作用比较复杂。实验表明，催乳素对卵巢活动有双相调节作用，小剂量催乳素对卵巢雌激素和孕激素的合成有促进作用，但大剂量时则有抑制作用。催乳素对卵巢黄体功能的影响主要是刺激黄体生成素（LH）受体的表达，调控卵巢内黄体生成素受体的数量，同时还可促进脂蛋白与膜上受体形成脂蛋白受体复合物，为孕酮生成提供底物，促进孕酮生成，减少孕酮分解。高浓度的催乳素可通过负反馈方式抑制下丘脑促性腺激素释放激素（GnRH）的分泌，减少腺垂体卵泡刺激素（FSH）和促黄体生成素的分泌，致使患者出现无排卵和雌激素水平低下。患闭经溢乳综合征的妇女表现为闭经、溢乳与不孕，这些表现均是因高催乳素血症所致。在男性，在睾酮存在的条件下，催乳素能促进前列腺和精囊腺的生长，可维持和增加睾丸间质细胞黄体生成素受体的数量，提高睾丸间质细胞对黄体生成素的敏感性，促进雄性性成熟。但慢性高催乳素血症时血中睾酮水平下降，不仅精子生成减少，造成不育症，而且性兴奋也减弱。

参与应激反应：催乳素是应激反应中腺垂体分泌的三种主要激素之一。在应激状态下，血中催乳素浓度升高，并常与促肾上腺皮质激素和 GH 浓度同时升高，应激刺激停止后数小时恢复正常。

调节免疫功能：许多免疫细胞都有催乳素受体分布。催乳素可协同一些细胞因子共同促进淋巴细胞的增殖，直接或间接促进 B 淋巴细胞分泌 IgM 和 IgG。同时，T 淋巴细胞和胸腺淋巴细胞等又可产生催乳素，以旁分泌或自分泌方式发挥作用。此外，催乳素也参与生长发育和物质代谢的调节。

（2）催乳素分泌的调节：催乳素的分泌受下丘脑催乳素释放因子与催乳素抑制因子（PIH）的双重调节，前者促进催乳素分泌，而后者则抑制催乳素分泌。催乳素抑制因子的主要成分是多巴胺，平时以催乳素抑制因子的抑制作用为主。此外，促甲状腺激素释放激素、血管活性肠肽、5-羟色胺、内源性阿片肽和甘丙肽等也可促进催乳素的分泌，而生长激素释放抑制激素、γ-氨基丁酸、糖皮质激素、甲状腺激素等则有抑制催乳素分泌的作用。

婴儿吸吮乳头可促进哺乳期妇女催乳素的分泌，这是一个典型的神经-内分泌反射。吸吮乳头的刺激经神经传至下丘脑，一方面减少正中隆起释放多巴胺，解除多巴胺对催乳素细胞的抑制；另一方面还可直接刺激催乳素释放因子释放增多，通过上述作用反射性地促使腺垂体大量分泌催乳素，促进乳腺泌乳。

3）促黑素细胞激素

在下丘脑、腺垂体或中间叶存在三种促黑素细胞激素（melanophore stimulating hormone，MSH），即 α-MSH、β-MSH、γ-MSH，分别为十三、十八和十二肽，它们都是由阿黑皮素原（proopiomelanocortin，POMC）水解生成的肽类激素。促黑素细胞激素的主要生理作用是刺激黑色素细胞，使细胞内的酪氨酸转化为黑色素，同时使黑色素颗粒在细胞内散开，导致皮肤和毛发颜色加深。白色人种和黑色人种血中的促黑素细胞激素含量基本相同，在因病切除垂体的黑色人种中，其皮肤颜色并不发生改变。可见，促黑素细胞激素对于正常人皮肤的色素沉着并不是必需的。在病理情况下，如肾上腺皮质功能过低时，血中的促肾上腺皮质激素和促黑素细胞激素均增多，患者皮肤和黏膜色素沉着可能与此有关。此外，促黑素细胞激素还可能参与生长激素、醛固酮、促肾上腺皮质激素释放激素、胰岛素和黄体生成素等激素分泌的调节，以及抑制摄食行为等。促黑素细胞激素的分泌主要受下丘脑促黑激素释放因子和促黑激素释放抑制因子的双重调节，平时促黑激素释放抑制因子的抑制作用占优势。同时，下丘脑的其他激素也对促黑激素的分泌有调节作用，促肾上腺皮质激素释放激素（CRH）和促甲状腺激素释放激素可以促进促黑素细胞激素的释放。促黑素细胞激素血清浓度升高时，也可通过负反馈方式抑制腺垂体促黑素细胞激素的分泌。

11.2.2　下丘脑-神经垂体系统

神经垂体不含腺细胞，其自身不能合成激素。神经垂体激素实际是由下丘脑视上核和室旁核等部位的大细胞神经元（magnocellular neuron）合成的。大细胞神经元轴突向下投射到神经垂体，形成下丘脑-垂体束。视上核和室旁核合成的血管升压素（vasopressin）和缩宫素（oxytocin）经轴浆运输到神经垂体的末梢并储存，机体需要时由此释放入血。

11.2.2.1　血管升压素

（1）生理作用：血管升压素也称抗利尿激素（antidiuretic hormone，ADH）。在正常饮水的情况下，血浆中血管升压素浓度很低，仅 1～4ng/dL，生理水平的血管升压素可促进肾小管对水的重吸收，产生抗利尿作用，而对血压没有调节作用。在机体脱水和失血等情况下，血管升压素的释放量明显增加，可使血管广泛收缩，特别是内脏血管。血管升压素调节肾功能的意义在于维持体液和血压的稳态，保证循环功能的正常进行。由于血管升压素与催产素在结构上有同源性，因此有微弱的催产和促泌乳作用。此外，血管升压素还有增强记忆、调节及控制疼痛等作用。

（2）分泌调节：血管升压素的分泌受多种因素的调节。其中，血浆晶体渗透压升高和血容量减少是刺激血管升压素分泌最重要的因素，尤其是血浆晶体渗透压。血浆渗透压仅1%的变化就可通过渗透压感受性神经元调节血管升压素的分泌。有效血容量降低时，也可通过心肺感受器反射引起血管升压素的分泌，血容量等因素对血管升压素分泌的刺激作用不如渗透浓度升高的作用明显，需要血容量降低达5%~10%甚至更大程度时才显著影响血管升压素的分泌。血管升压素的分泌还受到生物节律的控制，清晨最高，以后逐渐降低，至傍晚时最低。

11.2.2.2 缩宫素

1）生理作用

缩宫素的主要生理作用是在分娩时刺激子宫收缩和在哺乳期促进乳汁排出。

（1）刺激子宫收缩：缩宫素可促进子宫收缩，其作用与子宫的功能状态有关。缩宫素对非孕子宫的作用较弱，而对妊娠子宫的作用较强。孕激素能降低子宫肌对缩宫素的敏感性，而雌激素则可发挥其允许作用，促进缩宫素与相应受体结合，增加子宫肌对缩宫素的敏感性。缩宫素促进子宫收缩主要是使细胞外的Ca^{2+}进入平滑肌细胞，提高细胞质内Ca^{2+}浓度，经钙调蛋白与蛋白激酶的参与，引起肌细胞收缩。实验中，应用低剂量缩宫素可引起子宫肌发生节律性收缩，大剂量缩宫素则可导致强直收缩。但需注意的是，缩宫素并不是分娩时发动子宫收缩的决定因素。在分娩过程中，胎儿刺激子宫颈，可反射性地引起缩宫素释放，形成正反馈调节机制，使子宫收缩进一步增强，起到"催产"的作用。此外，缩宫素对神经内分泌、学习记忆、痛觉调节与控制、体温调节等生理功能也有一定的影响。

（2）促进乳腺排乳：缩宫素是分娩后促进乳汁排出的关键激素。哺乳期，乳腺可不断分泌乳汁，储存于腺泡中。当婴儿吸吮乳头时，可引起典型的神经-内分泌反射，即射乳反射（milk - ejection reflex）。婴儿吸吮乳头的感觉信息经传入神经到达下丘脑，兴奋缩宫素神经元，神经冲动沿下丘脑-垂体束至神经垂体，使缩宫素释放入血；缩宫素使乳腺腺泡周围的肌上皮细胞收缩，腺泡内压力增高，乳汁经输乳管从乳头射出。同时，缩宫素也有营养乳腺的作用。

2）分泌的调节

缩宫素分泌的调节属于神经-内分泌调节。胎儿对子宫颈的机械性扩张是促进缩宫素分泌的最有力的刺激。分娩时，胎儿对子宫颈的机械性扩张通过反射，正反馈地促进缩宫素神经元分泌，结果引起强有力的子宫平滑肌收缩，起到催产的作用。其次，婴儿吸吮乳头及触觉等刺激均可作用于分布在乳头和乳晕的感觉神经末梢，神经冲动传至下丘脑，兴奋缩宫素神经元，促使缩宫素释放入血，引起乳腺肌上皮细胞等发生收缩，刺激乳腺排乳，这个反射过程称为射乳反射。射乳很容易建立条件反射，如母亲见到自己的婴儿、抚摸婴儿或听到婴儿的哭声等，均可引起射乳。缩宫素还有类似催乳素释放因子的作用，能刺激腺垂体分泌催乳素，因此在射乳时泌乳功能也同步增强。在哺乳过程中，缩宫素的释放增加对加速产后子宫复原也有一定的作用。因此，母乳喂养对保护母婴健康有着积极的意义。除上述因素外，许多能刺激血管升压素分泌的因素也可促进缩宫素的分泌，而忧虑、恐惧、剧痛、高温、噪声以及肾上腺素等则能抑制缩宫素的分泌。

11.3　甲状腺内分泌

甲状腺是人体最大的内分泌腺，正常成人的甲状腺平均重约 20g，女性的甲状腺稍重。甲状腺构造很特殊，由约 300 万个腺泡（也称滤泡）组成，腺泡腔内充满着胶状质（图 11-4）。甲状腺激素（thyroid hormones，TH）由腺泡上皮细胞合成，是调节机体生长发育、新陈代谢等多种功能活动的重要激素。在甲状腺腺泡之间和腺泡上皮细胞之间，还存在腺泡旁细胞（又称 C 细胞），能够分泌降钙素，主要参与机体钙、磷代谢和稳态的调节。

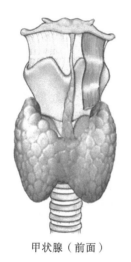
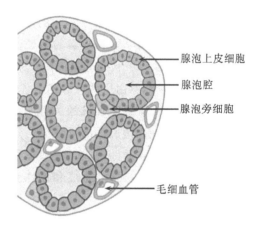

腺泡上皮细胞

腺泡腔

腺泡旁细胞

毛细血管

甲状腺（前面）　　　　　甲状腺腺泡结构示意图

图 11-4　甲状腺结构

11.3.1　甲状腺激素的合成、贮存、分泌、运输与代谢

甲状腺激素是酪氨酸的碘化物，包括四碘甲腺原氨酸（3，5，3′，5′- tetraiodothyronine，T_4，或称甲状腺素，thyroxin），三碘甲腺原氨酸（3，5，3′- triiodothyronine，T_3）和少量逆三碘甲腺原氨酸（3，3′，5′- triiodothyronine，rT_3），它们分别占甲状腺激素分泌总量的 90%、9% 和 1%。其中，T_3 的生物活性最强，约为 T_4 的 5 倍，且引起生物效应所需的潜伏期短；rT_3 无生物活性。

11.3.1.1　甲状腺激素的合成

1）甲状腺激素合成的条件

碘（iodine）和甲状腺球蛋白（thyroglobulin，TG）是甲状腺激素合成的必需原料。甲状腺过氧化物酶（thyroid peroxidase，TPO）是甲状腺激素合成的关键酶。甲状腺腺泡上皮细胞是合成和分泌甲状腺激素的功能单位，并受腺垂体促甲状腺激素（TSH）的调控。

(1)碘：人体合成甲状腺激素所需的碘80%～90%来源于食物，其余来自饮水和空气。饮食中的碘化物主要是碘化钠（NaI）和碘化钾（KI）。成人从食物中摄入的碘量为100～200μg/d，若低于50μg/d，则不能保证甲状腺激素的正常合成。WHO推荐碘的摄入量为150μg/d。妊娠期和哺乳期妇女需要适量补充碘，应≥200μg/d。碘在人体中的含量为20～50mg，其中绝大多数存在于甲状腺中。碘与甲状腺疾病关系密切，不论碘缺乏还是碘过剩，均可导致甲状腺疾患。成人长期碘缺乏可引起单纯性甲状腺肿、甲状腺结节、甲状腺肿瘤等；碘过剩则可出现甲状腺炎，诱发Grave病、淋巴细胞性甲状腺炎等。胎儿期及出生后0～2岁碘缺乏会导致胎儿发育不良、流产、早产、死胎畸形等，严重时可造成出生后体格发育落后、智力低下（克汀病）。

(2)甲状腺球蛋白：指由甲状腺腺泡上皮细胞合成与分泌的糖蛋白，由5496个氨基酸残基组成，分子量为660000。甲状腺球蛋白在甲状腺腺泡细胞内合成并包装存储于囊泡中，以出胞方式释放到腺泡腔，成为胶质的基本成分。尽管1分子甲状腺球蛋白含有134个酪氨酸残基，但只有约20%的酪氨酸残基可被碘化，用于合成甲状腺激素。甲状腺球蛋白本身并无甲状腺激素的活性，但甲状腺激素的合成是在甲状腺球蛋白分子上进行的，因此认为甲状腺球蛋白是T_4和T_3的前体。

(3)甲状腺过氧化物酶：由甲状腺腺泡上皮细胞合成的一种以血红蛋白为辅基的膜结合糖蛋白，是催化甲状腺激素合成的关键酶。甲状腺过氧化物酶含933个氨基酸残基，分子量为103000，在腺泡腔面的微绒毛处分布最为丰富。实验中摘除大鼠垂体48小时后，甲状腺过氧化物酶活性消失，注射促甲状腺激素后，甲状腺过氧化物酶活性即恢复，可见甲状腺过氧化物酶的生成和活性受促甲状腺激素的调节。硫脲类药物能抑制甲状腺过氧化物酶活性，因而可抑制甲状腺激素的合成，是临床上用于治疗甲状腺功能亢进（简称甲亢）的常用药物，如硫氧嘧啶类的甲硫氧嘧啶、丙硫氧嘧啶和咪唑类的甲巯咪唑、卡比马唑等都可以抑制甲状腺过氧化物酶的活性。

2）甲状腺激素的合成过程

甲状腺激素的合成过程可归纳为聚碘、碘的活化、酪氨酸的碘化与碘化酪氨酸的缩合三个基本环节（图11－5）。

(1)腺泡聚碘：甲状腺聚碘能力极强，生理情况下，甲状腺腺泡上皮细胞能通过主动转运机制选择性摄取和聚集碘，即碘捕获（iodide trap），从而使腺泡内的I^-浓度为血清中I^-浓度的30倍。碘转运分两步，先在细胞底部逆碘的电-化学梯度将碘浓集于细胞内，该步需要位于腺泡上皮细胞底部的钠-碘同向转运体（sodium - iodide symporter，NIS）介导，借助钠泵活动所提供的Na^+内向浓度势能，NIS能以$1I^-:2Na^+$的比例同向转运I^-至细胞内；再顺碘的电-化学梯度经细胞顶部进入腺泡腔。若用钠泵抑制剂哇巴因抑制钠泵活动，则腺泡细胞聚碘作用即发生障碍。高氯酸根离子（ClO_4^-）、硫氰酸根离子（SCN^-）、硝酸根离子（NO_3^-）等可与I^-竞争NIS，从而抑制甲状腺的聚碘作用。摘除垂体可降低聚碘能力，而给予促甲状腺激素则可促进聚碘，提示促甲状腺激素可调节甲状腺的聚碘能力。在临床上，常用注入碘同位素示踪法检查与判断甲状腺的聚碘能力及其功能状态。

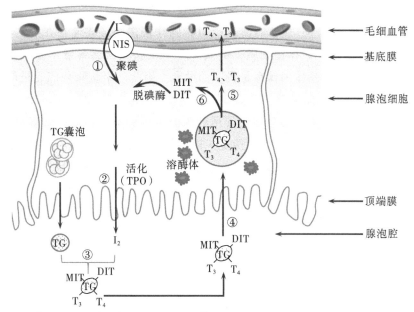

①腺泡聚碘；②I⁻被甲状腺过氧化物酶活化；③甲状腺球蛋白（TG）分子上酪氨酸残基经甲状腺过氧化物酶作用，被碘化为一碘酪氨酸（MIT）和二碘酪氨酸（DIT），继续缩合生成 T_3 和 T_4；④在促甲状腺激素刺激下，滤泡上皮细胞吞饮含甲状腺球蛋白的胶质滴，溶酶体蛋白酶水解甲状腺球蛋白，释放 T_3、T_4 以及 MIT 和 DIT；⑤T_4、T_3 分泌释放入血；⑥脱碘，碘回收。

图 11-5　甲状腺激素的合成与分泌

（2）碘的活化：指由甲状腺过氧化物酶催化的氧化过程。腺泡上皮细胞顶端膜微绒毛与腺泡腔的交界处富含甲状腺过氧化物酶，在此处，细胞内聚集的无机碘 I⁻ 在甲状腺过氧化物酶的作用下，被 H_2O_2 氧化为"活化碘"。活化的形式尚未确定，可能是由 I⁻ 变为 I_2，或者与过氧化酶形成复合物。如果甲状腺过氧化物酶生成障碍，影响碘的活化，甲状腺激素的合成发生障碍，可引起甲状腺肿或甲状腺功能减退。

（3）酪氨酸的碘化与 T_4 的合成：酪氨酸的碘化（iodination）是甲状腺球蛋白分子上酪氨酸残基苯环上的氢在甲状腺过氧化物酶催化下被活化碘取代的过程。如果只取代苯环 3 位上的 H⁺，则生成一碘酪氨酸（monoiodotyrosine，MIT）；如果取代苯环 3,5 位上的 H⁺，则生成二碘酪氨酸（diiodotyrosine，DIT）。

在甲状腺过氧化物酶催化下，同一甲状腺球蛋白分子内的一碘酪氨酸和二碘酪氨酸分别双双缩合成 T_4 和 T_3。一碘酪氨酸与二碘酪氨酸缩合成 T_3 以及极少量的 rT_3，而 2 个二碘酪氨酸则缩合成 T_4。正常成人甲状腺内有机碘化物的大致比例为一碘酪氨酸占 23%，二碘酪氨酸占 33%，T_3 占 7%，T_4 占 35%，其余为 rT_3 等成分。从上述过程可见，甲状腺球蛋白是合成甲状腺激素的"载体"，甲状腺中 90%～95% 的碘都用于甲状腺球蛋白上酪氨酸残基的碘化。缺碘时，甲状腺球蛋白分子上一碘酪氨酸增多，T_3 含量增加；反之，T_4 含量随二碘酪氨酸的生成增多而增加。甲状腺过氧化物酶缺乏、H_2O_2 生成障碍、甲状腺球蛋白异常等，均能影响甲状腺激素的合成。

11.3.1.2 甲状腺激素的贮存、分泌、运输与代谢

（1）甲状腺激素的贮存：甲状腺激素以甲状腺球蛋白的形式储存在腺泡腔（图 11 - 5）内的胶状质中，是唯一储存在细胞外的激素。甲状腺激素储备量丰富，可保证机体 50 ~ 120 天的代谢需求，是体内储存量最多的激素。因此，甲状腺功能亢进时，需用较长时间的抗甲状腺药物才能显效。

（2）甲状腺激素的分泌：其分泌受促甲状腺激素的调节。在促甲状腺激素作用下，甲状腺腺泡细胞顶部一侧微绒毛伸出伪足，以吞饮的方式将含有多种碘化酪氨酸的甲状腺球蛋白胶质小滴移入腺泡细胞内，并形成胶质小泡。胶质小泡随即与溶酶体融合成吞噬泡，在蛋白水解酶作用下，水解甲状腺球蛋白的肽键，释出游离的 T_4、T_3、一碘酪氨酸和二碘酪氨酸等。进入细胞质的一碘酪氨酸和二碘酪氨酸在微粒体碘化酪氨酸脱碘酶的作用下迅速脱碘，释出的大部分碘能再循环利用（图 11 - 6）。脱碘酶并不破坏游离的 T_4 和 T_3，使二者得以迅速由腺泡细胞底部分泌进入血液循环中。甲状腺分泌的甲状腺激素中 90% 以上是 T_4 形式，T_3 分泌量虽少，但其活性是 T_4 的 5 倍。通常已脱去碘化酪氨酸的甲状腺球蛋白不再进入血液。

（3）甲状腺激素的运输：甲状腺激素分泌入血后，绝大多数与血浆蛋白结合后存在于循环血液中，游离状态的不足 1%，但只有游离的甲状腺激素才能进入细胞内发挥生物活性。血浆中与甲状腺激素结合的蛋白质主要有甲状腺素结合球蛋白（thyroxinebindingglobulin，TBG）、甲状腺素结合前白蛋白（thyroxine - binding prealbumin，TBPA）和白蛋白。甲状腺素结合球蛋白与 T_4 和 T_3 亲和力最高，约占结合总量的 75%。其余 T_4 的 25% 和 15% 分别与白蛋白和甲状腺素结合前白蛋白结合，T_3 的 25% 与白蛋白结合。甲状腺素结合球蛋白在肝内合成，雌激素能促进其合成，雄激素、糖皮质激素减少时，可使它与甲状腺激素的结合量降低，游离量却一般不变。游离型与结合型的甲状腺激素之间可互相转化，保持动态平衡。例如，当甲状腺分泌 T_4 暂时减少时，结合状态的 T_4 可迅速转化为游离形式。健康成人血清总 T_4 浓度为 65　155nmol/L，总 T_3 浓度为 1.6 ~ 3.0nmol/L。

甲状腺激素与血浆蛋白结合的意义：①在血液循环中形成甲状腺激素的储备库，缓冲甲状腺分泌功能的急剧变化，如移除甲状腺 1 周后，血液中甲状腺激素的浓度也只降低 50%，且可在结合与游离状态激素之间起缓冲作用；②防止甲状腺激素被肾小球滤过，从尿中丢失。

（4）甲状腺激素的降解：T_4 与 T_3 在血液中存在和运输的形式不同，所以半衰期不同，T_4 可长达 6 ~ 7 天，T_3 为 1 ~ 2 天。甲状腺激素主要在肝、肾、骨骼肌等部位降解。

11.3.2 甲状腺激素的生理作用

甲状腺激素几乎作用于机体的所有组织，调节新陈代谢与生长发育，这些效应绝大多数通过与核受体结合，调节基因转录和蛋白质表达而实现。因此，甲状腺激素是维持机体功能活动的基础性激素，其作用影响极为广泛。

11.3.2.1　促进生长发育

甲状腺激素是胎儿和新生儿脑发育的关键激素。在胚胎期，甲状腺激素可促进神经元增殖、分化、突起和突触形成，促进胶质细胞生长和髓鞘形成，诱导神经生长因子和某些酶的合成，促进神经元骨架的发育等。

甲状腺激素与生长激素具有协同作用，调控幼年期生长发育。甲状腺激素可刺激骨化中心的发育成熟，使软骨骨化，促进长骨和牙齿生长。甲状腺激素缺乏将影响生长激素正常发挥作用，导致长骨生长缓慢和骨骺愈合延迟，甲状腺激素对胚胎期骨生长并非必需，因先天性甲状腺发育不全患儿出生时的身长可基本正常，但脑的发育已受累。一般在出生后数周至 3 ~ 4 个月后，这些患儿才表现出明显的智力迟钝和长骨生长迟滞。T_3 和糖皮质激素能增强 GH 基因转录，使生长激素生成增加。所以，缺乏 T_3 的动物，其生长激素和胰岛素样生长因子(insulin like growth factor，IGF)分泌均减少。此外，甲状腺激素还能提高机体对 IGF-1 的反应性，也有利于促进生长发育。

胚胎期及幼儿期如果缺乏甲状腺激素，可导致不可逆的神经系统发育障碍，以及骨骼的生长发育与成熟延迟或停滞，出现明显的智力发育迟缓、身材短小、牙齿发育不全等表现，称为克汀病(cretinism)(或称呆小症)。人类胎儿生长发育 12 周之前的甲状腺不具备聚碘和合成甲状腺激素的能力，这一阶段胎儿生长发育所需要的甲状腺激素必须由母体提供。所以，缺碘地区的孕妇尤其需要适时补充碘，保证足够的甲状腺激素合成，以预防和减少呆小症的发病率。胎儿出生后，如果发现有甲状腺功能低下的表现，应尽快补充甲状腺激素。

11.3.2.2　调节新陈代谢

1)增强能量代谢

基础代谢率(BMR)在甲状腺功能减退时显著降低，而在甲状腺功能亢进时可提高达 60% ~ 80%。除脑、脾和性腺(睾丸)等少数器官组织外，甲状腺激素可使全身绝大多数组织的基础耗氧量增加、产热量增大。就整体而言，给予 1mg T_4 可使机体产热增加 4200kJ，BMR 提高 28%，耗氧量也相应增加。皮下注射 1mg T_3，在一天内即可使黏液性水肿(甲状腺功能减退症)患者的 BMR 从 -20% 升至 +10%，第 4 天时可升至 +20%。正常人的 BMR 在 ±15% 范围内。当甲状腺功能亢进时，产热量增加，BMR 可升高 25% ~ 80%，患者喜凉怕热、多汗、体重下降；甲状腺功能减退时，产热量减少，BMR 降低，患者喜热恶寒、体重增加。因此，测定 BMR 有助于诊断甲状腺功能是否异常。

甲状腺激素的产热效应是多种作用的综合结果：①甲状腺激素能促使线粒体增大和数量增加，加速线粒体呼吸过程，使氧化磷酸化加强；②促进靶细胞线粒体膜上的解耦联蛋白(uncoupling protein，UCP)的激活，使物质氧化与磷酸化解耦联，化学能不能转化成 ATP 储存，只能以热能形式释放；③促进靶细胞膜上 $Na^+ - K^+ - ATP$ 酶的转录，使耗氧量增加，细胞耗能增加，实验中应用哇巴因能消除甲状腺激素的产热效应。此外，甲状腺激素增多时，还可同时增强同一代谢途径中的合成酶与分解酶活性，从而导致无益的能量消耗。

甲状腺激素对许多器官、系统的作用常继发于其产热、耗氧效应。例如，体温升高转而启动体温调节机制，使皮肤等外周血管舒张，增加皮肤血流量，加强体表散失热量，维持正常体温，但同时又导致体循环系统的外周阻力降低。

2）调节物质代谢

甲状腺激素对物质代谢的影响广泛，包括合成代谢和分解代谢，因此十分复杂。生理水平的甲状腺激素对蛋白质、糖、脂肪的合成和分解代谢均有促进作用，而大量的甲状腺激素则对分解代谢的促进作用更为明显。

（1）糖代谢：甲状腺激素能加速肠黏膜吸收葡萄糖，增加外周组织利用糖及糖原的合成与分解，提高糖代谢速率。甲状腺激素还能增强肝糖异生，也能增强肾上腺素、胰高血糖素、皮质醇和生长激素的生糖作用。T_4 与 T_3 可同时加强外周组织对糖的利用，也能降低血糖。甲状腺激素水平升高还能对抗胰岛素，使血糖升高。因此，甲亢患者餐后虽血糖升高，甚至出现糖尿，但随后血糖又能很快降低。

（2）脂类代谢：甲状腺激素能刺激脂肪合成与分解，加速脂肪代谢速率。甲状腺激素可增强对激素（如儿茶酚胺与胰高血糖素等）敏感酯酶的活性。在甲状腺功能减退患者，脂肪合成与分解均降低，体脂比例升高；甲亢患者则脂肪代谢增强，总体脂减少。正常时，甲状腺激素可加强胆固醇合成，但同时也增加低密度脂蛋白受体的可利用性，使更多的胆固醇从血中清除，从而降低血清胆固醇水平。甲亢患者血中胆固醇含量低于正常，甲状腺功能减退患者则升高。

（3）蛋白质代谢：甲状腺激素对蛋白质的合成和分解也存在双向调节作用。在生理情况下，甲状腺激素可促进 DNA 转录过程和 mRNA 形成，促使结构蛋白质和功能蛋白质合成，表现为氮的正平衡，有利于机体的生长发育和各种功能活动。同时，甲状腺激素也能刺激蛋白质降解，实际效应取决于甲状腺激素的分泌量。高浓度 T_3 可抑制蛋白质合成，引起氮的负平衡。甲状腺激素分泌过多时，以骨骼肌为主的外周组织蛋白质分解加速，尿酸含量增加，尿氮排泄增加，肌肉收缩无力；骨骼蛋白质分解，血钙升高，骨质疏松。甲状腺激素分泌过少时，蛋白质合成障碍，组织间黏蛋白沉积，使水分子滞留皮下，引起黏液性水肿。应用甲状腺激素制剂可消除黏液性水肿，使尿氮排泄减少。

（4）对其他代谢的影响：甲状腺激素是维持维生素正常代谢所必需的激素。甲状腺功能亢进时，机体对维生素 A、维生素 B_1、维生素 B_2、维生素 B_6、维生素 B_{12}、维生素 C 等的需要量都增加，会导致这些维生素的缺乏。甲状腺激素还会影响钙、磷代谢。甲状腺激素增多，可引起钙、磷丢失，尿中钙、磷排泄增多，但由于骨吸收的作用，血中浓度一般正常。

3）影响器官系统功能

甲状腺激素是维持机体基础性功能活动的激素，所以对机体几乎所有器官、系统都有不同程度的影响，但多数作用是继发于甲状腺激素促进机体代谢和耗氧过程的。

（1）对神经系统的影响：甲状腺激素对已分化成熟的成人神经系统的活动主要表现

为兴奋作用。甲状腺激素能增加神经细胞膜上 β 肾上腺素能受体的数量和亲和力，提高神经细胞对儿茶酚胺的敏感性。甲状腺功能亢进患者常有易激动、烦躁不安、喜怒无常、失眠多梦、注意力分散等中枢神经系统兴奋性增高的表现。而甲状腺功能减退患者则表现为中枢神经系统兴奋性降低，出现记忆力减退、言语和行动迟缓、表情淡漠、少动嗜睡等。此外，甲状腺激素对外周神经系统的活动以及学习和记忆的过程也有影响。

（2）对心脏的影响：甲状腺激素可使心率增快、心肌收缩力增强、心输出量和心肌耗氧量增加。甲状腺功能亢进患者会出现心动过速，心肌细胞变性、肥大，进而心脏扩大，心律失常甚至心力衰竭。甲状腺激素对心脏活动的影响一方面是由于甲状腺激素可直接促进心肌细胞肌质网释放 Ca^{2+}，激活与心肌收缩有关的蛋白质，增强肌球蛋白重链 ATP 酶的活性，从而加强心肌的收缩力，引起正性变力效应和变时效应；另一方面，甲状腺激素也能增加心肌细胞膜上 β 肾上腺素能受体的数量和亲和力，提高心肌对儿茶酚胺的敏感性。

（3）对消化系统的影响：甲状腺激素可促进消化道的运动和消化腺的分泌。甲状腺功能亢进时，食欲亢进，胃肠运动加速，肠吸收减少，甚至出现顽固性吸收不良性腹泻；甲状腺功能减退时，食欲减退，胃肠运动减弱，常出现腹胀和便秘。

（4）对性腺的影响：甲状腺激素是维持性腺功能所必需的激素。甲状腺功能减退的女性可发生不同程度的卵巢活动改变，表现为不同程度的月经不规则；而甲状腺功能亢进时，以月经稀少或闭经较为多见。严重的甲状腺功能减退的男性患者，其睾丸、阴茎和阴囊发育不全，副性征不出现或不明显。

11.3.3 甲状腺功能的调节

甲状腺功能直接受腺垂体分泌的促甲状腺激素调节，并形成下丘脑-腺垂体-甲状腺轴调节系统，维持血液中甲状腺激素水平的相对稳定和甲状腺正常生长。此外，还存在神经、免疫以及甲状腺自身调节等调节机制。

11.3.3.1 下丘脑-腺垂体-甲状腺轴的调节

在下丘脑-腺垂体-甲状腺轴调节系统中，下丘脑释放的促甲状腺激素释放激素通过垂体门脉系统刺激腺垂体分泌促甲状腺激素，促甲状腺激素可刺激甲状腺腺泡增生、甲状腺激素合成与分泌；当血液中游离的 T_3 和 T_4 达到一定水平时，又会产生负反馈效应，抑制促甲状腺激素和促甲状腺激素释放激素的分泌，如此形成促甲状腺激素释放激素-促甲状腺激素-甲状腺激素分泌的反馈自动控制环路（图 11－6）。

1）下丘脑对腺垂体的调节

下丘脑主要通过分泌促甲状腺激素释放激素维持腺垂体促甲状腺激素细胞的经常性活动。促甲状腺激素释放激素对腺垂体促甲状腺激素细胞的主要作用是促进卵泡刺激素的合成与释放。1 分子促甲状腺激素释放激素约可使 1000 余分子促甲状腺激素释放。促甲状腺激素释放激素还可促进促甲状腺激素的糖基化，保证其完整的生物活性。

因此，促甲状腺激素释放激素可分别从量和质两方面调节促甲状腺激素的分泌。下丘脑还可通过生长抑素减少或终止促甲状腺激素释放激素的合成与分泌，这有助于避免应激等状态下激素的过度分泌，具有保护机体自身的意义。

下丘脑神经联系广泛，因此促甲状腺激素释放激素神经元活动可受神经系统其他部位传来信息的影响。下丘脑脉冲生成神经元也能控制促甲状腺激素释放激素的分泌，使其分泌呈脉冲样释放。寒冷环境等外界刺激以及某些激素、药物等也能影响促甲状腺激素释放激素的合成和分泌过程。血液中 T_3 水平是促甲状腺激素释放激素分泌最主要的反馈调节因素。高水平的 T_3 可抑制下丘脑合成促甲状腺激素释放激素。在体和离体实验也证实，T_3 通过调节垂体促甲状腺激素细胞膜促甲状腺激素释放激素受体数量控制促甲状腺激素释放激素对垂体细胞的作用。促甲状腺激素释放激素与机体的能量平衡调控相关。瘦素可通过刺激促甲状腺激素

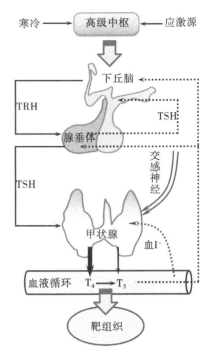

图 11 – 6　甲状腺激素分泌的调节
（实线代表促进作用；虚线代表抑制作用。）

释放激素分泌，最终增强甲状腺激素分泌，加强机体的能量消耗。此外，促甲状腺激素释放激素也广泛存在下丘脑以外器官，但其生理意义尚不清楚。

2）促甲状腺激素对甲状腺的调节

促甲状腺激素是直接调节甲状腺活动的关键激素。促甲状腺激素是垂体促甲状腺激素细胞合成的糖蛋白激素。促甲状腺激素虽有种属差异，但其他动物的促甲状腺激素对人类也有作用。在促甲状腺激素释放激素影响下，促甲状腺激素分泌也呈脉冲样，同时具有日周期变化，在睡眠后开始升高，午夜达高峰，白天时降低。促甲状腺激素经促甲状腺激素受体（thyroid stimulating hormone receptor，TSHR）及其耦联的 Gs 蛋白和 Gq 蛋白介导，全面促进甲状腺功能活动。

（1）刺激甲状腺腺泡细胞生长发育：促甲状腺激素可促进甲状腺腺泡细胞增长，腺泡增加，腺体增大，血管分布改变，供血量增加。促甲状腺激素长期作用可导致腺体显著增生，如碘缺乏造成的单纯性甲状腺肿大，而且促甲状腺激素可保护腺泡细胞不易发生凋亡。

（2）刺激甲状腺激素的合成与分泌：注射促甲状腺激素几分钟后，甲状腺激素分泌即增加，腺泡腔胶质量增加，血流量也增加，几小时后碘摄取增强。去除垂体的动物，则甲状腺萎缩，甲状腺球蛋白基因转录等功能降低。

促甲状腺激素调节甲状腺激素合成与分泌包括多个环节：①促进钠-碘同向转运体

（NIS）的基因表达，加速碘的主动转运；②增加甲状腺过氧化物酶的表达和含量，促进甲状腺球蛋白的碘化，使一碘酪氨酸、二碘酪氨酸、T_3 和 T_4 生成增加；③刺激甲状腺球蛋白基因转录；④促进腺泡细胞伸出伪足，吞饮胶质中甲状腺球蛋白；⑤刺激溶酶体内甲状腺球蛋白水解酶活性，加速甲状腺激素与甲状腺球蛋白分子的水解反应，增加 T_3 和 T_4 分泌。

促甲状腺激素的分泌主要受下丘脑分泌的促甲状腺激素释放激素对促甲状腺激素细胞的刺激作用以及外周血中甲状腺激素水平对促甲状腺激素的反馈抑制作用的双重调控。两种作用相互抗衡，相互影响，决定腺垂体促甲状腺激素的分泌水平，从而维持外周血液中甲状腺激素的稳态。正常情况下，以甲状腺激素的反馈抑制效应占优势。病理情况下，如 Graves 病，这种反馈抑制作用更强，甚至可以导致促甲状腺激素细胞对促甲状腺激素释放激素反应缺失。下丘脑内的生长抑素、多巴胺和一些细胞因子也能抑制促甲状腺激素的分泌。此外，还有一些激素也可影响腺垂体分泌促甲状腺激素，如雌激素可增强腺垂体对促甲状腺激素释放激素的反应性，从而使促甲状腺激素分泌增加，甲状腺激素分泌也增加；而生长激素与糖皮质激素则对促甲状腺激素的分泌有抑制作用。在因治疗而应用药理学剂量的糖皮质激素时，促甲状腺激素的分泌反应对促甲状腺激素释放激素作用的敏感性降低，导致甲状腺激素分泌减少，因而患者在寒冷环境中基础代谢率降低，御寒能力减弱。

3）甲状腺激素反馈调节

血中游离甲状腺激素水平是调节垂体促甲状腺激素分泌的经常性负反馈因素。实验证实，甲状腺激素对促甲状腺激素分泌的影响分别通过作用于下丘脑和腺垂体两个层次而实现。

血中甲状腺激素浓度升高时，可以直接抑制下丘脑促甲状腺激素释放激素前体原基因的转录，进而抑制促甲状腺激素释放激素的合成与分泌，从而降低甲状腺合成与分泌甲状腺激素，保持血中甲状腺激素浓度的相对恒定。血中甲状腺激素浓度升高时也可负反馈作用于腺垂体促甲状腺激素细胞，一方面可以通过下调促甲状腺激素细胞上促甲状腺激素释放激素受体数量以及促甲状腺激素细胞对促甲状腺激素释放激素的敏感性，抑制促甲状腺激素释放激素对促甲状腺激素的刺激作用；另一方面，由于腺垂体促甲状腺激素细胞内有特异的高亲和力甲状腺激素受体，甲状腺激素与促甲状腺激素细胞内受体结合，可以直接抑制促甲状腺激素基因转录，使促甲状腺激素的合成与分泌减少。由于促甲状腺激素细胞内甲状腺激素受体对 T_3 的亲和力远远大于 T_4，因此 T_3 对腺垂体促甲状腺激素合成与分泌的反馈抑制作用较强。

11.3.3.2 甲状腺的自身调节

甲状腺能根据血碘水平，通过自身调节改变摄取碘与合成甲状腺激素的能力。血碘增加 1mmol/L，即可诱导碘的活化和甲状腺激素的合成。但当血碘升高到 10mmol/L 后，反而抑制碘的活化过程，使甲状腺激素合成减少。这种过量碘抑制甲状腺激素合成的效应，称为碘阻滞效应（wolff chaikoff effect）。其原因是血液中高浓度碘抑制了 I⁻ 的活化，以及抑制腺泡细胞内合成甲状腺激素所必需的 H_2O_2 生成。但当碘过量摄入持续一定时间后，甲状腺激素的合成反而又重新增加，即发生"脱逸"现象，可避免过度抑制效应。相反，当血碘水平降低时，甲状腺"碘捕获"机制增强，甲状腺激素的合成也增强。此外，甲状腺自身调节还表现为在碘供应充足时，甲状腺产生的 T_4 与 T_3 比例约为 20：1，但缺碘时 T_3 比例升高。甲状腺球蛋白还可调节钠碘转运体、甲状腺激素和碘通道蛋白等的基因表达，进行腺体内活动的自身调节。

甲状腺自身调节的意义在于可根据食物中含碘量的差异而对摄碘量进行适应性的调整，随时缓冲甲状腺激素的合成和分泌波动。

11.3.3.3 甲状腺功能的神经与免疫调节

甲状腺受交感神经和副交感神经的双重支配。交感神经的功能是促进甲状腺激素的分泌，副交感神经的作用尚不十分清楚。这种调节与下丘脑-腺垂体-甲状腺轴的调节作用协调，下丘脑-垂体-甲状腺轴维持各级激素效应的稳态，交感神经-甲状腺轴在内、外环境急剧变化时可确保机体应急状态下所需激素的水平；副交感-甲状腺轴则在甲状腺激素分泌过多时进行抗衡性调节。支配甲状腺血管的自主神经也能通过调节甲状腺血流量，影响其活动。

总之，甲状腺功能活动的调节是多层次、多水平的。除上述几种调节途径外，研究还发现，多种甲状腺刺激物和抑制物参与甲状腺内分泌功能的调节，如 C 降钙素和降钙素基因相关肽、某些生长因子(如 IGF－1、表皮生长因子和前列腺素等)也可影响甲状腺细胞的生长和激素的产生。

11.4 甲状旁腺内分泌与调节钙、磷代谢的激素

甲状旁腺分泌的甲状旁腺激素(parathyroid hormone，PTH)、甲状腺 C 细胞分泌的降钙素(calcitonin，CT)以及由皮肤、肝和肾等器官联合作用而形成的胆钙化醇(维生素 D_3)是共同调节机体钙与磷稳态的三种基础激素，称为钙调节激素(calcium－regulating hormones)。此外，雌激素、生长激素、胰岛素和甲状腺激素等也参与钙、磷代谢的调节。

钙与磷不仅参与构成机体结构，也是多种功能活动所必需的重要元素。血钙的稳态对骨代谢、神经元活动、腺体分泌、血液凝固、肌肉收缩、酶促反应等都具有十分重要的作用。磷不仅是物质代谢过程中的中间物成分，而且参与 ATP、cAMP、DNA 和 RNA 等分子的构成。血中钙、磷水平与骨代谢密切相关。

人体内钙总量约为 1300g，磷总量约为 600g，其中约 99% 的钙和 86% 的磷以骨盐的形式存在于骨骼及牙齿中，其余散布于全身各处(表 11－2)。正常情况下，成骨与溶骨过程处于动态平衡中，成骨过程中，钙、磷沉积于骨，血中水平降低；而溶骨过程中，骨质分解，以提高血中钙、磷水平。在多种激素的共同调节下，骨不断更新与重建，并为血中钙、磷水平稳态提供了基本保证。

表 11 - 2 健康成人机体内钙、磷的含量和组织分布

项目		钙	磷
机体总量		1300g	600g
组织分布 （占总量百分比）	骨和牙齿	99%	86%
	细胞外液	0.1%	0.08%
	细胞内液	1.0%	11%

11.4.1 甲状旁腺激素

甲状旁腺激素是含有 84 个氨基酸残基的直链多肽，由甲状旁腺主细胞合成和分泌。正常人血浆中的甲状旁腺激素浓度呈昼夜节律，清晨 6 时最高，以后逐渐降低，至下午 4 时达最低，以后又逐渐升高。甲状旁腺激素主要在肝内裂解，经肾脏排出，半衰期为 20～30 分钟。

11.4.1.1 甲状旁腺激素的生理作用

甲状旁腺激素作用的效应主要是升高血钙和降低血磷，调节血钙和血磷水平的稳态。实验中，将动物的甲状旁腺切除后，其血钙水平逐渐下降，出现低钙抽搐，甚至可致死亡；而血磷则逐渐升高。临床上进行甲状腺手术时，若误将甲状旁腺摘除，可造成严重后果。甲状旁腺激素的靶器官主要是肾和骨。

（1）对肾的作用：甲状旁腺激素作用于近端肾小管上皮细胞，可促进近端小管对钙的重吸收，减少尿钙排泄，升高血钙；同时可抑制近端小管对磷的重吸收，促进磷的排出，使血磷降低，这样可防止血钙升高时造成过多的钙磷化合物生成而损害机体。此外，甲状旁腺激素还能抑制近端小管重吸收 Na^+、HCO_3^- 和水，甲状旁腺功能亢进时可导致 HCO_3^- 的重吸收障碍，同时又可使 Cl^- 的重吸收增加，引起高氯性酸血症，加重对骨组织的脱盐作用。

甲状旁腺激素对肾的另一作用是激活肾内 1α-羟化酶，后者可催化 $25-(OH)-D_3$ 转变为有高度活性的 $1,25-(OH)_2-D_3$。$1,25-(OH)_2-D_3$ 可促进小肠和肾小管上皮细胞对钙和磷的吸收。

（2）对骨的作用：在骨转换的过程中，骨吸收和骨形成保持平衡，以便维持骨的正常结构及其更新。甲状旁腺激素可直接或间接作用于各种骨细胞，调节骨转换，既促进骨形成，又促进骨吸收，作用较复杂。甲状旁腺激素对骨作用的最终效应取决于甲状旁腺激素应用的方式和剂量。

大剂量、持续性应用甲状旁腺激素主要使破骨细胞活动增强，促进骨吸收，加速骨基质溶解，同时将骨钙和骨磷释放到细胞外液中，使血钙和血磷浓度升高，最终可导致骨量减少、骨质疏松。甲状旁腺激素作用包括快速效应与延迟效应两个时相。快速效应在数分钟内即可产生，延迟效应在作用 11～12 小时后出现，一般在几天或几周后才达高峰。小剂量、间歇性应用甲状旁腺激素则主要表现成骨细胞活动增强，促进

骨形成，导致骨量增加。

11.4.1.2 甲状旁腺激素分泌的调节

（1）血钙水平的调节作用：血钙水平是调节甲状旁腺分泌最主要的因素。甲状旁腺主细胞有钙受体分布，对血钙变化极为敏感。若血钙水平轻微下降，1分钟内即可增加甲状旁腺激素分泌，从而促进骨钙释放和肾小管对钙的重吸收，使血钙水平迅速回升。长时间低血钙可使甲状旁腺增生，促进甲状旁腺激素基因的转录；相反，长时间高血钙则可抑制甲状旁腺激素基因的转录，导致甲状旁腺萎缩。

（2）其他因素对甲状旁腺分泌的调节：血磷升高可使血钙降低，从而间接刺激甲状旁腺激素的分泌。血镁降低也可刺激甲状旁腺激素分泌，但血镁慢性降低则可减少甲状旁腺激素分泌。儿茶酚胺通过激活 β 受体、组胺通过激活 H_2 受体来促进甲状旁腺激素的分泌。

11.4.2 降钙素

降钙素（CT）是由甲状腺 C 细胞分泌的肽类激素。C 细胞位于腺泡之间和腺泡上皮细胞之间，因此又称腺泡旁细胞。降钙素是含有 1 个二硫键的 32 肽，分子量为 3400。正常人血清降钙素浓度为 10~20ng/L。血中降钙素的半衰期较短，一般不足 1 小时。此外，在甲状腺 C 细胞以外的一些组织中也发现有降钙素的存在。在人的血液中还存在一种与降钙素来自同一基因的降钙素基因相关肽，为 37 肽，主要分布于神经和心血管系统，具有强烈的舒血管和加快心率的效应。

11.4.2.1 降钙素的生理作用

降钙素的主要作用是降低血钙和血磷，其受体主要分布在骨和肾。降钙素与其受体结合后，能抑制破骨细胞的活动。

（1）对骨的作用：降钙素能抑制破骨细胞的活动，减弱溶骨过程，同时还能增强成骨过程，使骨组织中钙、磷沉积增加，而血中钙、磷水平降低。降钙素抑制溶骨作用的反应出现较快，在应用大剂量降钙素后的 15 分钟内，破骨细胞的活动便可减弱 70%。在给降钙素后 1 小时左右，成骨细胞的活动加强，骨组织释放的钙、磷减少，反应可持续数天。此外，降钙素还可提高碱性磷酸酶的活性，促进骨的形成和钙化过程。

在成人，降钙素对血钙浓度的调节作用较小，因为降钙素引起血钙浓度下降，在数小时内即可刺激甲状旁腺激素分泌，抵消降钙素的降血钙效应。另外，成人的破骨细胞向细胞外液释放钙的量也十分有限，每天只能提供 0.8g 钙。因此，抑制成人破骨细胞的活动对血钙水平的影响不大。但在儿童，由于骨的更新速度快，通过破骨细胞的活动每天可向细胞外液提供 5g 以上的钙，相当于细胞外液总钙量的 5~10 倍。因此，降钙素对儿童血钙的调节作用更为重要。

（2）对肾的作用：降钙素能减少肾小管对钙、磷、钠和氯等离子的重吸收，因此可增加这些离子在尿中的排出量。

11.4.2.2　降钙素分泌的调节

降钙素、甲状旁腺激素和 $1,25-(OH)_2-D_3$ 是直接参与调节钙、磷代谢的三种主要激素，分别通过骨、肾和小肠等靶器官的作用相互协调、相互制约，共同维持血钙、血磷水平的稳态。降钙素的分泌主要受血钙水平的调节。血钙浓度增加时，降钙素分泌增多。此外，进食、血 Mg^{2+} 浓度升高等也可刺激降钙素分泌。

11.4.3　维生素 D_3

维生素 D_3 不是内分泌细胞合成的激素，是胆固醇的衍生物，也称胆钙化醇，可由肝、乳、鱼肝油等食物中摄取，也可在体内合成。在紫外线照射下，皮肤中的 7 -脱氢胆固醇迅速转化成维生素 D_3 原，然后再转化为维生素 D_3，还需经过两次羟化后才具有生物活性。首先，维生素 D_3 在肝内 25 -羟化酶的作用下形成 25 -羟维生素 $D_3[25-(OH)-D_3]$，然后在肾内 1α -羟化酶的催化下成为活性更高的 $1,25-(OH)_2-D_3$，即钙三醇。此外，$1,25-(OH)_2-D_3$ 也可在胎盘和巨噬细胞等组织细胞中生成。

11.4.3.1　$1,25-(OH)_2-D_3$ 的生理作用

$1,25-(OH)_2-D_3$ 与靶细胞内的核受体结合后，通过调节基因表达产生效应。其受体分布十分广泛，除存在于小肠、肾和骨细胞外，也分布于皮肤、骨骼肌、心肌、乳腺、淋巴细胞、单核细胞和腺垂体等部位。除了通过核受体的基因组机制外，$1,25-(OH)_2-D_3$ 也能经快速的非基因组机制产生生物效应。

（1）对小肠的作用：$1,25-(OH)_2-D_3$ 可促进小肠黏膜上皮细胞对钙的吸收。$1,25-(OH)_2-D_3$ 进入小肠黏膜细胞内，通过其特异性受体促进 DNA 转录，生成与钙有很高亲和力的钙结合蛋白，直接参与小肠黏膜上皮细胞吸收钙的转运过程。同时，$1,25-(OH)_2-D_3$ 也能促进小肠黏膜细胞对磷的吸收。因此，它既能升高血钙，也能升高血磷。

（2）对骨的作用：$1,25-(OH)_2-D_3$ 对动员骨钙入血和钙在骨的沉积都有作用。一方面，$1,25-(OH)_2-D_3$ 可通过增加破骨细胞的数量增强骨的溶解，使骨钙、骨磷释放入血，从而升高血钙和血磷；另一方面，$1,25-(OH)_2-D_3$ 又能刺激成骨细胞的活动，促进骨钙沉积和骨的形成，但总的效应是升高血钙。此外，$1,25-(OH)_2-D_3$ 还可协同甲状旁腺激素的作用，如缺乏 $1,25-(OH)_2-D_3$，则甲状旁腺激素对骨的作用明显减弱。维生素 D 缺乏对骨代谢可产生显著影响，儿童缺乏维生素 D 可患佝偻病，成人缺乏维生素 D 则易发生骨软化症和骨质疏松症。

（3）对肾的作用：$1,25-(OH)_2-D_3$ 可促进肾小管对钙和磷的重吸收。缺乏维生素 D_3 的患者或动物在给予 $1,25-(OH)_2-D_3$ 后，肾小管对钙、磷的重吸收增加，尿中钙、磷的排出量减少。

此外，$1,25-(OH)_2-D_3$ 还能抑制甲状旁腺激素基因转录及甲状旁腺细胞增殖，增强骨骼肌细胞钙和磷的转运。若缺乏维生素 D，则可致肌无力。

11.4.3.2 1,25 -(OH)₂- D₃生成的调节

维生素 D、血钙和血磷水平降低时，$1,25-(OH)_2-D_3$ 的转化增加。甲状旁腺激素通过刺激肾内 1α-羟化酶活性促进维生素 D 活化。$1,25-(OH)_2-D_3$ 的生成也受雌激素等激素水平的影响。

在体内，甲状旁腺激素、$1,25-(OH)_2-D_3$ 和降钙素共同对钙、磷代谢进行调节（图 11-7），以维持体内钙、磷水平的稳态。

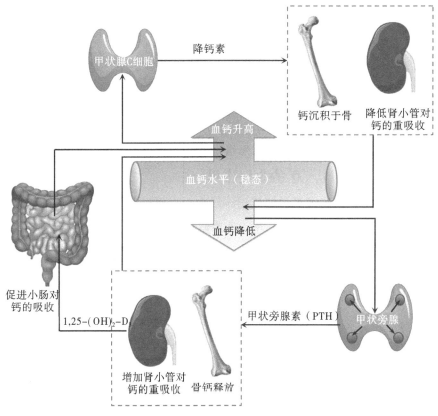

图 11-7 甲状旁腺激素、$1,25-(OH)_2-D_3$ 和降钙素共同对钙代谢进行调节

11.5 胰岛内分泌

根据细胞组成及其功能不同，胰腺可分为外分泌腺和内分泌腺两部分。外分泌腺由腺泡和导管构成，分泌含有消化酶和碳酸氢盐的胰液。内分泌腺为胰岛，是呈小岛状散在分布于外分泌腺泡之间的内分泌细胞团，细胞间有丰富的毛细血管，有利于胰岛细胞分泌的激素进入循环血液。成人胰腺有 $(1\sim2)\times10^6$ 个胰岛，但仅占胰腺总体积的 1%。胰岛内至少有五种功能不同的细胞：分泌胰高血糖素（glucagon）的 A（α）细胞，占胰岛细胞的 20% ~ 25%；分泌胰岛素（insulin）的 B（β）细胞，数量最多，占 60% ~ 70%；分泌生长抑素（somatostatin，SS）的 D（δ）细胞，约占 10%。此外，还有极少量其

他细胞，如 D_1（H）细胞，可能分泌血管活性肠肽（vasoactive intestinal peptide，VIP）；而 F 细胞则分泌胰多肽（pancreatic polypeptide，PP），其数量更少。

11.5.1　胰岛素

胰岛素的发现是医学史上一个伟大的里程碑。胰岛素是由 51 个氨基酸残基组成的小分子蛋白质，分子量为 5800，其中 21 肽的 A 链和 30 肽的 B 链间借两个二硫键相连。胰岛素前体在 B 细胞内经剪切后形成胰岛素和连接肽（connecting peptide），即 C 肽，二者同时被释放入血。由于血中 C 肽与胰岛素的分泌量呈平行关系，因此测定 C 肽含量可反映 B 细胞的分泌功能。C 肽曾被认为不具有生物活性，但近年发现，1 型糖尿病患者的 C 肽有减少肾小球滤过率、促进糖利用和改善自主神经功能的作用。

正常人空腹状态下，血清胰岛素浓度为 5～20mU/L（35～115pmol/L），进餐后约 1 小时可上升至基础值的 5～10 倍。胰岛素在血液中以与血浆蛋白结合和游离两种形式存在，两者间保持动态平衡，只有游离的胰岛素具有生物活性。血中胰岛素半衰期只有 5～8 分钟，主要经肝、肾及外周组织灭活。

11.5.1.1　胰岛素的作用机制

（1）胰岛素受体：胰岛素通过与各种组织细胞上的胰岛素受体结合发挥其对物质代谢的调节作用。胰岛素受体属酪氨酸激酶受体，是由两个 α 亚单位和两个 β 亚单位组成的四聚体糖蛋白。胰岛素受体结构的完整性是实现胰岛素生物活性的关键之一，受体的缺陷将影响胰岛素的效应。在哺乳类动物，胰岛素受体几乎遍布所有细胞，但各类细胞受体分布数量存在很大差异，如每个红细胞上仅有 40 多个受体，而每个肝和脂肪细胞上则可分布 20 万～30 万个受体，这决定了不同组织细胞对胰岛素敏感性的差异。

（2）受体后机制：胰岛素受体后的信号转导机制相当复杂。目前研究发现，在胰岛素敏感组织细胞的细胞质中存在几种胰岛素受体底物（insulin receptor substrate，IRS），是转导胰岛素生物作用的共同信号蛋白。IRS-1 和 IRS-2 存在于肌肉、脂肪和胰岛的 B 细胞中，IRS-3 存在于脑组织中。胰岛素与其受体结合后，β 亚单位的酪氨酸蛋白激酶被激活，使 β 亚单位活化并与 IRS-1 结合，引起胰岛素受体底物的多个酪氨酸残基磷酸化。胰岛素受体底物的磷酸化成为多种蛋白激酶、蛋白磷酸酶的锚定部位和激活部位，以及连接蛋白、磷脂酶和离子通道的易化因子，从而中介下游出现系列反应。胰岛素受体底物通过生成的三磷酸肌醇（IP_3）促进葡萄糖转运体（glucose transporter，GLUT）合成并从细胞质转位到细胞膜，增强葡萄糖摄取；同时，糖、脂肪和蛋白合成酶系活化，加强糖原、脂肪和蛋白质的合成；多种胰岛素活化的转录蛋白调控相关酶的活性和基因转录可改变物质代谢的方向、功能蛋白质的表达和细胞的生长发育，最终实现胰岛素对细胞代谢和生长等调节效应。此外，IRS-1 也是胰岛素样生长因子 1（IGF-1）受体的底物。

目前认为，胰岛素抵抗是导致糖尿病、高血压和高脂血症等疾病发生和发展的重要原因之一。研究证明，2 型糖尿病患者的脂肪细胞中 IRS-1 mRNA 的含量降低，

IRS－2成为主要的信号蛋白，但 IRS－2 的磷酸化与激活所需要的胰岛素量远较 IRS－1为多，因此对胰岛素不敏感。

11.5.1.2 胰岛素的生理作用

胰岛素是全面促进物质合成代谢、维持血糖浓度稳定的关键激素，对于机体能源物质的储存及生长发育有重要意义，与其他激素共同作用，维持物质代谢水平的相对稳定。当机体营养物质（如糖、脂肪和蛋白质）供应充足时，胰岛素反应性分泌，可有效促进组织细胞利用这些营养物质，增强合成代谢，并抑制机体自身的同类成分在其他激素的作用下被动员。相反，当机体在饥饿或营养缺乏时，胰岛素分泌减少，使其抗衡体内其他激素的作用削弱，内源性成分则被动员、利用。胰岛素的靶器官主要是肌肉、肝和脂肪组织，主要通过调节代谢过程中多种酶的生物活性来影响物质代谢。

（1）调节糖代谢：胰岛素能促进全身组织，特别是肝、肌肉和脂肪组织摄取和氧化葡萄糖；同时，可促进肝糖原和肌糖原的合成与储存；抑制糖异生，减少肝糖释放；促进葡萄糖转变为脂肪酸，并储存于脂肪组织中。可见，胰岛素可减少血糖来源，增加血糖去路，因而能降低血糖水平。一旦胰岛素缺乏，血糖水平将升高，若超过肾糖阈，即可出现糖尿。维持糖代谢的稳态是内分泌系统的重要功能之一，多种激素都参与这一过程。

（2）调节脂肪代谢：胰岛素可促进肝合成脂肪酸，并转运到脂肪细胞储存；促进葡萄糖进入脂肪细胞，合成 α-磷酸甘油和甘油三酯等；还可抑制脂肪酶的活性，阻止脂肪动员和分解。此外，胰岛素还可增加大多数组织对葡萄糖的利用，从而减少对脂肪的利用。胰岛素缺乏时，糖的氧化利用受阻，脂肪分解增强，产生的大量脂肪酸在肝内氧化成过量酮体，可引起酮血症和酸中毒。

（3）调节蛋白质代谢：胰岛素可促进蛋白质合成，并抑制蛋白质分解。胰岛素可在蛋白质合成的各个环节发挥作用，如加速氨基酸跨膜转运进入细胞，促进 DNA 和 RNA的复制和转录，加速核糖体的翻译，使蛋白质合成增加。此外，胰岛素还可抑制蛋白质分解。

（4）对生长的作用：胰岛素与生长激素共同作用时，能产生明显的促生长协同效应；但胰岛素单独作用时，促生长作用并不显著。此外，胰岛素还可促进 K^+、Mg^{2+} 和磷酸根离子进入细胞，参与细胞代谢过程。

胰岛素与靶细胞的受体结合后，按照引起效应的时间顺序，表现为即刻作用、快速作用和延缓作用。即刻作用发生在数秒内，通过转运蛋白的磷酸化促进靶细胞葡萄糖、氨基酸以及 K^+ 的内向转运；快速作用发生在数分钟内，通过调节相关酶的活性促进糖原合成、糖酵解、蛋白质合成；延迟作用发生在数小时或数天后，通过调控多种基因的表达促进脂肪、蛋白质合成及细胞生长。

11.5.1.3 胰岛素分泌的调节

胰岛素分泌活动受到营养物质、体液、神经等诸多因素的调节。

（1）营养成分的调节：胰岛素的分泌可直接受外源性营养成分的调节。血中葡萄糖水平是刺激胰岛素分泌最重要的因素。B 细胞对血糖水平的变化十分敏感，血糖水平升高时，胰岛素分泌增加，使血糖水平降低，当血糖为 300mg/100mL 时，达最大分泌反应；当血糖水平降至正常时，胰岛素分泌也迅速减少，当降至 50mg/100mL 时，则无胰岛素分泌。在持续的高血糖刺激下，胰岛素的分泌表现为两个时相的特征变化（图 11-8）：①快速分泌阶段。在血糖急剧升高后的 5 分钟内，胰岛 B 细胞快速将储存的胰岛素释放入血，胰岛素的分泌量迅速增高，可达基础分泌水平的 10 倍。由于 B 细胞内储存的激素量有限，快速分泌持续 5~10 分钟后，又快速回降到约 1/2 峰值水平。②慢速分泌阶段。快速分泌结束后，胰岛素又逐渐增加，并在此后的 2~3 小时达到一个平稳的高水平，并持续较长时间。在此阶段，胰岛素的分泌量大，对降低餐后高血糖起了关键作用。

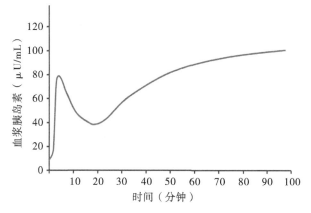

图 11-8　高血糖对胰岛素分泌的影响

许多氨基酸都能刺激胰岛素的分泌，其中以精氨酸和赖氨酸的作用最强。血清氨基酸和糖对胰岛素分泌的刺激有协同作用，两者同时升高时，可使胰岛素分泌量成倍增长。长时间的高血糖、高氨基酸和高脂血症可持续刺激胰岛素的分泌，致使胰岛 B 细胞衰竭而引起糖尿病。临床上常用口服氨基酸后血中胰岛素水平的改变作为判断胰岛 B 细胞功能的检测手段。

在人类，脂肪对胰岛素分泌的刺激作用较弱，可间接通过抑胃肽实现。饥饿时，酮体增加，可刺激胰岛素分泌；游离脂肪酸，特别是长链的饱和脂肪酸可增强 B 细胞对葡萄糖的反应性分泌，但脂肪酸也可刺激 B 细胞的凋亡。

（2）激素的调节：实验观察到，口服葡萄糖引起的胰岛素分泌反应大于静脉注射葡萄糖引起的反应，提示与胃肠激素的作用有关。在胃肠激素中，胃泌素、促胰液素、缩胆囊素和抑胃肽等均能促进胰岛素分泌。但目前认为，只有高血糖样肽-1 和抑胃肽才是葡萄糖依赖的胰岛素分泌刺激因子，而其他胃肠激素则可能是通过升高血糖而间接刺激胰岛素分泌的。实验证明，口服葡萄糖引起的高血糖与抑胃肽的分泌增加是平行的，这种平行关系的维持导致胰岛素迅速而明显地分泌，可超过由静脉注射葡萄糖所引起的胰岛素分泌量。由此认为，在肠内吸收葡萄糖期间，小肠黏膜分泌的抑胃肽是一种重要的肠促胰岛素分泌因子。进食糖后，由于肠黏膜分泌抑胃肽，因而可在血糖水平升高前就刺激胰岛 B 细胞释放胰岛素。可见，这是一种前馈调节。

除葡萄糖外，小肠吸收的氨基酸、脂肪酸和盐酸等也能刺激抑胃肽的释放，进而促进胰岛素分泌。这些胃肠激素与胰岛素分泌之间的关系被称为肠-胰岛素轴(entero - insular axis)，该轴的活动还受到支配胰岛的副交感神经的调节。

此外，生长激素、皮质醇和甲状腺激素可通过升高血糖而间接刺激胰岛素分泌。如长期大剂量应用这些激素，有可能使胰岛 B 细胞衰竭而导致糖尿病。胰岛 A 细胞分泌的胰高血糖素和 D 细胞分泌的生长抑素可分别刺激和抑制 B 细胞分泌胰岛素。胰高血糖素引起的血糖升高又可进一步引起胰岛素的释放。神经肽和递质中，促进胰岛素分泌的有促甲状腺激素释放激素、生长激素释放激素、促肾上腺皮质激素释放激素(CRH)、胰高血糖样肽(GLP)和血管活性肠肽(VIP)等；抑制胰岛素分泌的则有肾上腺素、胰腺细胞释放抑制因子、甘丙肽、瘦素、神经肽 Y 和 C 肽等。

(3)神经调节：胰岛受交感神经和副交感神经的双重支配。刺激右侧迷走神经，既可通过 M 受体直接促进胰岛素分泌，也可通过刺激胃肠激素释放而间接促进胰岛素的分泌。交感神经兴奋时，其末梢释放去甲肾上腺素，后者作用于 B 细胞的 α 受体，抑制胰岛素的分泌。虽然也可通过 β 受体使胰岛素分泌增加，但交感神经兴奋对胰岛素分泌的影响一般以 α 受体介导的抑制性效应为主。神经调节对正常情况下的胰岛素分泌作用不大；运动时，交感神经抑制胰岛素分泌可防止低血糖的发生。

11.5.2 胰高血糖素

胰高血糖素(glucagon)是由胰岛 A 细胞分泌的 29 肽，分子量为 3500。血清胰高血糖素浓度为 50～100ng/L，半衰期为 5～10 分钟，主要在肝内降解失活，部分在肾内降解。

11.5.2.1 胰高血糖素的生理作用

与胰岛素的作用相反，胰高血糖素是一种促进物质分解代谢的激素，可动员体内能源物质的分解供能。胰高血糖素的主要靶器官是肝脏。胰高血糖素与肝细胞膜上的胰高血糖素受体结合后，经 $Gs - cAMP - PKA$ 途径或 $Gq - PLC - IP_3/DG - PKC$ 通路激活肝细胞内的糖原磷酸化酶、脂肪酶和与糖异生有关的酶，引起后续系列反应。胰高血糖素的作用主要有以下几个方面：①促进肝糖原分解，减少肝糖原合成及增强糖异生作用，提高血糖水平。胰高血糖素促进肝糖原分解的作用十分明显，1mol/L 胰高血糖素可引起 $3 \times 10^6 mol/L$ 的葡萄糖释放，但对肌糖原分解的影响不明显。②减少肝内脂肪酸合成甘油三酯，促进脂肪酸分解，使酮体生成增加。③抑制肝内蛋白质合成，促进其分解，同时增加氨基酸进入肝细胞的量，加速氨基酸转化为葡萄糖，即增加糖异生。④通过旁分泌促进胰岛 B 细胞分泌胰岛素，并促进 D 细胞分泌生长抑素。

11.5.2.2 胰高血糖素分泌的调节

胰高血糖素的分泌活动也受到血糖、体液、神经等诸多因素的调节。

(1)血糖与氨基酸水平的调节：血糖水平是调节胰高血糖素分泌的重要因素。当血糖水平降低时，可促进胰高血糖素的分泌；反之，则分泌减少。饥饿可促进胰高血糖素的分泌，这对维持血糖水平、保证脑的代谢和能量供应具有重要意义。高蛋白餐或静脉注射氨基酸可刺激胰高血糖素分泌，其效应与注射葡萄糖相反。血中氨基酸的作用，一方面可通过促进胰岛素分泌降低血糖，另一方面又刺激胰高血糖素分泌而使血糖升高，因而可避免低血糖的发生。

（2）其他激素的调节：胰岛内各激素之间可通过旁分泌方式相互作用。胰岛素和生长抑素可以旁分泌的方式直接作用于相邻的 A 细胞，抑制胰高血糖素的分泌；胰岛素又可通过降低血糖间接地刺激胰高血糖素分泌。胰岛素和胰高血糖素是一对相拮抗的、调节血糖水平的激素。口服氨基酸比静脉注射氨基酸引起的胰高血糖素分泌效应更强，说明胃肠激素参与胰高血糖素的分泌调节。已知缩胆囊素和胃泌素可促进其分泌，而促胰液素的作用则相反。

（3）神经调节：交感神经兴奋可通过 β 受体促进胰高血糖素的分泌，而迷走神经兴奋则通过 M 受体抑制胰高血糖素的分泌。

11.6 肾上腺内分泌

人肾上腺位于肾脏的上方，是人体重要的内分泌腺，总重量为 8～10g，分皮质和髓质两部分，分别占总重量的90%与10%，皮质包裹髓质，合为一体。皮质和髓质在形态发生、细胞构筑以及激素的生物效应等方面都全然不同。由于髓质的血液供应来自皮质，因此二者在功能上有一定的联系。肾上腺皮质分泌类固醇激素，其作用广泛，是维持生命活动所必需的激素。肾上腺髓质分泌儿茶酚胺类激素，与交感神经构成功能系统，共同在机体应急反应中发挥作用。动物实验表明，切除双侧肾上腺的动物将很快死亡；如果仅切除肾上腺髓质，则动物可存活较长时间，说明肾上腺皮质是维持生命所必需的。

11.6.1 肾上腺皮质激素

肾上腺皮质激素简称为皮质激素，可分盐皮质激素（mineralocorticoid）、糖皮质激素（glucocorticoid）和性激素三类，这些激素都属于类固醇激素。肾上腺皮质由外向内依次分为球状带、束状带和网状带，由于各带区细胞所含酶系的不同，合成的肾上腺皮质激素亦不相同。肾上腺皮质外层球状带细胞分泌的醛固酮是盐皮质激素的典型代表，占皮质最厚的中层束状带以及内层的网状带细胞主要分泌糖皮质激素以及少量雄性激素。

在血液中，绝大多数皮质醇和雄激素都与血浆蛋白结合而运输，这种储运形式可缓冲激素水平的波动。血液中皮质激素的半衰期不同，如皮质醇为 60～90 分钟，醛固酮为 15～20 分钟。95%的皮质醇的代谢物在肝内降解，与葡萄糖醛酸或硫酸结合而灭活，其90%以上由肾排出体外，仅不足1%以皮质醇原形出现在尿中。

肾上腺皮质激素主要通过调节靶基因的转录而发挥生物效应。糖皮质激素和盐皮质激素都是脂溶性的类固醇激素，它们很容易通过细胞膜进入细胞内，与细胞质受体结合，并形成激素-受体复合物，后者进入细胞核内，与特异的 DNA 位点结合，调节靶基因的转录和翻译，产生相应的基因效应。肾上腺皮质激素也可与靶细胞膜中的受体结合，通过第二信使产生快速的非基因组效应。

11.6.1.1 糖皮质激素

人肾上腺皮质分泌的糖皮质激素中，90%为皮质醇（又称氢化可的松），10%为皮质酮，且95%的糖皮质激素效应来源于皮质醇。

1）生理作用

体内大多数组织存在糖皮质激素受体，因此糖皮质激素作用广泛而又复杂，在维持代谢平衡和对机体功能的全面调节方面都极其重要。糖皮质激素常被认为是"允许作用"激素，因为其并不总是直接引起某些反应，而是通过酶的激活、诱导或者对其他激素作用环节的增强或抑制起作用。

（1）调节物质代谢。

糖代谢：糖皮质激素是调节糖代谢的重要激素之一，因能显著升高血糖而得名。糖皮质激素可增强肝脏糖异生和糖原合成过程中所需酶的活性，利用肌肉等外周组织动员出的氨基酸加速糖异生，增加肝糖的生成和输出速度。糖皮质激素还能抑制胰岛素与其受体结合，降低组织细胞对胰岛素的敏感性，使外周组织特别是肌肉和脂肪组织对糖的利用减少。因此，糖皮质激素缺乏将导致低血糖，而糖皮质激素过多则可升高血糖。临床上，肾上腺皮质功能亢进或大量应用糖皮质激素类药物的患者可出现血糖水平升高，尿糖呈阳性，称为肾上腺糖尿病（adrenal diabetes）。

脂肪代谢：糖皮质激素对脂肪组织的主要作用是提高四肢部分的脂肪酶活性，促进脂肪分解，使血浆中脂肪酸浓度增加，并向肝脏转移，增强脂肪酸在肝内的氧化，以利于肝糖原异生。糖皮质激素也能加强细胞内脂肪酸氧化供能。这些效应有利于机体在饥饿或其他应激情况下，细胞的供能从糖代谢向脂代谢转化。糖皮质激素引起的高血糖可继发引起胰岛素分泌增加，反而加强脂肪合成，增加脂肪沉积。由于机体不同部位对糖皮质激素的敏感性不同，因此在肾上腺皮质功能亢进或大剂量应用糖皮质激素类药物时，可出现库欣综合征（Cushing syndrome）的表现，即机体内脂肪重新分布，主要沉积于面、颈、躯干和腹部，而四肢分布减少，形成特殊的水牛背、满月脸、四肢消瘦的向心性肥胖体征。

蛋白质代谢：糖皮质激素对肝内和肝外组织的蛋白质代谢有所不同。一般而言，糖皮质激素能抑制肝外组织的DNA合成，使肝外多数组织RNA与蛋白质合成均受到抑制，同时蛋白质分解加速，如肌肉、骨骼、结缔组织以及淋巴组织等。动员氨基酸转运至肝，为糖异生提供原料；而在肝内，糖皮质激素却可提高肝内蛋白质合成酶的活性，使肝内蛋白质合成增加，血浆蛋白也相应增加。因此，当糖皮质激素分泌过多时，可出现肌肉消瘦、骨质疏松、皮肤变薄等体征。

（2）对组织器官活动产生相应的影响。

对血细胞的影响：糖皮质激素可增强骨髓的造血功能，使血液中红细胞、血小板数量增加。糖皮质激素还可使附着在血管壁及骨髓中的中性粒细胞进入血液循环，增加外周血液中中性粒细胞的数量。糖皮质激素又能抑制淋巴细胞有丝分裂，促进淋巴细胞凋亡，使淋巴结和胸腺萎缩，并增加淋巴细胞与嗜酸性粒细胞在脾和肺的破坏，使淋巴细胞和嗜酸性粒细胞数量减少。因此，糖皮质激素可以用于治疗淋巴细胞性白血病。但是，长期应用糖皮质激素可导致机体免疫功能下降，在器官移植中却可以利用糖皮质激素这种特性预防免疫排斥反应。

对循环系统的作用：糖皮质激素对心血管系统的作用包括以下几个方面。①提高心肌、血管平滑肌对儿茶酚胺类激素的敏感性（允许作用），上调心肌、血管平滑肌细胞肾上腺素能受体的表达，并使这些受体与儿茶酚胺的亲和力增加，加强心肌收缩力，增加血管紧张度，以维持正常血压。②抑制前列腺素的合成，降低毛细血管的通透性，减少血浆滤过，有利于维持循环血量。因此，糖皮质激素分泌不足的患者在发生应激反应时，易出现低血压性休克。

对胃肠道的影响：糖皮质激素可促进胃腺分泌盐酸和胃蛋白酶原，也可增高胃腺细胞对迷走神经与促胃液素的反应性，故长期大量应用糖皮质激素易诱发或加重消化性溃疡。

影响水盐代谢：因结构的相似性，糖皮质激素也有一定的醛固酮作用，但其对肾的保钠排钾作用远弱于醛固酮。此外，皮质醇还可减小肾小球入球小动脉对血流的阻力，增加肾血浆流量，使肾小球滤过率增加；抑制抗利尿激素分泌，总效应是有利于水的排出。因此，肾上腺皮质功能严重缺陷时，患者排水能力明显下降，可出现"水中毒"，应用糖皮质激素治疗后即可缓解症状。另外，大量服用糖皮质激素可减少小肠黏膜吸收钙，还能抑制肾近端小管对钙、磷的重吸收，增加其排泄量。

（3）参与应激反应。应激（stress）一般指机体遭受来自内、外环境和社会、心理等因素一定程度的伤害性刺激时（如创伤、手术、感染、中毒、疼痛、缺氧、寒冷、强烈精神刺激、精神紧张等），除引起机体与刺激直接相关的特异性变化外，腺垂体立即释放大量促肾上腺皮质激素（ACTH），并使糖皮质激素快速大量分泌，引起机体发生非特异性的适应反应。这种非特异性反应称为应激反应（stress response）。引起应激反应的刺激因子统称为应激原（stressor）。应激反应是机体遭受伤害刺激时所发生的适应性和抵抗性变化的总称，也称全身适应综合征。

应激发生时，血液中的促肾上腺皮质激素与糖皮质激素迅速增加，可达基础分泌量的 10 倍。此外，血液中生长激素、催乳素、血管升压素、β-内啡肽、胰高血糖素和醛固酮等激素水平也同时升高。在应激刺激作用下，首先引起肾上腺素、去甲肾上腺素和皮质醇的分泌，皮质醇在儿茶酚胺激素的警觉反应中发挥允许作用，随后皮质醇分泌变慢，但作用更持久，机体的反应更耐久，同时抵消某些激素作用，动员储备的能量，以维持反应过程中的能量需求。可见，肾上腺皮质激素与肾上腺髓质激素共同参与机体的应激反应过程，皮质激素在于增强机体对伤害性刺激的基础耐受性和抵抗力，而髓质激素则提高机体的警觉性和应变力，并与应激过程中特殊的情绪反应和行为活动有关。

一定程度的应激反应有利于机体对抗应激原，在整体功能全面动员的基础上，提高机体对有害刺激的耐受能力，减轻各种不良反应；但强烈或持久的应激刺激将引起机体过强的应激反应，可对机体造成伤害，甚至导致应激性疾病，如严重创伤、大面积烧伤、大手术等，可引起应激性溃疡。

除上述作用外，糖皮质激素尚能促进胎儿肺泡发育和肺表面活性物质的生成，参与胎儿中枢神经系统、视网膜、皮肤、胃肠道的发育。超过生理量的糖皮质激素能抑制炎症反应和免疫反应，还能增加中枢神经系统的兴奋性、退热、促进胃酸和胃蛋白酶的分泌等。因此，糖皮质激素可用于新生儿呼吸窘迫综合征、哮喘、自身免疫病、过敏、顽固性发热、抗休克等的临床治疗。此外，在强应激刺激后，释放的大量糖皮质激素可使机体抵抗力下降；大剂量使用糖皮质激素或长时间的应激性刺激可诱发癫痫发作、胃黏膜糜烂或溃疡。可见，糖皮质激素的作用十分广泛而又复杂。

2）分泌的调节

糖皮质激素的分泌可表现为基础分泌和应激分泌两种情况。基础分泌是指在正常生理状态下的分泌，应激分泌是在机体发生应激反应时的分泌，两者均受下丘脑-腺垂体-肾上腺皮质轴的调节。

（1）促肾上腺皮质激素的作用：下丘脑室旁核分泌促肾上腺皮质激素释放激素（CRH）与血管升压素，通过垂体门脉系统到达腺垂体，可促进腺垂体分泌促肾上腺皮质激素，继而促进糖皮质激素的分泌。缺乏促肾上腺皮质激素释放激素，促肾上腺皮质激素释放量将大大减少。促肾上腺皮质激素为腺垂体促肾上腺皮质激素细胞合成的39肽，分子量为4500。促肾上腺皮质激素与肾上腺皮质细胞膜上高亲和力受体结合后，主要促进肾上腺皮质细胞内核酸（DNA、RNA）和蛋白质的合成，且能促使肾上腺皮质增生、肥大。促肾上腺皮质激素能增大线粒体膜对孕烯醇酮的通透性，使其易于透出，并激活细胞内的磷酸蛋白激酶和一系列相关酶系活性，加速胆固醇转化为孕烯醇酮所需侧链裂解酶的活性，进一步促进皮质醇等的合成。促肾上腺皮质激素作用于肾上腺皮质1~2分钟后，便可刺激皮质醇合成，加速分泌速率。促肾上腺皮质激素分泌增加时，15分钟内皮质醇可达到分泌高峰。

促肾上腺皮质激素对肾上腺皮质正常的结构和功能具有支持作用，促肾上腺皮质激素分泌减少时，肾上腺皮质会萎缩。促肾上腺皮质激素对肾上腺皮质束状带与网状带细胞糖皮质激素分泌调节作用最强，是球状带细胞的20倍。促肾上腺皮质激素分泌具有日周期节律，血浆浓度波动于10~52ng/L，在紧张状态下分泌增加。促肾上腺皮质激素的半衰期为10~25分钟，主要在血液中被氧化或通过酶解灭活。

在下丘脑促肾上腺皮质激素释放激素节律性分泌控制下，腺垂体促肾上腺皮质激素和肾上腺糖皮质激素分泌表现为日周期节律波动。生理状态下，糖皮质激素的分泌又在日节律基础上呈脉冲式，一般在清晨觉醒前达到分泌高峰，随后减少，白天维持较低水平，夜间入睡到午夜降至最低，凌晨又逐渐升高。

在正常情况下，血浆中促肾上腺皮质激素和糖皮质激素的水平相平行。当切除动物腺垂体后，其血液中糖皮质激素的含量在几分钟内便降到很低水平，24小时内即可出现肾上腺皮质明显萎缩。如果给摘除腺垂体的动物注射促肾上腺皮质激素，糖皮质激素的分泌量在数分钟内即可增加数倍，连续注射则可引起肾上腺皮质增生与肥厚。

（2）反馈调节：血浆中糖皮质激素水平升高可通过负反馈机制调节下丘脑促肾上腺皮质激素释放激素和腺垂体促肾上腺皮质激素的分泌，这是血中糖皮质激素水平保持相对稳定的重要环节。当血中糖皮质激素浓度增加时，可反馈抑制腺垂体促肾上腺皮质激素细胞和下丘脑促肾上腺皮质激素释放激素神经元的活动，使促肾上腺皮质激素、促肾上腺皮质激素释放激素的合成和释放减少，且促肾上腺皮质激素细胞对促肾上腺皮质激素释放激素的敏感性下降，使血中糖皮质激素降低，这种长反馈调节有利于维持血液中糖皮质激素的稳态。腺垂体促肾上腺皮质激素分泌过多时，也可反馈性地抑制下丘脑促肾上腺皮质激素释放激素神经元的活动（短反馈），而下丘脑促肾上腺皮质激素释放激素神经元还可通过分泌促肾上腺皮质激素释放激素反馈影响自身的活动（超短反馈）。

　　临床上，长时间应用人工合成的皮质激素制剂会导致腺垂体促肾上腺皮质激素分泌的抑制，以及因促肾上腺皮质激素不足而致的肾上腺皮质束状带和网状带的萎缩，久而久之，受抑制的下丘脑-腺垂体-肾上腺轴将失去对刺激的反应性。所以，临床上给患者长期应用外源性的皮质激素制剂过程中，如果突然停药，可因体内糖皮质激素突然减少而引起急性肾上腺皮质功能减退的危急症状，甚至危及患者的生命，因此应逐渐减量、停药，或在治疗过程中间断补充促肾上腺皮质激素，防止肾上腺皮质萎缩。

　　（3）应激反应性调节：当机体受到应激原刺激时，下丘脑促肾上腺皮质激素释放激素神经元分泌增强，刺激腺垂体促肾上腺皮质激素分泌，最后引起肾上腺皮质激素的大量分泌，以提高机体对伤害性刺激的耐受能力。在应激情况下，由中枢神经系统通过增强促肾上腺皮质激素释放激素-促肾上腺皮质激素-糖皮质激素系统的活动，可使促肾上腺皮质激素和糖皮质激素的分泌量明显增多，完全不受上述轴系负反馈的影响。应激时，促肾上腺皮质激素分泌的增加几乎全部受控于下丘脑室旁核所释放的促肾上腺皮质激素释放激素，如果毁损正中隆起，可阻断各种应激原刺激引起的促肾上腺皮质激素分泌增加。有证据表明，脑内许多部位有投射纤维会聚到室旁核。例如，来自杏仁核有关情绪应激的神经冲动可引起促肾上腺皮质激素分泌增加；由外周伤害性感觉通路和网状结构上行的冲动也能触发促肾上腺皮质激素的分泌。此外，血管升压素、缩宫素、5-羟色胺、血管紧张素Ⅱ和儿茶酚胺等多种激素与神经肽也参与应激时促肾上腺皮质激素分泌的调节。

11.6.1.2　盐皮质激素

　　盐皮质激素主要包括醛固酮、11-去氧皮质酮和11-去氧皮质醇等，其中以醛固酮的生物活性最强。其主要作用是调节机体的水、盐代谢。醛固酮的靶器官包括肾脏、唾液腺、汗腺和胃肠道外分泌腺体等，其中尤以肾脏最为重要。

1）生理作用

　　醛固酮可促进肾远端小管和集合管对 Na^+ 和水的重吸收以及对 K^+ 的排泄，即有保 Na^+、保水和排 K^+ 作用，这对维持细胞外液量和循环血量的稳态具有重要意义。醛固酮还可以促进汗腺和唾液腺导管对汗液和唾液中 $NaCl$ 的重吸收，并排出 K^+ 和 HCO_3^-；促进大肠对 Na^+ 的吸收，减少粪便中 Na^+ 的排出量。当醛固酮分泌异常过多时，可导致钠水潴留，引起高血钠、低血钾和碱中毒，以及顽固的高血压；相反，若醛固酮缺乏，则 Na^+、水排出过多，可出现低血钠、高血钾、酸中毒和低血压。此外，醛固酮也能增强血管平滑肌对儿茶酚胺的敏感性，其作用甚至强于糖皮质激素。

2）分泌调节

（1）肾素-血管紧张素系统的调节作用：醛固酮的合成和分泌主要受血管紧张素（特别是血管紧张素Ⅱ）的调节。血管紧张素可通过 Gq 蛋白耦联受体途径促使球状带细胞生长，提高醛固酮合酶的活性，促进醛固酮的合成和分泌。

（2）血钾和血钠的调节：血液中 K^+ 是调节醛固酮分泌的重要刺激物。血液中 K^+ 水平较正常时升高仅 0.1mol/L，就可直接刺激球状带细胞分泌醛固酮；血液中 Na^+ 降低10% 以上时，也能刺激醛固酮分泌，通过保钠排钾作用，调节细胞外液和血钾、血钠水平的稳态。

（3）应激性调节：在生理情况下，促肾上腺皮质激素对醛固酮的分泌无明显影响，但如果促肾上腺皮质激素缺乏，将显著减少醛固酮的分泌，而在发生应激反应时，促肾上腺皮质激素可促进醛固酮分泌。

11.6.1.3 肾上腺雄激素

肾上腺雄激素（adrenal androgen）主要有脱氢表雄酮、雄烯二酮和硫酸脱氢表雄酮。与性腺不同，肾上腺皮质可终生合成雄激素，而不仅仅在性腺发育以后。肾上腺雄激素生物学活性很弱，主要在外周组织转化为活性更强的形式而产生效应。

肾上腺雄激素对两性不同。对于性腺功能正常的男性，其作用甚微，即使分泌过多，也不表现出临床体征；但对男童，却能引起性早熟性阴茎增大和第二性征过早出现。对于女性，肾上腺雄激素是体内雄激素来源的基础，在女性的一生中都发挥作用，其中40% ~65% 在外周组织进一步活化的激素可促进女性腋毛和阴毛的生长，维持性欲和性行为。肾上腺雄激素分泌过量（如 Cushing 综合征）的女性患者可表现为痤疮、多毛和一些男性化变化。成人肾上腺雄激素的分泌主要受腺垂体促肾上腺皮质激素的调节。此外，垂体提取物中也已发现了除促肾上腺皮质激素外的调节肾上腺雄激素分泌的因子。

11.6.2 肾上腺髓质激素

肾上腺髓质与交感神经节的胚胎发生同源，因此肾上腺髓质实际是交感神经系统的延伸部分，在功能上相当于无轴突的交感神经节后神经元。肾上腺髓质嗜铬细胞主要分泌肾上腺素（epinephrine）和去甲肾上腺素（norepinephrine，NE）。肾上腺素和去甲肾上腺素的比例约为 4∶1。血中的去甲肾上腺素除由髓质分泌外，主要来自肾上腺素能纤维末梢；肾上腺素则主要来自肾上腺髓质。

11.6.2.1 肾上腺髓质激素的生理作用

有关肾上腺素和去甲肾上腺素对各组织器官的作用已在相关章节述及，现列表总结如下（表 11-3）。本节主要讨论它们对物质代谢的影响和在应急反应中的作用。

（1）调节物质代谢：各型肾上腺素能受体对新陈代谢的调节各具特征。α_1 受体可增强肝糖异生，α_2 受体能抑制胰岛素分泌，β_2 受体可促进糖原分解，并减少葡萄糖利用等，都能导致血糖升高。β_1 受体具有促进脂肪分解，酮体生成的作用；β_3 受体则通过动员脂肪增加机体的耗氧量和产热量，提高基础代谢率。总之，肾上腺髓质激素基本属于促分解代谢的激素。

（2）参与应急整合：肾上腺髓质的内分泌活动与交感神经系统关系密切，不同的是，肾上腺髓质主要在机体处于某些特殊紧急状态下或内环境稳态显著失衡时发挥作用，而交感神经系统随时对机体器官、系统的功能活动进行微细的调节。在整体功能调节方面，交感神经与肾上腺髓质共同构成交感-肾上腺髓质系统，协同下丘脑-垂体-肾上腺轴系统，与迷走-胰岛系统作用相抗衡。

表 11-3　肾上腺素与去甲肾上腺素生理作用的比较

组织器官	肾上腺素	去甲肾上腺素
心脏	心率加快，收缩力增强，心输出量增加	离体心率增加，在体心率减慢（压力感受性反射作用）
血管	皮肤、胃肠、肾等血管收缩；冠状血管、骨骼肌血管舒张；外周阻力稍减	全身血管广泛收缩，总外周阻力显著增加
动脉压	上升（主要因心输出量增加）	显著上升（主要因外周阻力增加）
支气管平滑肌	舒张	舒张（作用较弱）
胃肠活动	抑制	抑制（作用较弱）
代谢	血糖升高，血游离脂肪酸增多，产热作用增强	同肾上腺素，但作用较弱
瞳孔	散大	散大

11.6.2.2　肾上腺髓质激素分泌的调节

肾上腺髓质受交感神经节前纤维的支配，因此只要交感神经系统兴奋，即可引起肾上腺髓质分泌。交感神经冲动可提高嗜铬细胞中合成酶系的活性，促进儿茶酚胺类激素的合成。皮质醇可通过提高髓质嗜铬细胞中有关酶的活性促进肾上腺素的合成。髓质细胞内还存在自身调节机制，如当去甲肾上腺素或多巴胺含量达到一定水平时，可反过来抑制酪氨酸羟化酶，以内在分泌的方式反馈抑制肾上腺髓质激素的进一步合成。促肾上腺皮质激素可通过糖皮质激素的间接作用或其直接作用提高嗜铬细胞中多巴胺β-羟化酶与苯基乙醇胺-N-甲基转移酶的活性，促进肾上腺髓质儿茶酚胺的合成。另外，肾上腺髓质的嗜铬细胞和周围交感神经元还可合成和分泌甲硫脑啡肽和亮脑啡肽等，参与肾上腺素和去甲肾上腺素分泌的调节。

11.6.3　肾上腺髓质素

肾上腺髓质素（adrenomedullin，ADM）最初由肾上腺髓质嗜铬细胞瘤中分离所得，人类的肾上腺髓质素为 52 肽。目前已知，不仅肾上腺髓质嗜铬细胞可分泌肾上腺髓质素，内皮细胞和血管平滑肌也可分泌。血中肾上腺髓质素主要来源于血管内皮细胞。此外，脑、心血管、肺、肾脏等器官都能测得肾上腺髓质素活性，可见它对机体功能具有十分广泛的作用。肾上腺髓质素能通过肾上腺髓质素受体和降钙素基因相关肽受体升高靶细胞内的 cAMP 而发挥作用。实验发现，外源性肾上腺髓质素具有强烈的舒血管效应，可显著降低血压。肾上腺髓质素对心脏则产生正性变力效应，且可调节心肌细胞的生长，抑制心肌肥厚。肾上腺髓质素可减少肾小管对 Na^+ 的重吸收，具有利尿、利钠的作用。肾上腺髓质素虽可通过内分泌途径发挥作用，但主要是通过旁分泌方式直接调节血管平滑肌的张力。由于肾上腺髓质素具有舒张血管、降低外周阻力、抑制血管紧张素 II 和醛固酮的释放，以及降低动脉血压等作用，因此在高血压的发病机制和相关防治方面具有重要意义。

11.7 组织激素

除前述的经典内分泌器官外，体内还存在一些散在分布于各种组织中的内分泌细胞，它们也能分泌一些激素，如前列腺素、瘦素等。通常将这些分布广泛而又不专属于某个特定功能系统、器官的组织所分泌的激素称为组织激素。

11.7.1 前列腺素

前列腺素（prostaglandin，PG）因最先在精液中发现，误以为由前列腺分泌而得名。实际上，几乎机体所有组织都可合成前列腺素。就整体而言，前列腺素是一类分布广泛、作用复杂、代谢快（半衰期仅 1~2 分钟）的典型的组织激素。前列腺素对炎症、心血管和肿瘤等疾病的发病机制具有一定的意义。

11.7.1.1 前列腺素的生成

前列腺素是一族二十碳烷酸衍生物。依据五碳环构造，可将前列腺素分为 A~I 九种主型以及多种亚型。前列腺素的合成过程中，首先是细胞膜中的磷脂在磷脂酶 A_2 的作用下生成前列腺素的前体物质花生四烯酸，后者在环加氧酶的催化下，形成不稳定的环过氧化合物前列腺素 G_2，随即又转变为前列腺素 H_2，前列腺素 H_2 可在血栓烷合成酶的作用下生成血栓烷 A_2（TXA_2），也可在前列环素合成酶的作用下转变为前列环素。花生四烯酸的后续活性产物不仅是前列腺素和 TXA_2，还有白三烯等。在细胞内，花生四烯酸也可经其他途径生成。

环加氧酶是催化花生四烯酸转变为廿烷酸衍生物的关键酶，因而成为临床多种药物的治疗靶点。比如，阿司匹林可抑制环加氧酶活性，故能抑制前列腺素等的合成，也有将阿司匹林用作抑制血小板聚集的常服保健药；对乙酰氨基酚和布洛芬也可通过抑制环加氧酶活性来抑制前列腺素的合成，是临床常用的解热、镇痛和抗炎药。

11.7.1.2 前列腺素的作用

前列腺素分布广泛，作用复杂。例如，血管内皮产生的前列环素（prostacyclin，PGI_2）能抑制血小板聚集，同时有舒血管作用；而由血小板产生的血栓烷 A_2 却能使血小板聚集，并有缩血管作用。前列腺素 E_2 可使支气管平滑肌舒张，降低肺通气阻力；而前列腺素 $F_{2\alpha}$ 却使支气管平滑肌收缩。前列腺素 E_2 有明显的抑制胃酸分泌的作用，可能是胃液分泌的负反馈抑制物。前列腺素 E_2 可增加肾血流量，促进排钠利尿。此外，前列腺素对体温调节、神经系统以及内分泌与生殖系统活动均有影响。

11.7.2 瘦素

瘦素（leptin）是由肥胖基因表达的蛋白质激素。人类循环血中的瘦素为 116 肽，分子量为 16000。瘦素主要由白色脂肪组织合成和分泌，褐色脂肪组织、胎盘、肌肉和胃黏膜也有少量合成。瘦素的分泌具有昼夜节律，夜间分泌水平高。体内脂肪储量是影响瘦素分泌的主要因素。在机体能量的摄入与消耗取得平衡的情况下，瘦素的分泌量可反映体内储存脂肪量的多少。血清瘦素水平于摄食时升高，而在禁食时降低。

11.7.2.1 瘦素的生物效应

瘦素的作用主要在于调节体内的脂肪储存量，并维持机体的能量平衡。瘦素直接作用于脂肪细胞，抑制脂肪的合成，降低体内脂肪的储存量，并动员脂肪，使脂肪储存的能量转化、释放，避免发生肥胖。瘦素主要作用于下丘脑弓状核，通过抑制神经肽 Y（neuropeptide Y，NPY）神经元的活动减少摄食量，与参与摄食平衡调节的兴奋性因素相抗衡。小鼠实验显示，若给正常小鼠注射瘦素，1 个月后小鼠的体重可下降 12%；每天给缺少瘦素而有遗传性肥胖的小鼠经腹腔注射瘦素，4 天后小鼠的进食量较对照组减少 60%，1 个月后小鼠的体重下降 40%。此外，瘦素还具有其他较广泛的生物效应，不但可影响下丘脑-垂体-性腺轴的活动，而且对促性腺激素释放激素、黄体生成素和卵泡刺激素的释放有双相调节作用，也影响下丘脑-垂体-甲状腺轴和下丘脑-垂体-肾上腺轴的活动。

11.7.2.2 瘦素作用的机制

瘦素由其受体（ob－R）介导而发挥效应。瘦素与受体结合后，可通过 JAK－STAT 信号转导途径影响神经肽 Y、刺鼠肽基因相关蛋白（AGRP）和前阿黑皮素（POMC）基因表达，影响有关神经递质的合成与分泌，调节细胞的代谢活动和能量消耗。一般认为，高浓度的瘦素主要通过激活前阿黑皮素受体途径抑制摄食，而低浓度时主要通过激活神经肽 Y 和刺鼠相关肽受体途径促进摄食。此外，瘦素与受体结合后，还可使靶细胞膜上的 ATP 依赖性钾通道开放，导致膜超极化，降低神经元发放冲动的频率。

11.7.2.3 瘦素分泌的调节

瘦素的表达和分泌受多种因素影响，除体脂量的刺激作用外，胰岛素和肾上腺素也可刺激脂肪细胞分泌瘦素。但研究发现，多数肥胖者常伴有血清瘦素水平升高，提示可能有"瘦素抵抗"现象。该现象的产生可能与瘦素的转运、信号转导以及神经元功能等多个环节发生障碍有关。

（张敏娜）

课件

拓展阅读

自测习题

第12章 生 殖

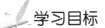 学习目标

识记：

(1)睾酮、雌激素和孕激素的主要生理作用。

(2)月经周期的概念，月经周期中卵巢和子宫内膜的变化。

(3)妊娠、受精、着床的概念。

理解：

(1)睾丸和卵巢的功能调节机制。

(2)月经周期和卵巢周期的变化及两者之间的关系。

运用：

能运用所学知识，阐明避孕的措施和原理。

生物个体的生、长、壮、老、死是生命现象发展的自然规律。因此，产生新个体的生殖活动对于种族的繁衍、遗传信息的传递、物种的进化都起着重要意义。生物体在生长发育成熟后，具有产生与自己相似子代个体的能力，这种功能称为生殖(reproduction)。对于高等动物而言，生殖活动是需要通过两性生殖器官的活动来共同实现的。本章主要阐述男性和女性的生殖功能及其调节，同时简单介绍与生殖相关的性生理学知识。

12.1 男性生殖功能与调节

生殖系统由内生殖器和外生殖器两部分组成。男性的外生殖器包括阴茎、阴囊；内生殖器包括生殖腺(睾丸)、输精管道(附睾、输精管、射精管、男性尿道)和附属腺(精囊、前列腺、尿道球腺)。生殖腺的主要功能是产生精子及分泌男性激素，输精管道和附属腺体可使精子成熟、贮存、运输和排放。睾丸的功能受下丘脑-腺垂体-睾丸轴的调节。

12.1.1 睾丸的功能

因为睾丸能产生精子及分泌男性激素，所以它是男性的主性器官。睾丸实质主要由100~200个睾丸小叶组成，每个小叶内含有2~4条盘曲的生精小管(曲细精管，seminiferous tubules)，这是生成精子的部位(图12-1)。生精小管之间的结缔组织内有间质细胞(interstitial cell)，可分泌雄激素(androgen)。

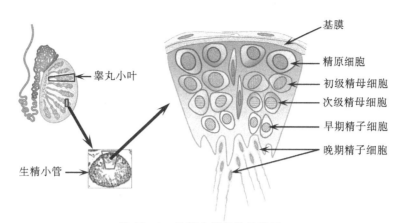

图 12 - 1 生精小管结构示意图

12.1.1.1 睾丸的生精过程

精子(spermatozoon)是在睾丸小叶的生精小管生成的。生精小管上皮由生精细胞和支持细胞构成。在青春期,从紧贴在生精小管基膜上的原始生精细胞(精原细胞)依次经历初级精母细胞、次级精母细胞、精子细胞各个不同发育阶段,最终发育为成熟精子,这一过程称为睾丸的生精作用。精原细胞发育成为精子需两个半月左右,一个精原细胞经有丝分裂和减数分裂最终可以产生 64 个精子,睾丸生精小管上皮中每天约有200 万个精原细胞进入生精过程,1g 成人睾丸组织每天可生成上千万个精子,成人每天的精子产量可达到 1 亿多个。

精子的生成是一个连续的过程。首先,位于生精小管基底部的精原细胞进入增殖期,通过多次有丝分裂,变成初级精母细胞;然后,初级精母细胞经第一次成熟分裂(减数分裂)形成次级精母细胞,染色体数目减少一半,为 22 条常染色体和 1 条 X 或 Y性染色体;随即进行第二次成熟分裂,形成精子细胞,此时染色体数目不再减半;最后,靠近管腔的精子细胞经过复杂的形态变化,形成精子,精子发育成熟后,脱离支持细胞,进入管腔中。精子的形成过程见图 12 - 2。

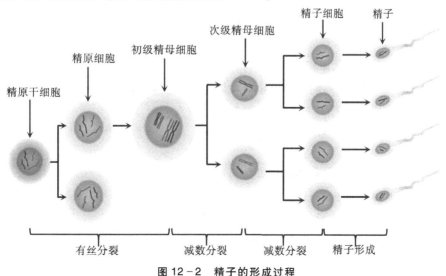

图 12 - 2 精子的形成过程

12.1.1.2 精子的运输及影响精子生成的因素

精子形成时，丢失了大部分细胞质。在显微镜下，精子形如蝌蚪，全长 60μm，分头、尾两部分，头部主要由核、顶体及后顶体鞘组成，尾部又称鞭毛。新生成的精子自身没有运动能力，需被输送至附睾进一步成熟，停留 18~24 小时后，才获得运动和受精能力。附睾同时也分泌一些抑制精子运动的因子，使其功能活动暂时处于静止状态。正常男子每次可射出精液 3~6mL，每毫升精液含 $(0.2~4) \times 10^8$ 个精子，如精子数量少于每毫升 0.2×10^8 个，则不易使卵子受精。从青春期到老年期，睾丸都有生精能力，但到 45 岁以后，随着生精小管的萎缩，生精能力将逐渐减弱。

精子的生成需要适宜的温度，阴囊内温度较腹腔内低 2℃ 左右，适合精子的生成。在胚胎发育期间由于某种原因，睾丸未能下降到阴囊内，则称为隐睾症，是男性不育的原因之一。此外，局部炎症、酒精中毒、高热、长期高温环境、一些维生素及微量元素缺乏也可能引起生精功能障碍，导致不育。吸烟、酗酒也可导致精子活力降低、畸形率增加，甚至少精或无精。射精时，贮存在附睾的精子连同附睾、精囊、前列腺和尿道球腺的分泌物一起混合成精液排出。临床上常通过精液分析作为判断男性生育力的一个重要手段。

精子在女性体内或体温环境下，其功能活性可保持 24~48 小时，如在这一时间段内与卵子相遇，可发生受精。精子与冷冻保护剂混合后，经严格的冷冻程序，在 -198℃ 的液氮中可保存很多年，复苏后仍具有受精能力。冷冻精子库可保存献精者的精子用于不育症治疗，或为特殊人群将来的生育提供保障。

12.1.1.3 睾丸的内分泌功能

睾丸的间质细胞可分泌雄激素，包括脱氢表雄酮、雄烯二酮和睾酮。其中，睾酮的分泌量最多，生物活性也最强，其余几种雄激素的生物活性不及睾酮的 1/5。睾酮在进入靶组织后，可转变为活性更强的双氢睾酮（dihydrotestosterone，DHT）。男性血浆中的睾酮有 95% 来自睾丸，青春期后睾丸间质细胞分泌睾酮，20~50 岁男性睾酮分泌量最高，50 岁后有所减少，对机体的多种生理功能会产生一定的影响。此外，成年男子血液中睾酮水平还表现有年节律、日节律及脉冲式分泌的现象，且个体差异较大。

1）雄激素的合成、代谢和利用

雄激素合成以胆固醇为原料，睾酮是间质细胞线粒体内的胆固醇经羟化、侧链裂解，先形成孕烯醇酮，再经 17-羟化脱去侧链而形成的（图 12-3）。

分泌入血后，仅有约 2% 的睾酮以游离的形式存在于血浆中，以游离形式存在的睾酮具有生物活性。其余绝大部分的睾酮与血浆蛋白结合，其中约 65% 的睾酮与血浆中的性激素结合

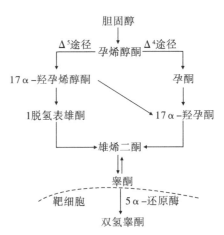

图 12-3　雄激素合成途径示意图

球蛋白（sex hormone - binding globulin，SHBG）结合，SHBG 是存在于血浆中与睾酮亲和力很高的一种蛋白质；余下的 33% 左右则与血浆白蛋白或其他血浆蛋白质结合。结合与游离形式的睾酮处于动态平衡状态，结合形式的睾酮可作为血浆中的储存库。睾酮主要在靶器官组织中降解，在肝内经还原、氧化及侧链裂解转变为 17-酮类固酮，包括雄酮、异雄酮及胆烷醇酮等代谢产物随尿液排出，少数经粪便排出。

2）睾酮的生理作用

睾酮的作用比较广泛，主要有以下几个方面。

（1）影响胚胎性别分化：胎儿时期，睾酮由睾丸的胚胎型间质细胞分泌，能诱导男性内、外生殖器发育，促使男性第一性征形成。如果胚胎型间质细胞发育不良或对胎盘绒毛膜促性腺激素反应低下，致睾酮分泌不足，胎儿内、外生殖器将不能正常分化，这是导致男性假两性畸形的原因之一。如果女胎在母体内受到过多雄激素作用，也可能导致女性的假两性畸形。

（2）刺激附性器官的生长，促进男性第二性征发育：睾酮能刺激附性器官的生长发育，也能促进男性副性征的出现，并维持其在正常状态。男性青春期后，随着睾酮的分泌，阴茎、阴囊长大，其他附属性器官也开始发育。男性特有的体征出现，如阴毛、胡须出现，喉头隆起，声音低沉，骨骼、肌肉发达。睾酮还可刺激和维持正常的性欲。在人类，若在青春期前切除睾丸，成年时生殖器呈幼稚状态，体貌、体态近似女性，且性欲极低；如成年后切除睾丸，其附属性器官和第二性征也会逐渐退化，性欲显著降低。

（3）维持睾丸生精作用：睾酮自间质细胞分泌后，可进入支持细胞并转变为双氢睾酮，随后进入生精小管，促进生精细胞的分化和精子的生成过程。

（4）对代谢的影响：睾酮能促进蛋白质的合成，特别是促进肌肉和生殖器官的蛋白质合成，同时还具有促进骨骼生长与钙、磷沉积以及红细胞生成等作用，因而能加速机体生长。睾酮对脂代谢有不利影响，表现为血中低密度脂蛋白增加，而高密度脂蛋白减少，因而男性患心血管疾病的风险高于绝经前的女性。

3）抑制素

抑制素（inhibin）是由睾丸支持细胞分泌的一种分子量约为 32000 的糖蛋白激素，由 α 和 β 两个亚单位组成。抑制素可选择性作用于腺垂体，对卵泡刺激素（FSH）的合成和分泌具有很强的抑制作用，而生理剂量的抑制素对黄体生成素的分泌却无明显影响。此外，在性腺中还存在与抑制素结构近似但作用相反的物质，它是由抑制素的两种 β 亚单位组成的同二聚体或异二聚体，称为激活素（activin）。激活素可促进腺垂体卵泡刺激素的分泌。

12.1.2 睾丸功能的调节

睾丸的生精作用和内分泌功能均受到下丘脑-腺垂体的调节，下丘脑、腺垂体、睾丸在功能上联系密切，构成下丘脑-腺垂体-睾丸轴。睾丸分泌的激素又对下丘脑-腺垂体进行反馈调节，从而维持生精过程和各种激素水平的稳态。此外，在睾丸内，生精细胞、支持细胞和间质细胞之间还存在复杂的局部调节机制。

12. 1. 2. 1 下丘脑-垂体对睾丸活动的调节

下丘脑弓状核等部位肽能神经元分泌的促性腺激素释放激素经垂体门脉系统直接作用于腺垂体，促进腺垂体促性腺细胞合成与分泌卵泡刺激素与黄体生成素，进而对睾丸的生精作用以及支持细胞和间质细胞的内分泌活动进行调节。

（1）对生精作用的调节：腺垂体分泌的卵泡刺激素与黄体生成素对生精过程均有调节作用。给未成年雄性大鼠注射卵泡刺激素，可使生精小管上的生精细胞数量明显增加，生精过程加强。成年雄性动物在摘除垂体后，虽然缺乏卵泡刺激素和黄体生成素，但注射睾酮仍能维持生精过程；而在幼年动物生精过程尚未开始时即摘除垂体，则仅有睾酮仍难以启动生精过程。因此认为，卵泡刺激素对生精过程有启动作用，而睾酮对生精过程则具有维持效应。进一步研究表明，黄体生成素对生精过程也有调节作用，但并非直接影响生精细胞，而是通过刺激睾丸间质细胞分泌睾酮而间接地发挥作用。

（2）对睾酮分泌的调节：腺垂体分泌的黄体生成素可促进间质细胞合成与分泌睾酮，因此黄体生成素又称为间质细胞刺激素（interstitial cell stimulating hormone，ICSH）。腺垂体分泌的卵泡刺激素具有增强黄体生成素刺激睾酮分泌的作用。在摘除垂体的大鼠，注射黄体生成素可引起血中睾酮水平升高；如果先用卵泡刺激素处理后，再注射黄体生成素，血中睾酮水平将明显升高，说明卵泡刺激素和黄体生成素对间质细胞分泌睾酮有协同作用。其机制可能与卵泡刺激素使黄体生成素受体的数量增加以及受体对黄体生成素的亲和力增强有关。

12. 1. 2. 2 睾丸激素对下丘脑-腺垂体的反馈调节

睾丸分泌的雄激素和抑制素在血液中的浓度变化也可对下丘脑和腺垂体的促性腺激素释放激素、卵泡刺激素和黄体生成素的分泌进行负反馈调节。

（1）雄激素：当血中睾酮浓度达到一定水平后，可作用于下丘脑和腺垂体，通过负反馈机制抑制促性腺激素释放激素和黄体生成素的分泌。研究表明，在下丘脑与垂体中都存在雄激素受体，提示睾酮的负反馈作用可发生在下丘脑与垂体两个水平。此外，睾酮还可降低大鼠腺垂体对促性腺激素释放激素的反应性。睾酮对腺垂体促性腺激素的影响只限于黄体生成素合成与分泌，而对卵泡刺激素分泌无影响。

（2）抑制素：在离体培养的成年大鼠睾丸支持细胞，给予卵泡刺激素可刺激抑制素分泌，两者之间呈剂量-效应关系。给大鼠注射抑制素后，可使血液中卵泡刺激素含量明显下降，而对黄体生成素浓度无显著影响。这些观察提示，卵泡刺激素可促进抑制素的分泌，而抑制素又可对腺垂体卵泡刺激素的合成和分泌发挥选择性抑制作用。机体通过这一负反馈环路可调节腺垂体卵泡刺激素的分泌。

12. 1. 2. 3 睾丸内的局部调节

在睾丸局部，特别是在支持细胞与间质细胞和生精细胞之间，还存在错综复杂的局部调节机制。比如，睾丸生精小管支持细胞内存在芳香化酶，可把睾酮转化为雌二醇。

12.2 女性生殖功能与调节

女性的生殖系统由卵巢、输卵管、子宫、阴道、前庭大腺及外阴组成。其主要功能包括产生卵子、分泌性激素、妊娠、分娩等。

12.2.1 卵巢的功能

卵巢是女性生殖系统的中心，具有产生卵子和分泌雌激素、孕激素等激素的内分泌功能。

12.2.1.1 卵巢的生卵作用

（1）卵子的生成过程：从胎龄 5～6 周开始，原始生殖细胞通过有丝分裂增殖成为卵原细胞，卵原细胞再减数分裂转化为初级卵母细胞（primary oocyte）。到出生后 6 个月时，所有的卵原细胞就已全部转变为初级卵母细胞，但这些初级卵母细胞的减数分裂均长期停滞在第一次分裂的前期。青春期后，随着卵泡成熟，于排卵前 36～48 小时，初级卵母细胞重新恢复并完成第一次减数分裂，形成次级卵母细胞（secondary oocyte），并随即开始第二次减数分裂，但再次停滞在分裂中期。如受精发生，则卵母细胞第二次减数分裂完成，形成成熟卵；如没有受精，卵细胞则会死亡、溶解。

不同于精子生成，卵子的生成始于胚胎期，减数分裂历时很长，其间要经历两次停滞，使其与整个卵泡的生长发育同步。如果卵母细胞的发育快于卵泡生长，将发生退化凋亡，残余的卵泡可能形成卵巢囊肿。

（2）卵泡的发育过程：卵泡（follicle）由卵母细胞和围绕在周围的卵泡细胞（follicular cell）构成，卵巢内存在大量处于不同发育阶段的卵泡。原始卵泡（primordial follicle）在胎龄 5 个月时达到最多，约 700 万个，此后会陆续发生退化闭锁，到出生时减少到 200 万个，性成熟时仅剩下约 40 万个。从青春期开始，每个月有 12～20 个卵泡继续生长发育，使卵巢内同时存在多个处于不同发育阶段的卵泡，但通常每个月只有 1 个可发育成优势卵泡，并排出其中的卵细胞。正常女性一生中平均有 400～500 个成熟卵细胞被排出，绝大部分的卵泡在发育的各个阶段退化闭锁，更年期时仅存几百个。

原始卵泡由一个初级卵母细胞和包围它的单层卵泡细胞构成，随着卵泡的发育，初级卵母细胞逐渐增大，卵泡细胞也不断增殖，由梭形或扁平的单层细胞变成单层的颗粒细胞层，并分泌糖蛋白包绕卵母细胞形成透明带（zona pellucid），卵泡外的基质细胞分化为卵泡膜，形成初级卵泡（primary follicle）。初级卵泡继续生长分化，当卵泡细胞间出现液腔时，称为次级卵泡（secondary follicle），如图 12－4 所示。青春期开始，在垂体分泌的卵泡刺激素的作用下，次级卵泡进入周期性发育，通常仅一个发育最佳的卵泡能够成熟，成为成熟卵泡（mature follicle），故称之为优势卵泡（dominant follicle）。成熟卵泡可释放抑制素，负反馈作用于垂体，使卵泡刺激素分泌水平降低，导致其他次级卵泡退化。成熟卵泡体积大，直径可达 2cm，占据皮质全层并突向卵巢表面。卵泡腔变得很大，卵泡液增多，颗粒层变薄，卵丘与周围卵泡细胞出现裂隙，逐渐与卵泡壁分离，处于排卵前期。

卵泡的发育是一个连续、漫长的过程，一个初级卵母细胞的发育成熟需要跨几个月经周期才能完成，仅从次级卵泡发育至成熟卵泡排卵就需 85 天左右。

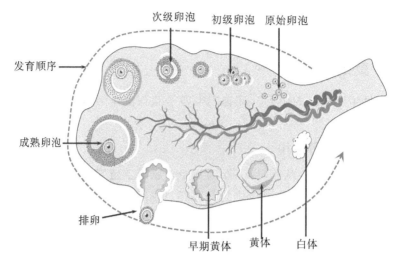

图 12 - 4　卵巢及各级卵泡结构示意图

（3）排卵：成熟卵泡在黄体生成素分泌高峰的作用下，向卵巢表面移动，卵泡壁破裂，出现排卵孔，卵母细胞与透明带、放射冠及卵泡液排入腹腔，此过程称为排卵（ovulation）。排出的卵母细胞即被输卵管伞捕捉送入输卵管中，可在其中存活 10 余小时。

（4）黄体的形成与退化：排卵后，残余的卵泡壁内陷，血液进入卵泡腔，凝固，形成血体。随着血液被吸收，颗粒细胞与内膜细胞增殖、黄体化，形成外观为黄色的黄体（corpus luteum）。每个月经周期形成的黄体一般可以维持（14 ± 2）天，主要功能是分泌孕激素，同时也分泌雌激素，促使子宫内膜形态及功能变化适应早期胚胎发育及着床需要。如排出的卵子受精，胚胎分泌人绒毛膜促性腺激素（ human chorionic gonadotropin，hCG），使黄体继续发育为妊娠黄体，一直持续到妊娠 3 ~ 4 个月后，自动退化为白体。若排出的卵子未能受精，则在排卵后第 9 ~ 10 天黄体便开始变性，逐渐被增生的结缔组织取代，变成白色瘢痕，即白体。白体可维持数月至数年。

12.2.1.2 卵巢的内分泌功能

卵巢主要分泌雌激素和孕激素，还分泌抑制素、少量的雄激素及多种肽类激素。排卵前的卵泡主要分泌雌激素（estrogen），包括雌酮（estrone）、雌二醇（estradiol，E_2）、雌三醇（estriol，E_3）。排卵后的黄体分泌雌激素和孕激素（progestin）。孕激素主要是孕酮（progesterone，P）。除雌激素和孕激素外，卵巢也合成分泌少量雄激素和抑制素等其他激素。

1）卵巢性激素的合成与代谢

卵泡雌激素合成由泡膜细胞和颗粒细胞共同完成。按照双重细胞学说，首先是黄体生成素与内泡膜细胞膜上的受体结合，通过 cAMP 介导促进胆固醇向雄烯二酮转化。

一部分雄烯二酮在内膜细胞内转换为雌二醇，但大部分雄烯二酮有内膜细胞提供给颗粒细胞。卵泡刺激素与颗粒细胞表面的受体结合，通过 cAMP 介导，促进颗粒细胞芳香化酶的表达，芳香化酶可将进入颗粒细胞的雄烯二酮转换为雌二醇，从而促进雌二醇的生成，由颗粒细胞产生的雌二醇主要进入卵泡液（图 12-5）。排卵前，颗粒细胞和卵泡膜可分泌少量孕酮；排卵后，黄体细胞在分泌雌激素的同时大量分泌孕酮，并在排卵后 5 ~ 10 天达到高峰，以后分泌量逐渐降低。妊娠 2 个月左右，胎盘开始合成大量孕酮。

血中雌激素和孕激素主要与性激素结合蛋白或血浆白蛋白结合运输，少量（约 2%）以游离形式存在。结合的激素很容易释放出来，进入靶组织发挥作用。雌、孕激素主要在肝脏代谢失活，以葡萄糖醛酸盐或硫酸盐的形式由尿排出，小部分经粪便排出。因此，肝功能障碍可导致体内雌激素过多。

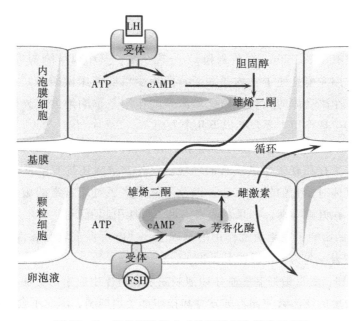

图 12-5 卵巢雌激素合成的双重细胞学说示意图

2）雌激素

人类的雌激素包括雌二醇、雌酮和雌三醇，三者中以雌二醇活性最强，雌酮的活性仅为雌二醇的 10%，雌三醇活性最低。雌激素的生理作用主要有以下几个方面。

（1）对女性生殖器官的作用：雌激素可协同卵泡刺激素促进卵泡发育，诱导排卵前夕黄体生成素峰的出现而诱发排卵，是卵泡发育、成熟、排卵不可缺少的调节因素。雌激素也能促进子宫发育，使子宫内膜发生增生期变化，增加子宫颈黏液的分泌，促进输卵管上皮增生、分泌及输卵管运动，有利于精子与卵子的运行。雌激素可使阴道黏膜上皮细胞增生、角化，糖原含量增加，使阴道分泌物呈酸性而增强阴道的抗菌能力。此外，雌激素还可促进女性外生殖器的发育。

（2）对乳腺和副性征的作用：雌激素可促进乳房发育，刺激乳腺导管和结缔组织增生，产生乳晕；促进脂肪组织在乳腺的聚集，形成女性乳房特有的外部形态；也可促使脂肪沉积于臀部等部位，毛发呈女性分布，音调增高等其他女性第二性征的形成。此外，雌激素还促进女性性欲的产生。

（3）对代谢的影响：雌激素可广泛影响代谢过程，对蛋白质、脂肪、骨和水盐代谢都能产生影响；还可促进生殖器官的细胞增殖分化，加速蛋白质合成，促进生长发育，降低血浆低密度脂蛋白而增加高密度脂蛋白含量，有一定的抗动脉硬化作用；增强成骨细胞活动和钙、磷沉积，促进骨的成熟及骨骺愈合。高浓度的雌激素可因使醛固酮分泌增多而导致水、钠潴留。

（4）对中枢神经系统的影响：对腺垂体卵泡刺激素和黄体生成素的分泌有负反馈或正反馈两种作用。雌激素的中枢作用还表现为促进神经细胞的生长、分化、再生、突触形成以及调节许多神经肽和递质的合成、释放与代谢。雌激素缺乏可能与阿尔茨海默病的发病有关。

3）孕激素

孕激素主要有孕酮、20α-羟孕酮和17α-羟孕酮，其中以孕酮的生物活性为最强。孕激素的生理作用主要是使子宫内膜和子宫肌为受精卵着床做准备，并维持妊娠。由于雌激素可调节孕酮受体的数量，因此雌激素的作用是孕酮绝大部分作用的基础。归纳起来，孕酮的生理作用主要包括以下几个方面。

（1）对子宫的影响：孕酮可使处于增生期的子宫内膜进一步增厚，并进入分泌期，从而为受精卵的生存和着床提供适宜的环境。此外，孕酮还具有降低子宫肌细胞膜的兴奋性、抑制母体对胎儿的排斥反应，以及降低子宫肌对缩宫素的敏感性等作用，有利于安宫保胎。在妊娠早期，如果孕激素不足，可能引起流产。

（2）对乳腺的影响：在雌激素作用的基础上，孕酮可促进乳腺腺泡的发育和成熟，并与缩宫素等激素一起为分娩后泌乳做准备。

（3）抑制排卵：负反馈抑制腺垂体卵泡刺激素和黄体生成素的分泌，妊娠期间的女性由于血中高浓度的孕激素使卵泡的发育和排卵都受到抑制，因此不会发生二次受孕。

（4）升高女性基础体温：女性的基础体温在卵泡期较低，排卵日最低，排卵后可升高 $0.5℃$ 左右，直至下次月经来临，临床上常将基础体温的变化作为判断排卵的标志之一。在女性绝经期后或卵巢摘除后，基础体温的特征性变化消失。排卵影响基础体温的机制可能与孕酮和去甲肾上腺素对体温中枢的协同作用有关。

（5）其他作用：促进钠、水排泄。另外，孕激素能使血管和消化道平滑肌张力下降。因此，妊娠期妇女因体内孕激素水平高易发生静脉曲张、痔疮、便秘、输卵管积液等。

4）雄激素和抑制素

女性体内有少量雄激素，主要由卵泡内膜细胞和肾上腺皮质网状带细胞所产生，适量的雄激素可刺激女性阴毛与腋毛的生长。雄激素过早出现会造成女性生殖器官的发育异常。女性体内雄激素分泌过多时，可出现阴蒂肥大、多毛症等男性化特征。

抑制素可抑制卵泡刺激素的合成与释放，但在卵泡期，其抑制卵泡刺激素合成和释放的作用不如雌二醇强。在黄体期，抑制素的浓度增高，可明显抑制卵泡刺激素的合成。在妊娠期，抑制素主要来源于胎盘。抑制素可通过诱导卵泡刺激素受体的表达，促进卵泡内膜细胞分泌雄激素，抑制颗粒细胞分泌孕激素等多种方式，调控卵泡的生长发育。

12.2.2 月经周期及调控

12.2.2.1 月经及月经周期的概念

　　育龄妇女卵巢的卵泡生长、排卵和黄体形成及伴随雌、孕激素分泌具有明显的周期性特征，由此引起子宫内膜周期性剥脱、出血的现象，称为月经(menstruation)。将以月经为特征的这种周期性变化称为月经周期(menstrual cycle)，一般指两次月经第1天之间的时间。非灵长类哺乳动物也有类似周期，但不表现为月经，而主要是某些行为的改变(如求偶行为)，故称为动情周期。人类的月经周期一般为28天左右，月经期持续3～5天，第6～14天为增生期，排卵日发生在第14天，第15～28天为分泌期。前两期处于卵巢周期的卵泡期，而分泌期则与黄体期相对应。为方便起见，一般以流血的第1天作为月经周期的开始。女子的第一次月经称为初潮(menarche)，多出现在12～15岁，与遗传、环境及营养等因素有关。

12.2.2.2 月经周期的分期

　　根据月经周期中卵巢及子宫内膜组织学和功能的变化，将月经周期分为三期。

　　(1)增生期(proliferative phase)：又称卵泡期(follicular phase)，一般为月经周期的第5～14天。此期相当于卵巢周期中的卵泡期的晚期，卵泡逐渐发育成熟，雌激素水平逐渐增高，月经损伤的子宫内膜开始修复，内膜表面上皮、腺体、间质、血管均呈增殖性变化，故称增殖期。内膜厚度由最初的0.5mm增加至3～5mm。内膜下小动脉生长速度快于子宫内膜增生的速度，出现卷曲，形成螺旋动脉。随着第一次雌激素高峰和黄体生成素高峰的出现，成熟卵泡排卵，子宫内膜由增生期进入分泌期。

　　(2)分泌期(secretory phase)：又称黄体期(luteal phase)，一般为月经周期的第15～28天，与卵巢周期中的黄体期相对应。黄体分泌的大量孕激素、雌激素使增殖期内膜继续增厚，腺体更增长弯曲，开始分泌含糖原的清亮黏液；血管迅速增加，更加弯曲；间质疏松并水肿。此时内膜厚且松软，含有丰富的营养物质，有利于受精卵着床发育。分泌期的14天，时间长度相对稳定，而增生期的长短变化较大，因而临床上常将月经来潮前的第14天推算为排卵日。

　　月经周期的第16天到第19天为着床窗口期，这时的内膜具备对囊胚的接受性，因此在实施体外受精-胚胎移植时，胚胎的移植必须在这段时间实施。如果没有受孕，则随着卵巢黄体的萎缩，黄体分泌的雌激素和孕激素急剧减少，子宫内膜开始变薄，子宫内膜的前列腺素使螺旋动脉痉挛，子宫内膜出现局部坏死，并逐渐发展成整个子宫内膜的脱落和出血，进入月经期，即下一个月经周期(图12-7)。

　　(3)月经期(menses)：指月经周期开始的前几天。如果排卵后没有发生受精、着床，则黄体萎缩退化，导致血中雌激素和孕激素水平突然降低，螺旋小动脉痉挛性收缩，继而导致远端血管壁及组织缺血坏死、剥脱、出血，脱落的子宫内膜碎片及血液一起从阴道流出，即月经来潮，正常情况下一般持续3～5天。

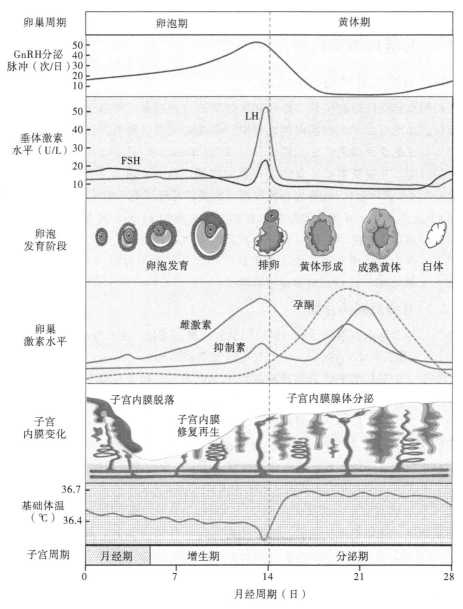

图 12-7 月经周期与卵巢周期示意图

一次月经的出血量因人而异，平均约 50mL。月经血色暗红，因其中含有坏死内膜组织释放的纤溶酶，因而不易凝固。但如果出血量过多，纤溶酶不足以使纤维蛋白溶解，则月经血中可出现血凝块。月经时子宫肌层收缩有助于月经血从子宫腔排出，可致腹部稍有不适。如果经血排出不畅，引发较明显的腹痛，即为痛经。

月经周期中，除上述变化外，阴道黏膜、乳房也会受月经周期中雌、孕激素分泌的影响，从而发生相应的周期性变化。

12.2.2.3 月经周期的调控

（1）下丘脑-腺垂体-卵巢轴的调节：月经周期性活动受下丘脑-腺垂体-卵巢轴的调节。

下丘脑分泌的促性腺激素释放激素能促进腺垂体分泌卵泡刺激素和黄体生成素。腺垂体分泌的卵泡刺激素和黄体生成素调控卵巢的排卵和内分泌功能，卵巢分泌的雌、孕激素以及抑制素又对下丘脑促性腺激素释放激素和腺垂体卵泡刺激素和黄体生成素的分泌进行反馈性调控。雌、孕激素除排卵前短时间内对下丘脑及腺垂体进行正反馈调节外，主要进行负反馈调节。抑制素则主要选择性抑制性卵泡刺激素的合成与分泌。下丘脑、腺垂体和卵巢激素之间的相互关系构成了丘脑-腺垂体-卵巢轴(图12-8)。

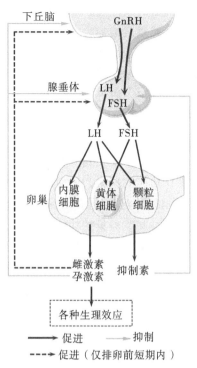

图 12-8　下丘脑-垂体-卵巢轴示意图

女性在青春期前，下丘脑促性腺激素释放激素神经元尚未发育成熟，且下丘脑对卵巢激素的反馈抑制作用比较敏感，故下丘脑促性腺激素释放激素、腺垂体卵泡刺激素和黄体生成素的分泌及卵巢功能都处于抑制状态。10~12岁的女性，其肾上腺皮质开始活动，雌激素水平有所升高，第二性征开始出现。月经初潮是青春期到来的标志之一，意味着性成熟的开始。进入青春期时，下丘脑促性腺激素释放激素神经元已发育成熟，对性激素的负反馈抑制作用的敏感性逐渐下降，促性腺激素释放激素分泌增加，卵泡刺激素和黄体生成素分泌也相应增加，卵泡开始发育，排卵，形成黄体，卵巢开始出现周期性变化，并逐步建立起周期性的正、负反馈机制，形成下丘脑-腺垂体-卵巢轴。通过三者的相互配合活动，正常女性的生殖器官在形态与功能方面会发生月周期性变化。

(2)月经周期各期的内分泌机制：月经周期的不同阶段，下丘脑-垂体-卵巢轴的功能活动有所不同，血液中促性腺激素释放激素、卵泡刺激素、黄体生成素及卵巢激素的水平均发生周期性的变化。

卵泡期，由于前次月经周期的黄体退化，孕激素及雌激素的分泌量下降，对下丘脑和腺垂体的抑制减弱，腺垂体分泌卵泡刺激素及黄体生成素增加，尤以卵泡刺激素增加更为明显，进而促使卵泡发育，合成分泌雌激素增加，子宫内膜发生增殖期变化。随着雌激素逐渐增加，其对下丘脑的负反馈增强，抑制下丘脑促性腺激素释放激素的分泌，加之卵巢产生的抑制素也选择性地抑制腺垂体卵泡刺激素分泌，使血中卵泡刺激素量有所减少，大多数卵泡得不到足够的卵泡刺激素的支持而半途退化闭锁，只有一个优势卵泡得以继续发育。

到月经周期的中期，随着优势卵泡成熟，体内雌激素水平进一步增高，此时血中高浓度的雌激素对下丘脑及腺垂体都产生正反馈调节作用，触发下丘脑促性腺激素释放激素大量释放，刺激腺垂体分泌的黄体生成素和卵泡刺激素大幅增加达峰值，尤以黄体生成素峰更为明显。育龄期女性一般在黄体生成素峰值出现后16~24小时排卵。

排卵后的黄体期，雌激素分泌先有一过性下降，随着黄体生成素作用下黄体发育，分泌孕、雌激素增加，尤以孕激素增加更为明显。一般在排卵后 7～8 天形成雌激素的第二个高峰及孕激素分泌峰。大量孕激素的作用使子宫内膜发生分泌期改变，同时由于增加的雌、孕激素对下丘脑和腺垂体的负反馈调节作用，腺垂体黄体生成素和卵泡刺激素的分泌一直处于较低水平。如果排卵后卵子没有受精，在排卵后第 9～10 天黄体开始退化，雌、孕激素分泌量减少，对腺垂体的负反馈作用减弱，卵泡刺激素和黄体生成素分泌又开始增加，于是进入下一个月经周期。

青春期后，下丘脑、垂体和卵巢任一环节功能异常都可能导致卵巢卵泡生长、排卵和黄体功能的异常，进而影响月经周期，并可能导致不孕。

（3）其他内分泌激素对月经周期的影响：除上述激素外，甲状腺素、雄激素、胰岛素等也参与调节卵巢的功能活动，这些激素分泌异常也会影响到月经周期及月经。

甲状腺素对性腺的发育成熟、维持正常月经和生殖功能具有重要影响。若甲状腺功能减退发生在青春期以前，可导致性发育障碍，青春期延迟；若发生在生育期，则可出现月经失调，临床表现为月经过少、稀发，甚至闭经。这样的患者多合并不孕、自然流产、早产、胎儿畸形，或可导致神经认知缺陷发生率增加。甲状腺功能轻度亢进时，甲状腺素分泌与释放增加，子宫内膜过度增生，临床表现为月经过多、过频，甚至发生功能失调性子宫出血。当甲状腺功能亢进进一步加重时，甲状腺素的分泌、释放及代谢等过程受到抑制，临床表现为月经稀发、月经减少，甚至闭经。

肾上腺皮质是女性雄激素的主要来源。少量雄激素为正常女性的阴毛、腋毛、肌肉和全身发育所必需。若雄激素分泌过多，可抑制下丘脑分泌促性腺激素释放激素，并对抗雌激素，使卵巢功能受到抑制而出现闭经，甚至男性化表现。先天性肾上腺皮质增生症患者，因皮质激素合成不足，引起促肾上腺皮质激素代偿性增加，促使肾上腺皮质分泌雄激素过多，可导致女性假两性畸形。

胰岛素对维持正常的卵巢功能也有重要影响。胰岛素依赖型糖尿病患者常伴有卵巢功能低下。胰岛素拮抗的高胰岛素血症患者，过多的胰岛素将促进卵巢产生过多雄激素，从而发生高雄激素血症，导致月经失调，甚至闭经。

12.2.3 卵巢功能的衰退

一般女性的生育期约持续 30 年，在 40～50 岁时，卵巢功能开始衰退。此时，卵巢对卵泡刺激素和黄体生成素的反应性下降，卵泡常停滞在不同发育阶段，不能按时排卵，雌激素分泌减少，月经不规律，常为无排卵月经，直至卵巢功能衰竭，月经永久停止，称为绝经（menopause）。我国女性平均绝经年龄为 49.5 岁，绝经的年龄主要与遗传有关，但也受营养、疾病、环境等因素的影响。

12.3 妊娠与分娩

妊娠（pregnancy）是指子代新个体的产生和孕育的过程，包括受精、着床、妊娠的维持及胎儿的生长。分娩（parturition）是成熟胎儿及其附属物从母体子宫产出体外的过程。妊娠开始于卵子受精，终止于分娩。临床上，妊娠时间一般以最后一次月经的第 1 天开始算起，所以人类的妊娠时间为 280 天左右。如果以排卵开始计算，则人类的妊娠时间应为 266 天。

12.3.1 妊娠

12.3.1.1 受精

受精（fertilization）是指精子穿入卵子并与卵子相互融合的过程（图 12-9）。受精多数在排卵后数小时内发生，一般不超过 24 小时，发生部位在输卵管壶腹部。

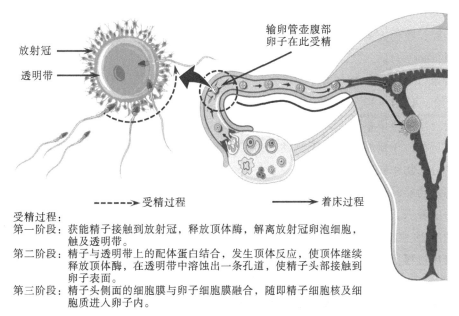

受精过程：
第一阶段：获能精子接触到放射冠，释放顶体酶，解离放射冠卵泡细胞，触及透明带。
第二阶段：精子与透明带上的配体蛋白结合，发生顶体反应，使顶体继续释放顶体酶，在透明带中溶蚀出一条孔道，使精子头部接触到卵子表面。
第三阶段：精子头侧面的细胞膜与卵子细胞膜融合，随即精子细胞核及细胞质进入卵子内。

图 12-9 受精卵的形成、运行及着床示意图

精子进入阴道后，经过子宫颈、子宫腔、输卵管到达输卵管壶腹部。正常情况下，男性每次射出的精液含上亿个精子，但只有极少数（一般不超过 200 个）活动力强的精子能到达受精部位，而最后一般只有一个精子能与卵子结合。精子的运行也受到激素的调节，排卵前期的雌激素、精液中的前列腺素均有利于精子的运行，而黄体期的孕酮则可阻止精子运行。

人类和大多数哺乳动物的精子必须在子宫或输卵管中停留几个小时，发生相应的变化，才能获得使卵子受精的能力，称为精子获能（capacitation of spermatozoa）。获能的本质是暴露精子表面与卵子识别的装置，解除对顶体反应的抑制；增强膜的流动性，便于精卵的融合；运动形式发生超激活变化，为精子穿过输卵管黏稠的介质及卵细胞外基质提供一种力学优势。精子的获能也可在人工条件下实现。

精子与卵子接触后，精子顶体外膜与精子头部细胞膜融合、破裂，形成许多小孔，释放出顶体酶，使卵子外围的放射冠及透明带溶解，这一过程称为顶体反应。同时，进入卵细胞的精子尾部退化；细胞核膨大，形成雄性原核，并与雌性原核融合，形成一个具有 23 对染色体的受精卵。

受精卵在输卵管的蠕动和纤毛的作用下，边移动边分裂，在受精后第 4 ~ 5 天，桑葚胚或早期胚泡进入子宫腔，并继续分裂而变为胚泡。胚泡在子宫腔内停留 2 ~ 3 天，胚泡外面的透明带变薄，直至消失，使胚泡可直接从子宫内膜分泌的液体中吸收营养。

12.3.1.2 着床

受精卵一旦形成，便开始向子宫方向移行，并进行细胞分裂。由于子细胞被透明带包裹，在分裂间期无生长过程，仅原受精卵的细胞质被不断分化到子细胞中，因而随着细胞数目增加，细胞体积逐渐变小。受精卵的这种特殊的有丝分裂过程称为卵裂（cleavage）。当卵裂球数达到 100 个左右时，细胞间出现若干小的腔隙，它们逐渐汇合成一个腔，腔内充满来自子宫腔内的液体。此时透明带溶解，胚呈现为囊泡状，故称胚泡（blastocyst）。

着床（implantation）是指胚泡植入子宫内膜的过程（图 12-9）。植入于受精后第 5 ~ 6 天开始，第 11 ~ 12 天完成，最常见的植入部位为子宫后壁靠中线的上部。受精卵在输卵管内发育至桑椹胚，在输卵管的蠕动和输卵管管腔上皮纤毛摆动的作用下，逐渐向子宫运行，于受精后第 3 天到达宫腔。胚胎在宫腔一般停留 3 天，在此期间从子宫内膜的分泌物中获得营养，并进一步发育。与此同时，在激素的作用下，子宫内膜发生形态及功能的变化，从而具备对胚胎的接受性。当子宫内膜处于接受期的时候，胚泡才可能着床，这个时期称为着床窗口（implantation window）。该时间窗口一般在月经周期的第 20 ~ 23 天。在实施"试管婴儿"技术时，胚胎移植必须在这一时段进行。

着床过程分为定位、黏着和穿透三个阶段。胚泡进入子宫后，先在宫腔内缓慢移动 1 ~ 2 天后，脱去透明带，靠近子宫内膜，并进一步黏着固定。随即，滋养层细胞开始分泌蛋白酶，水解子宫内膜上皮细胞之间的连接而造成隙缝，胚泡便逐渐从这个隙缝进入内膜的基层中。胚泡再缓慢向内侵蚀，直至破坏微血管的内皮细胞，与母体血液循环产生联系，着床即初步完成。之后，滋养层细胞迅速增殖，并侵入子宫的螺旋动脉内建立胎盘（placenta）。

胚泡向子宫内膜的植入是一个同种异体植入过程，必须克服母体免疫系统的排斥反应。人绒毛膜促性腺激素（hCG）是胚泡最早分泌的激素之一，它在胚泡植入和早期妊娠过程的维持中起着非常重要的作用，临床上通过检测母体血液或尿液中的 hCG 可帮助诊断早期妊娠。

12.3.1.3 胎盘及其功能

胚泡着床后，自蜕膜中获取的大量营养物质使之迅速发育生长，在妊娠 10 周以内，由妊娠黄体分泌的孕激素和雌激素维持妊娠。与此同时，滋养细胞侵入子宫，形成迁徙柱，穿透进入子宫肌层的内 1/3，形成妊娠的特殊器官——胎盘（placenta）。胎盘形成后，妊娠黄体则逐渐退化。妊娠期间，胎盘不仅是胎儿与母体间进行物质交换的场所，还是一个非常重要的内分泌器官，通过产生多种激素调节胎儿发育以及母体适应性反应。所以，胎盘的形成才使妊娠得以维持。

（1）胎盘的血液循环和胎盘屏障：胎盘内有母体和胎儿两套血液循环系统（图 12 - 10）。母体动脉血从子宫螺旋动脉流入绒毛间隙，在此与胎盘绒毛内毛细血管的胎儿血进行物质交换后，再经子宫静脉流回母体。胎儿静脉性质的血经脐动脉及其分支流入绒毛毛细血管，与绒毛间隙内的母体血进行物质交换，从而成为动脉性质的血，后经脐静脉回流到胎儿。母体和胎儿的血液在各自封闭的管道内循环，互不相混，但可进行物质交换。

胎儿血与母体血在胎盘内进行物质交换所通过的结构，称为胎盘屏障（placental barrier）。人类胎盘屏障由外（母体侧）向内分别为绒毛的滋养层细胞、基底膜、结缔组织及胎儿血管内皮细胞。在胎儿发育的后期，胎盘屏障变薄，胎血与母血间仅隔以绒毛毛细血管内皮和薄层合体滋养层及两者的基膜，以便更有利于物质交换，但胎盘屏障的屏障作用极为有限。病毒及大部分药物均可通过胎盘屏障，影响胎儿的生长发育，故孕妇用药需格外慎重。细菌、弓形虫、衣原体、梅毒螺旋体则不能直接通过胎盘屏障，但可在胎盘部位形成病灶，破坏绒毛结构后，进入胎体，感染胚胎及胎儿。母血中的免疫球蛋白 G 可通过胎盘屏障进入胎儿，使胎儿及新生儿具备一定的免疫力。

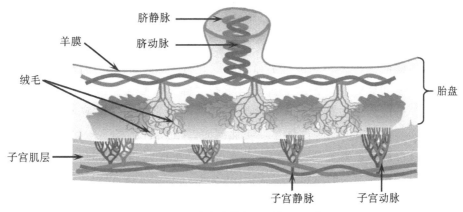

图 12 - 10　胎盘结构与血液循环示意图

（2）胎盘的物质交换功能：胎儿通过胎盘从母血中获得营养物质和 O_2，排出代谢产物和 CO_2。因此，胎盘具有相当于成体的小肠、肺和肾的功能。O_2 和 CO_2 在胎盘中以单纯扩散方式进行交换。胎儿血红蛋白对 O_2 亲和力强，能从母血中获得充分的 O_2，胎儿血对 CO_2 亲和力又低于母血，故胎儿 CO_2 容易通过绒毛间隙直接向母体迅速扩散。葡萄糖是胎儿的主要能量物质，以易化扩散方式通过胎盘，且胎儿体内的葡萄糖全部来自母体。氨基酸、钙、磷、碘和铁以主动运输方式通过胎盘。游离脂肪酸、水、钾、钠、镁、维生素 A、维生素 D、维生素 E、维生素 K 以单纯扩散方式通过胎盘。

胎儿代谢产物（如尿素、尿酸、肌酐、肌酸等）经胎盘转输入母血，由母体排出体外。

（3）胎盘的内分泌功能和妊娠的维持：正常妊娠的维持主要依赖于垂体、卵巢及胎盘分泌的各种激素的相互配合。受精与着床之前，在腺垂体促性腺激素的作用下，卵巢黄体分泌大量孕激素和雌激素，使子宫内膜进入分泌期，为妊娠做好准备。如果受孕，则在受精后第6天左右，胚泡滋养层细胞开始分泌人绒毛膜促性腺激素，并刺激卵巢黄体转化为妊娠黄体，继续分泌孕激素和雌激素，以适应妊娠的需要。

胎盘形成后，不仅在母体和胎儿之间可有效进行选择性的物质交换，而且胎盘是妊娠期间重要的内分泌器官，可合成和分泌几乎机体所有的内分泌细胞或腺体分泌的激素，这些激素在维持妊娠、妊娠期母体的适应性变化、胎儿发育以及分娩的发动中起着非常重要的作用。

12.3.1.4 孕期母体的生理变化

妊娠期间，在各种激素和逐渐增大的子宫影响下，母体出现一系列适应性生理变化，包括心血管、呼吸和能量代谢的改变等。

(1)血液：血容量于妊娠6~8周开始增加，至妊娠32~34周达高峰，可增加45%，但因血浆增加量比红细胞的增加量大，故红细胞计数和血红蛋白值略有下降。妊娠期白细胞计数轻度增加，临产和产褥期白细胞计数显著增加，主要为中性粒细胞增多。由于血小板破坏增加、血液稀释或免疫等因素，妊娠期血小板数量减少，但其功能增强，以维持止血。

(2)心血管系统：由于血容量的增加，妊娠期母体的心输出量随之增加，但因雌激素和孕激素可使母体外周血管舒张，故母体血压升高并不明显。一般情况下，妊娠早期及中期血压偏低，妊娠24~26周后血压轻度升高。此外，孕妇体位对血压也有一定的影响。妊娠晚期仰卧位时，因子宫压迫下腔静脉，回心血量减少，心输出量减少，使血压下降，形成仰卧位低血压；而侧卧位能解除子宫压迫，改善血液回流。因此，妊娠中、晚期孕妇适宜取侧卧位休息。与此同时，增大的子宫压迫下腔静脉，还可导致妊娠期下肢静脉压显著升高，导致下肢水肿、静脉曲张和痔疮的发生率增加，同时也增加深部静脉血栓发生的风险。

(3)呼吸系统：妊娠中期，耗氧量增加10%~20%，潮气量和肺通气量均有所增加，但呼吸频率变化不大。妊娠晚期，因逐渐增大的子宫对膈肌的压迫，使得腹式呼吸较为困难。

(4)消化系统：受雌激素影响，齿龈肥厚，容易充血、水肿、出血。孕激素能使消化道平滑肌张力下降，胃贲门括约肌松弛，易导致胃内容物逆流至食管而产生烧灼感，但胃排空时间并不延长。肠蠕动减弱，粪便在大肠停留时间延长，出现便秘，加之直肠静脉压增高，孕妇易发生痔疮或使原有痔疮加重。胆囊排空时间延长，胆汁稍增稠，使之易淤积，易诱发胆囊炎及胆石症。

(5)泌尿系统的变化：妊娠期肾血浆流量(RPF)及肾小球滤过率(GFR)于妊娠早期均增加，整个妊娠期维持高水平。与非孕时相比，肾血浆流量约增加35%，肾小球滤过率约增加50%，致代谢产物尿素、肌酐等排泄增多，其血清浓度低于非孕期。肾血浆流量与肾小球滤过率均受体位影响，孕妇取仰卧位时，尿量增加，故夜尿量多于日尿量。妊娠期肾小球滤过率增加，而肾小管对葡萄糖重吸收能力未相应增加，使得约15%的孕妇饭后会出现生理性糖尿，应注意与糖尿病的鉴别。

妊娠期由于增大子宫的压迫，输尿管内压力增高，加之孕激素的影响，泌尿系统平滑肌张力降低。输尿管增粗且蠕动减弱，尿流缓慢，肾盂及输尿管自妊娠中期轻度扩张，且右侧输尿管常受右旋妊娠子宫的压迫，可致肾盂积水。孕妇易患急性肾盂肾炎，以右侧居多。妊娠早期膀胱受增大子宫的压迫，可出现尿频，子宫长出盆腔后症状缓解。妊娠晚期，胎头入盆后，膀胱、尿道压力增加，部分孕妇可出现尿频及尿失禁。

（6）内分泌系统：妊娠期间母体的一些内分泌功能特别是垂体、肾上腺、甲状腺、甲状旁腺的活动增强。妊娠期垂体增大，尤其在妊娠末期，腺垂体增大明显。妊娠黄体及胎盘分泌的大量雌、孕激素对下丘脑及腺垂体的负反馈作用使卵泡刺激素及黄体生成素分泌减少，故妊娠期间卵巢内的卵泡不再发育成熟，也无排卵。催乳素（PRL）在妊娠 7 周开始增多，随妊娠进展逐渐增加，妊娠足月分娩前达高峰，是非孕妇女的10 倍。催乳素可促进乳腺发育，为产后泌乳做准备。甲状旁腺功能增强，可使母体血中游离钙水平升高，以满足胎儿的骨骼生长。

（7）能量代谢：妊娠早期的基础代谢率几乎没有变化或略有降低，但是由妊娠中期开始，母体的基础代谢率开始逐步升高，至妊娠末期时比未孕时升高 15% ~20%。

12.3.2 分娩

妊娠达到及超过 28 周(196 天)，胎儿及附属物从临产开始至全部从母体娩出的过程，称为分娩(labor, delivery)。

自然分娩的过程可分为三个阶段：首先，由子宫底部向子宫颈的收缩波频繁发生，推动胎儿头部紧抵子宫颈，此阶段可长达数小时。然后，子宫颈变软和开放完全，胎儿由宫腔经子宫颈和阴道排出体外，一般需要 1~2 小时。最后，在胎儿娩出后 10 分钟左右，胎盘与子宫分离并排出母体，同时子宫肌强烈收缩，压迫血管，以防止过量失血。在分娩过程中存在正反馈调节，胎儿对子宫颈部的刺激可引起缩宫素的释放和子宫底部肌肉收缩增强，迫使胎儿对子宫颈的刺激更强，从而引起更多的缩宫素释放及子宫的进一步收缩，直至将胎儿完全娩出。

分娩是一个极其复杂的生理过程，子宫节律性收缩是分娩的主要动力。分娩启动的关键就是子宫从舒张期（静息期）进入激活期，有关这方面的机制尚不清楚。一般认为，分娩启动不是由某个单一因素引起的，而是需要胎儿、胎盘和母体因素的共同作用。

实验表明，糖皮质激素、雌激素、孕激素、缩宫素、松弛素、前列腺素及儿茶酚胺等多种激素均参与了分娩的启动和过程。

（张敏娜）

课件

拓展阅读

自测习题

附录 人体机能学实验

实验一 反射弧的分析

【实验目的】

分析反射弧的组成，理解反射弧的完整性与反射活动的关系。

【实验原理】

反射是在中枢神经系统的参与下，机体对内、外环境变化产生的适应性反应。反射活动的结构基础为反射弧，它包括五个基本组成部分：感受器、传入神经、神经中枢、传出神经和效应器。在自然条件下，反射活动一般都需要经过完整的反射弧来实现；如果反射弧中任何一个环节中断，反射即不能发生。

【实验对象】

牛蛙。

【实验材料】

1. 实验器材

蛙手术器械（锌铜弓、粗剪刀、组织剪、眼科剪、圆头镊、眼科镊、金属探针、玻璃分针、蛙钉）、铁支架、铁夹、小棉球、烧杯、滤纸片。

2. 实验试剂

0.5%硫酸溶液、2%硫酸溶液。

【实验步骤】

1. 制备脊蛙

取牛蛙一只，用粗剪刀由两侧口裂剪去上方头颅，保留其下颌，以一棉球塞入创口止血，制成脊蛙，然后用铁夹夹住牛蛙下颌，悬挂在铁支架上（附图1）。

2. 观察项目

（1）将牛蛙左后肢趾尖浸于0.5%硫酸溶液中，观察有无屈腿反射。然后用清水洗净脚趾上的硫酸溶液，并拭干。

（2）绕左后肢在踝关节处皮肤做一环状切口，将足部皮肤剥掉，重复步骤（1），观察有无屈腿反射。

（3）按步骤（1）的方法将牛蛙右后肢趾尖浸于0.5%

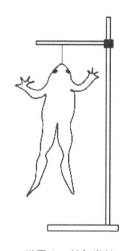

附图1 制备脊蛙

硫酸溶液中，观察有无屈腿反射，然后洗净、拭干。

（4）在右侧大腿背侧剪开皮肤，在股二头肌及半膜肌之间分离找出坐骨神经，将其剪断，重复步骤（3），观察有无屈腿反射。

（5）用浸有2%硫酸溶液的滤纸片贴于牛蛙下腹部的皮肤上，观察有无搔扒反射，然后用清水洗净、拭干。

（6）用探针捣毁牛蛙的脊髓后，重复步骤（5），观察有无搔扒反射。

3. 结果观察与讨论

将实验结果填入附表1中。

附表1　反射弧实验观察结果与分析

观察项目	实验结果	讨论
（1）将牛蛙左后肢趾尖浸于0.5%硫酸溶液中，观察有无屈腿反射		
（2）将牛蛙左后肢皮肤剥掉，重复步骤（1）		
（3）将牛蛙右后肢趾尖浸于0.5%硫酸溶液中，观察有无屈腿反射		
（4）剪断右侧坐骨神经，重复步骤（3）		
（5）用浸有2%硫酸溶液的滤纸片贴于牛蛙下腹部的皮肤上，观察有无搔扒反射		
（6）用探针捣毁牛蛙的脊髓后，重复步骤（5）		

【注意事项】

（1）剪去颅脑的部位应适宜，若太高，则可能保留部分脑组织而出现自主活动；若太低，则可能伤及上部脊髓，影响上肢反射的引出。

（2）浸入硫酸溶液的部位应仅限于一个趾尖，每次浸泡的范围也应相同，以保持刺激强度一致。

（3）每次用硫酸溶液刺激后应迅速用清水洗净并用纱布擦干，以保护皮肤并防止硫酸溶液被稀释。

（4）剥脱脚趾皮肤要完全，若剩留少量皮肤，会影响实验结果。

【讨论与思考】

（1）在不破坏反射弧结构的前提下，用什么方法可以使机体在受到刺激时不发生反射活动？

（2）如何通过实验证实坐骨神经是混合神经，既有传入纤维，又有传出纤维？

实验二　蛙坐骨神经–腓肠肌标本的制备

【实验目的】

会使用常用动物实验器械；会用组织分离技术制备蛙类坐骨神经–腓肠肌标本。

【实验原理】

蛙类动物的一些基本生命活动和生理功能与哺乳动物相似，其离体组织在一定时间内所需的生活条件比较简单，易于掌握和控制。根据蛙类离体的组织或器官标本在特定的溶液中仍可保持兴奋性的特征，常用牛蛙或蛙的坐骨神经和腓肠肌来观察神经和肌肉兴奋性、刺激和反应的规律性、肌肉收缩等基本生理现象，加深对基本理论知识的认识和理解。

【实验对象】

牛蛙。

【实验材料】

1. 实验器材

蛙类手术器械1套(粗剪刀、组织剪、眼科剪、圆头镊、眼科镊、血管钳、金属探针、玻璃分针、蛙钉、蛙板、锌铜弓)、滴管、培养皿、烧杯、手术缝合丝线、纱布、废物缸等。

2. 实验试剂

任氏液(氯化钠6.5g、氯化钾0.14g、氯化钙0.12g、碳酸氢钠0.20g、磷酸二氢钠0.01g、葡萄糖2g，加蒸馏水至1000mL)。

【实验步骤】

1. 脑组织和脊髓的破坏

(1)枕骨大孔体表标志定位：左手紧握牛蛙躯干部，右手持蛙头，前后摆动，寻找和确定牛蛙头与躯干部裂隙，从而定位进针点，即枕骨大孔体表标志(牛蛙背正中线与牛蛙头和躯干部裂隙处的交点)。

(2)捣毁脑组织：将牛蛙平放于蛙板上，腹部紧贴蛙板，以左手拇指和中指固定牛蛙身两侧，食指指向枕骨大孔体表标志处，用毁髓针自该体表标志处垂直刺入枕骨大孔内，若刺入过深，可稍稍退出少许，然后针尖斜向前伸入颅腔左右搅动，破坏脑组织。

(3)捣毁脊髓：捣毁脑组织后，将毁髓针退回至枕骨大孔处，针尖转向后方插入脊椎管内，上下进行无阻力搅动，捣毁脊髓。若针分别在牛蛙腹腔或背部可探及，则说明毁髓针未刺入脊髓椎管内。

(4)判断捣毁状况：当四肢肌肉松弛，下颌呼吸运动消失，即说明脑组织和脊髓完全破坏，否则应按上法再行捣毁。

2. 剥皮

从牛蛙躯干部的背部环绕全身剪开皮肤，用血管钳钳夹剪开之躯干部断端皮肤，钝性分离躯干部皮肤与皮下组织，用纱布包裹头部，左手紧握其包裹之头部，右手持钳夹躯干部游离的皮肤，上下用力将牛蛙的躯干部和下肢的皮肤完全钝性分离出来。

3. 剪除躯干上部及内脏

在牛蛙骶髂关节水平以上1~2cm处用粗剪刀横断脊柱，剪断两侧的组织，将牛蛙头、前肢和内脏去除，保留下段脊柱2~3个椎体和后肢，将标本浸入现配的任氏液中。

4. 分离两腿

用镊子夹住脊柱，将标本提起，仔细辨认坐骨神经，用手紧握剩余椎骨，背部向上，因关节和重力作用，牛蛙骶骨朝上显露，用组织剪沿骶骨两侧剪断肌肉，用粗剪刀剪去骶骨，注意观察其腹侧两边的坐骨神经，避免损伤。随后，沿中线从耻骨联合中央将标本纵向剪成两半，再次将标本浸入任氏液中。

5. 游离坐骨神经

取出任氏液中一侧下肢，用蛙钉上、下两端固定于蛙板中央，背面向上，用玻璃分针在下肢股部背侧股二头肌和半膜肌之间的肌间隙钝性分离，找出腿部坐骨神经，用玻璃分针挑起，钝性分离坐骨神经周围的肌组织，并剪断坐骨神经所有的分支，直至膝关节，彻底游离出坐骨神经，其上端与椎体相连，下端与腓肠肌相连。用血管钳钳夹股骨干，将坐骨神经用玻璃分针隔开，剪除股骨干周围的肌肉，保留股骨干 1～2cm，用粗剪刀剪除多余的股骨干及全部肌群，并用剪刀剪断膝关节周围的肌腱，使附带椎骨的坐骨神经股骨段完全游离。

6. 制作坐骨神经-腓肠肌标本

用镊子或玻璃分针将腓肠肌跟腱分离后穿线结扎，在结扎处下端用粗剪刀剪断跟腱，持线提起腓肠肌，逆向分离腓肠肌至膝关节处，在膝关节以下剪去小腿其余部分，制成完整的实验标本。

7. 检查标本的兴奋性

用浸过任氏液的锌铜弓轻轻接触坐骨神经标本，与之相连的腓肠肌立即收缩，则表明标本有正常生理活性，继续将标本置入任氏液中待用。

【注意事项】

(1)选择蛙类时，以牛蛙为主，其个体较大，容易辨认和分离。

(2)冲洗和捣毁脑与脊髓时，要防止牛蛙的分泌物或毒液溅入实验人员的眼内。

(3)横断脊柱时，为防止剪断坐骨神经，必须保留 2～3 个椎体。

(4)清理内脏后，要及时清洗器械，避免标本污染。

(5)用玻璃分针分离坐骨神经和腓肠肌，忌用金属器械强行剥离，以免影响兴奋性。

(6)标本需保留一定长度的股骨干，以免影响标本的固定。

(7)标本制作全过程中，应经常滴加任氏液湿润标本，维持其兴奋性。

【讨论与思考】

(1)简述坐骨神经-腓肠肌标本的制备过程。

(2)简述刺激神经引起肌收缩的原理。

(3)进行坐骨神经分离时，为什么不能使用金属探针？

实验三 不同刺激强度和频率对骨骼肌收缩的影响

【实验目的】

(1)掌握生物信号采集处理系统操作及其工作原理。

(2)用不同强度的电刺激作用于腓肠肌标本，观察骨骼肌收缩曲线，分析不同强度刺激对骨骼肌收缩的影响。以此掌握阈刺激、阈上刺激、最大刺激、兴奋性的概念，以及兴奋性与阈值的关系。

（3）用不同频率的电刺激作用于腓肠肌标本，观察骨骼肌单收缩、复合收缩和强直收缩曲线，分析骨骼肌产生三种不同收缩形式的原理。

【实验原理】

可兴奋组织具有兴奋性，受到刺激可发生反应，但要引起兴奋必须达到阈值，包括刺激的强度阈值和作用时间阈值，且兴奋性高低与阈值成反比；不同组织的兴奋性高低不同，同一组织不同单位的兴奋性高低也不尽相同。因此，要引起腓肠肌产生收缩，给予的刺激必须达到一定的强度，那么测定引起腓肠肌收缩所需的最小刺激强度就是阈强度，达到阈强度的刺激称为阈刺激，大于阈强度的刺激称为阈上刺激，小于阈强度的刺激称为阈下刺激。随着刺激强度的增加，骨骼肌收缩幅度增加，随后幅度稳定在一定的水平，达到最大幅度，再增加刺激强度，肌肉收缩幅度不再继续增大，将引起肌肉最大收缩的最小刺激强度称为最大刺激。

肌肉组织产生兴奋的特征是收缩。肌肉组织受到一次有效刺激，就会产生一次动作电位，引起一次收缩，称为单收缩。一次单收缩的总时程约为 0.11 秒，其中潜伏期、收缩期约占 0.05 秒，舒张期约占 0.06 秒。生理实验中，常通过改变刺激的频率来观察肌肉收缩效应，称为频率效应总和。如果肌肉受到较低频率的连续刺激时，肌肉出现一连串单收缩，若增加连续刺激的频率，一个刺激引起的收缩还未结束，下一个刺激已经到来，因而使新的收缩与上次尚未结束的收缩发生总和，形成单收缩的复合收缩，即强直收缩（分为不完全强直收缩和完全强直收缩）。当新产生的收缩发生在上一次收缩的舒张期内，则产生不完全强直收缩；继续增加刺激频率到一定程度，使新的收缩落在前一个收缩的缩短期内，肌肉将处于持续收缩状态，无明显的舒张期，则产生完全强直收缩。生理条件下，支配骨骼肌的传出神经纤维发放的冲动是连续性的，故骨骼肌收缩几乎都是完全强直收缩。

【实验对象】

牛蛙或蛙。

【实验材料】

1. 实验器材

蛙类手术器械 1 套（粗剪刀、组织剪、眼科剪、圆头镊、眼科镊、血管钳、金属探针、玻璃分针、蛙钉）、蛙板、铁架台、双凹夹 2 个、培养皿、神经屏蔽盒、纱布、滴管、手术缝合丝线、废物缸、生物信号采集处理系统、张力换能器、电子刺激器等。

2. 实验试剂

任氏液。

【实验步骤】

1. 制备坐骨神经-腓肠肌标本

参考实验二蛙坐骨神经-腓肠肌标本的制备方法制备标本，将标本放入备有任氏液的培养皿中备用。

2. 固定标本和连接实验仪器装置

将神经屏蔽盒固定于铁架台上，然后将张力换能器固定在铁架台上，将标本的股骨残端插入神经屏蔽盒底部的小孔内并固定，将坐骨神经轻轻平搭在神经屏蔽盒刺激电极的正负极上。将腓肠肌跟腱端的结扎线连于张力换能器的应变片上（丝线要垂直并具有一定的张力）。张力换能器与生物信号采集处理系统输入信道相连。电子刺激器的输出线与神经屏蔽盒接线柱相连，其输入线与生物信号刺激通道相连。标本与实验装置连接好后，调整换能器的高低，使腓肠肌处于自然拉长的状态。

3. 采样

打开计算机，启动生物信号采集处理系统，分别调整生物信号采样和刺激参数，开始采样。

4. 观察项目

1）不同刺激强度对骨骼肌收缩的影响

在系统中选择刺激方式为强度递增，设置初始强度为 0.02V，强度增量为 0.01V，波宽为 0.2 毫秒，波宽延时 20 毫秒，组间延时 4 毫秒；点击"刺激"按钮，观察增量强度引起肌肉收缩的曲线变化，标记并记录阈强度和最大刺激强度。

2）不同刺激频率对骨骼肌收缩的影响

在系统中选择刺激方式为频率递增，初始刺激频率默认为 1Hz，设置频率增量为 2 或 3，强度增量为最大刺激强度 2 倍以上，波宽为 0.2 毫秒，波宽延时 20 毫秒，组间延时 4 毫秒，点击"刺激"按钮，观察增量频率刺激引起肌肉收缩的曲线变化。

（1）找出最大刺激强度：给予腓肠肌标本一个单一的小刺激，逐步增加刺激强度，当刚好能出现描记收缩曲线时，此时的强度为阈强度；继续增加刺激强度，标本收缩幅度随之增大，当达到一定的刺激强度时，标本收缩幅度不再随刺激强度的增大而增高，刚能引起标本产生收缩幅度的刺激强度为最适强度，即最大刺激强度。

（2）单收缩：根据设置的刺激参数，选用最大刺激强度，调节"刺激模式"挡，将刺激频率置于单次刺激或低频连续刺激，描记独立的或连续的单收缩曲线。若低频连续刺激出现复合收缩，则调整刺激参数为单次刺激。

（3）不完全强直收缩：逐次增加刺激频率，可描记出收缩曲线呈锯齿状的不完全强直收缩曲线。

（4）完全强直收缩：继续逐次增加刺激频率，即可描记出平滑的完全强直收缩曲线。

【注意事项】

（1）腓肠肌标本与张力换能器之间的连接应松紧适宜，保持标本自然垂直，不可偏斜。

（2）实验过程中应经常滴加少量任氏液保持标本湿润，使标本保持良好的兴奋性。

（3）每次连续刺激后，须让标本有一定休息时间，以防标本疲劳，影响组织正常兴奋性。

（4）坐骨神经腓肠肌标本中各神经纤维的兴奋性差异较大。因此，可根据实际需要调整刺激参数。若刺激神经引起肌肉收缩不稳定时，可直接刺激腓肠肌，以完成实验。

【讨论与思考】

（1）为什么在一定范围内骨骼肌收缩会随刺激强度增加而增强？

（2）为什么刺激频率不同，骨骼肌会引起单收缩、不完全强直收缩和完全强直收缩？

实验四　红细胞渗透脆性实验

【实验目的】

观察红细胞在不同低渗溶液中的形态保持情况，理解细胞外液渗透压对维持红细胞正常形态和功能的重要性。观察糖皮质激素对红细胞膜的稳定作用。

【实验原理】

将正常红细胞悬浮于等渗 NaCl 溶液中，其形态和容积可不变。若将红细胞悬浮于低渗 NaCl 溶液中，随着细胞外液渗透压的降低，水将进入红细胞内，红细胞会由正常的双凹圆碟形变成球形，并开始破裂而发生溶血。红细胞膜对低渗溶液具有一定的抵抗力，我们将红细胞对低渗溶液具有一定的抵抗力的性质称为红细胞渗透脆性。这种抵抗力的大小可作为衡量红细胞渗透脆性的指标。对低渗盐溶液抵抗力小，表示渗透脆性高；相反，则表示渗透脆性低。实验时，将血液滴入不同浓度的低渗 NaCl 溶液中，刚开始出现溶血的 NaCl 溶液浓度（正常为 0.40% ~ 0.45%）为该血液中红细胞的最小抵抗力；出现完全溶血时的 NaCl 溶液浓度（正常为 0.30% ~ 0.35%）为该血液中红细胞的最大抵抗力。药理剂量的糖皮质激素具有抗炎、抗毒、抗休克及抗免疫等作用，对红细胞起保护作用。

【实验对象】

人或兔的血液。

【实验材料】

1. 实验器材

抗凝血液、10mL 试管、试管架、滴管、1mL 吸管、静脉采血管。

2. 实验试剂

0.5% 氢化可的松溶液、75% 酒精、碘酒或聚维酮碘（PVP）、1% NaCl 溶液、蒸馏水。

【实验步骤】

1. 配制溶液

取小试管 20 支，分成 2 组，每组 10 支，编号后排列于试管架上，按附表 2 要求向每组试管内加入不同体积的 1% NaCl 溶液和蒸馏水，配制 10 种不同浓度的 NaCl 低渗溶液。

第一组试管不加糖皮质激素（对照）；第二组用带刻度吸管分别向 10 支试管中加 0.5% 氢化可的松溶液 0.5mL，然后混匀。

附表2 配制不同浓度的NaCl低渗溶液

溶液	1	2	3	4	5	6	7	8	9	10
1% NaCl溶液(mL)	0.90	0.65	0.60	0.55	0.50	0.45	0.40	0.35	0.30	0.25
蒸馏水(mL)	0.10	0.35	0.40	0.45	0.50	0.55	0.60	0.65	0.70	0.75
NaCl浓度(%)	0.90	0.65	0.60	0.55	0.50	0.45	0.40	0.35	0.30	0.25

2. 加抗凝血

用滴管吸取抗凝血，在两组试管中各加1滴，摇匀，静置30分钟。

3. 观察现象

根据各管中液体颜色和浑浊度不同，判断红细胞脆性。

(1)未发生溶血：液体下层为浑浊红色，上层无色，表明红细胞无破裂。

(2)部分溶血：液体下层为浑浊红色，上层为透明红色，表明部分红细胞已破裂，称为不完全溶血。

(3)全部溶血：液体完全变成透明红色，表明红细胞完全破裂，称为完全溶血。

4. 记录结果

(1)记录两组红细胞开始溶血和完全溶血时的NaCl浓度，分别对应红细胞的最小脆性和最大脆性。

(2)观察并比较第一组、第二组有何不同。

【注意事项】

(1)配制不同浓度的低渗溶液时，小试管应干燥。

(2)每个试管滴加的抗凝血的量要一致，只加1滴。抗凝剂首选肝素。

(3)混匀时，用手指堵住试管口，轻轻倾倒一两次，减少机械振动，避免人为溶血。

【讨论与思考】

(1)红细胞的形态特点与生理功能有何关系？

(2)红细胞在低渗溶液中为什么会出现体积膨胀甚至破裂？氢化可的松对红细胞膜是否具有稳定作用？

(3)根据结果分析血浆晶体渗透压保持相对稳定的生理意义。

实验五 ABO血型的鉴定

【实验目的】

(1)学习和掌握ABO血型系统。

(2)观察红细胞凝集现象。

(3)掌握ABO血型鉴定的原理和方法。

【实验原理】

ABO血型是依据红细胞膜上所含特异性抗原进行分型的。含有A抗原称A型血，含有 B 抗原称 B 型血，同时含有 A 抗原和 B 抗原称 AB 型血，无 A 抗原和 B 抗原称 O 型血。在人类的血清中，含有与上述抗原相对应的两种天然抗体，即抗 A 抗体和抗 B 抗体。当抗原和其所对应的抗体相遇时，就会发生红细胞凝集反应。ABO 血型的鉴定原理就是通过红细胞膜上抗原和血浆中抗体发生凝聚反应，观察凝集现象的有无，从而检测受试者红细胞膜上是否含有 A 抗原或/和 B 抗原来确定其血型。

【实验对象】

人。

【实验材料】

1. 实验器材

显微镜、离心机、小试管、滴管、小吸管、双凹玻片（双凹纸片）、无菌采血针、无菌棉签或棉球、竹签、记号笔等。

2. 实验试剂

抗 A 试剂（A 型标准血清，含抗 A 抗体）、抗 B 试剂（B 型标准血清，含抗 B 抗体）、生理盐水、3% 碘伏或 75% 酒精等。

【实验步骤】

1. 玻片法

（1）取双凹玻片（双凹纸片）1 块，于两侧分别标上左和右标记，中央标记受试者的编号。

（2）用滴管取 A 型和 B 型标准血清各 1 滴，分别滴在双凹玻片（双凹纸片）左和右标记的凹面中。

（3）用 3% 碘伏（或 75% 酒精）消毒无名指指端，以无菌采血针刺破指端皮肤，滴 1 滴血溶于 1mL 生理盐水小试管中，制成 2% 红细胞悬液。用无菌棉签按压采血手指指端采血处，防止出血和感染。

（4）用滴管吸取制备好的红细胞悬液，分别滴 1 滴于双凹玻片（双凹纸片）左和右标记的血清上，分别用竹签混匀。

（5）静置 5 分钟，用肉眼观察有无凝聚现象，如无凝聚现象，再用竹签轻轻搅拌，静置 5~10 分钟后，根据有无凝聚现象判断血型（附图 2）。

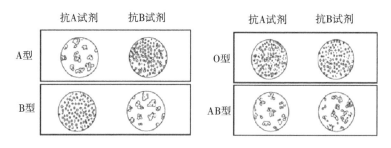

附图 2　ABO 血型鉴定结果判断（玻片法）

2. 试管法

（1）取干净小试管 2 支，分别标上 1 和 2，置于试管架上，在试管架上标记受试者编号。

(2)用滴管取抗 A 试剂和抗 B 试剂各 1 滴，分别滴在标记小试管的底部，另用滴管取受试者红细胞悬液各 1 滴，分别滴在标准血清上，混匀后，于室温下静置 5 分钟，放入离心机离心 1 分钟(1000r/min)。

(3)取出试管后用手指轻弹试管底部，使凝聚物被弹起，若凝聚物成团飘起，表示有凝聚现象；若凝聚物呈雾状上升并恢复悬浮状态，则表示无凝聚现象。

【注意事项】

(1)采血应做到无菌，做到一人一针，不能混用。

(2)滴管和竹签不能混用，避免两种血液的接触。

(3)肉眼观察不能确定是否凝集时，应在低倍镜下重新观察。

【讨论与思考】

(1)ABO 血型系统的分类标准是什么？还有什么血型系统？

(2)如果有标准 A 型红细胞和 B 型红细胞，无标准抗 A 试剂和抗 B 试剂，能否进行血型鉴定？

实验六 人体心音听诊

【实验目的】

(1)学习心音听诊的方法，了解正常心音的特点及其产生原理，为临床听诊心音奠定基础。

(2)学习和掌握用生物信号采集处理系统记录心音图的方法。

【实验原理】

心音是瓣膜关闭及心肌收缩引起的振动、血液撞击心血管壁等因素引起震动所产生的声音。将听诊器置于受试者胸壁上进行听诊，在每一个心动周期中一般都可听到两个心音，即第一心音和第二心音；在某些健康儿童和青少年可听到第三心音；某些病理状况下，还可听到第四心音。第一心音由心室肌收缩和房室瓣关闭所致，音调低，历时长，声音响亮，标志着心室收缩的开始，反映了心室肌收缩和房室瓣功能状态。第二心音由心室肌舒张和动脉瓣关闭所致，音调高，历时短，声音脆，标志着心室舒张的开始。

心音图是利用换能器将心音转换成电信号，经生物信号采集系统处理后的图形。第一心音曲线波形频率为 40~60Hz，总时程为 0.1~0.12 秒，其中起始部和终末部均为 1 或 2 次为低频率低幅度振动波，前者是心室等容收缩期血液冲击房室瓣所致，后者是心室快速射血冲击血管所致，中心部为 4 或 5 次高频率高幅度振动波，构成第一心音的主要部分。第二心音总时程为 0.07~0.08 秒，其中起始部和终末部均为 1 或 2 次低频率、低幅度振动波，前者是心室等容舒张期心室壁舒张所致，后者是房室瓣开放所致，中心部为 2 或 3 次高频率、高幅度振动波，构成第二心音的主要部分。

【实验对象】

人。

【实验材料】

1. 实验器材

听诊器、生物信号采集处理系统、心音换能器、心电图导联线。

2. 实验试剂

75%酒精。

【实验步骤】

1. 心音听诊

（1）确定听诊部位：嘱受试者解开上衣，面向亮处静坐。检查者坐在其对面，按附图3确定胸壁五个部位的心音听诊区：二尖瓣听诊区位于左锁骨中线第五肋间稍内侧（心尖部）；肺动脉瓣听诊区位于胸骨左缘第二肋间；主动脉瓣听诊区位于胸骨右缘第二肋间；主动脉瓣第二听诊区位于胸骨左缘第三、四肋间，主动脉瓣关闭不全时，此处可听到杂音；三尖瓣听诊区位于胸骨左缘第四肋间或剑突下。

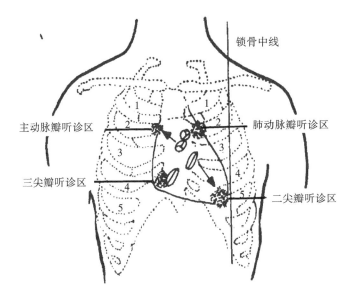

附图3　心音听诊部位示意图

（2）听心音：检查者戴好听诊器，以右手的拇指、食指和中指轻持听诊器胸件，置于受试者胸壁上（先用手把听诊器暖热），按二尖瓣、主动脉瓣、肺动脉瓣、三尖瓣听诊区顺次进行听诊，在胸壁任何部位均可听到两个心音；听取心音的同时，可用手触诊心尖冲动或颈动脉搏动，与此搏动同时出现的心音即为第一心音。此外，可根据心音性质（音调高低、持续时间、间隔时间），间隔时间较长的为第一心音。

（3）观察项目：仔细听诊和辨别第一、二心音，比较各瓣膜听诊区两个心音的高低强弱，判断心音节律，并计算心率。

2. 用生物信号采集处理系统记录心音图

（1）连接调试：心音换能器通道端连接生物信号采集处理系统通道，其电极端安放在二尖瓣听诊区，心电图导联线通道端连接专用通道，其电极端安放在手腕和足踝裸露处；用音箱连接监听通道，以便于监听。

（2）启动系统：启动生物信号采集处理系统，第一通道选择心音记录模式，第二通道选择心电记录模式，在"示波"菜单中点击"导联"菜单项目，选择第二通道模式，设置为Ⅱ导联模式。

（3）观察项目：仔细记录心音图，辨别第一、二心音波形，判断心音节律。

【注意事项】

（1）室内必须保持安静，便于听诊；若呼吸影响听诊，可暂停呼吸。

（2）听诊器的耳件方向应与外耳道走行方向一致。胶管勿与他物摩擦，以免发生杂音，影响听诊。

（3）将心音换能器轻按于听诊区，避免来回滑动。

（4）音箱应远离心音换能器，以避免噪声。

【讨论与思考】

（1）简述心音形成的机制。

（2）从心音图上能否判断心脏的收缩和舒张时间？

实验七　人体心电图描记

【实验目的】

（1）学习和掌握人体心电图的描记方法，辨认正常心电图的波形，了解心电图的生理意义。

（2）学会用生物信号采集系统描记人体心电图。

【实验原理】

心肌自律细胞4期自动去极化产生兴奋，主要由窦房结发出，按一定途径和时程传向心房和心室，从而引起整个心脏的兴奋。每个心动周期中，心脏各部分在兴奋过程中电位变化及时间顺序、方向、途径都有一定规律，在体表安置引导电极，可记录这些电位变化，得到一个心脏电变化曲线，称为心电图。正常心电图（ECG）因测量电极位置和导联方式不同，波形有所不同，但一般包括P波、QRS波群和T波3个波形和2个间期。P波反映心房去极化过程，QRS波群反映心室去极化过程，T波反映心室复极化过程；P-R间期（或P-Q间期）为心房开始兴奋至心室开始兴奋的传导时间，ST段为心室去极完毕到心室复极开始的时间，Q-T间期为心室兴奋开始去极化到完全复极到静息状态的时间。因此，心电图在心起搏点的分析、传导功能的分析以及心律失常、房室肥大、心肌损伤的诊断上有重要作用。

【实验对象】

人。

【实验材料】

1. 实验器材

心电图机、检查床、导电膏、分规、放大镜、镊子。

2. 实验试剂

75%酒精。

【实验步骤】

1. 用心电图机描记人体心电图

(1)连接调试：让受试者安静、舒适地平卧于检查床上，保持肌肉放松。将心电图机接好地线、导联线及电源线，接通电源，预热约5分钟。在前臂屈侧腕关节上方及内踝上方安放肢体导联电极(红色连于右手，黄色连于左手，绿色连于左足，黑色连于右足)。按附图4所示部位安放胸导联电极(V_1对应胸骨右缘第四肋间，V_3对应胸骨左缘第四肋间与左锁骨中线第五肋间交界处，V_5对应左腋前线第五肋间)。准备安放电极的局部皮肤应先用酒精清洁，以减少皮肤电阻，然后涂上导电膏(或垫一小块浸润生理盐水的纱布棉花)，再将电极与皮肤固定，保证导电良好，以防干扰和基线漂移。

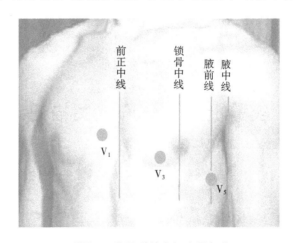

附图4 胸导联的电极安置部位

(2)启动心电图机：用导联选择开关分别选择标准肢体导联Ⅰ、Ⅱ、Ⅲ，加压单极肢体导联aVR、aVL、aVF，胸导联 V_1、V_3、V_5 9个导联进行描记，走纸速度为25mm/s。

(3)在记录纸上注明各导联代号，以及被试者姓名、年龄、性别和记录日期。

2. 人体心电图分析

(1)观察波形：取下心电图记录纸，辨认P波、QRS波群、T波、P-R间期、ST段以及Q-T间期，如附图5所示。

(2)测量波幅及时间：以纵坐标表示电压，每小格代表0.1mV；以横坐标表示时间，每小格代表0.04秒(每小格实为1mm)。用分规测量。测量波幅值时，凡向上的波，均应测量从基线上缘至波峰顶点的距离；凡向下的波，均应测量下缘至波谷底点的距离。以标准导联Ⅱ的结果为例，参照附图5，测量各波电压幅值、P-R间期及

Q－R间期，观察 ST 段有无移位。

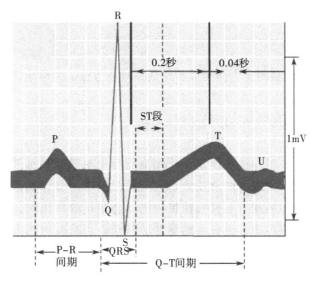

附图5 心电图各波测量

(3)测定心率：测量相邻 2 个心动周期的 R－R 间期(或 P－P 间期)，用公式(心率 =60/R－R 间期)计算心率。如心律不齐，应测量 5 个 R－R 间期，求其均值，再代入上述公式计算出心率。

(4)判断心律：包括主导心律的判定、心律是否规则、有无期前收缩或异位节律。分析时，首先要认出 P 波、QRS 波群、T 波，根据 P 波决定基本心律。窦性心律心电图表现为 P 波在Ⅱ导联中直立，在 aVR 导联中倒置；P－R 间期处于正常范围(0.12 ~ 0.20 秒)；成人正常窦性心律的心率为 60 ~ 100 次/分。

必要时，可适当减少记录的导联和分析的项目，以基本上能满足本实验目的和要求为度。

【注意事项】

(1)受试者宜静卧至少数分钟，肌肉尽量放松，避免加大呼吸动作。

(2)室内温度应以 22℃ 为宜，防止寒冷引起肌紧张，甚至寒战，影响记录。

(3)记录心电图时，先将基线调到中央，使图形能在纸中央描出。电极和皮肤应紧密接触，防止造成基线不稳和干扰的因素。基线不稳或有干扰时，应排除干扰后再进行描记。

(4)记录完毕后，应将电极等擦净，并将心电图各控制旋钮转回关的位置，最后切断电源。

【讨论与思考】

(1)正常人体心电图各波形成的机制是什么？各代表什么生理意义？

(2)为什么不同导联引导记录出来的正常心电图波形有很大区别？为什么各波形和间期总是规律地出现？

(3)分析心电图与心肌细胞跨膜电位之间的关系。

实验八　人体动脉血压的测量

【实验目的】

（1）学习和掌握间接测定人体动脉血压的原理与方法。并测定人体肱动脉的收缩压和舒张压的正常值。

（2）了解袖带法测定动脉血压的原理。

【实验原理】

人体血压测量常采用间接法测定，使用血压计的袖带在动脉外施加压力，根据血管音的变化来测量血压。通常血液在血管内流动时没有声音，如果血流经过狭窄处形成涡流，则发出声音。当缠于上臂的袖带内的压力超过收缩压时，完全阻断了肱动脉内的血流，此时听不到声音，也触不到肱动脉搏动。当袖带内压力比肱动脉的收缩压稍低的瞬间，血液通过被压而变窄的肱动脉，形成涡流，撞击血管壁发出的声音可在肱动脉远端听到，也可触到桡动脉搏动，此时袖带内的压力在血压计上的读数即为收缩压。当袖带内压力愈接近舒张压时，通过的血量愈多，并且血流持续时间愈长，听到的声音越来越强而清晰。当袖带内压力降至等于或稍低于舒张压的瞬间，血管内血流便由断续变为连续，声音突然由强变弱或消失，脉搏随之恢复正常，此时袖带内压力在血压计水银柱高度所对应的数值即为舒张压。

【实验对象】

人。

【实验材料】

汞柱式血压计、听诊器、手表。

【实验步骤】

1. 熟悉血压计的结构

血压计有汞柱式血压计、弹簧表式血压计和电子血压计（包括指端、腕部电子血压计），各有优缺点。汞柱式血压计是评价血压的标准工具，也是最早用于临床的血压测量工具，该类血压计由检压计、袖带和气球三部分组成。汞柱式血压计的检压计是一个标有 0～300mmHg（0～40kPa）刻度的玻璃管，上端通大气，下端与水银贮槽相通。袖带是一个外包布套的长方形橡皮囊，借橡皮管分别和检压计的水银贮槽及橡皮球相通，此球是一个带有螺丝帽的球状橡皮囊，供充气或放气之用。常规汞柱式血压计及其测压方法如附图 6 所示。

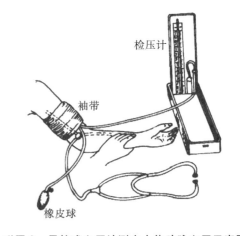

附图 6　汞柱式血压计测定人体动脉血压示意图

2. 测量动脉血压的方法

让受试者脱去一臂衣袖（常取右上臂，右上臂的动脉血压常较左上臂的高出 5～10mmHg），测量血压前，静坐于桌旁 5 分钟以上。打开血压计的水银槽开关（对于电子血压计，则应打开电源开关，然后按启动按钮），松开血压计的橡皮球螺丝帽，驱出袖带内的残留气体后，将螺丝帽旋紧。让受试者将前臂平放于桌上，手掌向上，使上臂中心部与心脏位置同高（坐位时平第四肋间），将袖带缠在该上臂上，袖带下缘至少位于肘关节上 2cm。袖带松紧适宜，开启水银槽开关，将听诊器两耳件塞入外耳道，使耳件的弯曲方向与外耳道走行方向一致。在肘窝内侧，先用手触及肱动脉脉搏所在部位，再将听诊器体件放置于其上。

3. 观察项目

（1）测量收缩压：挤压橡皮球，将空气打入袖带内，使血压计上水银柱逐渐上升到听诊器听不到肱动脉搏动声为止，一般打气至 180mmHg 左右；随即松开橡皮球螺丝帽，缓缓放气。其速度以每秒下降 2～5mmHg 为宜。在水银柱缓缓下降的同时仔细听诊，在一开始听到"崩崩"样的第一声动脉搏动声时，此时血压计上所示水银柱的高度即代表收缩压。

（2）测量舒张压：使袖带继续缓缓放气，这时声音有一系列的变化，先由低而高，而后由高突然变低，最后则完全消失。在声音由强突然变弱的一瞬间，血压计上所示水银柱的高度即代表舒张压；也可以声音突然消失时血压计所示水银柱的高度代表之。如以后者为舒张压值时，需另加 5mmHg 为妥。

血压记录常以收缩压/舒张压 mmHg 表示。例如，收缩压为 110mmHg、舒张压为 70mmHg 时，记为 110/70mmHg，如果用 kPa 表示，其换算关系为 100mmHg = 13.33kPa。

列表记录男、女同学测得的血压值。

【注意事项】

（1）室内必须保持安静，以利于听诊。

（2）测量血压时，无论采取坐、卧体位，上臂位置必须与心脏处于同一水平，且上臂不能被衣袖所压迫。将听诊器胸件放在肱动脉搏动位置上面时不能压得太重，更不能压在袖带底下进行测量，还必须注意听诊器不能接触过松，以免听不到声音。

（3）动脉血压通常连测 2 或 3 次，取其最低值。重复测定时，袖带内的压力必须降至 0 后再打气。发现血压超出正常范围时，应让受试者休息 10 分钟后复测。在受试者休息期间，可将袖带解下。

（4）将心音换能器轻按于肱动脉上，切忌滑动，以避免噪声。音箱应远离心音换能器，以避免干扰声。

【讨论与思考】

（1）正常男、女成人的血压值是多少？同一受试者左、右臂血压有无差别？差值是多少？

（2）为什么不能在短时间内反复多次测量血压？

（3）使用生物信号采集处理系统测血压时，如何确定收缩压和舒张压？

实验九　神经、体液因素对动脉血压的调节

【实验目的】

（1）学习和掌握气管、颈动脉、迷走神经、交感神经和减压神经的分离技术，理解迷走神经和交感神经支配心血管的作用。

（2）学习和掌握颈动脉插管技术。

（3）学习和掌握家兔动脉血压的直接测量方法。

（4）观察神经和体液因素对心血管活动的调节作用，理解压力感受性反射、容量感受性反射、化学感受性反射，加深理解动脉血压的调节机制。

【实验原理】

正常情况下，哺乳类动物的动脉血压主要通过神经、体液和局部血流的调节来保持其相对稳定的状态。动脉血压是反映心血管功能活动的一个综合指标，影响动脉血压的因素包括每搏输出量、心率、外周阻力、大动脉弹性贮器作用和循环血量与血管容量比值，故心血管功能的改变可引起动脉血压的变化。心血管主要受心交感神经、心迷走神经、交感缩血管神经、交感和副交感舒血管神经支配。心交感神经兴奋时，其节后神经纤维释放 NA，与心肌细胞膜上的 β_1 受体结合，增加 Ca^{2+} 通透性，Ca^{2+} 内流增多，产生"三正"作用（正性变时、正性变力、正性变传导），即心率增快、心肌收缩力增强和房室传导增快，使心输出量增加、动脉血压升高。β 受体阻断药普萘洛尔可阻断心交感神经对心脏的兴奋作用。心迷走神经兴奋时，其节后神经纤维释放乙酰胆碱，与心肌细胞膜上 M 受体结合后，使心肌细胞膜对 K^+ 的通透性增加，导致"三负"作用（负性变时、负性变力、负性变传导），使心输出量降低，引起动脉血压下降。M 受体阻断药阿托品可阻断心迷走神经对心脏的抑制作用。交感缩血管神经节后纤维释放 NA（节前纤维释放乙酰胆碱），与血管平滑肌细胞 α 受体结合，引起血管收缩效应，外周阻力增大，血压升高（与血管平滑肌细胞 β_2 受体结合，引起血管平滑肌舒张，舒张效应小于收缩效应，故舒张效应不明显）。交感和副交感舒血管神经末梢均释放乙酰胆碱，与血管平滑肌 M 受体结合，引起血管舒张。

家兔压力感受器传入神经在颈部从迷走神经分出分支，即减压神经，是心血管减压反射的主要传入神经，分布在颈动脉窦和主动脉弓的血管壁外膜下，感受血管内压力变化（冲动随血压变化而变化），称为压力感受器。因此，心血管反射活动的重要机制是压力感受性反射，即减压反射，具有双向性，分别称为减压反射活动增强和减弱，是一种典型的负反馈调节。颈总动脉分叉处和主动脉弓下方还有颈动脉体和主动脉窦构成的化学感受器，感受氧分压、CO_2、H^+ 浓度的变化，该反射活动引起呼吸加深、加快，间接引起心率加快、心输出量增加、外周阻力增大、血压升高，称为化学感受性反射。正常情况下，化学感受性反射对心血管活动调节不起作用，但在低氧、窒息、失血、动脉血压过低和酸中毒等情况下才明显调节心血管的活动，保障血流量的重新分配，优先保证心、脑等重要器官的血液供应。在心房、心室和肺循环大血管壁上存

在调节心血管活动的心肺感受器，由此引起的反射称为心肺感受性反射，其中在心房壁上还存在感受血容量变化的牵张感受器，称为容量感受器。由容量感受器引起的反射称为容量感受性反射，引起的效应是心交感紧张性减弱、心迷走神经紧张性加强，导致心率减慢、心输出量降低、总外周阻力降低，导致动脉血压下降。

心血管活动还受肾上腺素、去甲肾上腺素、肾素、血管紧张素、血管升压素、一氧化氮、内皮素、激肽、心房钠尿肽、前列腺素、阿片肽等体液因素的调节。肾上腺素能结合 α 受体与 β 受体，通过增加心输出量使血压升高。去甲肾上腺素能结合 β 受体，通过血管收缩、外周阻力增大使血压升高。

【实验对象】

家兔。

【实验材料】

1. 实验器材

哺乳类动物手术器械 1 套(手术刀、组织剪、眼科剪、线剪、血管钳、手术镊、持针器)、兔解剖手术台、照明灯、动脉插管、动脉夹、双凹夹、铁支架、注射器、静脉留置针、有色丝线、生物信号采集处理系统、血压换能器、刺激电极。

2. 实验试剂

20% 氨基甲酸乙酯溶液、0.01% 肾上腺素、0.01% 去甲肾上腺素、0.001% 乙酰胆碱、150U/mL 肝素–生理盐水、0.9% 氯化钠注射液。

【实验步骤】

1. 家兔的称重、麻醉、固定、手术

(1)动物麻醉：取 2kg 以上家兔，称重，由耳缘静脉留置静脉针，用肝素封管，然后按 5mL/kg 的剂量将 20% 氨基甲酸乙酯溶液缓慢注入，观察动物的反应(角膜反射、呼吸频率和四肢肌张力的变化)，防止麻醉过深。

(2)动物固定：将麻醉后的家兔仰卧固定于兔手术台上，头后仰，将颈部拉直，并将头和四肢固定于手术台柱上(头部固定：用线固定龅牙)。

(3)分离颈部神经和血管：从甲状软骨上方至锁骨上方剪去颈部的被毛，在该区域做 5~7cm 的纵向正中切口，切开皮肤及皮下组织，钝性分离肌层，显露气管，用血管钳钳夹切口边缘的皮肤及皮下组织向左侧牵开，在气管旁游离血管神经鞘，剪开鞘膜，钝性分离左侧颈总动脉，分别穿两根丝线备用；以同样方法处理右侧血管和神经，钝性分离右侧颈总动脉、迷走神经、减压神经，分别穿不同颜色的丝线备用。

(4)颈动脉插管：先用丝线结扎左侧颈总动脉远心端，提起结扎线，在左侧颈总动脉近心端钳夹血管夹，在两者之间用眼科剪剪一小口，立即插入装有肝素生理盐水的动脉插管；插管成功后，用近心端备用丝线固定插管，将动脉插管的体外端与血压换能器连接。实验开始时，去除血管夹，血液即可进入血压换能器。

2. 实验装置连接与调试

将血压换能器、刺激电极与生物信号采集处理设备和计算机进行连接，启动生物信号采集处理系统。在实验模板项目中，选"血压"实验项，调节好采样和刺激参数、刺激模式、采样串刺；松开血管夹，点击"采样"图标，即可观察和描记动脉血压曲线。

3. 观察项目

（1）观察正常血压曲线：正常血压曲线可以看到三级波，一级波称为心搏波，与心率一致，为动脉血压随心动周期变化产生的波动曲线；二级波称为呼吸波，与呼吸频率一致，为动脉血压随呼吸运动的变化产生的波动曲线；三级波与血管运动中枢紧张性的周期性变化有关。

（2）夹闭右侧颈总动脉：轻轻提起右侧颈总动脉备线，用动脉夹夹闭右侧颈总动脉，观察并记录血压曲线的变化。

（3）静脉注射肾上腺素：血压恢复平稳后，由耳缘静脉留置针注射 0.01% 肾上腺素 0.2mL，观察并记录血压曲线的变化。

（4）静脉注射去甲肾上腺素：血压恢复平稳后，由耳缘静脉留置针注射 0.01% 去甲肾上腺素 0.2mL，观察并记录血压曲线的变化。

（5）静脉注射乙酰胆碱：血压恢复平稳后，由耳缘静脉留置针注射 0.001% 乙酰胆碱 0.2mL，观察并记录血压曲线的变化。

（6）牵拉右侧颈总动脉：血压恢复平稳后，结扎右侧颈总动脉远心端，提起结扎线，向心脏方向轻轻往复牵拉 3 秒，观察并记录血压曲线变化。

（7）刺激右侧迷走神经：血压恢复平稳后，结扎并剪断右侧迷走神经，电刺激迷走神经的中枢端和外周端，观察并记录血压曲线的变化。

（8）刺激减压神经：血压恢复平稳后，结扎并剪断减压神经，电刺激减压神经的中枢端和外周端，观察并记录血压曲线的变化。

【注意事项】

（1）应适量使用麻醉药，避免过量或不足。

（2）动脉插管插入前和使用实验药物时，应使用肝素抗凝。

（3）每项实验后，必须在动脉血压恢复平稳后才能进行下一项目。

（4）尽量采用静脉留置针输液。

【讨论与思考】

（1）维持动脉血压相对稳定的机制是什么？

（2）肾上腺素、去甲肾上腺素、乙酰胆碱的作用机制分别是什么？

实验十 人体肺通气功能测定

【实验目的】

（1）学习和掌握肺活量、时间肺活量、最大通气量的测定方法。

（2）理解肺通气的基本理论和原理，有利于临床进行肺通气功能的判断。

【实验原理】

肺通气功能检查是肺功能检查中最基础、临床上最常用的检查项目，包括肺容积、肺容量、肺通气量和肺泡通气量（AV）。肺容积包括潮气量（TV）、补吸气量（IRV）、补呼气量（ERV）、余气量（RV）；肺容量包括深吸气量（IC）、功能余气量（FRC）、肺活量（VC）、用力呼气量（FEV）、肺总量（TLC）；肺通气量包括每分肺通气量和肺最大通气量（MVV）。肺通气功能是单位时间随呼吸运动进出肺的气体容积，显示时间与容积的关系，并与呼吸幅度、用力大小有关，是一个较好地反映肺通气功能的动态指标，其中最常用的指标是肺活量、时间肺活量、最大通气量。采用肺活量计进行测定，被检测者呼吸时气体的进出引起肺活量计内的气体变化，肺活量计内气体量的变化值即被检测者吸入或呼出的气体量；时间肺活量是尽力吸气后所能呼出的最大气体量，尽力吸气后，再尽力、尽快呼出气体，计算第 1 秒末、第 2 秒末、第 3 秒末呼出气体的量占肺活量的百分比；最大通气量是尽力做深呼吸时，每分钟吸入或呼出的最大气体量，反映单位时间内充分发挥全部通气能力所达到的通气量，平静呼吸时可判断肺通气功能的储备能力。

肺通气的理论依据是肺通气的动力克服肺通气的阻力。肺通气的动力来源于 3 个方面，一是呼吸肌产生的呼吸运动（原动力），二是肺内压与大气压之差（直接动力），三是胸膜腔内压的变化（间接动力）。肺通气的阻力包括弹性阻力和非弹性阻力，肺弹性阻力来自两个方面，一是肺泡表面张力和肺表面活性物质（占 2/3），二是肺弹性回缩力（占 1/3）；胸廓弹性阻力来自胸廓的弹性回位力，具有双向性，其方向取决于胸廓所处的位置（肺容积 >67% 肺总量时，弹性回位力向内，吸气为阻力，呼气为动力；肺容积 =67% 肺总量时，弹性回位力为零，无动力和阻力；肺容积 <67% 肺总量时，弹性回位力向外，吸气为动力，呼气为阻力）。弹性阻力大小可用顺应性表示，肺顺应性与弹性阻力呈反变关系，即弹性阻力大，不易扩张，其顺应性小，反之亦然。胸廓顺应性受呼吸中枢及其支配神经通路和呼吸肌肉的功能等因素影响，通常用单位压力所引起的容量变化表示肺和胸廓的顺应性（胸廓和肺的弹性阻力不易测定）。非弹性阻力主要有惯性阻力、黏滞阻力和气道阻力，其中气道阻力是主要阻力，占绝大部分。

【实验对象】

人。

【实验材料】

1. 实验器材

肺量计、橡皮吹嘴、鼻夹、棉球、镊子。

2. 实验试剂

75% 酒精。

【实验步骤】

1. 实验准备和测量过程

（1）肺量计的连接和调试：将吹嘴、吹管、传感器与肺活量计连接，启动电源开关，选择相应的功能按键进行检测。

（2）潮气量、补吸气量、补呼气量、深吸气量检测：嘱被检测者取站立位，夹上鼻夹，手持吹嘴，平静吸气或呼气，检测潮气量；平静吸气后，再用力吸气，测补吸气量；平静呼气后，再用力呼气，测补呼气量；以最大吸气时所吸入的气体量为深吸气量。各量值分别连续测量 3 次(每次间隔 15 秒)。

(3)肺活量检测:嘱被检测者取站立位,夹上鼻夹,尽力深吸气到最大程度,手持吹嘴,呼气至不能呼出为止,连续测量 3 次(每次间隔 15 秒)。

(4)时间肺活量检测:嘱被检测者取站立位,夹上鼻夹,尽力尽快深吸气到最大程度,手持吹嘴,以最快速度用力将气体呼出,测定第 1 秒末、第 2 秒末、第 3 秒末呼出气体的量。

(5)最大通气量检测:嘱被检测者取站立位,夹上鼻夹,手持吹嘴,最深、最快地呼吸 10 秒或 15 秒。

2. 观察项目

(1)记录潮气量(TV)、补吸气量(IRV)、补呼气量(ERV)、深吸气量(IC):以表格形式记录 3 次潮气量、补吸气量、补呼气量、深吸气量,取最大一次测量值作为相应的观察值。

(2)记录肺活量(VC):以表格形式记录 3 次肺活量,取最大一次测量值作为肺活量值。

(3)记录时间肺活量(FEV):以表格形式记录第 1 秒末、第 2 秒末、第 3 秒末呼出气体量占肺活量的百分比,即 1 秒率、2 秒率、3 秒率(FEV_1、FEV_2、FEV_3),健康成人的正常值分别为 83%、96%、99%。

(4)记录最大通气量(MVV):以表格形式记录每分钟最大通气量,健康成人可达 150L/min。

【注意事项】

(1)每项指标测试完成后,嘱被检测者休息 30 秒,再测试下一个指标。

(2)测试过程中肺量计失灵时,按"清除"按钮或重新开机,恢复初始状态,重新使用。

(3)需防止气体从鼻孔或口角漏出,以免影响实验准确性。

【讨论与思考】

(1)肺通气的动力包括哪些?

(2)对肺通气功能评价最适宜的指标有哪些?为什么?

实验十一 呼吸运动的调节

【实验目的】

(1)学习和掌握家兔呼吸运动的描记方法。

(2)观察某些化学因素(CO_2、O_2 和 H^+)和迷走神经对呼吸运动的影响。

(3)加深理解呼吸运动的调节机制。

【实验原理】

正常的呼吸运动是由呼吸肌收缩和舒张活动完成的一种节律性运动,当体内、外环境因素变化引起人体代谢水平发生改变时,呼吸的节律会自动随之改变。这种节律性呼吸运动主要是在中枢神经系统的调节下，排出更多 CO_2，吸入更多 O_2，以适应机体代谢的平衡，通过各种感受器传入冲动的作用，反射性调节呼吸频率和深度来实现的。因此，呼吸运动的调节在呼吸中枢调控下，对呼吸节律的产生和调节发挥不同的作用，主要包括化学感受性反射、肺牵张反射、呼吸肌本体感受性反射和防御性呼吸反射调节。化学感受性反射是通过化学感受器感受动脉血或脑脊液中二氧化碳分压、氧分压和 H^+ 浓度的变化来调节呼吸运动，对维持二氧化碳分压、氧分压和 H^+ 浓度起非常重要的作用。CO_2 刺激呼吸运动通过两条途径：一是 CO_2 通过血-脑屏障进入脑脊液，在碳酸酐酶的作用下生成 H_2CO_3，然后解离成 H^+，兴奋呼吸中枢（中枢感受器途径）；二是冲动经舌咽神经和迷走神经传入延髓，反射性引起呼吸加深、加快，肺通气量增加（外周感受器途径）。H^+ 对呼吸运动的调节也是通过刺激中枢化学感受器和外周化学感受器反射实现的，H^+ 浓度增加，呼吸加深加快，肺通气量增加；H^+ 浓度减少，呼吸运动抑制，肺通气量降低。H^+ 浓度对中枢化学感受器的影响是外周的 25 倍，但由于 H^+ 不易透过血-脑屏障，因此中枢化学感受器无明显效应，外周化学感受器起主要作用。动脉血氧分压的改变对正常呼吸运动的调节作用不大，低氧对呼吸运动的刺激作用是通过外周化学感受器实现的，但要在特殊情况下（高山或高空）才能兴奋外周感受器提高氧分压。机械性扩张或缩小，刺激肺牵张感受器，经迷走神经传入冲动的作用，反射性引起呼吸运动的变化，称为肺牵张反射，包括肺扩张反射和肺萎陷反射。呼吸肌本体感受性反射是冲动经背根传入脊髓中枢，反射性引起受牵拉的肌肉收缩的反射，在维持正常呼吸运动中起一定作用。

【实验对象】

家兔。

【实验材料】

1. 实验器材

哺乳类动物手术器械 1 套（手术刀、组织剪、眼科剪、线剪、血管钳、手术镊、持针器）、兔解剖手术台、照明灯、"Y"形气管插管、铁支架、玻璃分针、注射器、静脉留置针、纱布、丝线、50cm 橡皮管、CO_2 球囊、生物信号采集处理系统、呼吸换能器、刺激电极。

2. 实验试剂

20% 氨基甲酸乙酯溶液、2% 乳酸、0.01% 去甲肾上腺素、150U/mL 肝素-生理盐水、0.9% 氯化钠注射液。

【实验步骤】

1. 家兔的称重、麻醉、固定、手术

（1）动物麻醉：取 2kg 以上家兔，称重，由耳缘静脉留置静脉针，用肝素封管，然后按 5mL/kg 的剂量将 20% 氨基甲酸乙酯溶液缓慢注入，观察动物的反应（角膜反射、呼吸频率和四肢肌张力的变化），防止麻醉过深。

（2）动物固定：将麻醉后的家兔仰卧固定于兔手术台上，头后仰，将颈部拉直，并将头和四肢固定于手术台柱上（头部固定：用线固定龅牙）。

（3）气管插管：从甲状软骨上方至锁骨上方剪去颈部的被毛，在该区域做 5~7cm 的纵向正中切口，切开皮肤及皮下组织，钝性分离肌层，显露气管，剪开气管前筋膜，用血管钳沿气管周围做钝性分离，彻底游离出该段气管，穿 4 号丝线备用；在第 3~4 气管环做"Y"形剪口，从剪口处沿肺部方向插入"Y"形气管插管，用备用线固定气管插管，以湿纱布覆盖。若气管剪口处有血液，可用针管吸取干净，保持气道通畅。

（4）分离迷走神经：沿气管两侧分离出颈部左、右迷走神经，分别穿线备用。

2. 实验装置连接与调试

呼吸换能器前端胶管连接气管插管的一侧开口，呼吸换能器的输出端连接生物信号采集处理系统。开机并启动信号采集处理系统，在实验模板列表中，选"呼吸"实验项，调节采样和刺激参数；点击"采样"图标，即可观察呼吸运动曲线。

3. 观察项目

（1）描记正常呼吸运动曲线：点击"记录"按钮，观察曲线与呼吸运动的关系，以此曲线作为对照，确认曲线上吸气、呼气波形的方向。

（2）观察增大无效腔后呼吸运动的影响：将一段长 50cm 的橡皮管连接气管插管的另一侧管，观察并记录呼吸运动的变化曲线。

（3）观察缺氧对呼吸运动的影响：呼吸恢复平稳后，将长橡皮管换成 0.5cm 短管，夹闭短管 1/2~2/3，持续 20 秒，观察并记录呼吸运动的变化曲线。

（4）观察增加 CO_2 浓度对呼吸运动的影响：呼吸恢复平稳后，将装有 CO_2 的球囊管口与气管插管的另一侧管连接，增加 CO_2 的浓度，观察高 CO_2 浓度对呼吸运动的影响情况，观察并记录呼吸运动变化曲线。

（5）观察增加 H^+ 浓度对呼吸运动的影响：呼吸恢复平稳后，由耳缘静脉留置针快速注射 2% 乳酸 2mL，观察并记录呼吸运动变化曲线。

（6）观察肺牵张反射对呼吸运动的影响：呼吸恢复平稳后，将装有空气的注射器与气管插管的另一侧连接，在吸气末，快速向肺内打气，观察并记录呼吸运动变化曲线；呼吸恢复平稳后，在呼气末，快速抽取肺内气体，观察并记录呼吸运动变化曲线。

（7）观察切断和刺激迷走神经对呼吸运动的影响：①切断左侧迷走神经，观察并记录呼吸运动变化曲线；②切断右侧迷走神经，观察并记录呼吸运动变化曲线；③用不同刺激强度刺激任一侧迷走神经中枢端，观察并记录呼吸运动变化曲线。

【注意事项】

（1）进行气管插管时，不能过高或过低，并应同时清理气管内的分泌物和血液，以保持气道通畅。

（2）各连接管接头处务必牢固可靠，防止漏气。

（3）经耳缘静脉做静脉留置管时，不能出现渗漏现象。

（4）每个实验项目前、后均应有正常呼吸曲线作为对照，且呼吸必须恢复平稳后再继续实验。

【讨论与思考】

（1）为什么增加无效腔会影响呼吸运动？

（2）CO_2 增多、低氧和 H^+ 浓度增高对呼吸运动的影响有什么不同？

实验十二 影响尿生成的因素

【实验目的】

（1）学习和掌握膀胱或输尿管套管引流收集尿液的方法。

（2）观察神经、体液因素对尿生成的影响。

（3）分析并理解尿生成的调节机制。

【实验原理】

尿的生成包括肾小球的滤过作用、肾小管和集合管的重吸收、分泌作用 3 个过程。凡是能影响上述作用过程的因素，均可影响尿量的变化。影响肾小球滤过作用的因素有肾小球有效滤过压、滤过膜的面积和通透性、肾血浆流量。肾小球有效滤过压由 3 个因素构成，任何一个因素的变化均可影响肾小球滤过率（GFR）：一是肾小球毛细血管血压。由于肾自身调节机制，当动脉血压稳定在 $80 \sim 180 mmHg$ 时，肾小球毛细血管血压仍保持相对稳定，但剧烈运动时，体内血液重新分布，休克发生时，因有效循环血量急剧下降，导致血压下降，最终引起肾血流量减少，肾小球毛细血管血压下降，有效滤过压下降，肾小球滤过率下降，原尿量减少，从而导致少尿或无尿。二是由血浆蛋白构成的血浆胶体渗透压。由于某些因素引起血浆蛋白浓度的降低，血浆胶体渗透压随之降低，有效滤过压升高，肾小球滤过率增高，导致原尿量增多。三是肾小囊内静水压。因某些因素引起尿路梗阻时，尿液排出障碍，导致囊内压增高，肾小球有效滤过压下降，滤过率下降，使得原尿量减少。肾小球毛细血管发生病变时，肾小球滤过面积减少，使肾小球滤过率下降，滤过膜带负电荷的糖蛋白减少或消失，滤过膜的通透性增大，使血浆蛋白和血细胞滤出，出现少尿、蛋白尿和血尿。肾血浆流量与肾小球滤过率呈正相关，肾血浆流量增加，肾小球滤过率增加，尿量增加；休克时，肾血浆流量减少，肾小球滤过率减少，尿量减少。

影响肾小管和集合管的重吸收和分泌的因素主要包括神经调节、体液调节和自身调节。神经调节主要是肾内交感神经的调节。肾交感神经兴奋时，其节后神经纤维末梢释放去甲肾上腺素，通过激活肾血管平滑肌上的 α 受体引起肾血管收缩，使肾血流量减少，毛细血管血压下降，肾小球滤过率下降，尿量减少；还可激活 β 受体，使球旁器的球旁细胞释放肾素，导致血液中的血管紧张素 Ⅱ（AngⅡ）和醛固酮（ALD）浓度增高，促进 Na^+ 的重吸收，从而使尿量减少；肾交感神经直接刺激近端小管和髓袢对水、Na^+ 的重吸收，也可使尿量减少。肾交感神经活动受多种因素的影响，可通过心肺感受器反射和压力感受器反射引起肾交感神经活动改变，对肾脏进行调节。体液调节因素包括抗利尿激素（ADH）、醛固酮（ALD）、心房钠尿肽（ANP）、糖皮质激素、前列腺素（PG）等。下丘脑视上核和室旁核存在渗透压感受器，对 NaCl 浓度的变化很敏感，NaCl 浓度升高，血浆晶体渗透压升高，即可刺激抗利尿激素分泌和释放增多；机体失血、失液，有效循环血量减少，血压降低，对左心房、胸腔大静脉壁的容量感受器刺激减弱和对主动脉弓压力感受器刺激减弱，迷走神经传入中枢的神经冲动减少，反射性地引起抗利尿激素分泌和释放增多，水重吸收增多，尿量减少，有利于恢复血容量和血压；反之，抗利尿激素分泌和释放减少，水重吸收减少，尿量增多，以排出体内过剩的水分。醛固酮受肾素-血管紧张素-醛固酮系统调控和受血 K^+ 和血 Na^+ 浓度的影响，肾素可催化血浆中的血管紧张素原，生成血管紧张素 I（Ang I），血管紧张素 I 在血液和组织中转换酶下生成血管紧张素 II，血管紧张素 II 在氨基肽酶作用下生成血管紧张素 III，刺激 ALD 的分泌；血 K^+ 浓度升高和血 Na^+ 浓度降低可直接刺激 ALD 的合成和分泌增加，ALD 促进远曲小管和集合管上皮细胞对水、Na^+ 重吸收以及 K^+ 的分泌，起到排 K^+、保水、保 Na^+ 作用，可使尿量减少。ANP 由心房肌细胞合成释放，具有明显促进水和 NaCl 排出的作用，可使尿量增多。糖皮质激素可促进近端小管分泌 H^+ 和 NH_3，促进远曲小管和集合管重吸收 Na^+，使尿量减少。PGE_2 和 PGI_2 能增加肾血流量和促进 Na^+ 排出，从而使尿量增加。呋塞米可减少 NaCl 的重吸收，降低尿液的浓缩和稀释作用，从而使尿量增多。

【实验对象】

家兔。

【实验材料】

1. 实验器材

哺乳类动物手术器械 1 套（手术刀、组织剪、眼科剪、线剪、血管钳、手术镊、持针器）、兔解剖手术台、照明灯、气管插管、动脉插管、膀胱导管或输尿管导管、记滴器、酒精灯、橡皮管、培养皿、试管架、试管、注射器、静脉留置针、纱布、棉花、丝线、温度计、生物信号采集处理系统、血压换能器、刺激电极、班氏试纸等。

2. 实验试剂

20% 氨基甲酸乙酯溶液、150U/mL 肝素-生理盐水、0.9% 氯化钠注射液、0.01% 去甲肾上腺素、50% 葡萄糖注射液、20% 甘露醇、抗利尿激素、呋塞米（速尿）等。

【实验步骤】

1. 家兔的称重、麻醉、固定

取 2kg 以上的家兔，称重，由耳缘静脉留置静脉针，用肝素封管，然后按 5mL/kg 的剂量将 20% 氨基甲酸乙酯溶液缓慢注入，观察动物的反应（角膜反射、呼吸频率和四肢肌张力的变化），防止麻醉过深。将麻醉后的家兔仰卧固定于兔手术台上，头后仰，将颈部拉直，并将头和四肢固定于手术台柱上（头部固定：用线固定龅牙）。

2. 颈部手术

分离左侧颈总动脉，做动脉插管固定，以记录血压；沿气管两侧分离出颈部左、右迷走神经，分别穿线备用。

3. 腹部手术

尿液的收集可选用膀胱插管导尿法或输尿管插管导尿法。

（1）膀胱插管导尿法：在耻骨联合上方，沿正中线做 3～5cm 皮肤切口，用圆头手术剪沿腹白线剪开腹腔，将膀胱轻轻拉出，于膀胱体血管较少的部位先做一荷包缝合，在荷包内切一小口，插入导管尿，收紧荷包线，结扎固定导尿管，轻轻提起膀胱和两侧输尿管，从膀胱底部和颈部环绕穿过一根丝线，结扎尿道。导尿管的另一端接橡皮管后，连于记滴器上。

（2）输尿管插管导尿法：打开腹腔，显露膀胱并提取出来，将腹腔内小肠和大肠用大纱布推开，显露双侧输尿管，提起两侧输尿管，分别游离出下段，两侧输尿管留丝线备用，分别用眼科剪剪一小口，沿肾方向插入输尿管导管丝线固定，两根导管连接"Y"形连接器并引出体外，与记滴器相连。

4. 实验装置连接与调试

分别将血压换能器和记滴器的信号连接线与生物信号采集处理系统相连，并将刺激电极插入刺激输出插孔中，开机并启动生物信号采集处理系统，在实验模板列表中，选"泌尿实验"项目，调节采样和刺激参数；松开动脉夹，开动记滴器，点击"采样"图标，同步记录血压和尿滴数。

如不使用记滴器，可自行计时，记录尿液增加或减少最明显时1分钟内的尿滴数，并记录10分钟内的总尿量。

5. 观察项目

（1）记录正常尿量：观察正常情况下家兔的血压和基础尿量（滴/分），观察并记录正常血压曲线和基础尿量，作为对照。

（2）观察生理盐水对尿量的影响：自耳缘静脉留置针注射37～38℃的0.9%氯化钠溶液20mL，观察并记录血压和尿量的变化。

（3）观察刺激迷走神经对尿量的影响：用5～10V、频率40Hz、波宽2毫秒的电流连续刺激右侧迷走神经30秒，使血压维持在40～50mmHg，观察并记录尿量的变化。

（4）观察高渗糖对尿量的影响：取2滴尿液，用班氏试剂进行尿糖定性检测，然后自耳缘静脉注射50%葡萄糖液2mL，观察并记录血压和尿量的变化。当尿量发生明显变化时，取2滴尿液，用班氏试纸再次进行尿糖定性检测。

（5）观察去甲肾上腺素对尿量的影响：自耳缘静脉留置针注射0.01%去甲肾上腺素0.5mL，观察并记录血压和尿量的变化。

（6）观察甘露醇对尿量的影响：自耳缘静脉留置针快速注射20%甘露醇溶液（3mL/kg），观察并记录血压和尿量的变化。

（7）观察抗利尿剂激素对尿量的影响：自耳缘静脉留置针注射垂体后叶素2～5U，观察并记录血压和尿量的变化。

（8）观察呋塞米对尿量的影响：自耳缘静脉留置针注射20%呋塞米溶液（1mL/kg），观察并记录血压和尿量的变化。

【注意事项】

（1）选择体重为2.5～3.0kg的家兔，实验前多喂青菜或水，以增加基础尿量。

（2）颈部和腹部的手术切口不宜过大；分离组织时，应尽量减少创伤，避免造成损伤性闭尿；还需注意保持导尿管的通畅。

（3）实验顺序原则：先进行尿量增多实验，后进行尿量减少实验，增尿与减尿实验相互交替。

（4）尽量采用静脉留置针进行耳缘静脉注射药品或采用股静脉插管进行输液和注射药品。

（5）每种处理因素作用后，必须在血压和尿量基本恢复至正常水平后，再继续下一步实验。

【讨论与思考】

（1）静脉注射甘露醇时为什么要快速注射？

（2）呋塞米和抗利尿激素的作用机制是否一样？为什么？

实验十三 视野测定

【实验目的】

（1）学习和掌握视野计的结构和使用方法。

（2）学习和掌握视野图纸的标记方法。

（3）学习和掌握正常人白色、黄色、蓝色、红色和绿色视野的测定。

【实验原理】

视野是单眼固定注视前方一点时该眼所能看到的空间范围。视野的范围可以用和视轴间夹角的大小表示，以视野计来确定视觉范围的大小，用绿色、红色、蓝色或黄色、白色来确定其范围区域。结果显示，不同颜色的从小到大的顺序依次为绿色、红色、蓝色或黄色视野，白色视野最大。由于被检者鼻和额部阻挡光线，鼻侧和上侧视野小，颞侧和下侧视野大，因此测定视野有助于了解视网膜、视觉通路和视觉中枢的功能状态和病变。

【实验对象】

人。

【实验材料】

视野计，白色、红色、黄色或蓝色、绿色视标，视野图纸，铅笔。

【实验步骤】

1. 观察视野计的结构和熟悉其使用方法

弧形视野计是由一个半圆弧形金属板连接在支架和底盘上，连接处后方为分度盘，随金属板旋转可显示相应的角度，金属板外面的刻度表示视觉的范围界限角度（附图7）。

2. 视野检测

将视野计安放在光线充足的实验台上（若为具有光源视标的视野计，则将视野计安放在暗室内），嘱被检者将下颌放在托颌

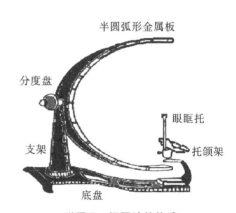

附图7 视野计的构造

架上，眼眶下缘靠在眼眶托上，调整托颌架高度，保证眼与半圆弧形金属板的中心点在同一水平面上。首先，将半圆弧形金属板调节到水平位置，遮住左眼，告知被检者以右眼注视半圆弧形金属板的中心点，检测者从周边向中央慢慢移动半圆弧形金属板上插有白色纸片的视标架，询问被检者是否看到视标，当被检者确定看到时，将视标移回一些，然后再向前移，重复试一次，待得出一致结果后，将检测者刚能看到视标时视标所在的点用铅笔标记在视野图纸的相应经、纬度上。用同样的方法测出半圆弧形金属板对侧刚能看见的视标之点，同样标记在视野图纸的相应经、纬度上。

将半圆弧形金属板转动45°，重复上述操作步骤4次，分别得出8个方向的经、纬度数值，在视野图纸上标记出8个点的位置。

按照上述相同的操作方法，测出右眼红色、黄色或蓝色、绿色视野8个经、纬度的数点位置，用相应的颜色标记，分别观察右眼红色、黄色或蓝色、绿色视野。

对于用具有光源视标在暗室测视野者，当用有色光标时，需注意亮光视野和色觉视野是否一致。

依同样的方法，测定左眼的白色、红色、黄色或蓝色、绿色视野8个经、纬度的数点位置，分别用相应的颜色标记，观察左眼白色、红色、黄色或蓝色、绿色视野。

3. 记录项目

（1）记录右眼白色视野：在视野图纸上记录右眼白色视标下8个经、纬度数值点，将8个经、纬度数值坐标点依次连接起来，绘制出右眼的白色视野。

（2）记录右眼红色、黄色或蓝色、绿色视野：在视野图纸上记录右眼红色、黄色或蓝色、绿色视标下各8个经、纬度数值点，分别将各自的8个经、纬度数值坐标点依次连接起来，绘制出右眼红色、黄色或蓝色、绿色视野。

（3）记录左眼白色、红色、黄色或蓝色、绿色视野：在视野图纸上记录左眼白色、红色、黄色或蓝色、绿色视标下各8个经、纬度数值点，分别将各自的8个经、纬度数值坐标点依次连接起来，绘制出左眼白色、红色、黄色或蓝色、绿色视野。

（4）在视野上标记测定所得的眼与注视点间距离和视标的直径，前者为33cm，后者为3mm。

【注意事项】

（1）测定过程中，测试眼与半圆弧形金属板中心点应保持在同一水平，并直视中心点。

（2）使用标准色标的颜色。

（3）测试过程中，视标移动不能过快，保证检测者清晰可见，同时要注意避免视觉疲劳。

（4）多测几个经、纬点，可得到更为精确的视野图。

【讨论与思考】

（1）白色、红色、黄色或蓝色、绿色视野有什么不同？

（2）视网膜、视觉传导通路和视觉中枢功能发生障碍时，对视野有什么影响？

实验十四　视敏度的测定

【实验目的】

(1)学习和掌握使用视力表测定视敏度(视力)的方法。

(2)理解视力表测定视敏度(视力)的原理。

【实验原理】

视敏度也称视力,是指能看清楚文字或图形所需要的最小视角。物体上两点发出的光线射入眼球,在节点交叉形成的夹角,能辨别两点构成的视角越小,表示视敏度(视力)越好。临床上,常用国际标准视力表来检查视敏度。视网膜上物像的大小与视角大小有关,视网膜上物像两点之间的距离为 $5\mu m$ 时,视角刚好为 $1'(1/60°)$,视力表的设计就是根据视角与视敏度的关系原理设计的。视力表有 12 行,都是由从大到小的图形 E 或 C 构成的,当被检者站在 5m 远的距离注视第 1.0 行图形时,图形 C 字符号总高 7.5mm,缺口两缘间的距离为 1.5mm,其在眼前所成视角为 $1'$,见附图 8;图形 E 字符号每一笔画的宽度和每两笔画的间距均为 1.5mm,其在眼前所成视角为 $1'$,见附图 9。视敏度的计算公式 $=\lg\alpha$, α 为 5m 远处能看清物体的视角。视力表规定,能看清此行图形的视力为 1.0,作为正常视力的标准,记为 5.0。

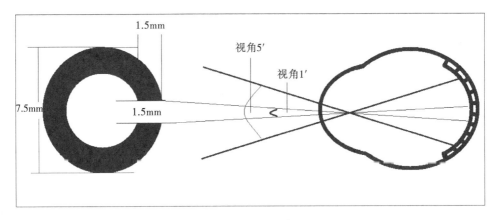

附图 8　C 图形视力表原理

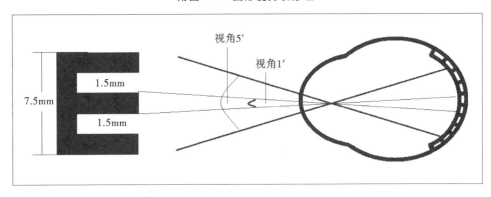

附图 9　E 图形视力表原理

【实验材料】

人、国际标准视力表、指示棍、遮眼板、米尺、凸透镜。

【实验步骤】

1. 实验过程

(1)将视力表挂在光线均匀、充足的场所,高低适当;被检者站立或坐在距表 5m 远的地方。

(2)嘱被检者用遮眼板遮住左眼,用右眼观察视力表,按检测者的指点说出表上图形缺口的方向。由表上端的大图形开始向下测试,直至测试到被检者能辨认清楚的最小的图形,表旁所注数字即为被检者的视力。若被检者对最上一行图形也不能辨认清楚,则须让被检者向前移动,直至能辨认清楚最上一行图形。

(3)用同样的方法检查左眼的视力。

(4)给被检者右眼戴上一个凸透镜,用同样的方法检查其右眼的视力,观察其视力变化;让被检者向前走,观察走到何处才能看清戴镜前所能看清的最小的图形。用同样的方法检测左眼。

2. 记录项目

(1)记录右眼视力:列表记录右眼视力。

(2)记录左眼视力:列表记录左眼视力。

(3)记录右眼矫正视力:列表记录右眼矫正视力。

(4)记录左眼矫正视力:列表记录左眼矫正视力。

【注意事项】

(1)进行视力测定时,实验室内的光线要充足、均匀。

(2)被检者与视力表的距离应准确。

(3)检测者和被检者应沟通良好。

【讨论与思考】

(1)影响人视力的因素有哪些?

(2)被检者在 5m 处不能看清第 1.0 行图形,而在 2.5m 处才能看清第 1.0 行图形,则该被检者的视力为多少?

实验十五 瞳孔反射的测定

【实验目的】

(1)观察瞳孔对光反射。

(2)掌握瞳孔对光反射的原理。

【实验原理】

瞳孔反射是视网膜感受光线的刺激后产生的一种神经反射,包括瞳孔近反射和瞳孔对光反射。瞳孔近反射是两眼同时注视近物时,通过眼的调节,两眼向内侧聚合,晶状体变凸,瞳孔缩小,使物体仍能清晰成像于视网膜上,也称为辐辏现象。瞳孔对光反射是随光照强度的变化，瞳孔的大小也随之发生变化，包括直接对光反射和间接对光反射。直接对光反射是因光照引起被照瞳孔缩小的现象，而间接对光反射是因光照引起同侧瞳孔缩小的同时也引起对侧瞳孔缩小的现象。检测瞳孔反射有助于定位和诊断某些疾病。正常人瞳孔的直径为 2.5～4.0mm。

【实验对象】

人。

【实验材料】

遮眼板、手电筒。

【实验步骤】

1. 瞳孔近反射

嘱被检者注视正前方远处的目标物，检测者先观察其瞳孔大小，然后将目标物由远处缓慢向被检者眼部靠近，观察该过程中被检者瞳孔大小的变化及瞳孔间距的变化，并记录瞳孔变化大小和瞳孔间距离变化的大小。

2. 瞳孔对光反射

（1）直接对光反射：首先在光线较暗处检测被检者两眼瞳孔的大小，然后用手电筒直接照射被检者左眼，观察并记录左眼瞳孔的大小；停止照射后，再次观察记录其左眼瞳孔大小。用同样方法照射右眼，观察并记录右眼瞳孔大小。

（2）间接对光反射：在鼻梁上方，以遮眼板将两眼视野隔断，用手电筒照射左眼，观察并记录右眼瞳孔大小；休息 15 秒，用手电筒照射右眼，观察并记录左眼瞳孔大小。

【观察及记录项目】

（1）记录瞳孔近反射的瞳孔变化：观察并记录瞳孔变化大小和瞳孔间距离变化的大小。

（2）记录直接对光反射的瞳孔变化：分别观察并记录左、右眼瞳孔的大小。

（3）记录间接对光反射的瞳孔变化：分别观察并记录左、右眼瞳孔的大小。

【注意事项】

（1）检测瞳孔近反射时，嘱被检者两眼要一直凝视目标物。

（2）检测瞳孔对光反射时，嘱被检者两眼直视远方，不可紧盯手电筒。

【讨论与思考】

（1）两眼视近物时为什么会出现辐辏现象？

（2）间接对光反射现象说明了什么？

实验十六　声波传导途径的检测

【实验目的】

（1）学习和掌握听力检测方法，比较气传导和骨传导的听觉效果。

（2）理解临床鉴别传导性耳聋和神经性耳聋的实验方法和原理。

【实验原理】

声音传入内耳的途径有气传导和骨传导两种，正常情况下以气传导为主。气传导是声波经外耳道空气传导引起鼓膜振动，再经听骨链和卵圆窗传入耳蜗的外淋巴过程，简称气导，是产生听觉的主要途径。骨传导是声波直接引起颅骨的振动，再引起颞骨骨质中耳蜗内淋巴的振动过程，简称骨导。比较气传导和骨传导的特征是临床鉴别神经性耳聋和传导性耳聋一种方法。当鼓膜或中耳发生病变时，骨传导的效果接近或超过气传导，称为传导性耳聋；当听神经和耳蜗发生病变时，骨传导障碍，两耳骨传导不一致，病变侧减弱，称为感音性或神经性耳聋。因此，检测气传导和骨传导受损情况，可判断听觉异常产生的部位和原因。

【实验对象】

人。

【实验材料】

音叉(频率为 256Hz 或 512Hz)、橡皮锤、干棉球、秒表。

【实验步骤】

1. 任内氏(Rinne)试验(比较同侧耳的气传导和骨传导)

(1)任内氏试验阳性：室内保持安静，嘱被检者取坐位，检测者用橡皮锤敲响音叉后，立即将音叉柄置于被检者一侧颞骨的乳突部，此时被检者可以听到音叉震动声音，当声音刚好听不到时，检测者立即将音叉移至同侧外耳道口 2cm 处，此时被检者又可重新听到声音。反之，将震动的音叉先置于外耳道口 2cm 处，当听不到声音后，再将音叉柄置于颞骨乳突部，被检者仍听不到声音，说明气传导大于骨传导，气传导时间比骨传导时间长，临床上称为任内氏试验阳性。

(2)任内氏试验阴性：用棉球塞住同侧外耳道，模拟空气传导途径障碍，重复上述试验，若出现气传导时间等于或小于骨传导时间，临床上称为任内氏试验阴性。

2. 魏伯氏(Weber)试验(比较两耳的骨传导)

(1)将敲响的音叉柄置于被检测者前额正中发际处，比较两耳感受到的声音响度。正常人两耳感受到的声音响度应是相等的。询问两耳声音响度变化。

(2)用棉球塞住一侧外耳道，模拟空气传导途径障碍，重复上述试验，询问被检者两耳听到的声音响度是否一致，或偏向哪一侧。

3. 观察及记录项目

(1)记录同侧气传导和骨传导变化：记录同侧气传导和骨传导声音变化时间，气传导时间 > 骨传导时间，说明任内氏试验阳性。气传导时间 ≤ 骨传导时间，说明任内氏试验阴性。

(2)记录两耳骨传导变化：记录两耳骨传导声音响度变化，确定响度是否一致，若不一致，说明两耳骨传导有差异。

(3)记录两耳骨传导变化(模拟气传导障碍)：记录两耳骨传导声音响度变化，确定响度是否一致，若偏向患侧，说明为传导性耳聋；若偏向健侧，说明为神经性耳聋。

【注意事项】

(1)用橡皮锤敲响音叉时,不要用力过猛,更不要敲打在其他硬物上。

(2)用手握住音叉柄,不能碰及音叉支,同时也要避免音叉与身体或任何物体接触。

(3)音叉的振动方向应对准外耳道口,距离2cm左右。

【讨论与思考】

(1)为什么任内氏试验阳性正常,而阴性为传导性耳聋?

(2)如何通过任内氏试验和魏伯氏试验鉴别传导性耳聋和神经性耳聋?

(张道为 李 楠 刘 静)

参考文献

[1]王庭槐. 生理学[M]. 北京：人民卫生出版社，2018.

[2]朱大年. 生理学[M]. 北京：人民卫生出版社，2010.

[3]王瑞元. 康复生理学[M]. 北京：人民卫生出版社，2018.

[4]唐四元. 生理学[M]. 北京：人民卫生出版社，2017.

[5]姚泰. 生理学[M]. 北京：人民卫生出版社，2010.

[6]朱妙章. 大学生理学[M]. 北京：高等教育出版社，2013.

[7]周春燕，药立波. 生物化学与分子生物学[M]. 9版. 北京：人民卫生出版社，2018.

[8]步宏. 病理学与病理生理学[M]. 北京：人民卫生出版社，2017.

[9]CARROLL R G. 整合生理学（英文影印版）[M]. 北京：北京大学医学出版社，2014.

[10]樊小力. 人体机能学[M]. 西安：西安交通大学出版社，2006.

[11]肖献忠. 病理生理学[M]. 北京：高等教育出版社，2013.

[12]吕社民，刘学政. 内分泌系统[M]. 北京：人民卫生出版社，2015.

[13]宁光，周智广. 内分泌内科学[M]. 北京：人民卫生出版社，2014.

[14]谢幸，孔北华，段涛. 妇产科学[M]. 北京：人民卫生出版社，2018.

[15]李继承，曾园山. 组织学与胚胎学[M]. 北京：人民卫生出版社，2018.

[16]黄荷凤，陈子江. 生殖医学[M]. 北京：人民卫生出版社，2021.

[17]周岐新. 人体机能学实验[M]. 北京：科学出版社，2024.

[18]胡浩. 机能实验学[M]. 北京：高等教育出版社，2021.